国内名院、名科、知名专家临床诊疗思维系列丛书

肾内科疾病临床诊疗思维

主 编 陈江华

副主编 韩 飞

编 委 （以姓氏笔画为序）

王仁定　王慧萍　王耀敏　田 炯　吕 蓉

李 恒　李夏玉　杨 毅　吴建永　张 萍

张晓辉　陈大进　陈江华　徐 莹　黄洪锋

梁 倩　彭文翰　蒋 华　韩 飞　程 军

学术秘书 梁 倩　王耀敏

人民卫生出版社

图书在版编目（CIP）数据

肾内科疾病临床诊疗思维/陈江华主编.—北京：人民卫生出
版社,2018

ISBN 978-7-117-26067-1

Ⅰ.①肾…　Ⅱ.①陈…　Ⅲ.①肾疾病-诊疗　Ⅳ.①R692

中国版本图书馆 CIP 数据核字（2018）第 027593 号

人卫智网	www.ipmph.com	医学教育、学术、考试、健康，购书智慧智能综合服务平台
人卫官网	www.pmph.com	人卫官方资讯发布平台

肾内科疾病临床诊疗思维

主　　编：陈江华

出版发行：人民卫生出版社（中继线 010-59780011）

地　　址：北京市朝阳区潘家园南里 19 号

邮　　编：100021

E - mail：pmph @ pmph.com

购书热线：010-59787592　010-59787584　010-65264830

印　　刷：北京虎彩文化传播有限公司

经　　销：新华书店

开　　本：787×1092　1/16　　印张：22　　插页：2

字　　数：563 千字

版　　次：2018 年 3 月第 1 版　2022 年 10 月第 1 版第 5 次印刷

标准书号：ISBN 978-7-117-26067-1/R·26068

定　　价：78.00 元

打击盗版举报电话：010-59787491　E - mail：WQ @ pmph.com

（凡属印装质量问题请与本社市场营销中心联系退换）

"如果我们将学过的东西忘得一干二净时,最后剩下的东西就是教育的本质了。"最后剩下的东西可以称为"学习力"或"悟性"。而对于一名临床医学生来说,科学缜密的临床诊疗思维是这种"学习力"或"悟性"的重要组成部分。就目前的国内医学教育(包括长学制学生和五年制学生等)而言,前期课堂教学阶段主要是基本知识、基本理论和基本技能的培养。而临床实践阶段则需要注重学生临床诊疗主动思维能力和创造能力的培养,为了更好地引导医学生或低年资医师建立起主动的临床诊疗思维,人民卫生出版社邀请了国内名院、名科的知名专家(主编大多来自中华医学会或医师协会各专业分会的主任委员或副主任委员,编委大多来自国家重点学科的学科带头人)编写了这套临床诊疗思维系列丛书。

该套书以各学科临床常见病、多发病病例为基础,围绕"接诊时病人的主诉;根据病人的主诉进一步询问(为什么询问这方面的内容);初步的体格检查(为什么选择做这些体检,目的是什么);进一步的实验室或特殊检查(为什么选择这些检查,这些检查与其他相关检查相比的优缺点);初步诊断;初步的治疗方案(理论依据,常见药物的选择);治疗过程中遇到的新问题,围绕出现的新问题需要做哪些进一步的检查(为什么);治疗过程中治疗方案的调整(为什么);治疗过程中需要注意的问题(为什么);疗程结束后需要哪些方面的随访(为什么);对于治疗失败的病例,教训和经验的总结"等展开内容。侧重点不仅仅是对病史、体格检查、辅助检查结果的分析,还着重为读者展现了作者逐步获取这些诊疗信息的思维过程。

国内名院、名科、知名专家临床诊疗思维系列丛书目录

现代医学检查手段快速发展,为疾病的诊疗提供了不可或缺的帮助,但是疾病的诊治并不是简单的开单子、做检查,它是一个复杂的临床鉴别思维过程,如何利用自己所学,精准医疗,避免不必要的检查,争取患者利益最大化,是我们一直追求的目标。达到这个目标,就需要扎实的基本功,千锤百炼的临床思维,丰富的临床实战经验。

一切的诊疗都从问诊开始。在问诊中,临床医师通过与病人及其知情人交谈,了解疾病的发生、发展、治疗经过、既往病史等,经过全面分析、思考而作出判断,决定下一步的诊疗计划。一千个读者就有一千个哈姆雷特,临床上一个症状不止一个可能病因,一个疾病也不可能只有一个症状。如何在众多的线索中找到关键所在是每一个患者给医生出的考题。我们在不断解答这些考题,不断磨炼、提升自我的同时,还应该为年轻一代医师在这医学的浩瀚海洋中树立一座灯塔,帮助他们在探索真相的途中避开礁石、少走弯路。

《肾内科疾病临床诊疗思维》是临床诊疗思路系列丛书之一,以真实病例引导读者模拟演练,从患者主诉,到现病史、既往史、体格检查、辅助检查等,层层引导,层层分析,抽丝剥茧,为读者提供周密的临床思维分析。全书选择了 63 例在浙江大学医学院附属第一医院肾脏病中心就诊的真实病例,这些疾病囊括了肾内科各种常见疾病,典型而不乏曲折,经过剖析,以期为广大肾脏内科医师、住院医师、临床研究生们提供思维借鉴,帮助他们提升肾脏疾病诊治的实战能力。在此,我要衷心感谢本书作者浙江大学医学院附属第一医院肾脏病中心的全体医生在这半年多来辛勤而细致的工作,这是一支勤奋、高效、严谨的团队,为本书的完成贡献了宝贵的时间和经验。最后,感谢广大的读者,您的喜爱就是对我们最大的褒奖,也期待大家的评议与指正。

主编　陈江华

浙江大学医学院附属第一医院

2018 年 1 月 16 日

目　　录

病例1 咽痛2周,尿色变红5天,眼睑、双下肢水肿4天

女性,16岁,于2012-11-07入院。

一、主诉

咽痛2周,尿色变红5天,眼睑、双下肢水肿4天。

二、病史询问

(一)初步诊断思路及病史询问

患者年轻女性,突然起病,病史较短,以尿色变红和水肿为主要临床表现。因可疑血尿,重点询问血尿的特点。对肉眼血尿患者首先应鉴别是否为真性血尿。女性患者应该排除月经期或阴道出血或痔疮出血等泌尿系以外来源的血液混入尿中。服用或注射某些药物(如利福平、维生素 B_2 等)或染料(如酚红)等可以使尿色变红,血红蛋白尿可以呈暗红色或酱油色、血卟啉病及铅中毒时也可出现红色尿液,但均无红细胞出现,因此为"假性血尿"。对真性血尿患者首先应通过病史调查及实验室检查,确认患者是否为全身出血性疾病或邻近泌尿系统的器官病变所致的血尿。此类患者往往同时伴有其他临床症状,如全身出血性疾病可以表现为皮肤黏膜和其他脏器的出血,阑尾炎、盆腔炎等均有特定部位的疼痛等炎症表现。因此,问诊时要关注血尿出现前和出现血尿时是否伴有其他症状,排除其他疾病引起血尿的可能。排除了其他系统疾病后,通过了解血尿与排尿关系对血尿的来源进行定位,初段血尿常提示前尿道出血,全程血尿提示膀胱以上泌尿道的出血,终末血尿则提示膀胱基底部、后尿道出血。患者在血尿的第2天发生了水肿,临床接诊水肿患者,首先要考虑是局限性水肿还是全身性水肿,对全身性水肿,要考虑心、肝、肾等重要脏器病变,但伴有血尿的水肿首先要考虑肾性水肿,如有合并其他重要脏器病变会伴随有相应的症状和体征,鉴别即可。

(二)问诊的主要内容

1. 现病史询问

(1)注意询问血尿发生前有无诱因和前驱症状,是否有受凉、劳累、剧烈活动和外伤等,血尿发生时是否处于月经期,是否伴有阴道出血或者痔疮出血等,有否服用特殊药物,如没有上述情况可考虑真性血尿。

(2)注意询问血尿时的伴随症状,比如是否伴有剧烈腹痛,尿道口是否疼痛,排除泌尿系结石和感染。

(3)重点询问血尿的性质,尿液的颜色,血尿出现在初段、终末还是全程,小便中是否有血

凝块,如全程血尿考虑肾脏来源。

(4)询问水肿出现的部位,最严重到什么程度,尿量是否减少,是否有呕吐、腹泻等容量减少的情况,是否合并其他脏器的不适主诉,比如合并黄疸则考虑肝病,合并活动后胸闷、气急考虑心肺疾病。

(5)是否有就诊经历,是否有尿常规、肝肾功能和泌尿系超声检查等相关检查以及药物治疗的情况和治疗的反应。

2. 既往史询问

患者年纪较小,注意询问有无先天性疾病病史和是否有家族遗传性疾病对鉴别肉眼血尿的原因可能会有提示作用,比如 Alport 综合征、薄基底膜肾病等。

(三)问诊结果及思维提示

患者2周前受凉后出现咽痛,5天前无明显诱因出现全程肉眼血尿,为浓茶色,不伴尿频、尿急、尿痛。无发热、无腹痛、口腔溃疡、关节疼痛、皮肤红斑及出血点。4天前发现眼睑及双下肢水肿,诉尿量减少,约400ml/d,测血压160/100mmHg。查尿常规:蛋白(++),红细胞(++++),白细胞(+),细菌数正常。肝肾脂糖电解质:白蛋白及肝肾功能均正常。自发病以来,体重增加约2kg。既往体健,无肾病家族史及遗传病家族史。

> **思维提示**
>
> 详细询问病史,患者血尿性质为全程、无痛、不凝,伴随有水肿、高血压,提示肾性来源可能性大。结合院外的检查结果,急性起病,之前有上呼吸道感染病史,表现为血尿合并蛋白尿、高血压、水肿,急性肾炎综合征可明确。病因上以急性链球菌感染后肾炎最常见,其他感染包括病毒(甲肝和乙肝病毒、柯萨奇病毒、EB病毒等),细菌(葡萄球菌、革兰氏阴性菌属等),立克次体,支原体,原虫,寄生虫等,也有报道。

三、体格检查

(一)重点检查内容及目的

患者的主要临床症状为肉眼血尿和水肿,应亲自查看尿液的颜色,是鲜红、茶色、酱油色?是否有血凝块?在对患者进行系统,全面检查的同时,注意水肿的特点和程度,如是否为凹陷性,双下肢水肿是否对称,是否合并有胸腹腔积液,如双肺呼吸音是否减低,是否有腹部移动性浊音等。

(二)体格检查结果及思维提示

体格检查结果:血压155/95mmHg。神志清,全身无皮疹,颜面、眼睑水肿,咽腔充血,双侧扁桃体Ⅱ～Ⅲ度肿大,心肺检查无异常,腹软,无压痛及反跳痛,移动性浊音阴性,双下肢轻度指陷性水肿,神经系统检查无异常。

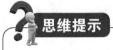
思维提示

　　患者咽部体征验证了上呼吸道感染的诊断。颜面部水肿,双下肢水肿轻度,心肺功能良好,无腹部移动性浊音,排除了严重合并症,如心力衰竭、多浆膜腔积液等。进一步的实验室和影像学检查的目的主要是明确血尿定位和进行血尿病因的分析。急性肾炎综合征的原型是链球菌感染后肾小球肾炎,除此之外,还可由很多肾脏疾病引起:

　　(1)IgA 肾病及非 IgA 系膜增生性肾炎:常于呼吸道感染后发生血尿有时伴蛋白尿,潜伏期仅数小时至数天,血补体正常,病程呈反复发作。

　　(2)急进性肾炎:发病过程与急性链球菌感染后肾小球肾炎很相似,但患者呈进行性少尿,无尿及急骤发展的急性肾衰竭,终至尿毒症。

　　(3)系膜毛细血管性肾炎:约 40% 患者呈典型急性肾炎综合征表现,部分患者伴有持续低补体血症,甚至血清 ASO 也可上升,但临床无自愈倾向。

　　(4)全身系统性疾病肾脏受累:系统性红斑狼疮肾炎及过敏性紫癜性肾炎均可呈急性肾炎综合征的临床表现,其他如各种小血管炎、乙肝病毒相关性肾炎和冷球蛋白血症、各种原因的血栓性微血管病等。但多伴有其他系统受累的表现。

　　(5)非肾小球疾病:如急性过敏性间质性肾炎、恶性高血压、溶血尿毒综合征和血栓性血小板减少性紫癜(HUS/TTP)等。

四、辅助检查

(一)初步检查内容及目的

1. 血常规、尿常规、肝肾脂糖电解质、24 小时尿蛋白定量　证实急性肾炎综合征。
2. 尿红细胞形态　明确血尿来源。
3. 血清抗链"O"、血清补体　辅助证实急性肾炎综合征。
4. 咽拭子、血培养、尿培养　明确感染病原菌。
5. 肝炎甲乙丙丁戊前 S1 抗原抗体系列、肿瘤指标(CEA+CA199+AFP+CA125)、抗核抗体系列(ANA+dsDNA+RNP+Sm+SSa+SSa52+抗 SSB+抗 Scl-70+抗 Jo-1)、MPO+PR3、抗肾小球基底膜抗体、p-ANCA+c-ANCA、免疫球蛋白(IgG、IgM、IgA)+补体、ESR、CRP、血/尿蛋白电泳、血/尿轻链蛋白　排除乙肝、系统性红斑狼疮、血管炎等继发性因素。
6. 肾脏彩超　明确肾脏结构。
7. 胸部 CT　明确是否有感染和积液。
8. 肾脏穿刺　明确病理类型。

(二)检查结果及思维提示

1. 血常规提示血红蛋白 110.0g/L;尿常规:尿蛋白定性(+++),红细胞总数 7691/μL,白细胞 344/μL;24 小时尿总蛋白量 3.18g;肝肾脂糖电解质:肌酐 59μmol/L,尿酸 218μmol/L,总蛋白58.6g/L，白蛋白36.2g/L，总胆固醇3.56mmol/L，甘油三酯0.88mmol/L。凝血功能正常。

2. 尿红细胞形态　以变形红细胞为主。

3. 血清补体C3 0.10g/L；抗链"O" 306.39U/ml。

4. 咽拭子正常菌群生长，尿培养无细菌生长。血链球菌培养阳性。

5. 肝炎甲乙丙丁戊前S1抗原抗体系列、肿瘤指标（CEA+CA199+AFP+CA125）、抗核抗体系列（ANA+dsDNA+RNP+Sm+SSa+SSa52+抗SSB+抗Scl-70+抗Jo-1）、MPO+PR3、抗肾小球基底膜抗体、p-ANCA+c-ANCA均阴性，免疫球蛋白IgG、IgM、IgA、血/尿蛋白电泳、血/尿轻链蛋白　正常范围。

6. 肾脏彩超　双肾形态及大小正常。

7. 胸部CT　无异常。

8. 肾脏病理　光镜（图1-1，见文末彩图）可见1条皮髓交界，共计19个肾小球。肾小球：小球系膜细胞、内皮细胞弥漫增生，毛细血管袢腔内可见大量嗜中性粒细胞浸润。肾小管：上皮细胞空泡、颗粒变性，可见红细胞管型，多灶状管腔扩张、细胞低平、刷状缘脱落。肾间质：灶状水肿伴淋巴、单核细胞浸润。小动脉：未见明显病变。免疫荧光：IgG（+++），IgM（+），IgA（-），C3（+++），C4（-），C1q（-），系膜区颗粒状沉积。电镜结果示：肾小球系膜细胞和内皮细胞弥漫增生，毛细血管腔内嗜中性白细胞浸润，上皮下驼峰状伴内皮下少量电子致密物沉积，基底膜无明显病变，上皮足突节段融合；肾小管：上皮细胞空泡变性，溶酶体增多；肾间质无明显病变。提示：毛细血管内增生性肾小球肾炎。

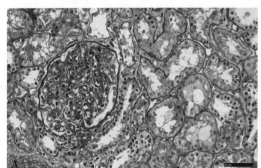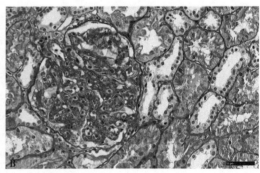

图1-1　毛细血管内增生性肾小球肾炎

❓思维提示

青少年女性，短期内出现血尿、蛋白尿、水肿及高血压，病前2周有咽部感染史，有低补体血症，抗链O高，咽部链球菌培养阳性，可确诊为急性链球菌感染后肾小球肾炎。肾脏病理肾小球系膜细胞、内皮细胞弥漫增生，免疫荧光见IgG、C3为主的颗粒状沉积，电镜见上皮下驼峰状伴内皮下少量电子致密物沉积，确诊毛细血管内增生性肾炎。

五、治疗方案及理由

(一)方案

1. **休息**　急性期注意休息,直至肉眼血尿、水肿消失,血压恢复正常。
2. **饮食**　富含维生素的低盐饮食,肾功能正常者保持正常蛋白质摄入量 $1g/(kg \cdot d)$,出现肾功能不全者应限制蛋白的摄入,并给予优质蛋白。水肿明显且少尿者应控制水分摄入量。
3. **对症治疗**　①利尿;②降压;③维持电解质平衡;④纠正心力衰竭。
4. **感染灶治疗**　有感染史者,特别是细菌培养阳性时,应积极根据药敏试验选择敏感抗生素治疗。对急性肾炎迁延两个月至半年以上,或病情常有反复,而且扁桃体病灶明显者可考虑做扁桃体切除术。手术时间以肾炎病情稳定、无临床症状及体征、尿蛋白小于(+)、尿沉渣红细胞少于 10 个/高倍视野,且扁桃体无急性炎症为宜,手术前后均应使用青霉素。
5. **透析治疗**　适应证为:①少尿性急性肾衰竭;②高血钾;③严重水钠潴留引起急性左心衰竭者。

该患者入院后给予休息,低盐饮食,同时速尿针利尿消肿,ACEI 控制血压,头孢呋辛针抗感染。但患者入院后持续少尿 1 周以上,遂于局麻下行肾穿刺活检术,提示:毛细血管内增生性肾小球肾炎。遂继续给予患者对症治疗,4 周后患者逐渐出现尿量增加,水肿消失,尿蛋白转阴。8 周后血清补体恢复正常。

(二)理由

本病是自限性疾病,多数患者 6~8 周可自愈,因此常以对症治疗为主。

六、治疗效果及思维提示

入院后给予患者休息,低盐饮食,同时利尿消肿,应用氨氯地平控制血压,静脉使用头孢呋辛清除咽部感染灶。4 周后患者逐渐出现尿量增加,水肿消失,尿蛋白转阴。8 周后血清补体恢复正常。复查尿常规尿蛋白(±),红细胞 $591/\mu L$。血肌酐 $59\mu mol/L$,C3 $0.86g/L$。

? 思维提示

　　本病是自限性疾病,以清除感染灶及对症治疗为主。若患者少尿 1 周以上或进行性尿量下降、肾小球滤过功能进行性下降者,或病程超过 2 个月而无好转趋势者,应行肾活检明确诊断,指导治疗。

七、对本病例的思考

急性链球菌感染后肾炎是由 β 溶血性链球菌 A 族中致肾炎菌株感染引起的免疫复合物性肾炎。传统认为本病是一免疫复合物沉积所致疾病,多种带正电荷的链球菌抗原成分先植于肾小球基底膜(GBM),引发免疫复合物沉积。目前研究认为体液免疫和细胞免疫机制共同参与急性链球菌感染后肾炎。在急性链球菌感染后肾炎患者肾组织内发现3类抗原成分。第一类是肾炎相关胞质受体蛋白,在急性链球菌感染后肾炎发病中发挥重要作用。此蛋白被鉴定为链球菌胞质抗原,可强烈激活补体C3。第二类是链球菌蛋白酶或链球菌致热外毒素B。第三类为链球菌蛋白酶(红霉素B)及前体-胶素原,是纯化的肾炎性抗原,与GBM有共同的抗原性。急性链球菌感染后肾炎多自发缓解,如临床较轻,可予降压、消肿等对症治疗,不必应用激素或免疫抑制剂。严重的链球菌感染后肾炎患者可迅速进展为新月体性肾炎,当新月体较大且50%以上的肾小球出现新月体时,可大剂量免疫抑制剂治疗。同时积极去除诱发肾炎的因素,如治疗扁桃体炎等咽部感染。本患者临床上仅表现为急性肾炎综合征,即血尿、蛋白尿、水肿及高血压,因此仅予降压,并间断扩容利尿,同时抗生素清除咽部感染。儿童急性链球菌感染后肾炎的近期和远期预后均良好,几乎所有患者的临床症状均在发病后几周内消失,很少进展为慢性肾脏疾病。成人病程较儿童长,蛋白尿及血尿可持续数月至1年。

(徐春萍 李夏玉)

病例2 反复鼻出血3个月,血肌酐升高2周余

女性,53岁,于2014年4月8日入院。

一、主诉

反复鼻出血3个月,血肌酐升高2周余。

二、病史询问

(一)初步诊断思路及病史询问

中年女性,急性起病,病史较短,以鼻出血及血肌酐升高为主要临床表现。血肌酐升高是患者到肾内科就诊的常见原因。对于肌酐升高,首先我们要判断是急性肾损伤还是慢性肾损伤。对于急性肾损伤的患者,主要考虑以下几方面的原因来做系统的鉴别诊断,肾前性、肾性及肾后性因素。肾前性因素往往有少尿、无尿的表现,原因可有较大量出血、严重呕吐、腹泻等引起有效循环血容量不足,急性心肌梗死等原因造成的心脏搏出量不足,高钙血症等引起的肾动脉收缩,ACEI或者ARB使用等原因引起的肾单位血流调节能力下降等原因,通过仔细询问病史,有无相应伴随症状可初步形成诊断。肾性因素主要考虑以下几个方面,肾动、静脉血栓等肾脏大血管病变因素,急进性肾小球肾炎、血栓性血小板减少性紫癜等肾小球疾病或者微血管病变,药物性因素,肿瘤侵犯等引起的肾小管、肾间质疾病,肾性因素相对较复杂,询问病史后需进一步结合检查明确诊断。肾后性因素主要病因为输尿管病变、膀胱病变及尿道病变。输尿管病变可按照管腔内病变,如结石、血块堵塞,管壁病变及管外压迫这3方面进行排查,多伴有急性少尿、无尿及疼痛、血尿病史。对于慢性肾功能不全患者,往往有较长时间的肾脏损害病史,如患者有长期蛋白尿病史,既往肾功能不全病史,另外需关注患者既往有无高血压、糖尿病等引起慢性肾损害的病史。该患者有鼻出血病史3个月,需考虑患者是否有血液系统相关疾病或者免疫系统相关疾病如血管炎、系统性红斑狼疮等疾病。因此,对于该患者,针对患者鼻出血的情况,需询问患者鼻出血发生的时间、有无诱因、持续时间、出血量、有无血块、有无其他黏膜皮肤及消化道出血等伴随表现,针对患者肌酐升高2周的病史,需仔细询问既往肌酐水平,有无服用特殊药物、恶心呕吐、严重感染等近期急性加重的诱因,肌酐升高的速度程度,有无发热、特殊皮疹、咯血、胸痛等伴随症状,起病后的诊治过程,既往有无高血压、糖尿病、肿瘤等病史,有无肾脏病、血液病相关家族史。通过问诊,尽量获取更多有助于诊断的信息。

(二)问诊的主要内容

1. 现病史询问　针对患者鼻出血的情况,需询问患者鼻出血发生的时间、有无诱因,有助

于我们判断鼻出血是否是因为局部干燥等原因引起的黏膜性出血;询问患者鼻出血持续时间、出血量、有无血块,有助于我们客观的了解患者鼻出血的量和速度,判断是否有局部血管性的鼻出血;并询问患者有无其他黏膜皮肤及消化道出血等其他系统出血伴随表现,有助于判断是否由于全身性凝血功能障碍引起的出血;有无伴随呼吸道症状,如伴有哮喘等表现,对我们病因的判断有提示作用。针对患者肌酐升高 2 周的病史,需仔细询问既往肌酐水平,如果既往就有肌酐缓慢升高的病史,则往往提示有慢性基础,如若既往肌酐正常范围,则提示需考虑急性肾损伤可能;询问患者近 2 周有无感冒等病史,如有上呼吸道感染、肉眼血尿等病史,若有相应表现,则提示有急性肾小球肾炎的可能,有助于我们对病因的判断,同时有无使用抗生素等药物,有无呕吐腹泻等表现,排除有无药物性及肾前性原因,有无发热、关节疼痛、皮疹、咯血、胸痛、乏力等伴随症状,重点提示有无血管炎等继发性肾病的可能,起病后的诊治过程及疗效,提示患者对相应治疗药物的反应,也有助于判断病因;以及起病来的体重变化情况。

2. 既往史询问　患者有出血情况并有肌酐升高,主要需判断有无慢性肾病及血液系统疾病的基础;需询问既往有无高血压、糖尿病、肿瘤等病史,既往有无哮喘、鼻息肉等病史,有无肾脏病、血液病等相关家族史。

(三) 问诊结果及思维提示

患者 3 个月前无明显诱因出现鼻出血,时为新鲜鼻血,时为鼻涕中带血丝,可自行缓解,无恶心呕吐,无畏寒发热,无皮疹、关节痛,无少尿,无血尿,无尿频尿急尿痛等不适,未注意有无泡沫尿,当时体检查肾功能等均无特殊,未予处理,上述症状反复。2 周余前患者再次出现上述症状,于当地医院查生化示"白蛋白 31.4g/L,肌酐 190μmol/L",尿常规示"尿蛋白(++),隐血(+++)",予以对症支持。近 10 天来患者复查肌酐呈上升趋势,末次复查肌酐 259μmol/L,24 小时尿蛋白定量 1.1g,C-ANCA 阳性,尿量尚可,为求进一步诊治就诊。既往体健,无高血压、糖尿病及心脏疾病病史。家族史阴性。

? 思维提示

> 该患者为中年女性,反复鼻出血 3 个月,既往无特殊病史,3 个月前体检提示肾功能正常,在 2 周余前检查发现血肌酐升高,伴血尿、蛋白尿,考虑患者为急性肾损伤,在病因的鉴别上,患者病史中无血容量不足、心功能不全等肾前性因素,也无泌尿系结石、肿瘤等病史,尿量改变不明显,故病因首先考虑肾性因素。结合患者鼻出血病史,以及入院检查中 C-ANCA 阳性,该患者的诊断容易考虑为肉芽肿性多血管炎(Granulomatosis with Polyangiitis,GPA)。进一步需行肺部 CT、ANCA、MPO+PR3、肾活检等以明确。

三、体格检查

(一) 重点检查内容及目的

患者的主要临床症状为鼻出血及肌酐升高,因此在对患者进行系统、全面检查的同时，应重点注意全身有无其他出血点，有无淋巴结肿大，有无胸骨压痛，是否存在皮疹，有无水肿，有无关节变形等。患者有肌酐升高病史，需检查双肾区有无叩痛，输尿管有无压痛等。

（二）体格检查结果及思维提示

T 37.8℃，Bp 135/76mmHg，神志清，精神可，全身皮肤无瘀点、瘀斑，无皮疹，皮肤巩膜未见黄染，浅表淋巴结未触及，胸骨压痛阴性，四肢关节无畸形，无压痛。两肺呼吸音清，未及干湿啰音。心律齐，未及病理性杂音。腹平软，上腹部轻压痛，无反跳痛，肝脾肋下未及，双肾区叩击痛阴性，移动性浊音阴性。双下肢轻度水肿。神经系统查体无阳性体征。

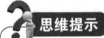
思维提示

患者双下肢轻度水肿，无关节、皮疹等明显系统性疾病损害的依据。心肺检查未见异常，不支持心功能不全等因素引起的急性肾损伤。进一步的实验室和影像学检查的主要目的是排除血液及免疫系统疾病等引起的肾脏侵犯引起的肾功能损害，明确 ANCA 相关性血管炎、系统性红斑狼疮等指标结果，同时完善肾活检，明确病理类型，指导治疗及预后。

四、辅助检查

（一）初步检查内容及目的

1. 血常规、凝血功能、尿常规、肝肾脂糖电解质、24 小时尿蛋白定量　协助鉴别慢性及急性肾损害，鉴别肾小球损害为主还是肾小管损害为主，初步排除有无血液系统疾病。

2. ESR、CRP、凝血功能、肝炎甲乙丙丁戊前 S1 抗原抗体系列、肿瘤指标（CEA+CA199+AFP+CA125）、抗核抗体系列（ANA+dsDNA+RNP+Sm+SSa+SSa52+抗 SSB+抗 Scl-70+抗 Jo-1）、MPO+PR3、p-ANCA+c-ANCA、免疫球蛋白（IgG、IgM、IgA）+补体、血/尿蛋白电泳、血/尿轻链蛋白　明确有无乙肝、狼疮、血管炎、肿瘤等继发性因素。

3. 泌尿系超声　评估双肾病变情况，明确有无输尿管结石、膀胱肿瘤等情况。

4. 肺部 CT　明确是否有肺部结节等表现。

5. 双肾血管超声　明确是否存在肾动脉狭窄、压迫等情况。

6. 腹部超声　了解肝脏、胆囊、胰腺形态，明确是否存在慢性肝病、胆囊炎及胰腺疾病。

7. 肾脏穿刺活检　明确肾脏疾病病理类型。

（二）检查结果及思维提示

1. 血常规　白细胞计数 6.4×10⁹/L，血红蛋白 97g/L，血小板计数 218×10⁹/L。

2. 尿常规　蛋白质（++），pH 5.50，比重 1.009，红细胞 993.8/µl。

3. 肝肾脂糖电解质　白蛋白 36.6g/L，球蛋白 24.9g/L，谷丙转氨酶 11U/L，肾小球滤过率（MDRD）12.15ml/min，肌酐360μmol/L，尿素10.3mmol/L，钾3.63mmol/L，总钙2.13mmol/L，无机磷1.18mmol/L。

4. 24小时尿蛋白　2.5g。

5. CRP及ESR　均正常。

6. 凝血功能　均正常

7. 肝炎甲乙丙丁戊前S1抗原抗体系列（－）、肿瘤指标（CEA+CA199+AFP+CA125）（－）、抗核抗体系列（ANA+dsDNA+RNP+Sm+SSa+SSa52+抗SSB+抗Scl-70+抗Jo-1）（－）、抗MPO抗体0.3U/ml、抗PR3抗体53.4U/ml。P-ANCA阴性，C-ANCA阳性。免疫球蛋白（IgG、IgM、IgA）+补体均正常。血/尿蛋白电泳、血/尿轻链蛋白无特殊。

8. B超　泌尿系超声无特殊。双肾血管超声和腹部超声未见异常。

9. 肺部CT　两肺小结节伴感染性病变。

10. 肾穿刺病理检查　肾穿刺活检提示寡免疫复合物型新月体性肾小球肾炎，可见小血管炎症（图2-1，见文末彩图）。

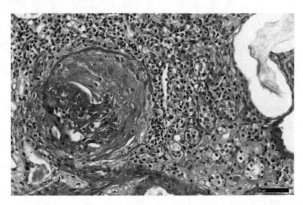

图2-1　新月体性肾小球肾炎

思维提示

中年患者，急性肾损伤，结合患者鼻出血病史，肾功能不全，以及入院检查中抗PR3抗体升高，C-ANCA阳性，肺部CT提示两肺小结节，该患者的诊断首先考虑GPA。入院后予肾穿刺活检提示寡免疫复合物型新月体性肾小球肾炎，可见小血管炎症，进一步支持GPA的诊断。

五、治疗方案及理由

（一）方案

1. 诱导治疗　入院后予甲强龙500mg/天冲击治疗3天后改口服泼尼松40mg/d治疗，并联合环磷酰胺1.0g每月1次静脉冲击治疗。

2. 对症治疗　同时予奥美拉唑、铝碳酸镁片及碳酸钙D3片对症减少激素副作用，SMZco预防卡氏肺孢子菌肺炎。

(二)理由

原发性血管炎肾脏损害,若治疗不及时或治疗剂量不足,往往存在着迅速肾功能恶化的倾向,但药物治疗往往有较强的免疫抑制作用,治疗后感染风险极大,因此,采取正确的治疗方案和强度非常重要。肉芽肿性多血管炎诊断和治疗指南建议,治疗可分为3期,即诱导缓解、维持缓解以及控制复发。循证医学显示糖皮质激素加环磷酰胺联合治疗有显著疗效,特别是肾脏受累以及具有严重呼吸系统疾病的患者,应作为首选治疗方案。糖皮质激素:活动期用泼尼松 $1.0 \sim 1.5 mg/kg \cdot d$。用 $4 \sim 6$ 周病情缓解后逐渐减量并以小剂量维持。对严重病例如中枢神经系统血管炎、呼吸道病变伴低氧血症如肺泡出血、进行性肾衰竭,可采用冲击疗法:甲泼尼龙 $0.5 \sim 1.0 g/d$,连用 3d,第 4 天改口服泼尼松 $1.0 \sim 1.5 mg/kg \cdot d$,然后根据病情逐渐减量。环磷酰胺按 $0.5 \sim 1.0 g/m^2$ 体表面积静脉冲击治疗,每 $3 \sim 4$ 周 1 次,也可给予每天口服环磷酰胺 100 mg,用药期间注意观察不良反应,如骨髓抑制、继发感染等。环磷酰胺达累积剂量后可改为硫唑嘌呤或霉酚酸酯维持治疗。对活动期或危重病例,血浆置换治疗可作为临时性治疗,但仍需与激素及其他免疫抑制剂合用。急性期患者如出现肾衰竭则需要透析,$55\% \sim 90\%$ 的患者能恢复部分肾功能。该患者中老年女性,肾脏病理提示肾穿刺活检提示寡免疫复合物型新月体性肾小球肾炎,可见血管炎,24 小时尿蛋白 2.5g,急性肾损伤,故予以激素冲击及环磷酰胺治疗。在使用大剂量免疫抑制治疗患者中,应注意预防卡氏肺孢子菌感染所致的肺炎,其可成为 GPA 的死亡原因,磺胺甲噁唑小剂量维持可有效预防。

六、治疗效果及思维提示

患者肌酐逐渐下降,肾功能逐渐恢复,抗 PR3 抗体滴度降低。6 个月后患者泼尼松 5mg/d 维持,环磷酰胺累积达 6.0g 后切换为霉酚酸酯 0.5g,2/日维持。肌酐 $130 \mu mol/L$,尿常规:蛋白质($\pm$),pH 6.50,比重 1.018,红细胞 $103.8/\mu l$。抗 PR3 抗体 5.4U/ml。患者无鼻出血等不适。

? 思维提示

近年来,通过早期诊断和及时治疗,预后明显改善。大部分患者通过用药,尤其是糖皮质激素加环磷酰胺联合治疗和严密的随诊,能诱导和维持长期的缓解。影响预后的主要因素是高龄、难以控制的感染和不可逆的肾脏损害。

七、对本病例的思考

根据 1990 年美国风湿病学会的分类标准,该患者符合鼻部炎症、肺部结节、尿检异常 3 条,符合 GPA 的分类标准。该患者的肾活检提示寡免疫复合物型新月体性肾炎并可见血管炎,并且抗 PR_3 抗体和 C-ANCA 异常,符合 2012 年 Chapel Hill 会议(CHCC)的 ANCA 相关性小血管炎(AASV)的命名标准。但是由于缺乏肺部的活检,没有肉芽肿性炎的依据,根据 CHCC 的命名标准,该患者不能区分显微镜下型多血管炎(MPA)和 GPA。这也体现了 CHCC

标准过度依赖组织学结果,未将ANCA列入命名标准所导致的缺陷。目前的研究显示抗MPO抗体多与MPA相关,抗PR3抗体多与GPA相关。所以对AASV的诊断需要临床医生结合国际上公认的标准以及临床经验进行诊断。

（崔　瑜　韩　飞）

病例3 间断双眼睑、双下肢水肿6个月，再发1周

女性,24岁,于2013年7月11日入院。

一、主诉

间断双眼睑、双下肢水肿6个月,再发1周。

二、病史询问

(一)初步诊断思路及病史询问

青年女性,以双眼睑、双下肢水肿为主要临床表现。接诊全身性水肿患者,首先要考虑心、肝、肾等重要脏器的严重病变。晨起颜面水肿明显者,是考虑肾性水肿的首要因素,结合肾功能、尿常规结果异常可形成初步判断,但仍需除外其他脏器原因的水肿。心源性水肿多有心悸、气短、劳累后明显加重,下肢凹陷性水肿下午之后更明显的特点,右心衰导致的水肿则多有慢性肺病如阻塞性肺病等病史,结合心脏超声心室结构改变基本可形成初步诊断。肝源性以腹水为主,只有在极其严重时才发展到全身,主要结合肝脏病史及肝脏形态学改变,门脉高压表现可诊断。因此,问诊的目的应围绕水肿的特点,如水肿出现的时间和急缓、出现的部位、水肿是否对称、与体位变化及活动的关系以及水肿的伴随症状等,注意鉴别诊断的内容询问,以获得肾性水肿的诊断证据。

(二)问诊的主要内容

1. 现病史询问　重点询问水肿的特点。水肿发生的时间特点,有无诱因和前驱症状,首发部位和发展顺序,累及的范围,是否受体位的影响,水肿的发展速度,是否为凹陷性,有无胸水、腹水。同时询问伴随症状,水肿局部皮肤颜色、温度、压痛、皮疹,有无心悸、气短、咳嗽、咳痰等心、肺疾病表现,尿量、尿色有无改变,有无胃肠道表现,皮肤黄染和出血倾向,有无食欲缺乏、怕冷、反应迟钝,有无颜面部红斑、口腔溃疡、关节痛等。患者水肿病史6个月,要询问期间是否曾到医院就诊,是否行尿检、肝肾功能和泌尿系超声检查,检查结果如何。还要询问药物治疗的情况和治疗的反应。

2. 既往史询问　患者较年轻,注意询问有无家族史,同时询问有无高血压、糖尿病及乙肝、丙肝病史? 是否有心脏、肝脏、甲状腺疾病? 有无长期用药史? 对鉴别水肿的原因有提示作用。

(三)问诊结果及思维提示

患者6个月前上呼吸道感染后出现双眼睑及双下肢水肿,测血压正常,无发热、皮疹、口腔

溃疡及关节疼痛、无肉眼血尿等，伴尿量减少，约 500ml/天。当地查尿常规：蛋白（+++），24 小时尿蛋白定量 15g，肌酐 68μmol/L，白蛋白 15.7g/L，总胆固醇 8.6mmol/L。诊断为"肾病综合征"，给予泼尼松 60mg/d 并辅以钙片等药物对症治疗。1 个月后尿蛋白转阴，后泼尼松规律减量，复查尿蛋白仍阴性。1 周前患者感冒后出现泡沫尿，当地查尿常规：尿蛋白（+++），24 小时尿蛋白 4.17g。遂来我院，查血浆白蛋白 29g/L，Cr 52.1μmol/L，24 小时尿蛋白 3.7g。自发病以来，小便量少，体重增加约 3kg。既往体健，无高血压及肾脏病家族史。

> **思维提示**
>
> 　　详细询问病史，患者水肿的特点为上呼吸道感染后出现，累及双下肢及眼睑，无胸闷、气喘及咳嗽咳痰等心肺疾病表现，提示肾性水肿可能性大。结合院外的检查结果，尿蛋白（+++），血白蛋白 15.7g/L，肾病综合征诊断成立。诊断肾病综合征后，首先要查找有无继发性因素。继发性肾病综合征一般有特异性肾外表现，如狼疮性肾炎可有颊部红斑、盘状红斑、光过敏、口腔溃疡、关节痛等。可与原发性肾病综合征鉴别。

三、体格检查

（一）重点检查内容及目的

患者的主要临床症状为双下肢水肿，因此在对患者进行系统，全面检查的同时，应重点注意水肿的特点，如双下肢水肿是否对称，皮温是否升高，是否存在皮疹。同时应注意是否合并有胸腹腔积液，如双肺呼吸音是否减低，是否有腹部移动性浊音等。

（二）体格检查结果及思维提示

体格检查结果：血压 120/75mmHg，神志清，全身无皮疹，双眼睑轻度水肿，两肺呼吸音清，未闻及明显湿啰音。心律齐，各瓣膜听诊区未闻及病理性杂音。腹平软，全腹无压痛及反跳痛，肝脾肋下未及，移动性浊音阴性。双下肢中度指陷性水肿，神经系统检查无异常。

> **思维提示**
>
> 　　心肺检查未见异常，不支持心源性疾病。进一步的实验室和影像学检查的主要目的是排除乙肝、狼疮性肾炎等常见引起肾病综合征的继发因素，同时完善肾活检，明确病理类型，指导治疗及预后。

四、辅助检查

（一）初步检查内容及目的

1. 血常规、尿常规、尿红细胞位相、肝肾脂糖电解质、24 小时尿蛋白定量　证实肾病综合征。

合征。

2. 肝炎甲乙丙丁戊前 S1 抗原抗体系列、肿瘤指标(CEA+CA199+AFP+CA125)、抗核抗体系列(ANA+dsDNA+RNP+Sm+SSa+SSa52+抗 SSB+抗 Scl-70+抗 Jo-1)、MPO+PR3、p-ANCA+c-ANCA、免疫球蛋白(IgG、IgM、IgA)+补体、ESR、CRP、血/尿蛋白电泳 排除乙肝、狼疮性肾炎等继发性因素。

3. 泌尿系超声 评估双肾病变情况。

4. 肺部 CT 明确是否存在胸水,是否存在肺部感染。

5. 双肾血管超声 明确是否存在双肾静脉血栓。

6. 腹部超声 了解肝脏、胆囊、胰腺形态,明确是否存在慢性肝病、胆囊炎及胰腺疾病。

7. 双下肢血管超声 明确双下肢深静脉是否有血栓形成。

8. 肾脏穿刺活检 明确肾脏疾病病理类型。

(二)检查结果及思维提示

1. 血常规 WBC $7.5×10^9$/L,RBC:$4.5×10^{12}$/L,Hb 141.0g/L,PLT $201×10^9$/L。

2. 尿常规 蛋白(+++),RBC 656/μl。尿红细胞位相提示异形红细胞89%。

3. 肝肾脂糖电解质 尿素 3.9mmol/L,肌酐 57μmol/L,白蛋白 30.8g/L,总胆固醇 7.12mmol/L。

4. 24 小时尿蛋白 3.1g。

5. ESR、CRP 正常。

6. 肝炎甲乙丙丁戊前 S1 抗原抗体系列、肿瘤指标(CEA+CA199+AFP+CA125)、MPO+PR3、p-ANCA+c-ANCA、免疫球蛋白(IgG、IgM、IgA)+补体正常,抗核抗体 ANA+dsDNA+RNP+Sm+SSa+SSa52+抗 SSB+抗 Scl-70+抗 Jo-1 均阴性。

7. 血、尿蛋白电泳无特殊发现。

8. 泌尿系超声 双肾大小形态正常。双肾血管超声和腹部超声未见异常。

9. 双下肢血管超声 提示未见异常。

10. 胸部 CT 右上肺胸膜下轻微炎症。

11. 肾穿刺病理检查(图 3-1,见文末彩图)光镜:可见 1 条皮髓交界,共计 13 个肾小球,无硬化。肾小球:小球系膜细胞和基质轻度增生,系膜区嗜伊红蛋白沉积。肾小管:上皮细胞空泡、颗粒变性。肾间质:未见明显病变。小动脉:未见明显病变。免疫荧光:IgG(+++),IgM(+),IgA(+),C3(+),C4(-),C1q(-),肾小球毛细血管壁伴系膜区颗粒状沉积。电镜:可见 3 个肾小球。肾小球系膜细胞和基质轻度增生,基底膜节段增厚,系膜区电子致密物沉积,上皮足突节段融合。肾小管上皮溶酶体增多。肾间质无明显病变。符合轻度系膜增生性肾小球肾炎。

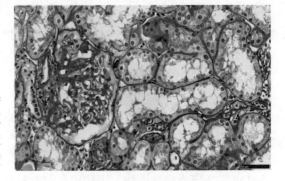

图 3-1 系膜增生性肾小球肾炎

思维提示

　　青年女性，前驱感染后起病，临床上呈肾病综合征表现，伴镜下血尿，无皮疹，血清 IgA 及补体 C3、ANA、肝炎甲乙丙丁戊前 S1 抗原抗体系列阴性。排除了乙肝、系统性红斑狼疮、过敏性紫癜等继发性因素，肾脏病理符合轻度系膜增生性肾小球肾炎。

五、治疗方案及理由

　　考虑患者临床表现为肾病综合征，且病程中反复发作，无激素及免疫抑制应用禁忌证，遂给予醋酸泼尼松 60mg 隔日顿服，联合环磷酰胺 100mg，每日 1 次，并限盐限水、应用低分子右旋糖酐、呋塞米扩容利尿等对症处理。

六、治疗效果及思维提示

　　1 个月后复查，尿蛋白转阴，血浆白蛋白恢复正常。后泼尼松规律减量，环磷酰胺累计应用 8g 后停止，并嘱患者避免劳累、感冒等，患者临床症状持续缓解。

思维提示

　　系膜增生性肾炎的治疗，应根据不同临床-病理表现类型来制定不同治疗方案。对于无症状血尿和/或蛋白尿，无需特殊治疗。注意避免感冒、过度劳累及应用肾毒性药物，定期复查。对于慢性肾炎综合征患者，应积极控制血压、减少尿蛋白，延缓肾功能进展。常用 ACEI 或 ARB 类药物减少蛋白尿。对于肾病综合征患者，应根据肾脏病理轻重采用不同治疗方案。表现为轻度非 IgA 系膜增生性肾炎者，初次治疗可单用糖皮质激素，以后逐渐减量。反复发作时应并用免疫抑制剂。表现为重度非 IgA 系膜增生性肾炎者，初次治疗应联合应用糖皮质激素及免疫抑制剂。此外，还应积极对症处理，并予 ACEI 或 ARB。

七、对本病例的思考

　　系膜增生性肾炎的病因及发病机制仍未明确。部分病例起病前有感染史，以上呼吸道感染居多，但病原不明。鉴于免疫荧光检查有多种表现，推测系膜增生性肾小球肾炎的致病因素可能存在多种。系膜增生性肾炎患者的肾小球系膜区有免疫球蛋白和补体 C3 的沉积，提示为一种免疫介导炎症性疾病。某些抗原刺激机体产生相应的抗体，形成较大分子难溶性循环免疫复合物，并沉积于肾小球系膜区引起系膜细胞增殖。当系膜组织清除功能低下或受抑制时，单核吞噬细胞系统功能受损，免疫复合物不能清除，而滞留于系膜区，导致系膜病变。另外，细胞免疫在发病中也起重要作用。在对细胞因子网络与系膜细胞之间作用的研究中发现，系膜细胞是炎症介质作用的靶细胞,加之又有自分泌和旁分泌功能,在炎症介质作用下释放出各种细胞因子,从而刺激和激活系膜细胞,促进系膜细胞增生。系膜细胞产生细胞外基质,基质又通过细胞表面的受体和整合素的信号传递影响细胞。非免疫性因素如高血压、高灌注状态及血小板功能异常,也是导致系膜病理改变的重要因素。

系膜增生性肾炎可发生于任何年龄,其临床表现呈多样化,可起病隐匿(无前驱感染)或以急性肾炎综合征(有前驱感染)、肾病综合征、无症状性蛋白尿和(或)血尿等方式起病;系膜增生性肾小球肾炎常有肾小球源性血尿和非选择性蛋白尿,伴或不伴高血压等表现,特别是青少年,有以上情况者,应怀疑系膜增生性肾小球肾炎。确诊仍依赖肾活检检查,其特点是弥漫性肾小球系膜增生,以及弥漫性系膜区免疫球蛋白和补体沉积。无内皮细胞及小管、肾间质损害。尽管根据不同的临床表现及病理改变特点,可以确诊大多数原发性系膜增生性肾炎,但系膜增生性肾小球肾炎在临床和病理上许多方面与微小病变肾病及局灶节段性肾小球硬化相似,3种病变在病理学上存在相互重叠和转换,故对上述3种病变的病理归属仍有争议。当系膜增生显著,少数毛细血管襻呈节段性内皮下插入改变时,与膜增生性肾炎的划分也有争论。另外,系膜增生性肾小球肾炎病理学改变也见于继发性肾小球疾病,如狼疮性肾炎Ⅱ型、过敏性紫癜肾炎、遗传性肾炎等,需结合患者病史和临床表现予以鉴别方可确诊。

(王佳鑫　李夏玉)

病例4　双下肢水肿伴血肌酐升高1月余

男性,75岁,于2015年6月23日入院。

一、主诉

双下肢水肿伴血肌酐升高1月余。

二、病史询问

(一) 初步诊断思路及病史询问

老年男性,隐匿起病,以双下肢水肿为主要临床表现,同时发现血肌酐升高。首先,水肿是患者就诊的主要因素,可以对水肿确立诊断思路。接诊水肿患者,首先要考虑心、肝、肾等重要脏器的严重病变。结合患者的肾功能、尿常规结果异常可形成肾性水肿的初步判断,但仍需除外其他脏器原因的水肿。心源性水肿多有心悸、气短、劳累后明显加重,下肢凹陷性水肿下午之后更明显的特点,右心衰导致的水肿则多有慢性肺病如阻塞性肺病等病史,结合心脏超声心室结构改变基本可形成初步诊断。肝源性以腹水为主,只有在极其严重时才发展到全身,主要结合肝脏病史及肝脏形态学改变,门脉高压表现可诊断。因此,问诊的目的应围绕水肿的特点,如水肿出现的时间和急缓、出现的部位、水肿是否对称、与体位变化及活动的关系以及水肿的伴随症状等,结合患者的肾脏功能及尿常规检查结果,以获得肾性水肿的诊断证据。

(二) 问诊的主要内容

1. 现病史询问　重点询问水肿的特点,以进一步明确水肿的性质。水肿发生的时间特点,有无诱因和前驱症状,首发部位和发展顺序,累及的范围,是否受体位的影响,水肿的发展速度,是否为凹陷性,有无胸水、腹水。同时询问伴随症状,水肿局部皮肤颜色、温度、压痛、皮疹,有无心悸、气短、咳嗽、咳痰等心肺疾病表现,尿量、尿色有无改变,有无胃肠道表现,皮肤黄染和出血倾向,有无食欲缺乏、怕冷、反应迟钝,有无颜面部红斑、口腔溃疡、关节痛等。其次是询问患者肾功能异常病史,有利于判断患者肾功能损伤是急性或慢性。如发现肾功能异常时间,有无出血恶心呕吐等容量问题,有无伴随症状,如恶心呕吐,尿量减少等,要询问期间是否曾到医院就诊,是否行尿检和泌尿系超声检查,检查结果如何。还要询问药物治疗的情况和治疗的反应。

2. 既往史询问　患者年纪较大,同时需要注意询问有无高血压、糖尿病及乙肝、丙肝病史? 是否有心脏、肝脏、甲状腺疾病? 有无长期用药史? 近期有无体重下降病史? 有无上呼吸道感染病史? 判断患者是否存在继发性肾脏损伤因素,对鉴别水肿及血肌酐升高的原因有提示作用。

（三）问诊结果及思维提示

1 个月前无明显诱因出现双下肢水肿,表现为对称可凹陷性水肿,伴有颜面部轻度水肿,无肉眼血尿,无皮疹,无发热,无关节疼痛及口腔溃疡,无胸闷、气喘,无咳嗽、咳痰及咯血,无乏力食欲缺乏,无尿量明显改变。当地医院服用利尿药物效果差,水肿较前加重。当时查尿蛋白(+++),血白蛋白 25.9g/L,血肌酐 154μmol/L,血补体 C3 下降。20 余天前,当地医院给予泼尼松 60mg,每日顿服,效果欠佳,水肿缓解不明显,复查血白蛋白无明显升高。自发病以来,体重增加约 5kg。既往体健,无高血压、糖尿病及心脏疾病病史。

思维提示

详细询问病史,患者水肿的特点为无明显诱因,累及双下肢及眼睑,无胸闷、气喘及咳嗽咳痰等心肺疾病表现,提示肾性水肿可能性大。结合院外的检查结果,尿蛋白(+++),血白蛋白 25.9g/L,肾病综合征诊断成立。诊断肾病综合征后,首先要查找有无继发性因素。继发性肾病综合征一般有特异性肾外表现,如狼疮性肾炎可有颊部红斑、盘状红斑、光过敏、口腔溃疡、关节痛等,多发性骨髓瘤肾损害的患者常表现为乏力、骨痛。可与原发性肾病综合征鉴别。患者老年男性,需重点排查肿瘤相关肾病。同时需要注意的是患者补体 C3 降低,需考虑到引起血清补体水平降低的相关肾小球疾病,如急性链球菌感染后肾炎,狼疮性肾炎,乙肝及丙肝病毒相关性肾炎等。患者查血肌酐升高,追问病史无呕吐出血等引起低容量问题及无突发尿量改变等肾后性因素,考虑肾性因素引起急性肾损伤。

三、体格检查

（一）重点检查内容及目的

患者的主要临床症状为双下肢水肿,因此在对患者进行系统,全面检查的同时,应重点注意水肿的特点,如双下肢水肿是否对称,皮温是否升高,是否存在皮疹。同时应注意是否合并有胸腹腔积液,如双肺呼吸音是否减低,是否有腹部移动性浊音等。

（二）体格检查结果及思维提示

体格检查结果:血压 158/89mmHg。神志清,全身无皮疹,心肺检查无异常,腹软,无压痛及反跳痛,双下肢轻度可压凹陷性水肿,两侧基本对称。神经系统检查无异常。

思维提示

完善心肺检查未见异常,不支持心源性疾病。进一步的实验室和影像学检查的主要目的是排除乙肝、系统性红斑狼疮、血管炎、多发性骨髓瘤等常见引起肾病的继发因素,并完善肾活检,明确病理类型,指导治疗及预后。

四、辅助检查

(一)初步检查内容及目的

1. 血常规、尿常规、尿红细胞位相、肝肾脂糖电解质、24小时尿蛋白定量 证实肾病综合征。

2. 肝炎甲乙丙丁戊前S1抗原抗体系列、肿瘤指标(CEA+CA199+AFP+CA125)、抗核抗体系列(ANA+dsDNA+RNP+Sm+SSa+SSa52+抗SSB+抗Scl-70+抗Jo-1)、MPO+PR3、p-ANCA+c-ANCA、免疫球蛋白(IgG、IgM、IgA)+补体、ESR、CRP、血/尿蛋白电泳、血/尿轻链蛋白 排除乙肝、系统性红斑狼疮、血管炎、肿瘤等继发性因素。

3. 泌尿系超声 评估双肾病变情况。

4. 肺部CT 明确是否存在胸水,是否存在肺部感染。

5. 腹部超声 了解肝脏、胆囊、胰腺形态,明确是否存在慢性肝病、胆囊炎及胰腺疾病。下肢血管超声:血栓形成可导致水肿,超声可予排除。

6. 肾脏穿刺活检 明确肾脏疾病病理类型。

(二)检查结果及思维提示

1. 血常规 白细胞计数$6.4 \times 10^9/L$,血红蛋白137g/L,血小板计数$218 \times 10^9/L$。

2. 尿常规 蛋白(+++),红细胞789.88/μl,pH 6.80,比重1.015。尿红细胞位相提示异性红细胞85%。

3. 肝肾脂糖电解质 白蛋白23.8g/L,肾小球滤过率(MDRD)92.15ml/min,肌酐154μmol/L,尿素6.3mmol/L,尿酸328μmol/L,钾4.13mmol/L,总钙2.13mmol/L,无机磷1.18mmol/,总胆固醇6.20mmol/L,甘油三酯1.13mmol/L,肝功能及血糖均正常。

4. 24小时尿蛋白 8.2g。

5. 免疫球蛋白(IgG、IgM、IgA)+补体 提示补体C3下降,IgG下降。

6. 肝炎甲乙丙丁戊前S1抗原抗体系列、肿瘤指标(CEA+CA199+AFP+CA125)、抗核抗体系列(ANA+dsDNA+RNP+Sm+SSa+SSa52+抗SSB+抗Scl-70+抗Jo-1)、MPO+PR3、p-ANCA+c-ANCA均阴性。血/尿蛋白电泳、血/尿轻链蛋白无特异性改变。

7. CRP正常,ESR 32mm/H。

8. 胸部CT 双上肺慢性炎症,双侧胸腔积液。

9. 泌尿系超声双肾大小形态正常。双肾血管超声和腹部超声未见异常。

10. 双下肢血管超声提示 未提示血栓。

11. 肾穿刺病理检查(图4-1,见文末彩图) 光镜:可见2条皮髓交界,共计33个肾小球。肾小球:体积肿大,可见分叶,球性硬化13个(39.9%),节段硬化0个。节段性新月体1个(3.03%)。包曼氏囊壁增厚,无囊腔扩张,壁层上皮细胞肿胀,脏层上皮细胞肿胀,增生。系膜区局灶球性中度增生,系膜基质中度增多。内皮细胞肿胀增生。毛细血管襻腔局灶堵塞,无塌陷,襻内可见1~2中性粒细胞浸润。基底膜不规则增厚,可见双轨征,内皮下,基底膜可见嗜伊红物沉积。肾小管:近曲小管上皮细胞局灶颗粒变性,细小空泡变性,近曲小管多灶萎缩(35%)。小管基底膜增厚。肾间质:多灶单个核细胞浸润(35%),多灶纤维组织增生(35%),

管周毛细血管腔内未见炎细胞。免疫荧光:IgG(+++),IgM(+),IgA(-),C3(++),C4(-),C1q(+),IgG1(+++),IgG2(-),IgG3(-),IgG4(++),肾小球系膜区和毛细血管壁颗粒状沉积,刚果红染色(-)。电镜:足突部分融合,基底膜少量增厚,系膜基质增多,上皮下,基膜内,系膜区可见电子致密物。符合:膜增生性肾小球肾炎Ⅰ型。

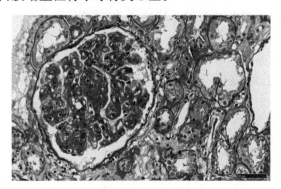

图4-1 系膜毛细血管性肾小球肾炎

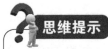

思维提示

老年患者,隐匿起病,表现为肾病综合征,同时肾功能损伤,有血尿,持续低补体血症,排除了乙肝、丙肝、系统性红斑狼疮、血管炎、多发性骨髓瘤等继发性因素,肾脏病理证实膜增生性肾小球肾炎Ⅰ型,诊断明确。

五、治疗方案及理由

(一)方案

1. 非免疫抑制治疗

(1)抗血小板及抗凝治疗:对于成人的膜增生性肾小球肾炎,表现为肾病综合征,需抗凝治疗,同时有证据显示抗血小板治疗可能对疾病缓解有益。因此该患者给予双嘧达莫片抗血小板及低分子肝素抗凝治疗。

(2)控制血压:目前患者肾病综合征表现,给予非洛地平5mg/天降压治疗。

2. 糖皮质激素 继续给予醋酸泼尼松片60mg,每日顿服,拟使用12周左右。

3. 细胞毒药物及其他免疫抑制剂 暂未使用。

(二)理由

对于原发性膜增生性肾小球肾炎,尚无有效治疗方法,也缺乏大规模的循证医学研究证据。

该患者老年男性,肾脏病理提示膜增生性肾小球肾炎,24小时尿蛋白8.2g,血浆白蛋白23.8g/L,血脂高,肾功能正常,入院前已予足量皮质激素治疗20余天,入院后排除了乙肝、狼疮、肿瘤等继发性因素,继续给予足量糖皮质激素治疗,并定期检测肾功能,尿沉渣和尿蛋白定量,不论是否有效,逐步减少激素的剂量,激素的总疗程控制在9~12个月以内,激素使用过程中应严密监测药物副作用。

有关细胞毒药物及其他免疫抑制剂的应用,有关这方面研究较少。有研究提示麦考酚吗乙酯联合激素治疗,可以部分减少蛋白尿,但环磷酰胺及环孢素A治疗效果欠佳。近年来,雷公藤多甙开始尝试应用治疗膜增生性肾小球肾炎,但仍没有定论。因此,该患者暂时未使用细胞毒药物及其他免疫抑制剂。

六、治疗效果及思维提示

经上述治疗2个月后复查,患者血压控制在130/80mmHg左右,血浆白蛋白较前无明显下降,24小时尿蛋白有所减少。血肌酐浮动在200μmol/L左右。后患者自行停药,未规律随访。1年后,患者血肌酐上升至534μmol/L,在当地医院开始血液透析治疗。

思维提示

膜增生性肾小球肾炎的主要治疗目标是减少蛋白尿,延缓肾功能进展。鉴于目前尚无有效治疗方法,临床比较严重者(如尿蛋白持续大于4g/d)可考虑开始激素+细胞毒或CNI方案等,并严密监测药物不良反应及肾脏功能进展。激素+细胞毒方案的临床应用需要权衡其临床获益及潜在风险。

七、对本病例的思考

膜增生性肾小球肾炎又名系膜毛细血管性肾小球肾炎,是成人肾病综合征的主要病理类型之一。本病的基本病理表现为肾小球基底膜增厚伴免疫沉积物,系膜增生伴插入,形成"双轨征"。临床上患者常常表现为肾病综合征伴血尿,高血压和肾功能损害,约75%患者伴有持续性低补体血症,多表现为C3持续降低。大约半数患者在呼吸道感染后起病,临床上半数患者表现为肾病综合征,约1/3~1/4的患者表现为急性肾炎综合征,1/4的患者为无症状性血尿和蛋白尿。蛋白尿多为非选择性。高血压通常较轻,半数以上的患者可以出现肾功能不全。起病时就出现肾功能不全多提示预后不良。按病因可分为原发性和继发性。继发性膜增生性肾小球肾炎主要原因主要为感染如丙肝、乙肝、EB病毒,自身免疫性疾病,异常免疫蛋白血症,血栓性微血管病等。因此必须通过询问病史,体格检查以及实验室检查、肾脏病理检查排除继发因素,才能诊断原发性膜增生性肾小球肾炎。原发性膜增生性肾小球肾炎根据电子致密物的沉着部位及基底膜病变特点进一步分为三型,Ⅰ型:以内皮下电子致密物为特点;Ⅱ型:以基膜内电子致密物为特点;Ⅲ型:内皮下、上皮下、系膜区均有电子致密物。Ⅱ型预后较Ⅰ型差,临床缓解者较少见。目前尚无治疗膜增生性肾小球肾炎明确有效的药物及方案,自然缓解也不常见。

（宋 艳 李夏玉）

病例5 眼睑及双下肢水肿半年

男性,46岁,于2015年6月8日入院。

一、主诉

眼睑及双下肢水肿半年。

二、病史询问

(一)初步诊断思路及病史询问

中年患者,慢性病程。通过问诊初步判断水肿的来源,病因一般包括:肾性水肿、心源性水肿、肝源性水肿、黏液性水肿等。因此,问诊的目的应围绕水肿的特点,如水肿出现的时间和急缓、出现的部位、水肿是否对称、与体位变化及活动的关系以及水肿的伴随症状等,注意鉴别诊断的内容询问,以获得肾性水肿的诊断证据。

(二)问诊的主要内容

1. 现病史询问 重点询问水肿的特点。水肿发生的时间特点,有无诱因和前驱症状,首发部位和发展顺序,累及的范围,是否受体位的影响,水肿的发展速度,是否为凹陷性。同时询问伴随症状,水肿的伴随症状对病因有提示作用,例如伴呼吸困难及发绀提示心源性水肿可能,伴随胃肠道表现、皮肤黄染和出血倾向提示肝源性水肿可能,伴表情冷漠、怕冷、声音嘶哑和食欲缺乏,提示甲状腺功能减退导致的黏液性水肿可能,伴有颜面部红斑、口腔溃疡、关节痛等,提示可能存在自身免疫性疾病。患者水肿病史半年,要询问期间是否曾到医院就诊,是否行尿检、肝肾功能和泌尿系超声检查,检查结果如何。还要询问药物治疗的情况和治疗的反应。

2. 既往史询问 注意询问有无高血压、糖尿病及乙肝、丙肝病史?是否有心脏、肝脏、甲状腺疾病?有无长期用药史?对鉴别水肿的原因非常重要。

(三)问诊结果及思维提示

半年前无明显诱因出现眼睑及双下肢水肿,尿中泡沫增多,尿量无明显变化,伴胸闷、气短,不能平卧。无发热、咯血、四肢关节疼痛等伴随症状,测血压160/100mmHg,遂至当地医院检查示:尿蛋白(++),肝肾脂糖电解质示:尿素8.10mmol/L,肌酐174μmol/L,尿酸318μmol/L,白蛋白26.4g/L,总胆固醇5.27mmol/L,甘油三酯1.49mmol/L,当地医院给予泼尼松治疗(剂量不详),症状未缓解。今来我院门诊查尿蛋白(++++),尿蛋白肌酐比4.04g/g,血浆白蛋白28g/L,

血肌酐 160μmol/L。自发病以来,食欲正常,睡眠正常,大便正常,体重增加约 3kg。既往史:
4 年前患肾结石。无高血压、心脏疾病病史。

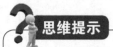
思维提示

　　详细询问病史,患者水肿的特点为隐匿起病,无明显诱因,累及眼睑及双下肢,结
合门诊的检查结果,尿蛋白(+++),尿蛋白肌酐比 4.04g/g,血浆白蛋白 28g/L,肾病
综合征诊断成立,同时伴有肾功能不全。诊断肾病综合征后,首先要查找有无继发性
因素。继发性肾病综合征一般有特异性肾外表现,如狼疮性肾炎可有颊部红斑、盘状
红斑、光过敏、口腔溃疡、关节痛等,多发性骨髓瘤肾损害的患者常表现为乏力、骨痛。
可与原发性肾病综合征鉴别。

三、体格检查

(一)重点检查内容及目的

　　患者的主要临床症状为水肿,因此在对患者进行系统,全面检查的同时,应重点注意水肿
的特点,如双下肢水肿是否对称,皮温是否升高,是否存在皮疹。同时应注意是否合并有胸腹
腔积液,如双肺呼吸音是否减低,是否有腹部移动性浊音等。

(二)体格检查结果及思维提示

　　血压 150/95mmHg。神志清,全身无皮疹,双眼睑轻度水肿,两肺呼吸音清,两下肺可闻及
细湿啰音。心律齐,各瓣膜听诊区未闻及病理性杂音。腹平软,全腹无压痛及反跳痛,肝脾肋
下未及,移动性浊音阴性。双下肢中度指陷性水肿,两侧对称。神经系统检查无异常。

思维提示

　　患者心肺检查未见异常,不支持心源性疾病。进一步的实验室和影像学检查的
主要目的是排除病毒性肝炎、系统性红斑狼疮、血管炎、多发性骨髓瘤等常见引起肾
病综合征的继发因素,同时完善肾活检,明确病理类型,指导治疗及预后。

四、辅助检查

(一)初步检查内容及目的

　　1. 血常规、尿常规、肝肾脂糖电解质、24 小时尿蛋白定量　证实肾病综合征。
　　2. 尿红细胞位相、ESR、CRP、肝炎甲乙丙丁戊前 S1 抗原抗体系列、肿瘤指标(CEA +
CA199+AFP+CA125)、抗核抗体系列(ANA+dsDNA+RNP+Sm+SSa+SSa52+抗 SSB+抗 Scl-70+
抗 Jo-1)、MPO+PR3、p-ANCA+c-ANCA、免疫球蛋白(IgG、IgM、IgA)+补体、血/尿蛋白电泳　排

除病毒性肝炎、系统性红斑狼疮、血管炎、肿瘤等继发性因素。

3. 泌尿系超声　评估双肾病变情况。

4. 肺部 CT　明确是否存在胸水,是否存在肺部感染。

5. 腹部超声　了解肝脏、胆囊、胰腺形态,明确是否存在慢性肝病、胆囊炎及胰腺疾病。

6. 肾脏穿刺活检　明确肾脏疾病病理类型。

（二）检查结果及思维提示

1. 血常规　白细胞计数 $9.0×10^9/L$,中性粒 64.7%,红细胞计数 $4.9×10^9/L$,血红蛋白 145g/L,血小板计数 $219×10^9/L$。

2. 尿常规　蛋白+++,红细胞 436/μl。

3. 肝肾脂糖电解质　白蛋白25.8g/L,尿素 7.20mmol/L,肌酐 155μmol/L,尿酸 362μmol/L,谷丙转氨酶 8U/L,谷草转氨酶 13U/L,总胆固醇 6.89mmol/L,甘油三酯 1.57mmol/L,ALT 19.0μ/L,AST 20.0μ/L,电解质均正常。

4. 24 小时尿蛋白　3.8g。

5. 尿红细胞位相　异形红细胞 70%。

6. CRP 及 ESR　均正常。

7. 肝炎甲乙丙丁戊前 S1 抗原抗体系列、肿瘤指标(CEA+CA199+AFP+CA125)、抗核抗体系列(ANA+dsDNA+RNP+Sm+SSa+SSa52+抗 SSB+抗 Scl-70+抗 Jo-1)、MPO+PR3、p-ANCA+c-ANCA均阴性,免疫球蛋白(IgG、IgM、IgA)+补体均正常、血/尿蛋白电泳无特殊。

8. 肺部 CT　双下肺炎症。

9. 泌尿系超声　双肾大小形态正常。

10. 肾穿刺病理检查(图 5-1,见文末彩图)　光镜:可见 1 条肾皮质,1 条皮髓交界,共计 23 个肾小球。肾小球:小球系膜细胞和基质轻度增生,其中可见 5 个小球节段硬化(其中 1 个位于尿极)。肾小管:上皮细胞空泡、颗粒变性,可见蛋白管型、灶状管腔扩张、细胞低平、刷状缘脱落、灶状萎缩。肾间质:灶状淋巴、单核细胞浸润伴有纤维化。小动脉:未见明显病变。免疫荧光:2 个肾小球 IgG(−),IgM(++),IgA(−),C3(−),C4(−),C1q(−),HBsAg(−),HBcAg(−),IgG1(−),IgG2(−),IgG3(−),IgG4(−)。电镜观察肾小球基底膜小节段变薄,未见电子致密物沉积,脏层上皮细胞微绒毛样变性,上皮足突广泛融合;肾小管上皮空泡变性,溶酶体增多;肾间质无明显病变。病理诊断:符合局灶节段性肾小球硬化症(非特殊型)。

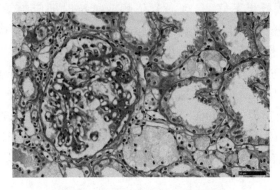

图 5-1　局灶节段性肾小球硬化症

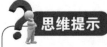
思维提示

　　中年男性,病史较长,临床诊断为肾病综合征,伴有肾小球性血尿、高血压和肾功能不全,既往单独使用激素效果欠佳,排除了继发性因素,结合肾脏病理,诊断为局灶节段性肾小球硬化(focal segmental glomerulosclerosis,FSGS)。

五、治疗方案及理由

(一)方案

1. 糖皮质激素+免疫抑制剂　泼尼松 60mg,隔日口服联合环孢素应用。
2. 控制血压　低盐饮食,氯沙坦 100mg,每日口服。
3. 降血脂　低脂饮食,阿托伐他汀 20mg,每日口服。
4. 抗凝　低分子肝素每日 1 支皮下注射抗凝。

(二)理由

　　非肾病水平蛋白尿患者,治疗的重点在于减少尿蛋白及防止肾功能进展,应用血管紧张素转换酶抑制剂(ACEI)和(或)血管紧张素Ⅱ受体阻滞剂(ARB)。初始治疗中推荐仅在有肾病综合征表现的 FSGS 的治疗中应用皮质激素及免疫抑制剂。

　　1. 糖皮质激素　对于肾病综合征患者,约 50% 肾功能较好的患者经糖皮质激素治疗有效,但起效较慢,因而建议足量激素治疗应持续 4~6 个月,超过 4~6 个月无效才被称为激素抵抗。激素使用遵循起始足量原则,泼尼松用量为 1mg/kg(最大剂量 80mg),每日 1 次,或者 2mg/kg(最大剂量 120mg),隔日 1 次。在缓慢减量时,泼尼松减至 10~15mg/d 时酌情维持 2~3 个月,再缓慢减量,总疗程 9~12 个月,可减少 FSGS 的复发率。对大剂量皮质激素治疗存在相对禁忌证或不能耐受的患者采用钙调磷酸酶抑制剂作为一线治疗。

　　2. 环孢素 A　有证据表明,环孢素 A(cyclosporine,CsA)作为钙调磷酸酶抑制剂之一,可以减少激素抵抗的 FSGS 患者的尿蛋白,从而达到延缓肾功能进展的效果。若初始足量激素治疗 8~16 周效果不好,呈现激素依赖或抵抗时即应给予 CsA。建议 CsA 用量为 3~5mg/(kg·d),分次服用,至少持续 4~6 个月。如果有部分或者完全缓解,建议继续治疗至少 12 月后缓慢减量。如果使用 CsA 治疗 6 个月无效,应切换使用其他药物(如细胞毒药物)。在治疗过程中,定期检测 CsA 药物浓度,如血肌酐上升达 30% 以上,CsA 应减量或停药。

　　3. 他克莫司　他克莫司(tarolimus,TAC)也是钙调磷酸酶抑制剂,选择性抑制 T 辅助淋巴细胞的活化增殖。TAC 对难治性 FSGS 的治疗可能有一定效果,但由于目前研究的病例数都较少,仍难定论。国内有报道,TAC 0.1~0.15mg/(kg·d)治疗 2 个月,可以使 FSGS 达到部分缓解。

　　4. 麦考酚吗乙酯　麦考酚吗乙酯(mycophenolate mofetil,MMF)是一种选择性嘌呤合成抑制剂,仅在激素依赖或抵抗的患者使用。成人剂量 1.5~2.0g/d,分两次口服,如无禁忌,应与激素合用,需维持 6 个月以上。

5. 环磷酰胺　近年临床研究表明,环磷酰胺(cyclophosphamide,CTX)在治疗儿童肾病综合征 FSGS 激素抵抗型没有很好的疗效。目前循证医学证据少,一般不推荐激素联合 CTX 治疗。

6. 其他治疗　ACEI 及 ARB 能够减少蛋白尿,延缓肾损害进展。控制血压、降脂、抗凝等治疗都是 FSGS 的重要治疗措施。对原发性难治性 FSGS 目前尚无充分证据证明血浆置换或免疫吸附的有效性。仅在小宗病例报道认为有效,但即使获得一些疗效,停止后病情多会反复。

该患者中年男性,24 小时尿蛋白 3.8g,达到肾病综合征水平,伴有高血压,肾功能轻度异常,因此治疗上给予泼尼松 60mg,隔日口服,联合 CsA 应用,并给予氯沙坦降压降尿蛋白,低分子肝素抗凝等。

六、治疗效果及思维提示

上述治疗 3 个月后症状逐渐缓解,6 个月后蛋白尿消失,血浆白蛋白恢复正常,肾功能有所好转。治疗期间监测 CsA 浓度,3 个月后激素及免疫抑制剂规律减量。

？思维提示

　　血压、起病时的肾功能以及蛋白尿的程度是影响 FSGS 患者预后的重要因素。FSGS 的亚型对治疗反应及预后亦有影响。通常认为顶端型对激素治疗反应好、预后最好;塌陷型临床表现重,治疗效果差,约 50% 以上患者于诊断 2 年后肾衰竭,预后最差。

七、对本病例的思考

FSGS 是一种常见的肾小球疾病,据发病机制不同,可分为特发性、家族遗传性和继发性。目前认为,足细胞损伤是 FSGS 的病因。FSGS 见于任何年龄,青少年稍多,无显著发病高峰,男性较常见。100% 患者有不同程度的蛋白尿,60% 以上为肾病综合征,50% 患者有不同程度血尿,1/3 患者起病时伴有高血压、肾功能不全,常有肾性糖尿、氨基酸尿及磷酸盐尿等肾小管功能受损表现。肾脏病理光镜下特征为肾小球局灶(部分肾小球)节段性(部分毛细血管袢)硬化。电镜下可见到比较广泛的足突消失、内皮下血浆渗出、足突与肾小球基底膜分离等现象。D'Agati 等将 FSGS 分为五种病理类型:塌陷型、顶部型、细胞型、门周型以及非特殊型(也称经典型)。各型的临床表现不同。如顶端型主要表现为突发的肾病综合征,其预后是几种病理类型中最好的,小管间质损伤少见,激素治疗更敏感,肾功能损伤少见。大部分顶端型 FSGS 都是特发性。塌陷型 FSGS 主要表现为肾病综合征、激素不敏感,可迅速进展至肾功能不全。2012 年 KDIGO 指南建议,对局灶节段性肾小球硬化症首先要除外继发性因素。初始治疗中推荐仅在有肾病综合征表现的特发性 FSGS 的治疗中应用皮质激素及免疫抑制剂。对大剂量皮质激素治疗存在相对禁忌证或不能耐受的患者采用钙调磷酸酶抑制剂作为一线治疗。FSGS 复发的治疗同成人微小病变复发的治疗推荐。血压、起病时的肾功能以及蛋白尿的程度是影响患者预后的重要因素。FSGS 的亚型对治疗反应及预后亦有影响。治疗效果及预后从较差到较好依次为塌陷型、细胞型、非特殊型、门部型、顶端型。

（梁 倩 王慧萍）

病例6 反复眼睑、双下肢水肿3年，再发3天

男性,15岁,于2013年5月1日入院。

一、主诉

反复眼睑、双下肢水肿3年,再发3天。

二、病史询问

(一)初步诊断思路及病史询问

青少年男性,隐袭起病,病史较长,以反复双眼睑、双下肢水肿为主要临床表现。水肿是患者到肾内科就诊的首要因素,因此对水肿严密的诊断思路尤为重要。接诊水肿患者,首先要考虑心、肝、肾等重要脏器的严重病变。晨起颜面水肿明显者,是考虑肾性水肿的首要因素,结合肾功能、尿常规结果异常可形成初步判断,但仍需除外其他脏器病变导致的水肿。心源性水肿多有心悸、气短、劳累后明显加重,下肢凹陷性水肿下午之后更明显的特点,右心衰导致的水肿则多有慢性肺病如阻塞性肺病等病史,结合心脏超声心室结构改变基本可形成初步诊断。肝源性水肿以腹水为主,只有在极其严重时才发展到全身,主要结合肝脏病史及肝脏形态学改变,门脉高压表现可诊断。因此,问诊的目的应围绕水肿的特点,如水肿出现的时间和急缓、出现的部位、水肿是否对称、与体位变化及活动的关系、水肿的伴随症状等,注意鉴别诊断的内容询问,以获得肾性水肿的诊断证据。

(二)问诊的主要内容

1. 出现水肿的诱因？水肿出现如果有明确诱因将有助于寻找病因,特别注意询问是否存在感染、药物服用、血栓形成等情况,例如急性肾小球肾炎引起的水肿多发生在上呼吸道感染后,药物性水肿发生前多有服用肾上腺皮质激素、钙拮抗剂等病史。

2. 水肿的特点,如发生时间、首发部位、发展顺序及累及范围等？水肿的特点有助于进行病因鉴别,例如肾源性水肿起初多为晨起眼睑水肿,随后可延及全身;心源性水肿多从足部开始,随后可向上延及全身;肝源性水肿常首先出现腹水,随后可能进一步出现下肢水肿,但一般不累及头面部及上肢。

3. 水肿的伴随症状？水肿发生时的伴随症状有助于明确病因,例如水肿局部皮肤颜色暗红且温度高可能提示为局部静脉回流受阻;若伴有心悸、气短、咳嗽、咳痰等表现,则提示可能为心源性水肿;若伴有肉眼血尿、尿量减少等,则提示可能为肾源性水肿;若伴有皮肤黄染和出血倾向,则提示可能为肝源性水肿。

4. 发现水肿时的辅助检查? 相关辅助检查能为病因查找提供依据,如在水肿时进行尿液检查、肝肾功能和泌尿系超声检查会为病因寻找提供宝贵依据。

5. 既往曾应用何种药物进行治疗? 相关药物治疗的情况和治疗反应有助于判断和评估病情。

6. 既往有何种疾病? 既往病史可以帮助我们缩小可疑的病因范围,患者年纪较小应特别关注有无家族遗传性疾病史、先天性脏器发育不良病史及长期用药史等。

(三) 问诊结果及思维提示

3年前,感冒后出现双眼睑及双下肢水肿,不伴皮肤紫癜及关节痛,测血压正常,尿液检查:蛋白(+++),红细胞阴性,血浆白蛋白:20g/L,肌酐65μmol/L,胆固醇:8.39mmol/L,当地医院按"肾病综合征"给予泼尼松片每天8片口服,10天后水肿逐渐消退,尿蛋白消失,之后激素规律减量,期间两次因感冒后再次出现蛋白尿及双眼睑水肿,均增加激素用量后好转。3天前感冒后上述症状再发,伴少尿,约350ml/d,,查尿蛋白:蛋白++++,血浆白蛋白:22g/L,血肌酐469μmol/L。自发病以来,体重增加约5kg。既往体健,无肾病家族史。

思维提示

　　详细询问病史,患者水肿的出现于感冒后,累及双下肢及眼睑,无胸闷、气喘及咳嗽咳痰等心肺疾病表现,并且伴随蛋白尿,提示肾性水肿可能性大。结合院外的检查结果,尿蛋白(+++),血白蛋白20g/L,肾病综合征诊断成立。诊断肾病综合征后,首先要查找有无继发性因素。继发性肾病综合征一般有特异性肾外表现,如狼疮性肾炎可有颊部红斑、盘状红斑、光过敏、口腔溃疡、关节痛等。可与原发性肾病综合征鉴别。肾病综合征病理类型多样,结合患者为青少年,初次起病时血尿不明显,肾功能正常,水肿明显,多为微小病变肾病。患者此次复发合并有血肌酐明显升高、少尿,结合其水肿快速进展,血白蛋白明显下降,需考虑胶体渗透压减低导致有效容量不足及特发性急性肾损伤可能,但也需警惕肾静脉血栓形成及肾实质性病因引起肾衰。

三、体格检查

(一) 重点检查内容及目的

患者的主要临床症状为双下肢水肿,因此在对患者进行系统,全面检查的同时,应重点注意水肿的特点,如双下肢水肿是否对称,皮温是否升高,是否存在皮疹。同时应注意是否合并有胸腹腔积液,如双肺呼吸音是否减低,是否有腹部移动性浊音等。此外为明确是否存在继发性肾病综合征的可能,需重点注意是否存在红斑、口腔溃疡、关节肿痛等表现。

(二) 体格检查结果及思维提示

体格检查结果:血压115/70mmHg。神志清,全身无皮疹,双肺呼吸音减弱,心脏检查正常,腹膨隆,无压痛及反跳痛,移动性浊音阳性,双下肢重度指陷性水肿,神经系统检查无异常。

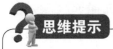 **思维提示**

双肺呼吸音减弱,腹部移动性浊音阳性,提示存在胸腹腔积液,心脏检查无明显异常,不支持心源性疾病。进一步的实验室和影像学检查的主要目的是排除感染、药物、肿瘤、遗传等引起肾病综合征的继发因素,同时完善肾活检,明确病理类型,指导治疗及预后。

四、辅助检查

(一)初步检查内容及目的

1. 血常规、尿常规、肝肾脂糖电解质、24小时尿蛋白定量　证实肾病综合征。

2. ESR、CRP、肝炎甲乙丙丁戊前S1抗原抗体系列、肿瘤指标(CEA+CA199+AFP+CA125)、抗核抗体系列(ANA+dsDNA+RNP+Sm+SSa+SSa52+抗SSB+抗Scl-70+抗Jo-1)、MPO+PR3、p-ANCA+c-ANCA、免疫球蛋白(IgG、IgM、IgA)+补体、血/尿蛋白电泳、血/尿轻链蛋白　排除继发性因素。

3. 泌尿系超声　评估双肾病变情况。

4. 肺部CT　明确是否存在胸水,是否存在肺部感染。

5. 双肾血管超声　明确是否存在肾静脉血栓。

6. 腹部超声　了解肝脏、胆囊、胰腺形态,明确是否存在慢性肝病、胆囊炎及胰腺疾病。

7. 双下肢血管超声　明确双下肢血管是否有血栓形成。

8. 心脏超声　明确心脏功能情况,排除心源性因素。

9. 肾脏穿刺活检　明确肾脏疾病病理类型。

(二)检查结果及思维提示

1. 血常规　血红蛋白140.0g/L。

2. 尿常规　蛋白(+++),镜检阴性。

3. 肝肾脂糖电解质　尿素19.40mmol/L,肌酐537μmol/L,尿酸309μmol/L,总蛋白35.9g/L,白蛋白21.9g/L,总胆固醇9.91mmol/L,甘油三酯4.49mmol/L。

4. 24小时尿蛋白　11.11g。

5. CRP及ESR　均正常。

6. 肝炎甲乙丙丁戊前S1抗原抗体系列、肿瘤指标(CEA+CA199+AFP+CA125)、抗核抗体系列(ANA+dsDNA+RNP+Sm+SSa+SSa52+抗SSB+抗Scl-70+抗Jo-1)、MPO+PR3、p-ANCA+c-ANCA均阴性,免疫球蛋白(IgG、IgM、IgA)+补体均正常。血/尿蛋白电泳、血/尿轻链蛋白无特殊改变。

7. 胸部CT　双侧胸腔中等量积液。

8. 泌尿系和腹部超声　双肾大小形态正常,中等量腹水。

9. 心脏超声、双下肢血管超声　无异常。

10. 肾穿刺病理检查(图6-1,见文末彩图) 光镜:可见2条肾组织,共计29个肾小球。肾小球:小球系膜细胞轻度增生。肾小管:上皮细胞空泡、颗粒变性。肾间质:未见明显病变。小动脉:未见明显病变。免疫荧光IgG(−),IgM(−),IgA(−),C3(−),C4(−),C1q(−),κ(−),λ(−),HBsAg(−),HBcAg(−)。电镜:肾小球上皮足突广泛融合,基底膜无明显病变,未见电子致密物沉积。肾小管无明显病变。肾间质无明显病变。诊断符合:微小病变肾病(minimal change disease,MCD)。

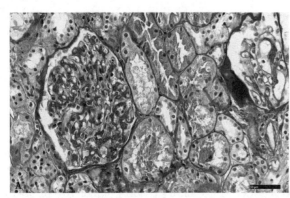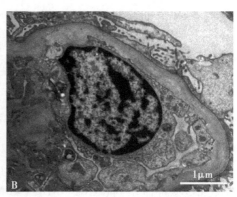

图6-1 光镜下微小病变肾病

思维提示

青少年病程初期突然起病,表现为肾病综合征,血尿不明显,水肿明显,且患者初次激素治疗10天后出现明显好转,以微小病变肾病为多见。病程中多次因感冒后复发,此次合并特发性急性肾损伤,更应考虑该疾病。排除了继发性因素,肾脏病理光镜下基底膜无明显病变,未见电子致密物沉积,电镜下肾小球上皮足突广泛融合,微小病变肾病诊断明确。

五、治疗方案及理由

(一) 方案

1. 非免疫抑制治疗

(1)调脂治疗:原发性微小病变肾病患者多伴有胆固醇和甘油三酯水平升高,长期脂质代谢异常可引起动脉粥样硬化和促进肾小球硬化。因此,应加强饮食控制和调脂治疗,他汀类药物为首选。阿托伐他汀10mg 口服qn。

(2)抗凝治疗:微小病变肾病易出现静脉血栓的并发症。因此,凡血浆白蛋白小于20g/L的患者,应预防性应用抗凝剂。低分子肝素针1支皮下注射/每日。

2. 糖皮质激素治疗 醋酸泼尼松片60mg 每日顿服。

(二) 理由

微小病变肾病经合理治疗,容易临床缓解且预后较好。因此,应给予对应治疗,并力求缓解。2012 年 KDIGO 指南推荐糖皮质激素作为初发 MCD 肾病综合征患者的初始治疗;建议泼尼松或泼尼松龙 1mg/kg(最大剂量 80mg),每日顿服,或者 2mg/kg(最大剂量 120mg),隔日顿服;建议起始剂量糖皮质激素至少维持 4 周(达到完全缓解的患者),但不超过 16 周(未达到完全缓解的患者);达到缓解后,建议糖皮质激素在 6 个月内缓慢减量。对于使用糖皮质激素有相对禁忌证或不能耐受大剂量糖皮质激素的患者(如伴有血糖未控制的糖尿病、精神疾病、严重的骨质疏松等),建议口服环磷酰胺或钙调磷酸酶抑制剂(calcineurin inhibitors,CNI),与频繁复发 MCD 的治疗方案相同;对非频繁复发的患者,复发时建议采用初发 MCD 相同的治疗方案,重新使用大剂量糖皮质激素直到获得缓解。对频繁复发或激素依赖患者,KDIGO 建议口服环磷酰胺 2~2.5mg/(kg·d),共 8 周;使用环磷酰胺后复发和希望保留生育能力的患者,建议使用 CNI(环孢素 A 3~5mg/(kg·d)或他克莫司 0.05~0.10mg/(kg·d),分次口服)1~2 年;不能耐受糖皮质激素、环磷酰胺和 CNI 的患者,建议使用麦考酚吗乙酯 1~2 年(500~1000mg/次,每日 2 次),根据病情逐渐减量。对糖皮质激素抵抗型 MCD 患者需重新进行评估,以寻找肾病综合征的其他病因。

该患者为青少年男性,肾脏病理提示微小病变肾病,24 小时尿蛋白 11.11g,血浆白蛋白 21.9g/L,伴高脂血症,血肌酐升高(综合临床及病理资料考虑合并特发性急性肾损伤可行性大),曾予足量皮质激素治疗,但频繁复发,应加用免疫抑制剂治疗。

六、效果及思维提示

予醋酸泼尼松治疗 1 周后患者开始出现尿量增多,水肿逐渐减退,尿蛋白减少,肾功能恢复正常。4 周后激素规律减量,但考虑患者既往肾病综合征频繁复发,因此治疗上加用口服环磷酰胺 100mg/d。12 周时复查 24 小时尿蛋白 0.1g/d,血浆白蛋白 36g/L。激素、环磷酰胺逐渐减量,并嘱患者预防感冒,避免劳累、腹泻,定期复查,遵医嘱减药等,后 1 年内多次复查患者尿蛋白持续阴性,肾功能正常。

思维提示

微小病变肾病的主要治疗目标是缓解肾病综合征,减少蛋白尿,保护肾功能。多数儿童 MCD 患者对糖皮质激素治疗敏感,超过 75% 的成人患者糖皮质激素治疗后能达到完全缓解。儿童 MCD 患者到成人后,40% 复发。但复发后大部分患者激素治疗仍有效。频繁复发者可加用免疫抑制剂。约 10% 的成人 MCD 表现激素抵抗,原因可能是未发现的局灶节段性肾小球硬化(因为是局灶病变,在肾活检标本中可能未被发现)。可考虑重复肾活检,局灶节段性肾小球硬化预后比 MCD 差。

七、对本病例的思考

MCD 常见于儿童及青少年,约占 10 岁以内儿童肾病综合征的 70%~90% 及成人肾病综合征的 10%~30%,中年发病率低,老年发病率有所上升。MCD 临床表现为肾病综合征,光镜下肾小球大致正常,电镜下仅以足细胞足突弥漫融合为主要特点。MCD 患者常见的合并症包括感染、血栓、栓塞、营养不良及急性肾损伤。继发性MCD不常见,但是必须要排查,包括霍奇金病、锂和非甾体消炎药,通过询问病史,体格检查以及实验室检查排除继发因素,才能诊断原发性微小病变肾病。本病常突然起病,水肿明显,大多数患者肾功能正常,但有的患者可出现肾前性急性肾损伤或特发性急性肾损伤。肾病综合征的各种并发症均可在本病中见到。2012年,国际肾脏病学会发布了改善全球肾脏病预后组织(KDIGO)提出的微小病变肾病治疗指南。儿童及青少年单纯性肾病综合征(血尿不明显,血压、肾功能正常)多为本病,可先予足量激素治疗,疗效不佳或中老年患者应肾活检明确病理类型,根据病理类型选择治疗方案。

MCD传统的治疗方案为足量激素口服,但其在起效同时带来严重的副作用。因此环孢素A、他克莫司、霉酚酸等新型免疫抑制剂逐渐受到人们的关注,其中他克莫司由于其有效性及相对较少的副作用得到人们的重视。近年来浙江大学医学院附属第一医院在MCD患者中尝试采用减少或避免糖皮质激素治疗,其中一部分患者初始方案为单用他克莫司治疗,观察到较好的疗效,诱导缓解率与全剂量糖皮质激素类似,但副作用明显减少。

(章 莺 李夏玉)

病例7 间断双下肢水肿2年,再发1个月,加重10天

男性,74岁,于2014年7月11日入院。

一、主诉

间断双下肢水肿2年,再发1个月,加重10天。

二、病史询问

(一)初步诊断思路及病史询问

老年男性,隐袭起病,病史较长,以双下肢水肿为主要临床表现。水肿是患者到肾内科就诊的首要因素。接诊水肿患者,首先要考虑心、肝、肾等重要脏器的严重病变。晨起颜面水肿明显者,是考虑肾性水肿的首要因素,结合肾功能、尿常规结果异常可形成初步判断,但仍需除外其他脏器原因的水肿。心源性水肿多有心悸、气短、劳累后明显加重,下肢凹陷性水肿下午之后更明显的特点,右心衰导致的水肿则多有慢性肺病如阻塞性肺病等病史,结合心脏超声心室结构改变基本可形成初步诊断。肝源性以腹水为主,只有在极其严重时才发展到全身,主要结合肝脏病史及肝脏形态学改变,门脉高压表现可诊断。因此,问诊的目的应围绕水肿的特点,如水肿出现的时间和急缓、出现的部位、水肿是否对称、与体位变化及活动的关系以及水肿的伴随症状等,注意鉴别诊断的内容询问,以获得肾性水肿的诊断证据。

(二)问诊的主要内容

1. 现病史询问 重点询问水肿的特点。水肿发生的时间特点,有无诱因和前驱症状,首发部位和发展顺序,累及的范围,是否受体位的影响,水肿的发展速度,是否为凹陷性,水肿局部皮肤颜色、温度、压痛、皮疹,尿量、尿色有无改变。同时询问伴随症状,水肿的伴随症状对病因有提示作用,例如伴呼吸困难及发绀提示可能心源性水肿,伴随胃肠道表现、皮肤黄染和出血倾向提示肝源性水肿,伴表情冷漠、怕冷、声音嘶哑和食欲缺乏,提示甲状腺功能减退,伴有颜面部红斑、口腔溃疡、关节痛等,提示可能是自身免疫性疾病。患者水肿病史较长,达2年,要询问期间是否曾到医院就诊,是否行尿检、肝肾功能和泌尿系超声检查,检查结果如何。还要询问药物治疗的情况和治疗的反应。

2. 既往史询问 患者年纪较大,注意询问有无高血压、糖尿病及乙肝、丙肝病史?是否有心脏、肝脏、甲状腺疾病?有无长期用药史?对鉴别水肿的原因有意义。

(三)问诊结果及思维提示

2年前无明显诱因出现双下肢水肿,晨起为重,下午活动后减轻,伴尿量减少,每天约

500~800ml,同时有眼睑水肿,无肉眼血尿,无皮疹,无发热,无关节疼痛及口腔溃疡,无胸闷、气喘,无咳嗽、咳痰及咯血,无乏力食欲缺乏。测血压正常,查尿蛋白(+++),血白蛋白 25g/L,肾功能正常。当地医院给予泼尼松 60mg,每日顿服,并规律减量。约 3 个月后水肿消失,尿量正常,但尿蛋白持续在(+~++),血浆白蛋白逐渐恢复正常。1 月前无明显诱因再次出现双下肢水肿,查尿蛋白(+++)。10 天前双下肢水肿加重,累及到腰部,查 24 小时尿蛋白 3.42g,血白蛋白 28g/L。自发病以来,体重增加约 4kg。既往体健,无高血压、糖尿病及心脏疾病病史。

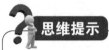

思维提示

　　详细询问病史,患者水肿的特点为隐匿起病,无明显诱因,累及双下肢及眼睑,无胸闷、气喘及咳嗽咳痰等心肺疾病表现,提示肾性水肿可能性大。结合院外的检查结果,尿蛋白(+++),血白蛋白 25g/L,肾病综合征诊断成立。诊断肾病综合征后,首先要查找有无继发性因素。继发性肾病综合征一般有特异性肾外表现,如狼疮性肾炎可有颊部红斑、盘状红斑、光过敏、口腔溃疡、关节痛等,多发性骨髓瘤肾损害的患者常表现为乏力、骨痛。可与原发性肾病综合征鉴别。

三、体格检查

(一)重点检查内容及目的

　　患者的主要临床症状为双下肢水肿,因此在对患者进行系统、全面检查的同时,应重点注意水肿的特点,如双下肢水肿是否对称,皮温是否升高,是否存在皮疹。同时应注意是否合并有胸腹腔积液,如双肺呼吸音是否减低,是否有腹部移动性浊音等。

(二)体格检查结果及思维提示

　　体格检查结果:血压 159/96mmHg。神志清,全身无皮疹,心肺检查无异常,腹软,无压痛及反跳痛,双下肢中度指陷性水肿,两侧不对称,以左侧为重。神经系统检查无异常。

思维提示

　　肾病综合征比较突出的并发症是血栓、栓塞,常见于肾静脉血栓、下肢静脉血栓及肺梗死。患者双下肢不对称水肿提示可能存在血栓栓塞。心肺检查未见异常,不支持心源性疾病。进一步的实验室和影像学检查的主要目的是排除病毒性肝炎、系统性红斑狼疮、血管炎、多发性骨髓瘤等常见引起肾病综合征的继发因素,同时完善肾活检,明确病理类型,指导治疗及预后。

四、辅助检查

（一）初步检查内容及目的

1. 血常规、尿常规、肝肾脂糖电解质、24 小时尿蛋白定量　证实肾病综合征。
2. ESR、CRP、肝炎甲乙丙丁戊前 S1 抗原抗体系列、肿瘤指标（CEA＋CA199＋AFP＋CA125）、抗核抗体系列（ANA＋dsDNA＋RNP＋Sm＋SSa＋SSa52＋抗 SSB＋抗 Scl-70＋抗 Jo-1）、MPO＋PR3、p-ANCA＋c-ANCA、免疫球蛋白（IgG、IgM、IgA）＋补体、血/尿蛋白电泳、血/尿轻链蛋白　排除病毒性肝炎、系统性红斑狼疮、肿瘤等继发性因素。
3. 肺部 CT　明确是否存在胸水，是否存在肺部感染。
4. 泌尿系超声　评估双肾病变情况。
5. 双肾血管超声　明确是否存在双肾静脉血栓。
6. 腹部超声　了解肝脏、胆囊、胰腺形态，明确是否存在慢性肝病、胆囊炎及胰腺疾病。
7. 双下肢血管彩超　明确双下肢血管是否有血栓形成。
8. 肾脏穿刺活检　明确肾脏疾病病理类型。

（二）检查结果及思维提示

1. 血常规　白细胞计数 $6.4×10^9/L$，血红蛋白 $137g/L$，血小板计数 $218×10^9/L$。
2. 尿常规　蛋白（＋＋＋），红细胞 11.88/μl，pH 6.50，比重 1.015。
3. 肝肾脂糖电解质　白蛋白 23.8g/L，肾小球滤过率（MDRD）92.15ml/min，肌酐 68μmol/L，尿素 6.3mmol/L，尿酸 328μmol/L，钾 4.13mmol/L，总钙 2.13mmol/L，无机磷 1.18mmol/，总胆固醇 6.20mmol/L，甘油三酯 1.13mmol/L，肝功能及血糖均正常。
4. 24 小时尿蛋白　8.2g。
5. CRP 及 ESR　均正常。
6. 肝炎甲乙丙丁戊前 S1 抗原抗体系列、肿瘤指标（CEA＋CA199＋AFP＋CA125）、抗核抗体系列（ANA＋dsDNA＋RNP＋Sm＋SSa＋SSa52＋抗 SSB＋抗 Scl-70＋抗 Jo-1）、MPO＋PR3、p-ANCA＋c-ANCA均阴性，IgE、免疫球蛋白（IgG、IgM、IgA）＋补体均正常。血/尿蛋白电泳、血/尿轻链蛋白无特殊改变。
7. 胸部 CT　双上肺慢性炎症，双侧胸腔积液。
8. 泌尿系超声示双肾大小形态正常；双肾血管超声和腹部超声未见异常。
9. 双下肢血管彩超提示左侧小腿肌间静脉内血栓形成。
10. 肾穿刺病理检查（图 7-1，见文末彩图）　光镜：可见 1 条皮髓交界，共计 18 个肾小球。肾小球：小球系膜细胞和基质轻度增生，节段中度加重，部分系膜基质增多相对显著，基底膜弥漫性增厚、钉突形成，上皮下嗜伊红蛋白沉积。肾小管：上皮细胞空泡、颗粒变性，可见红细胞管型，多灶状管腔扩张、细胞低平、刷状缘脱落。肾间质：多灶状水肿伴淋巴、单核细胞浸润。小动脉：管壁增厚，可见玻璃样变性，管腔狭窄。免疫荧光：IgG（＋＋＋＋），IgM（＋-＋＋），IgA（－），C3（＋＋），C4（＋），C1q（＋），IgG1（＋＋＋），IgG2（－），IgG3（±），IgG4（＋＋＋），抗 PLA2R（＋＋＋）肾小球毛细血管壁颗粒状沉积。电镜：肾小球基底膜弥漫增厚，钉突样增生，上皮下多数块状电子致密物沉积，上皮足突广泛融合；肾小管上皮空泡变性，部分管腔扩张，微绒毛脱落；肾间质水肿伴少量淋巴单核细胞浸润。病理诊断符合:Ⅱ期膜性肾病。

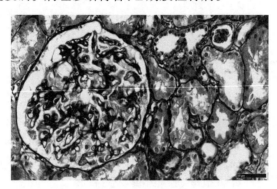

图 7-1　膜性肾病

 思维提示

　　老年患者,隐匿起病,水肿逐渐加重,表现为肾病综合征,无血尿,单独使用糖皮质激素治疗效果不佳,合并左侧小腿肌间静脉内血栓形成,排除了乙肝、系统性红斑狼疮、多发性骨髓瘤等继发性因素,肾脏病理光镜下基底膜弥漫性增厚、钉突形成,电镜可见上皮下电子致密物沉积,特发性膜性肾病(idiopathic membranous nephropathy,IMN)诊断明确。同时可检测血清抗 PLA2R 抗体,指导治疗及预后。

五、治疗方案及理由

(一)方案

1. 非特异性治疗

(1)积极控制血压,减少尿蛋白:通常选用血管紧张素转化酶抑制剂(ACEI)或血管紧张素Ⅱ受体拮抗剂(ARB)类药物,这两类降压药同时有非血压依赖性减少蛋白尿的作用。逐步增加药物剂量至最大耐受量能安全地增加其降低蛋白尿的作用,达到最大的肾保护效应。

(2)调脂治疗:IMN 患者多伴有胆固醇和甘油三酯水平升高,长期脂质代谢异常可引起动脉粥样硬化和促进肾小球硬化。因此,应加强饮食控制和调脂治疗。他汀类药物能降低蛋白尿,延缓肾功能进展,与 ACEI 类药物联用效果更好。

(3)抗凝治疗:膜性肾病合并静脉血栓的机会很高,因此,凡血浆白蛋白小于 20~25g/L 的患者,应预防性应用抗凝剂。

2. 免疫抑制治疗

大量蛋白尿(>6g/d),肾病综合征症状突出或肾功能不全的患者,应立即接受免疫抑制治疗,首选激素联合 CTX,或者激素联合钙调磷酸酶抑制剂(calcineurin inhibitors,CNI)药物:环孢素 A 或他克莫司。

该患者老年男性,Ⅱ期膜性肾病,24 小时尿蛋白 8.2g,血浆白蛋白 23.8g/L,血脂高,属于高危人群,目前肾功能正常。给予醋酸泼尼松片 60mg,隔日顿服,联合他克莫司胶囊 1mg/次,

2 次/日，并根据他克莫司血药浓度调整药物剂量。同时限水限盐，氯沙坦钾降压，辛伐他汀降脂，低分子肝素钙抗凝治疗。

（二）理由

IMN 自然病程长，存在着肾功能恶化和自发缓解两种截然相反的倾向，且药物治疗都有相应的副作用。因此，选择恰当的治疗时机以及采取正确的治疗方案非常重要。2012 年 KDIGO 指南建议，对所有肾活检证实的膜性肾病应排除继发因素。推荐下列患者进行初始治疗：①表现为肾病综合征，至少经过 6 个月的降血压和降蛋白治疗，尿蛋白仍持续大于 4g/d 和超过维持在高于基线水平 50% 以上，且无下降趋势的患者；②肾病综合征引起严重致残或者威胁生命的临床表现；③6~12 个月内血清肌酐升高≥30%，但估计的肾小球滤过率（eGFR）不低于 25~30ml/（min・1.73m^2），且上述改变非肾病综合征并发症所致。而对于血清肌酐持续 >3.5mg/dl（309μmol/L）（或 eGFR<30ml/（min・1.73m^2））及超声显示肾脏体积明显缩小者（例如长度小于 8cm），或出现严重的合并症或潜在的危及生命的感染，建议避免使用免疫抑制治疗。初始治疗包括口服和静脉糖皮质激素（每月交替）以及口服烷化剂，疗程 6 个月。烷化剂建议首选环磷酰胺，次选苯丁酸氮芥。对未选择上述治疗方案或有禁忌证的符合初始治疗标准的患者，推荐使用 CNI 药物至少 6 个月，并定期监测血药浓度。初始治疗不推荐糖皮质激素单一疗法或麦考酚吗乙酯单一疗法。对以烷化剂/激素为基础的初始治疗方案抵抗者，建议使用 CNI 治疗。对于以 CNI 为基础的初始治疗方案抵抗者，建议使用烷化剂/激素。当出现肾病范围蛋白尿复发时，建议重新使用与初始治疗缓解相同的治疗方案。

该患者老年男性，肾脏病理提示Ⅱ期膜性肾病，24 小时尿蛋白 8.2g，血浆白蛋白 23.8g/L，血脂高，肾功能正常，曾予足量皮质激素治疗，排除了乙肝、狼疮、肿瘤等继发性因素，应给予免疫抑制剂治疗。

六、治疗效果及思维提示

经上述治疗 1 个月后复查，血浆白蛋白较前明显升高，24 小时尿蛋白明显减少，双下肢水肿有所减轻。4 个月后，患者肾病综合征完全缓解。激素、他克莫司规律减量，总疗程约 1 年。

> **？ 思维提示**
>
> 膜性肾病的主要治疗目标是缓解肾病综合征，减少蛋白尿，保护肾功能。临床比较严重者（如尿蛋白持续大于 4g/d）开始激素联合烷化剂或 CNI 方案。激素+烷化剂方案的临床应用需要权衡其临床获益及潜在风险。环孢素 A 联合激素较与环磷酰胺联合激素有助提高 IMN 患者的总体缓解率。他克莫司免疫抑制作用强，并具有足细胞保护作用，可快速、显著降低蛋白尿水平，缓解率高，在 IMN 治疗中具有良好的应用前景。

七、对本病例的思考

膜性肾病是成人最常见的肾病综合征病因之一，发病高峰年龄为 40~50 岁。本病的病理表现以上皮下免疫复合物沉积和肾小球基底膜增厚为特征。大部分膜性肾病为原发性,但有1/3以上为继发性,乙肝病毒相关性肾病、狼疮性肾炎及肿瘤相关性肾病是最常见的继发膜性肾病原因,必须通过询问病史,体格检查以及实验室检查、仔细的肾脏病理检查排除继发因素,才能诊断IMN。本病常起病隐袭,水肿逐渐加重。80%表现为肾病综合征,余为无症状蛋白尿。20%~55%的患者有镜下血尿,20%~40%伴有高血压。肾病综合征的各种并发症均可在本病中见到,但比较突出的是血栓、栓塞。2012年,国际肾脏病学会发布了改善全球肾脏病预后组织(KDIGO)提出的IMN治疗指南。对于初发的、表现为非肾病范围蛋白尿,肾功能正常的患者可以暂不给予免疫抑制剂治疗。对于临床表现为大量蛋白尿、同时合并肾功能损害者,则应该选择免疫抑制剂治疗,以期达到缓解蛋白尿、减少并发症、延缓肾功能恶化的目的。

（梁　倩　王慧萍）

病例8 反复肉眼血尿1年,再发5天

女性,21岁,于2013-07-27入院。

一、主诉

反复肉眼血尿1年,再发5天。

二、病史询问

(一)初步诊断思路及病史询问

患者青年女性,慢性病程,以反复肉眼血尿为主要临床表现。血尿特别是肉眼血尿常成为患者至肾内科就诊的直接原因。血尿是肾脏病的常见症状,因此了解血尿的分析思路将有助于我们快速、正确地形成诊断。一般来说,当患者主诉肉眼血尿时,首先需明确是否存在血尿。血尿根据能否被肉眼发现分为肉眼血尿和镜下血尿,前者需与造成红色尿的其他情况相鉴别,如进食甜菜根,服用药物去铁胺、大黄等。要注意尿沉渣显微镜检查中红细胞的数目,而不是依靠试纸条法来确定是否存在血尿,因血红蛋白尿、肌红蛋白尿等可在试纸条中呈现隐血阳性。其次,要排除假性血尿,确立真性血尿,需除外女性月经污染和极少见的伪造血尿情况。最后,最重要的是判断血尿的来源和具体病因。血尿的病因分为肾小球源性血尿和非肾小球源性血尿,其鉴别要点是①新鲜尿沉渣相差显微镜检查,尿非均一性红细胞所占的比例。②肾小球源性血尿常为全程、无痛,常不伴血块、血丝,而非肾小球源性血尿可为初始血尿、终末血尿或全程血尿,常见血丝、血块,伴尿路刺激症状或剧烈腰痛。③血尿伴较大量蛋白尿、管型尿(特别是红细胞管型),多提示肾小球源性血尿。要注意比较特殊的血尿类型,运动性血尿、直立性血尿及腰痛血尿综合征。故问诊的目的应围绕血尿的特点进行展开,并注意鉴别诊断的内容询问。

(二)问诊的主要内容

1. 现病史询问

(1)询问血尿出现的诱因与前驱症状?是否与上呼吸道、消化道感染或运动有关,明确诱因有助于病因寻找。

(2)重点询问血尿的特点,是否为全程血尿,有无尿痛、血块、血丝,有无腰痛,持续时间,近期是否服用导致红色尿的药物或食物,主要用来鉴别假性血尿与真性血尿,内科性与外科性血尿。

(3)同时询问血尿的伴随症状,有无泡沫尿、水肿、高血压、夜尿增多、皮疹、发热、肾绞痛、

尿痛、排尿困难等。患者病史较长,有1年,需询问是否曾到医院就诊,是否行尿常规、尿红细胞位相、血常规、肝肾功能及泌尿系超声等检查,检查结果如何,询问药物治疗的情况和治疗的反应。

2. 既往史询问

患者年纪轻,注意询问有无过敏性紫癜、乙肝、系统性红斑狼疮、尿路结石病史?有无长期用药史?主要鉴别原发性与继发性肾病。

(三)问诊结果及思维提示

患者1年前进食不当后出现腹泻,呕吐,随即出现肉眼血尿,尿色呈洗肉水样,无明显泡沫尿,无明显尿量减少,无颜面部及双下肢水肿。遂来当地医院就诊,测血压正常,查尿常规提示:尿红细胞(+++),尿蛋白(±),尿红细胞位相:异形红细胞比例70%,血肌酐正常范围,泌尿系超声未提示"胡桃夹",予"血尿安"等药物对症治疗后,肉眼血尿消失。1年来反复出现肉眼血尿,约4~5次,多在感冒后发生,经休息及对症治疗后肉眼血尿可好转。定期检查尿常规提示尿红细胞持续存在,尿蛋白-至±之间。5天前感咽痛,并再次出现肉眼血尿,测体温示37.7℃,无明显咳嗽、咳痰,无胸闷、气促,无呕吐、腹泻,无尿频、尿急、尿痛,无尿量减少,无双下肢及眼睑水肿,无皮疹,无口腔溃疡,无关节肿痛。至当地医院就诊,查尿常规示:隐血(+++),蛋白(++),红细胞1232个/μl,尿白细胞10个/μl,CRP示:26.7mg/L,血常规示无明显异常,双肾输尿管及子宫附件超声示正常。当地医院予头孢哌酮抗感染及补液对症治疗后,咽痛、发热及肉眼血尿均好转,2天前复查尿常规:隐血(++),尿蛋白(+++),尿红细胞488个/μl,今为求进一步诊治,门诊拟"慢性肾炎"收住入院。病来,体重无明显增减。既往无高血压、糖尿病、过敏性紫癜、乙肝、系统性红斑狼疮、尿路结石病史,无长期用药史。

思维提示

详细询问病史,患者1年来反复出现肉眼血尿,多发生在感冒后,查尿常规示尿红细胞(+++),尿蛋白(±),尿红细胞位相:异形红细胞比例70%,泌尿系超声未提示胡桃夹,本次再次发作后伴尿蛋白(++~+++),慢性肾病诊断明确,IgA肾病首先考虑。需与急性链球菌感染后肾炎相鉴别,急性链球菌感染后肾炎多于链球菌感染后1~3周出现血尿、蛋白尿、水肿、高血压,伴血清C3下降,8周内恢复。患者青年女性,需排除继发性肾病,如狼疮性肾炎可有颊部红斑、盘状红斑、光过敏、口腔溃疡、关节痛等,过敏性紫癜可有皮肤紫癜、关节肿痛、腹痛、黑便等。

三、体格检查

(一)重点检查内容及目的

患者的主诉为血尿,伴蛋白尿,因此在对患者进行系统、全面检查的同时,应重点注意有无高血压,双下肢及眼睑水肿,扁桃体肿大,肾区叩痛,同时应注意是否合并颊部红斑、关节肿胀畸形、口腔溃疡、紫癜等。

（二）体格检查结果及思维提示

体格检查：T 37.0℃，R 18/min，P 78/min，BP 142/90mmHg。神志清，精神可，全身皮肤及巩膜无黄染，全身未见皮疹，颈静脉无怒张，浅表淋巴结未及，扁桃体见 I 度红肿大，无化脓，无口腔溃疡。双肺听诊清，未闻及明显干湿性啰音，心律齐，各瓣膜区未及病理性杂音。腹软，无压痛、反跳痛，肝脾肋下未及，移动性浊音阴性，肠鸣音 4 次/分。双肾区无压痛及叩痛，双下肢无明显水肿，四肢关节无肿胀畸形。神经系统查体阴性。

思维提示

患者年纪轻，血压偏高，既往无高血压病史，首先考虑肾性高血压。进一步的实验室和影像学检查的主要目的是进一步排除急性链球菌感染后肾炎及乙肝、狼疮、血管炎等常见的继发性肾病，同时完善肾活检，明确病理类型，指导治疗及预后。

四、辅助检查

（一）初步检查内容及目的

1. 血常规、尿常规、24 小时尿蛋白定量、肝肾脂糖电解质　进一步证实慢性肾病，判断病情严重程度。

2. 尿四样（尿微量白蛋白、IgG、Rbp、β2-Mg）、尿生化、尿红细胞位相、抗链球菌溶血素"O"、肝炎甲乙丙丁戊前 S1 抗原抗体系列、抗核抗体系列（ANA+dsDNA+RNP+Sm+SSa+SSa 52+抗 SSB+抗 Scl-70+抗 Jo-1）、MPO+PR3、抗肾小球基底膜抗体、p-ANCA+c-ANCA、免疫球蛋白（IgG、IgM、IgA）+补体、ESR、CRP、血/尿蛋白电泳、糖化血红蛋白、肿瘤指标（CEA+CA199+AFP+CA125）　排除急性链球菌感染后肾炎，排除乙肝、系统性红斑狼疮、血管炎、肿瘤等继发性因素。

3. 泌尿系超声　评估双肾病变情况。

4. 腹部超声　了解肝脏、胆囊、胰腺状态，明确是否存在慢性肝病、胆囊炎及胰腺疾病。

5. 心脏超声　了解心功能情况。

6. 胸片或肺部 CT　明确有无肺部感染。

7. 肾脏穿刺活检　明确肾脏疾病病理类型，指导治疗及评估预后。

（二）检查结果及思维提示

1. 尿常规　隐血（+++，10.0mg/L），蛋白质（++，1.0g/L），红细胞 1624/μl。

2. 血常规　白细胞计数 $6.5×10^9$/L，中性粒细胞 52.8%，血红蛋白 130g/L，血小板计数 $295×10^9$/L。

3. 肝肾脂糖电解质　总蛋白 68.9g/L，白蛋白 43.2g/L，谷丙转氨酶 19U/L，谷草转氨酶 26U/L，总胆红素 11μmol/L，肾小球滤过率（EPI-cr）136.07ml/min，肌酐 66μmol/L，尿酸

343μmol/L,空腹血糖 4.72mmol/L。

4. 尿微量白蛋白、IgG、Rbp、β2-Mg　尿微量白蛋白 90.560g/mol,尿免疫球蛋白 IgG 8.100g/mol,视黄醇结合蛋白 Rbp 1.005g/mol,尿 β2 微球蛋白 β2-Mg 0.144g/mol。

5. 尿生化　尿蛋白肌酐比值 1.63g/g,24 小时尿蛋白 1.56g/d。

6. 尿红细胞位相　异形红细胞比例 88%。

7. 抗链球菌溶血素"O"、肝炎甲乙丙丁戊前 S1 抗原抗体系列、抗核抗体系列(ANA+dsDNA+RNP+Sm+SSa+SSa52+抗 SSB+抗 Scl-70+抗 Jo-1)、抗肾小球基底膜抗体、p-ANCA+c-ANCA、MPO+PR3、免疫球蛋白(IgG、IgM、IgA)+补体测定、肿瘤指标(CEA+CA199+AFP+CA125)、糖化血红蛋白、ESR、CRP、血/尿蛋白电泳　无明显特殊异常。

8. 泌尿系超声、腹部超声、心脏超声未见明显异常。

9. 胸部正位片　未见明显异常 X 线征象。

10. 肾穿刺病理检查(图 8-1,见文末彩图)　光镜:肾组织标本 2 条,肾小球 20 个,肾血管 7 条。肾小球:无硬化,节段性新月体 1 个(5.00%),包曼氏囊壁增厚,球囊粘连,无囊腔扩张,壁层上皮细胞肿胀、增生,脏层上皮细胞肿胀,系膜区局灶节段性轻度增生,系膜细胞轻度增生,系膜基质轻度增多,内皮细胞肿胀。肾小管:近曲小管上皮细胞多灶颗粒变性,肿胀,近曲小管偶见萎缩(5%),小管基底膜增厚,未见小管炎。肾血管:细小动脉内皮细胞无肿胀,未见透明变性。肾间质:偶见单个核细胞浸润(5%),偶见纤维组织增生(5%),管周毛细血管腔内未见炎细胞。免疫荧光:IgA(+++),IgG(-),IgM(-),C3(++),C4(-),C1q(-),系膜区团块状沉积。电子显微镜:足突部分融合,基底膜节段增厚,系膜基质增生,系膜区可见电子致密物沉积。病理表现符合 IgA 肾病(牛津 M0E0S1T0)改变伴节段性新月体形成。

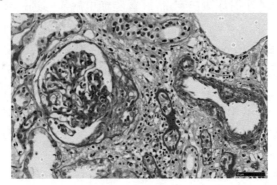

图 8-1　IgA 肾病

思维提示

　　患者青年女性,慢性病程,反复肉眼血尿,伴蛋白尿,根据上述临床表现、体格检查及辅助检查结果,排除了急性链球菌感染后肾炎,排除了乙肝、系统性红斑狼疮、过敏性紫癜、血管炎等继发性因素,肾脏病理免疫荧光示 IgA(+++),C3(++),IgA 肾病诊断明确。

五、治疗方案及理由

(一) 方案

1. 非免疫抑制治疗

(1) 控制及预防上呼吸道及消化道感染,低盐优质蛋白饮食。

(2) 积极控制血压,减少尿蛋白:通常选用血管紧张素转化酶抑制剂(ACEI)或血管紧张素Ⅱ受体拮抗剂(ARB)类药物治疗,在能够耐受的范围内逐步增加 ACEI/ARB 的剂量,安全地增加其降低蛋白尿的作用,达到最大的肾保护效应。

2. 免疫抑制治疗

先不考虑免疫抑制剂治疗,但经过 ACEI 或 ARB 治疗 3~6 个月,蛋白尿仍持续≥1.0g/d时,建议患者接受 6 个月的糖皮质激素(泼尼松片口服 0.6~0.8mg/(kg·d))治疗。

(二) 理由

2012 年 6 月,改善全球肾脏病预后组织(KDIGO)提出的关于肾小球疾病的治疗指南——KDIGO 指南,其中包括 IgA 肾病的治疗指南。KDIGO 指南指出:在 IgA 肾病诊断时和随访期间观察蛋白尿、血压和 eGFR 以评估肾脏疾病进展的风险;并且对肾脏疾病进展风险的评估,建议用肾脏病理特征评估预后。多个大型的临床研究证实,蛋白尿是 IgA 肾病预后的最强独立预测因子,尿蛋白定量为 1g/d 是预后的一个分水岭。KDIGO 指南充分肯定了 RAS 阻断剂在 IgA 肾病治疗中的作用。指南要求,治疗上以降蛋白尿和降压为主。当尿蛋白>1g/d 时,推荐使用 ACEI 或 ARB 治疗,目标血压<130/80 mmHg;若尿蛋白在(0.5~1)g/d[儿童在(0.5~1)g/(d·1.73m²)]之间,建议使用 ACEI 或 ARB 治疗,目标血压<125/75mmHg。当 ACEI 或 ARB 治疗 3~6 个月且蛋白尿仍持续≥1.0g/d 时,患者应接受糖皮质激素治疗。KDIGO 指南建议糖皮质激素治疗疗程 6 个月,但对于激素的用量尚不能给出推荐方案。中华医学会肾脏病临床诊疗指南中建议给予泼尼松每日 0.6~1.0mg/kg,4~8 周后酌情减量,总疗程6~12 个月。指南中还强调了特殊类型 IgA 肾病的治疗:微小病变样 IgA 肾病,治疗方案同微小病变肾病;新月体型 IgA 肾病,治疗方案与抗中性粒细胞胞浆抗体(ANCA)相关性血管炎类似。

该患者年轻女性,肾脏病理提示 IgA 肾病(牛津 M0E0S1T0)改变伴节段性新月体形成,24小时尿蛋白 1.56g,肾功能正常,血压偏高,应首先给予 3~6 个月的 ACEI/ARB 治疗,在能够耐受的范围内逐步增加 ACEI/ARB 的剂量。若经过 3~6 个月的治疗,蛋白尿仍持续≥1.0g/d,再考虑使用 6 个月的糖皮质激素治疗。

六、治疗效果及思维提示

患者经氯沙坦钾片 100mg/d 治疗 1 个月后复查,24 小时尿蛋白为 0.12g/d,血压 115/65mmHg,肾功能正常。

思维提示

　　IgA 肾病的主要治疗目标是控制血压,减少蛋白尿,保护肾功能。ACEI/ARB 在 IgA 肾病治疗中的作用是非常肯定的,这两类药在降压的同时有非血压依赖性减少蛋白尿的作用。若经过 3~6 个月的 ACEI/ARB 治疗,蛋白尿仍持续≥1.0g/d,建议 6 个月的糖皮质激素治疗。

七、对本病例的思考

　　IgA 肾病指肾小球系膜区以 IgA 或 IgA 沉积为主的原发性肾小球疾病,是肾小球源性血尿最常见的病因,是我国最常见的肾小球疾病。目前研究认为,IgA 分子的糖基化缺失,遗传因素以及黏膜免疫等均参与了 IgA 肾病的发病。但是,其确切的发病机制仍未阐明。IgA 肾病好发于中青年,其临床表现多种多样,多表现为轻度蛋白尿,10%~24%的患者出现大量蛋白尿甚至肾病综合征,部分 IgA 肾病患者可发生恶性高血压,并为最主要的引起恶性高血压的肾实质疾病,少数患者可合并急性肾损伤。尽管 IgA 肾病的临床表现和实验室检查缺乏特征性的改变,中华医学会肾脏病临床诊疗指南指出,如果出现以下表现应怀疑 IgA 肾病:①上呼吸道感染或扁桃体炎发作同时或短期内出现肉眼血尿,感染控制后肉眼血尿消失或减轻;②典型的畸形红细胞尿,伴或不伴蛋白尿;③血清 IgA 值增高。某些系统性疾病,如过敏性紫癜、系统性红斑狼疮、慢性肝炎等也可导致肾小球系膜区 IgA 沉积,故诊断为原发性 IgA 肾病需排除继发性因素。2009 年,由国际 IgA 肾病协作组和肾脏病理协会共同发表了"IgA 肾病牛津分类法",被认为具有很好的临床实用性,可用于评估预后。2012 年改善全球肾脏疾病预后组织(KDIGO)公布了广泛被接受的 IgA 肾病治疗指南,进一步规范了 IgA 肾病临床诊治。在 KDIGO 指南中,肯定了 RAS 阻断剂在 IgA 肾病治疗中的作用。IgA 肾病糖皮质激素治疗适宜人群包括:①经过 3~6 个月最佳的支持治疗(包括使用 ACEI 或者 ARB 和控制至目标血压的治疗)后,24 小时尿蛋白仍然持续≥1g 且 eGFR≥50ml/(min·1.73m^2)的患者;②临床上呈肾病综合征同时病理表现为微小病变的 IgA 肾病患者;③新月体性 IgA 肾病或伴有肾功能快速下降的患者。此外,目前没有明显证据推荐或建议糖皮质激素在其他各种表现的 IgA 肾病中应用,特别强调需要在肾功能已经受损(eGFR<50ml/(min·1.73m^2))IgA 肾病患者中评估糖皮质激素治疗的疗效和不良反应带来的各种风险。KDIGO 指南中不建议应用霉酚酸酯(MMF)治疗 IgA 肾病。环孢素 A 和他克莫司在 IgA 肾病中应用证据较少,指南中未推荐。另外,不建议进行扁桃体摘除和抗血小板药物治疗,鱼油的疗效尚需要进一步大样本的研究。

(彭文翰)

病例9   发热9天,发现血肌酐升高2天

患者,女性,25岁,于2014年8月12日入院。

一、主诉

发热9天,发现血肌酐升高2天。

二、病史询问

(一)初步诊断思路及问诊目的

本例患者为青年女性,以发热为首要症状,发热时间不长,为9天。发热是内科系统最常见的症状之一,分为急性发热(<2周)和原因不明发热(>2~3周),急性发热绝大多数为感染性发热,病毒是主要病原体,非感染者仅占少数;原因不明发热指发热持续2~3周以上,体温超过38.5℃,经完整的病史询问、体格检查以及常规的实验检查不能明确诊断者,其中感染疾病、结缔组织病、肿瘤性疾病占80%以上,最终诊断不明者占5%~10%。

本例患者表现为发热后出现肾功能损害,对于肌酐升高的患者,首先我们要判断是急性肾损伤还是慢性肾衰竭。急性肾损伤的患者主要考虑以下几方面的原因来做系统的鉴别诊断,肾前性、肾性及肾后性因素。肾前性因素往往有少尿无尿的表现,原因可有较大量出血、严重呕吐腹泻等引起对的有效循环血容量不足,急性心肌梗死等原因造成的心脏搏出量不足,高钙血症等引起的肾动脉收缩,ACEI或者ARB使用等原因引起的肾单位血液调节能力下降等原因,肾性因素相对较复杂,主要考虑以下几个方面,肾动、静脉血栓等肾脏大血管病变因素,急进性肾小球肾炎、急性肾小球肾炎等肾小球疾病或者微血管病变,药物性因素、肿瘤侵犯等引起的肾小管、肾间质疾病。肾后性因素主要病因为输尿管病变、膀胱病变及尿道病变。输尿管病变可按照管腔内病变,如结石、血块堵塞,管壁病变及管外压迫这三方面进行排查。对于慢性肾功能不全患者,往往有较长时间的肾脏损害病史,如患者有长期蛋白尿病史,既往肾功能不全病史,常伴随有高血压糖尿病等引起慢性肾损害的病史。本例患者病史的询问应围绕发热的特点、伴随症状,用药史,有无水肿、少尿、泡沫尿、血尿、夜尿增多,随时间演变的过程、相应的治疗和治疗后病情的变化进行展开,同时应该询问伴随症状以及有鉴别意义的症状等。

(二)问诊的主要内容及目的

1. 现病史的询问   患者为青年女性,病程短,起病快,需着重询问以下几点:

(1)发热的发生有无诱因,有无受凉,要详细询问。

(2)发热的伴随症状,有无咳嗽、咳痰、流涕、咽痛,鉴别诊断有无上呼吸道感染等症状;有

无胸闷胸痛，有无头痛，鉴别有无急性心肌梗死、肺栓塞等心脏、血管因素，导致的急性肾前性容量不足等；有无腹痛、腹泻，部分腹痛患者可合并肾脏疾病，如过敏性紫癜等；腹泻频繁者可致有效血容量不足，导致肾前性肾损害；有无尿频、尿急、尿痛、肉眼血尿，有助于鉴别有无泌尿系统感染，肉眼血尿及性质，是否全程血尿，以及是否有血块等，有助于我们鉴别诊断；有无面部红斑、光过敏、口腔溃疡、关节疼痛、皮肤紫癜等，鉴别诊断系统性疾病合并肾脏受累，如系统性红斑狼疮、过敏性紫癜等疾病。

（3）应询问既往肾功能及小便情况，有无水肿、泡沫尿等病史，这对患者的病情非常重要，重点询问本次起病以来，有无出现少尿、水肿、肉眼血尿等症状，以及出现的时间节点，对疾病诊断与治疗起关键作用。

（4）应询问发热与肾功能不全的前后关系，发热后使用的药物应重点询问，包括种类、剂量、使用时间等，同时起病前可疑药物使用情况。

2. 既往史及个人史的询问　包括有无慢性病史，如肾病病史，有无长期药物服用史，吸烟、饮酒史、传染病史、个人史、食物药物过敏史，患者既往是否服用药物后出现肾损害情况等等。

（三）问诊结果及思维提示

患者9天前无明显诱因下出现寒战、畏寒、发热，最高39℃，伴恶心、呕吐，呕吐物为胃内容物，无咳嗽、咳痰，无流涕、头痛，无咽痛，无胸闷胸痛，无腹痛、腹泻，无尿频、尿急、尿痛、肉眼血尿，无少尿，双下肢水肿，无面部红斑、光过敏、口腔溃疡、关节疼痛，无皮肤紫癜等，至当地诊所诊治，给予赖氨匹林退热，效果欠佳，热不退。后转诊至当地乡医院诊治，查血常规：白细胞 $17.9 \times 10^9/L$，中性粒细胞比例89.6%，血红蛋白119g/L，血小板 $366 \times 10^9/L$，给予头孢类抗生素，体温恢复正常；2天前恶心、呕吐加重，食欲缺乏，无少尿、肉眼血尿、皮疹、关节痛等不适，复查血常规：WBC $5.1 \times 10^9/L$，HGB 134g/L，PLT $236 \times 10^9/L$；肾功能示：BUN 43.6mmol/L，SCr 583μmol/L，UA 902μmol/L；双肾彩超：双肾形态正常，体积增大；既往体健，无肾病、高血压、糖尿病及心脏疾病病史。无食物、药物过敏史。

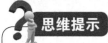

思维提示

> 详细询问病史，患者病史分为3个阶段，主要特点为发热伴肾功能受损，伴随恶心呕吐等消化道症状，无咳嗽咳痰、无头痛、无胸闷胸痛等心肺疾病表现，治疗后发热好转，但恶心呕吐症状加重，并出现肾功能不全，门诊泌尿系超声示双肾体积增大，形态增大。结合患者既往无肾病病史，故首先考虑急性肾损伤。诊断急性肾损伤后，首先要查找病因，肾前性、肾性、肾后性因素。患者起病来，有食欲缺乏、呕吐等症状，肾前性因素需考虑；发热后使用非甾体类消炎药（NSAIDs）和头孢类抗生素，需考虑有无药物相关肾损伤；泌尿系超声未提示梗阻性因素，无明显少尿等情况，故不考虑肾后性因素。

三、体格检查及思维提示

（一）体格检查内容及目的

体格检查除了常规的检查外，还要注意其他可能与发热相关的体征，例如感染性心内膜炎有无心脏杂音，肝脓肿有无肝区肿痛、叩痛，胆道感染有无黄疸、墨菲征，肺部感染有无双肺呼吸音变化；育龄期女性结缔组织病高发，有无四肢关节肿痛、全身皮疹，特别是特异性皮疹部位。

患者另一个主要的临床症状为肾功能受损，因此在对患者进行系统，全面检查的同时，应重点注意有无四肢、颜面部水肿，有无肾区叩痛阳性，同时应注意是否合并有胸腹腔积液，如双肺呼吸音是否减低，是否有腹部移动性浊音等。

（二）体格检查结果

T 36.8℃，P 84 次/分，RR 20 次/分，BP 110/70mmHg。神志清，巩膜无黄染苍白，咽充血，扁桃体Ⅰ度大，全身无皮疹，双下肺呼吸音偏低，未闻及明显啰音，心脏听诊无杂音；腹软，无压痛及反跳痛，移动性浊音阴性；肾区叩击痛阴性，双下肢无明显水肿；神经系统检查无异常。

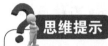

思维提示

体格检查给我们二点信息，一是患者咽充血，扁桃体Ⅰ度大，双下肺呼吸音偏低，需考虑呼吸道感染可能；二是肾区叩击痛阴性，双下肢无明显水肿，结合肾脏超声，不支持肾后性因素。进一步的实验室和影像学检查的主要目的是证实有无肺部感染，排除有无乙肝、狼疮、血管炎、肿瘤等常见引起发热并肾损害的继发因素，同时完善肾活检，明确病理类型，指导治疗及预后。

四、辅助检查及思维提示

（一）初步检查及目的

1. 血常规、尿常规、肝肾脂糖电解质、24 小时尿蛋白定量　评估肾脏病变。
2. 尿渗透压　评估肾小管浓缩功能。
3. ESR、CRP、抗链"O"、肝炎甲乙丙丁戊前 S1 抗原抗体系列、肿瘤指标（CEA+CA199+AFP+CA125）、抗核抗体系列（ANA+dsDNA+RNP+Sm+SSa+SSa52+抗 SSB+抗 Scl-70+抗 Jo-1）、MPO+PR3、p-ANCA+c-ANCA、免疫球蛋白（IgG、IgM、IgA）+补体、抗 GBM、血/尿蛋白电泳、血/尿轻链蛋白　排除乙肝、狼疮、血管炎、肿瘤等继发性因素。
4. 肺部 CT　明确是否存在肺部感染。
5. 泌尿系超声　复查评估双肾病变情况。
6. 腹部超声　了解肝脏、胆囊、胰腺形态，明确是否存在慢性肝病、胆囊炎及胰腺疾病。
7. 肾脏穿刺活检　留置临时透析导管行血液透析后行肾脏穿刺活检术，明确肾脏疾病病理类型。

（二）检查结果及思维提示

1. 血常规　WBC $17.6×10^9$/L，中性粒细胞 78.2%，嗜酸粒细胞 2%，嗜酸粒细胞计数 $0.35×10^9$/L，HGB 91.0g/L，PLT $240×10^9$/L。

2. 尿常规 PRO+，RBC 227/μl，WBC 33/μl，GLU+++。

3. 肝肾脂糖电解质 肾功能：BUN 46.54mmol/L，SCr 649μmol/L，UA 948μmol/L；电解质：钾 3.4mmol/L；肝功能：ALT 16U/L，AST 14U/L，ALB 33.8g/L。

4. 24小时尿总蛋白量 0.46g。

5. 尿渗透压 350mmol/L。

6. CRP+ESR+抗链"O" CRP 62.68mg/L，ESR 102mm/h；抗链"O"255U/ml；

7. 免疫球蛋白（IgG、IgM、IgA）+补体 C3 1.03g/L，C4 0.17g/L。

8. 肝炎甲乙丙丁戊前 S1 抗原抗体系列、抗核抗体系列（ANA+dsDNA+RNP+Sm+SSa+SSa52+抗 SSB+抗 Scl-70+抗 Jo-1）、肿瘤指标（CEA+CA199+AFP+CA125）、MPO+PR3、p-ANCA+c-ANCA、抗 GBM 均为阴性。血/尿蛋白电泳、血/尿轻链蛋白无特殊改变。

9. 胸部 CT ①右肺中叶、左肺下叶炎症；②左侧少量胸腔积液。

10. 超声 泌尿系：双肾形态正常，左肾 132mm×50mm×57mm，实质厚 19mm，右肾 137mm×56mm×60mm，实质厚 20mm。腹部超声正常。

11. 肾穿刺病理检查 免疫荧光：IgG（-），IgM（+），IgA（-），C3（+），C4（-），C1q（-），IgG1（-），IgG2（-），IgG3（-），IgG4（-），系膜区团块状沉积。光镜：可见 2 条皮髓交界，共计 46 个肾小球。肾小球：小球系膜细胞和基质轻度增生，基底膜空泡变性，未见嗜伊红蛋白沉积。肾小管：近曲小管上皮细胞颗粒变性，肿胀脱落，部分管腔扩张，可见刷状缘脱落，可见透明管型，近曲小管小灶萎缩（5%），小管基底膜增厚，未见小管炎。肾间质：肾间质内弥漫性淋巴细胞及单核细胞浸润，可见嗜酸性粒细胞浸润，肾间质水肿。小动脉：细小动脉内皮细胞无肿胀，未见玻璃样变性。诊断：急性肾小管间质性肾炎。电镜：1 块肾组织，可见 2 个肾小球。电镜观察：肾小球基底膜少量皱褶，足突部分融合，系膜基质增多，未见致密物。

？ 思维提示

青年女性，表现为发热和肾功能受损，发病前解热镇痛药物及头孢类抗生素用药史，出现肾功能受损，镜下血尿，白细胞尿，少量蛋白尿，尿渗透压偏低，电解质紊乱，伴有贫血，血中嗜酸性粒细胞比例及嗜酸性粒细胞计数均不升高，肾脏外形偏大，且排除了乙肝、系统性红斑狼疮、血管炎等继发性因素引起的肾损害，泌尿系超声提示不考虑肾后性因素。肾脏病理提示：近曲小管上皮细胞颗粒变性，肿胀脱落，部分管腔扩张，肾间质内弥漫性淋巴细胞及单核细胞浸润，可见嗜酸性粒细胞浸润，肾间质水肿，急性过敏性间质性肾炎诊断明确。患者病程中出现食欲缺乏、恶心呕吐等，为肾前性因素，加重肾功能受损。

五、治疗方案及理由

（一）方案

1. 一般治疗 应力争去除病因。首先停用相关药物或可疑药物，避免再次使用同类药物，在确切致病药物未能明确时应根据治疗需要尽量减少用药种类。支持治疗主要在于对急性肾损伤及其并发症的非透析治疗措施或透析治疗,主要目标是改善患者症状并减少其并发症。

2. 特殊治疗 目前文献报道,如果停用致病药物数日后患者的肾功能未能得到改善、肾衰竭程度过重且病理提示肾间质弥漫性炎性细胞浸润,或肾脏病理提示肉芽肿性间质性肾炎者,有必要早期给予糖皮质激素治疗。对于无感染征象的患者可给予泼尼松 30～40mg/d(必要时可考虑用至 1mg/(kg·d))。若患者的肾功能可在治疗后 1～2 周内获得改善,则可用药 4～6 周即停药。部分患者使用糖皮质激素 2 周后仍无缓解迹象,可考虑加用细胞毒类药物,亦有文献报道加用霉酚酸酯类药物。

本例患者结合病史,首先考虑药物相关性急性间质性肾炎,给予甲强龙 40mg/d 静滴 1 周;出院后继续口服甲泼尼龙 40mg/d,后逐渐减量,共服用 1 个月。

(二)理由

药物引起 AIN 通常在服药后约 1 周发病,最常见的致 AIN 的抗生素为 β 内酰胺类。急性间质性肾炎的治疗原则为去除病因、支持治疗以防治并发症以及促进肾功能恢复。

AIN 的治疗主要是支持治疗,首先停用相关药物,避免使用同类药物,对感染性 AIN,要治疗原发感染。急性期是否应用激素治疗尚存争议,激素的用法、剂量、疗程均无定论,唯一的一项较大样本的随机对照回顾性研究显示,激素治疗与非激素治疗对 AIN 患者肾功能并无显著性差异。对于停用致病药物数日后肾功能仍不改善、病理提示肾间质弥漫性炎性细胞浸润或病理显示肉芽肿性间质性肾炎患者,多数学者仍主张早期使用激素治疗。部分患者可进展为慢性间质性肾炎,表现为间质单核细胞浸润,小管萎缩及间质纤维化,国外统计慢性小管间质性肾病在 ESRD 病因中约占 20%～40%。

该患者青年女性,肾脏病理提示间质炎症细胞大量浸润,诊断为急性间质性肾炎,发病前解热镇痛药物及头孢类抗生素用药史,出现肾功能损害突出,镜下血尿,白细胞尿,少量蛋白尿,尿渗透压偏低,电解质紊乱,伴有贫血,排除了乙肝、狼疮、肿瘤等继发性因素,除停用相关药物及可疑药物,应早期给予糖皮质激素治疗。

六、治疗效果及思维提示

本例患者入院后首先考虑药物相关性急性间质性肾炎,停用相关药物,避免使用头孢类抗生素,并给予甲强龙 40mg/d 静滴 1 周,1 周后复查肾功能:BUN 7.10mmol/L,SCr 162μmol/L,UA 236μmol/L,遂拔除临时透析管。出院后继续口服甲泼尼龙 40mg/d,后逐渐减量,共服用 1 个月,1 个月后复查 SCr 84μmol/L。

? 思维提示

急性间质性肾炎的主要治疗原则是去除病因、支持治疗以防治并发症,治疗目标是促进肾功能的恢复。如果停用致病药物数日后患者的肾功能未能得到改善、肾衰竭程度过重且病理提示肾间质弥漫性炎性细胞浸润,或肾脏病理提示肉芽肿性间质性肾炎者,有必要早期给予糖皮质激素治疗。部分患者使用糖皮质激素 2 周后仍无缓解迹象,可考虑加用细胞毒类药物,亦有文献报道加用霉酚酸酯类药物。

七、对本病例的思考

过敏性间质性肾炎(allergic interstitial nephritis,AIN)是由免疫介导的肾脏损伤,临床表现为急性肾损伤,可伴有发热、皮疹、嗜酸粒细胞增高等全身表现,急性期病理以肾间质水肿和炎症细胞浸润为基本特征,可进展为慢性肾衰竭,病理以肾小管萎缩及肾间质纤维化为基本特征。多种药物可导致AIN,包括抗生素、非甾体抗炎药(NSAIDs)、利尿剂、抗惊厥药、质子泵抑制剂等,其中以抗生素最为常见。由于患者的用药情况常较复杂,并且临床表现常不典型,AIN的临床诊断国内外至今尚无统一标准,确诊必须依赖肾活检病理检查。

AIN是免疫攻击首先发生在小管与间质的肾脏疾病,包括了感染相关性、药物相关性、免疫紊乱相关性以及特发性的小管间质肾炎。最有诊断提示意义的临床表现伴有轻度蛋白尿和尿检异常的肾功能不全,有时伴腰痛,不伴高血压和水肿,但AIN临床表现是常不典型,通常需要通过肾活检病理确诊。

国外研究发现,急性肾衰的AIN患者中有22%在肾穿刺确诊前临床误诊为其他疾病,而44%其他疾病的急性肾损伤肾穿刺前被误诊为AIN,因此,临床表现及辅助检查对AIN的诊断作用有限,确诊依赖于肾穿刺病理。

AIN的临床表现多样,无特异性,最常见的临床表现是肾功能不全,重者可表现为急性肾衰竭,非少尿型急性肾衰在AIN中发生率占50%以上。典型的"发热、皮疹、关节痛"三联征的发生率仅15%左右。由于肾包膜张力增大,患者可出现腰痛或下腰痛。由于小管间质损伤,可出现尿浓缩功能减退,酸化功能受损,重吸收钠减少,高钾血症及氮质血症,甚至出现糖尿、氨基酸尿、磷酸尿、肾小管性酸中毒和钠、钾排泄过度。除NSAID类药物引起的间质性肾炎外,尿蛋白定量常不超过1.5g,无明显水肿。血尿出现在95%的患者,三分之一病例有肉眼血尿。尿嗜酸粒细胞增高是重要诊断线索,但阳性率常较低(<50%)。

本例患者以急性肾损伤起病,发病前有NSAID类解热镇痛药物及头孢类抗生素用药史,尿蛋白<2g/d,镜下血尿、白细胞尿,肾小管功能损害,电解质紊乱,伴有贫血,符合肾小管间质疾病特点,但辅助检查中嗜酸粒细胞比例及嗜酸性粒细胞计数均不升高,通过肾穿刺病理提示以肾间质水肿及弥漫炎细胞浸润,因此诊断为急性间质性肾炎。治疗上停用相关药物,结合肾穿刺病理结果,早期、短疗程使用糖皮质激素,并根据肾功能受损程度,予透析治疗及相关并发症的治疗,患者肾功能恢复良好。

(任萍萍　吕　蓉)

病例10　右侧腰痛3年余,泡沫尿伴夜尿增多8个月余

患者,女,53岁,2014年12月15日来诊。

一、主诉

右侧腰痛3年余,泡沫尿伴夜尿增多8个月余。

二、病史询问

(一)初步诊断思路及问诊目的

患者,中老年女性,以"腰痛"为首发症状,后出现泡沫尿、夜尿增多等症状。病史的询问应围绕腰痛的特点,泡沫尿、夜尿增多的程度,随时间演变的过程、相应的治疗和治疗后病情的变化进行展开,同时应该询问伴随症状以及有鉴别意义的症状等。

腰痛是指下背部、腰骶一侧或双侧的疼痛,是一种常见症状,患者往往第一时间就想到肾内科就诊。实际上腰痛可由很多原因引起,按解剖结构分类:①脊柱病变;②脊椎旁软组织病变;③脊神经及皮神经病变;④内脏疾病;⑤其他原因。按病因分类:①损伤性;②感染性;③遗传性;④肿瘤性;⑤免疫性。由组织疾患引起的腰痛往往伴随着其他部位的症状,如脊柱、骨关节及周围的软组织的疾患引起,往往有挫伤、扭伤的病史,及由上述因素引起的局部损伤、出血、水肿等表现,由内脏疾患引起的腰痛往往有相应脏器的症状。如肾脏疾病引起的腰痛往往伴随有泌尿系疾病的症状。

(二)问诊主要内容及目的

1. 现病史询问　应围绕腰痛,详细询问起病时间、缓急、部位、程度、性质、频率、有无牵扯痛、激发与缓解因素等。同时询问伴随症状:有无发热,伴随发热者需进一步询问有无其他发热的伴随症状,如感染性疾病、结缔组织疾病以及肿瘤等;肌痛、关节活动障碍,应详细询问肌痛具体位置,以及有无腰部活动受累,以及活动时有无其他症状,周边内脏是否疼痛等,有助于我们鉴别腰痛病因;尿频尿痛,月经、白带异常及痛经等症状,泌尿系统及生殖系统感染时出现腰酸腰痛症状;泡沫尿伴夜尿增多,症状定位在肾脏,需询问泡沫尿程度、夜尿次数,这有助于我们鉴别诊断疾病的急性还是慢性;有无伴随肉眼血尿、少尿,有无水肿,有助于我们定位肾脏病变部位,肾小球病变为主,还是以肾小管病变为主;有无尿频、尿急、尿痛,是否合并泌尿系感染;有无面部红斑、光过敏、口腔溃疡、关节疼痛、皮肤紫癜等,鉴别诊断系统性疾病合并肾脏受累,如系统性红斑狼疮、过敏性紫癜等疾病。患者病史较长,达3年,要询问期间是否曾到医院就诊,是否行腰椎检查、尿检、肝肾功能和泌尿系超声检查,检查结果如何。还要询问药物应用

情况和治疗的反应,特别是患者腰痛时服用止痛药物的剂量等。

2. 既往史及个人史询问　询问既往有无肝病史、高血压、糖尿病等病史;有无外伤病史,部分患者外伤后可长久持续腰痛症状;有无感染性疾病、内科疾病史,尤其是结核、肿瘤病史;同时应询问职业特点,有无弯腰、负重、转体等工种,鉴别诊断患者是否存在腰肌劳损,或者脊柱病变。

(三)问诊结果及思维提示

患者 3 年余前因"消化不良"自行服用中药 1 年余,3 年余前右侧腰部出现疼痛,疼痛不剧,尚能忍受,1 年发作数次,伴背部放射痛,自行服用止痛药后缓解(具体不详),无发热畏寒,无腹痛腹泻,无肌痛、关节活动障碍,无尿频尿痛,无月经、白带异常及痛经等不适。患者未予重视,未经诊治。

8 个月前患者出现泡沫尿,夜尿增多,2~3 次/晚,伴乏力、食欲缺乏、口干,无肉眼血尿,无尿痛尿急,无尿频尿急尿痛,无面部红斑、光过敏、口腔溃疡、关节疼痛、皮肤紫癜等,遂去某县中医院就诊,查肾功能示尿素氮 9.08mmol/L,肌酐 101μmol/L,血钾 3.23mmol/L。尿常规示:尿比重 1.009,尿蛋白(+),尿白细胞(+)。未行治疗。

2 个月前上述症状加重,遂就诊于某县第一人民医院,复查肾功能尿素氮 13.02mmol/L,肌酐 249μmol/L。

患者有药物性肝病病史 3 年余,长期服用百赛诺 25mg/d,百令胶囊 2g 3/日。否认高血压、糖尿病病史;否认结核、肿瘤病史;否认外伤史。否认药物过敏史。否认从事负重、长期弯腰等工作。

思维提示

　　详细询问病史,患者病史分为 3 个阶段,主要特点为腰痛伴泡沫尿、夜尿增多、肾功能损害。腰痛为首发症状,自行服用止痛药后好转;8 个月前出现泡沫尿、夜尿增多、肾功能损害,低钾血症,少量蛋白尿,低比重尿,未予重视;2 个月前症状加重,复查肾功能进一步进展。既往病史中有药物性肝病病史。起病前有服用 1 年余的中药病史。根据病史及辅助检查,诊断考虑慢性肾功能不全,定位于肾小管间质,需进一步查找病因,考虑药物相关、代谢相关、免疫相关的肾小管间质疾病。

三、体格检查

(一)重点检查内容及目的

体格检查除了常规的检查外,还要注意其他可能与腰痛相关的体征,例如有无脊柱叩击痛,有无直腿抬高试验阳性,有无关节活动障碍,有无肌肉疼痛,有无腹痛、妇科体征等体征;育龄期女性结缔组织病高发,有无四肢关节肿痛、全身皮疹,特别是特异性皮疹部位。

患者另一个的主要临床症状为泡沫尿、夜尿增多、肾功能受损,因此在对患者进行系统,全面检查的同时,应重点注意有无四肢、颜面部水肿,有无肾区叩痛阳性;患者感乏力、食欲缺乏,既往有药物性肝病病史,需注意有无皮肤巩膜黄染,有无肝病相应体征。

(二)体格检查结果

T 36.1℃,P 70 次/分,RR 20 次/分,BP 93/63mmHg。神志清,巩膜无黄染苍白,全身无皮疹,双肺呼吸音粗,未闻及明显啰音,心脏听诊无杂音;腹软,无压痛及反跳痛,移动性浊音阴性;肾区叩击痛阴性,双下肢无明显水肿;脊柱叩击痛阴性,直腿抬高试验阴性,神经系统检查无异常。

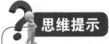

思维提示

体格检查心肺肝无特殊。目前脊柱叩击痛阴性,直腿抬高试验阴性,暂不考虑脊柱,特别是腰椎病变,必要时可行腰椎平片或者腰椎 MRI 进一步明确诊断;颜面部、双下肢无明显水肿,肾区叩击痛阴性,结合肾脏超声情况,不考虑肾结石等。进一步的实验室和影像学检查的主要目的是证实排除有无系统性红斑狼疮、干燥综合征、血管炎、肿瘤等常见引起慢性肾小管间质损害的继发因素,同时完善肾活检,明确病理类型,指导治疗及预后。

四、辅助检查及思维提示

(一)初步检查及目的

1. 血常规、尿常规、肝肾脂糖电解质、24 小时尿蛋白定量　评估肾脏病变。

2. 血、尿渗透压,尿四样(尿微量白蛋白、IgG、Rbp、β2-Mg),尿 N-酰-β -D-氨基葡萄糖苷酶,尿电解质,评估肾小管浓缩功能。肾小球及肾小管损伤情况。

3. ESR、CRP、抗链"O"、免疫球蛋白(IgG、IgM、IgA)+补体、肝炎甲乙丙丁戊前 S1 抗原抗体系列、肿瘤指标(CEA+CA199+AFP+CA125)、抗核抗体系列(ANA+dsDNA+RNP+Sm+SSa+SSa52+抗 SSB+抗 Scl-70+抗 Jo-1)、HLA-B27、MPO+PR3、p-ANCA+c-ANCA、血/尿蛋白电泳、血/尿轻链蛋白、血气分析　排除乙肝、系统性红斑狼疮、脊柱关节病、血管炎、肿瘤等继发性因素。

4. 泌尿系超声　复查评估双肾病变情况。

5. 腹部超声　了解肝脏、胆囊、胰腺形态,明确是否存在慢性肝病、胆囊炎及胰腺疾病。

6. 唾液腺 ECT、唇腺活检　排除干燥综合征。

7. 肾脏穿刺活检　明确肾脏疾病病理类型。

(二)检查结果及思维提示

1. 血常规　白细胞计数 $3.2×10^9/L$,中性粒细胞 66.0%,嗜酸性粒细胞 3.2%,血红蛋白 102g/L,红细胞压积 30.2%,血小板计数 $150×10^9/L$。

2. 尿常规　白细胞酯酶阴性 leu/μl,蛋白质±(0.1)g/L,尿糖(-),pH 7.00,比重 1.009,红细胞 2.2 个/μl,白细胞 23.6 个/μl。

3. 肝肾脂糖电解质　肝功能:Alb 40.4g/L,Glo 30.5g/L,ALT 27U/L,TB 8μmol/L;肾功能:eGFR(EPI-cr) 72.24ml/min,SCr 80μmol/L,BUN 5.3mmol/L,UA 114μmol/L;电解质:钾 2.58mmol/L,钠 140mmol/L,氯 110mmol/L 钙 2.26mmol/L,磷 0.97mmol/L。

4. 24 小时尿蛋白总量　0.78g/d。

5. 尿渗透压 348mOsm/kg,血渗透压检查 293mOsm/kg。

6. 尿四样　尿微量白蛋白、IgG、Rbp、β2-Mg、Cr:尿免疫球蛋白 IgG 16.600g/(mol·Cr),尿微量白蛋白 31.690g/(mol·Cr),视黄醇结合蛋白 RBP 0.153g/(mol·Cr),尿 β2 微球蛋白 0.780g/(mol·Cr)。

7. 尿 N-酰-β-D-氨基葡萄糖苷酶　8.7U/L。

8. 尿电解质　尿钾 43.29mmol/L,尿钠 81mmol/L,尿氯 93mmol/L,尿钙 2.94mmol/L,尿镁 1.41mmol/L,尿磷 5.20mmol/L。

9. ESR、CRP、抗链"O"　血沉 24mm/CRP 62.68mg/L,ESR 102mm/h;抗链"O"255U/ml。

10. 免疫球蛋白(IgG、IgM、IgA)+补体　C3 1.03g/L,C4 0.17g/L。

11. 血/尿轻链:尿 K 轻链 11.40mg/dL,尿 L 轻链<5.00mg/dL。血 K 轻链 1210.0mg/dL,血 L 轻链 798.0mg/dL。血/尿蛋白电泳无特殊。

12. 肝炎甲乙丙丁戊前 S1 抗原抗体系列、肿瘤指标(CEA+CA199+AFP+CA125)、抗核抗体系列(ANA+dsDNA+RNP+Sm+SSa+SSa52+抗 SSB+抗 Scl-70+抗 Jo-1)、HLA-B27、MPO+PR3、p-ANCA+c-ANCA 阴性。

13. 血气分析　血液酸碱度 pH 7.32,二氧化碳分压 32.9mmHg,氧分压 87.3mmHg,碳酸氢根浓度 20.2mmol/L,标准碱剩余(SBE)-5.2mmol/L,标准碳酸氢盐(SB)19.7mmol/L,实际碱剩余-5.5mmol/L。

14. 腹部超声、泌尿系超声　肝内囊性暗区,肝囊肿考虑。双肾形态、大小、位置正常范围,包膜完整;肾实质回声均匀呈低回声,皮髓质境界清楚;集合系统未见明显分离,其内未见强光斑回声。

15. 唾液腺 ECT　双侧腮腺浓聚功能、泌锝功能降低,泌锝时间正常。双侧颌下腺浓聚功能、泌锝功能降低,泌锝时间正常。

16. 唇腺活检　腺泡略萎缩,间质少许淋巴细胞浸润。

17. 肾穿刺病理检查　免疫荧光:IgG(-),IgM(-),IgA(-),C3(-),C4(-),C1q(-)。光镜:可见 2 条皮髓交界,共计 20 个肾小球。肾小球:小球系膜细胞和基质轻度增生,基底膜无增厚,未见嗜伊红蛋白沉积。肾小管:近曲小管上皮细胞颗粒变性,巨大空泡变性,肿胀,可见透明管型,近曲小管局灶萎缩(20%),小管基底膜增厚,可见小管炎,1~3 单个细胞/小管切面,累及 1/5 小管。肾间质:肾间质内局灶单个核细胞浸润(20%),局灶纤维组织增生(20%),管周毛细血管腔内未见炎细胞。小动脉:细小动脉内皮细胞无肿胀,未见透明变性。电镜:足突小部分融合,基底膜正常,系膜基质增多,未见电子致密物沉积。诊断:病理表现符合局灶间质性肾炎改变。

思维提示

　　中老年女性,表现为腰痛伴泡沫尿、夜尿增多、肾功能损害,最近 3 年因药物性肝病长期服用护肝药,腰痛时自行服用止痛药病史。少量蛋白尿,无镜下血尿、白细胞尿,低比重尿,尿渗透压低,肾小管性酸中毒,低血钾、低尿酸血症,血肌酐偏高,伴有贫血,白细胞偏少,肾脏超声提示正常,唇腺活检及唾液腺 ECT 检查不排除干燥综合征可能,且排除了乙肝、系统性红斑狼疮、血管炎等继发性因素引起的肾损害,泌尿系超声提示不考虑肾后性因素。肾脏病理提示:近曲小管上皮细胞颗粒变性,巨大空泡变性,肿胀,可见透明管型,近曲小管局灶萎缩(20%),间质内局灶单个核细胞浸润(20%),局灶纤维组织增生(20%),局灶间质性肾炎诊断明确。患者慢性间质性肾炎考虑药物性因素,不排除干燥综合征继发因素可能。

五、治疗方案及理由

(一)方案

　　1. 一般治疗　应力争去除病因。关键在于早期确诊,立即停用所有可疑药物如病史中提及的中药及护肝药。在确切致病药物未能明确时应根据治疗需要尽量减少用药种类。同时应予纠正水、电解质及酸碱平衡紊乱、控制感染、高血压及贫血等对症治疗。按照慢性肾衰竭非透析疗法积极采取保护肾功能的措施。

　　2. 特殊治疗　包括局部对症治疗及针对脏器损害的治疗。通常对临床表现为单纯的肾小管酸中毒可给予口服碳酸盐及对症治疗。若肾脏病理显示肾间质淋巴细胞浸润及肾小管损害,可考虑给予小剂量肾上腺皮质激素治疗,有利于保护肾功能。

　　本例患者入院后诊断考虑慢性间质性肾炎,药物性和自身免疫性因素首先考虑,给予泼尼松 30mg/d;出院后继续口服泼尼松 30mg/d,共服用 6 ~ 12 个月;同时并予枸橼酸钾口服液 10ml 3/日,改善肾小管性酸中毒和低钾血症。

(二)理由

　　慢性间质性肾炎的治疗原则为去除病因、支持治疗以防治并发症以及促进肾功能恢复,延缓肾功能进展。其最常见的类型为:药物相关慢性间质性肾炎和免疫相关的慢性间质性肾炎。

　　药物相关慢性间质性肾炎最常见致病药物是解热镇痛药(包括 NSAIDs)、含马兜铃酸类中草药、环孢素或他克莫司等免疫抑制剂以及锂制剂。其治疗关键在于早期确诊,立即停用所有可疑药物。在确切致病药物未能明确时应根据治疗需要尽量减少用药种类。

　　免疫相关的慢性间质性肾炎的常见自身免疫性疾病为:干燥综合征、系统性红斑狼疮、血管炎、IgG4 相关疾病、结节病等,其治疗包括局部对症治疗及针对脏器损害的治疗。通常对临床表现为单纯的肾小管酸中毒可给予口服碳酸盐及对症治疗。若肾脏病理显示肾间质淋巴细胞浸润及肾小管损害,可考虑给予小剂量肾上腺皮质激素治疗,有利于保护肾功能。干燥综合征患者的肾功能不全通常呈缓慢进展,进展至终末期肾衰竭者较少见。

该患者为中老年女性，病理提示近曲小管上皮细胞颗粒变性，近曲小管局灶萎缩（20%），间质内局灶单个核细胞浸润（20%），局灶纤维组织增生（20%），局灶间质性肾炎诊断明确。近 3 年因药物性肝病长期服用护肝药，腰痛时自行服用止痛药病史。少量蛋白尿，无镜下血尿、白细胞尿，低比重尿，尿渗透压低，肾小管性酸中毒，低血钾、低尿酸血症，血肌酐偏高，伴有贫血，血白细胞偏少，唇腺活检及唾液腺 ECT 检查不排除干燥综合征可能。排除了乙肝、SLE、肿瘤等继发性因素，除停用相关药物及可疑药物，应早期给予糖皮质激素治疗，并予补充枸橼酸钾口服液纠正肾小管性酸中毒和低钾血症。

六、治疗效果及思维提示

本例患者入院后诊断考虑慢性间质性肾炎，药物性和自身免疫性因素首先考虑，给予泼尼松 30mg/d；出院后继续口服泼尼松 30mg/d，共服用 6～12 个月；同时并予枸橼酸钾口服液 10ml 3/日，改善肾小管性酸中毒和低钾血症。1 年后复查尿常规示尿蛋白、RBC 阴性，尿比重 1.012，血肌酐稳定在 80～90μmol/L。

? 思维提示

慢性间质性肾炎的治疗原则为去除病因、支持治疗以防治并发症以及促进肾功能恢复，延缓肾功能进展。该患者的病因考虑为药物和自身免疫因素，故避免使用可疑药物，如止痛药等；肾脏病理提示近曲小管上皮细胞颗粒变性，近曲小管局灶萎缩（20%），间质内局灶单个核细胞浸润（20%），局灶纤维组织增生（20%），局灶间质性肾炎诊断明确，加用枸橼酸钾口服液改善肾小管性酸中毒和低钾血症等对症处理，同时给予糖皮质激素治疗。

七、对本病例的思考

慢性间质性肾炎是由多种病因引起、临床表现为肾小管功能异常及进展性慢性肾衰竭、病理以不同程度的肾小管萎缩、肾间质炎性细胞浸润及纤维化病变为基本特征的一组临床病理综合征。通常其早期肾小球和肾血管不受累或受累相对轻微，晚期病变累及肾小球，可出现肾小球硬化及小血管壁增厚或管腔闭塞。

慢性间质性肾炎根据病因，可分成药物相关慢性间质性肾炎、代谢异常相关的慢性间质性肾炎、免疫相关的慢性间质性肾炎等。药物相关慢性间质性肾炎起病隐匿，早期常无症状或可有非特异的肾外表现，如：乏力、食欲减退、消化不良、消化性溃疡、体重下降等。肾脏表现包括：最早出现的症状可能是与尿浓缩功能受损相关的夜尿增多，尿比重及尿渗透压降低。随后逐渐出现肾小管源性蛋白尿（常低于 1g/d）、无菌性白细胞尿、肾小管功能损害（如：尿酶及尿内微量蛋白增高以及肾小管酸中毒等）和进行性肾功能减退。60%～90% 患者有不同程度的贫血，常与肾功能损害程度不平行。随病变进展可逐渐出现高血压，并逐渐进展为慢性肾衰竭。治疗关键在于早期确诊，立即停用所有可疑药物。同时应予纠正水、电解质及酸碱平衡紊乱、控制感染、高血压及贫血等对症治疗。

代谢异常相关的慢性间质性肾炎：因不同原因引起的体内代谢物质或电解质长期代谢失调所致。最常见的类型为高尿酸血症、低钾血症和高钙血症。根据病因，对症支持治疗。

免疫相关的慢性间质性肾炎常见病因为自身免疫性疾病、干燥综合征、系统性红斑狼疮、血管炎、IgG4 相关疾病、结节病等。干燥综合征多见于女性，其主要临床特征包括肾外症状及肾脏受累的表现。肾外表现为各种外分泌腺体分泌减少后的黏膜干燥症（如口干燥症、干燥性角膜炎）及其继发的组织损伤或感染，部分患者还可出现系统性损害。肾脏受累：表现通常比较隐匿，患者可出现不同程度的肾小管功能异常，伴轻度的肾小球功能减退，尿常规检查通常正常或可有轻度蛋白尿，部分患者可表现为范可尼综合征、I 型肾小管酸中毒（RTA）、低钾血症或肾性尿崩症。成年人的干燥综合征表现为低血钾症伴 I 型肾小管酸中毒（RTA）。化验检查可见贫血、血沉增快、高球蛋白血症，血清中可检出多种自身抗体或循环免疫复合物。干燥综合征患者的 CIN 病理表现通常是以淋巴细胞及浆细胞在肾间质的弥漫浸润为特点，偶可见肉芽肿形成，常伴有肾小管损伤。随着病变逐渐进展，可出现不同程度的肾小管萎缩和肾间质纤维化。部分患者可见肾小球肾炎或小血管炎表现。免疫荧光检查常见 IgG 和 C3 沿肾小管基底膜呈颗粒状沉积。治疗包括局部对症治疗及针对脏器损害的治疗。通常对临床表现为单纯的肾小管酸中毒或肾性尿崩症者可给予口服碳酸氢盐及对症治疗。若肾脏病理显示肾间质淋巴细胞浸润及肾小管损害，可考虑给予小剂量肾上腺皮质激素治疗，有利于保护肾功能。

本例患者表现为腰痛伴泡沫尿、夜尿增多、肾功能损害，发病前有 3 年的长期护肝药物及止痛药服用病史。尿蛋白<1g/d，低比重尿，尿渗透压低，肾小管性酸中毒，低血钾、低尿酸血症，血肌酐偏高，伴有贫血，血白细胞偏少，唇腺活检及唾液腺 ECT 检查不排除干燥综合征可能；肾脏病理提示近曲小管上皮细胞颗粒变性，巨大空泡变性，肿胀，可见透明管型，近曲小管局灶萎缩（20%），间质内局灶单个核细胞浸润（20%），局灶纤维组织增生（20%），局灶间质性肾炎诊断明确。本例患者的慢性间质性肾炎首先考虑药物性因素，不排除干燥综合征继发因素可能。治疗上停用相关药物，结合肾穿刺病例结果，使用糖皮质激素，并予补充枸橼酸钾纠正肾小管性酸中毒及低钾血症。

（任萍萍 吕 蓉）

病例11 反复乏力 5 年余,检查发现血钾偏低 3 年

女性,45 岁,于 2014-07-03 入院。

一、主诉

反复乏力 5 年余,检查发现血钾偏低 3 年。

二、病史询问

(一)初步诊断思路及病史询问

中年女性,隐袭起病,病史较长,反复乏力,以血钾偏低为主要临床特征。血钾偏低患者需要进行详细的病史询问以明确血钾降低的原因。一般来说,临床血钾偏低患者,首先要考虑是否摄入不足。机体每日摄入钾量约 40~120mmol,大多通过肾脏排泄。与钠代谢不同,机体缺钾时,肾脏对钾的排泄只能减少至 5~25mmol,无法降低为零。其次,要考虑是否有胰岛素增多、激素、药物、碱中毒、周期性瘫痪等导致钾从细胞外转移到细胞内的因素存在。若以上均可除外,则血钾偏低由钾丢失过多引起。根据丢失途径又可以分为消化道丢失、肾脏丢失、皮肤丢失。因此,问诊的目的应围绕血钾偏低的原因,如胃纳情况,是否有反复腹泻,是否有高温下大量出汗情况,是否有长期服用什么药物等,注意鉴别诊断内容的询问,以获得血钾偏低的原因。

(二)问诊的主要内容

1. 现病史询问 乏力症状比较常见,可能缺乏特异性的临床意义,此时可以询问乏力出现的时间特点,有无诱因和前驱症状,首发部位和发展顺序,累及的范围,同时询问伴随症状,有无心悸、气短、咳嗽、咳痰等心肺疾病表现,尿量、尿色有无改变,有无胃肠道表现,皮肤黄染和出血倾向,有无食欲缺乏、怕冷、反应迟钝,有无颜面部红斑、口腔溃疡、关节痛等,这些可以帮助我们查找相关的一些临床表现,从而找到病因范围。该患者乏力病史较长,达 5 年,要询问期间是否曾到医院就诊,是否行血常规、肝肾脂糖电解质、尿检和泌尿系超声等检查,检查结果如何。相关化验检查能为病因查找提供依据,为病因寻找提供宝贵线索。该患者检查结果示血钾偏低,需要重点询问患者的饮食情况,因为临床上血钾偏低的患者,首先要考虑是否摄入不足;机体每日摄入钾量约 40~120mmol,大多通过肾脏排泄,与钠代谢不同,机体缺钾时,肾脏对钾的排泄只能减少至 5~25mmol,无法降低为零。其次,还要询问药物治疗的情况,是否长期使用胰岛素、激素、利尿剂等药物,因为胰岛素使用增多、激素等药物会导致钾从细胞外转移到细胞内,速尿等利尿剂会导致钾从小便中排出增加,这些因素均会导致患者

出现低钾血症。再次，还需要询问患者是否有反复腹泻、是否经常有高温下大量出汗情况，因为除外摄入不足、肾脏丢失过多，患者还能因为消化道丢失、皮肤丢失增多，造成低钾血症。

2. 既往史询问　基础疾病可以帮助我们缩小可疑的病因范围。患者中年女性，注意询问有无高血压、糖尿病及乙肝病史？是否有心脏、肝脏、甲状腺疾病？有无长期用药史？对鉴别血钾偏低的原因有提示作用。

（三）问诊结果及思维提示

患者5年前无明显诱因下出现乏力，伴恶心及腹部不适，排便后稍好转，当时无尿量改变、无尿泡沫增多、无尿色改变，未予诊疗。5年来患者反复出现乏力，伴体温升高及腹痛，多次至外院及我院治疗，查胃镜、肝胆脾胰超声等无明显异常，肌酐正常范围，2011.7~2012.7我院查血钾示3.31~3.37mmol/L，予补钾治疗后血钾正常。2个月前患者当地医院再次查血钾偏低（报告单未见），伴乏力，无胸闷气促、无发热寒战等不适，遂至上海华山医院就诊，查全身PET现象未见EFG代谢异常增高灶，双肾形态增大（以右肾为明显）。半月前患者因"发热2天，呕吐、腹泻1天"至萧山医院，pH 7.279，血肌酐159.1μmol/L，血钾3.34mmol/L，24小时尿钾106.4mmol/L，考虑急性胃肠炎，肾小管酸中毒。现患者无发热、无腹痛腹胀、无恶心呕吐等不适。自发病以来，胃纳一般，体重无明显增减。既往体健，无高血压、糖尿病及心脏疾病病史。

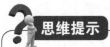

思维提示

　　详细询问病史，患者5年前开始出现乏力腹胀，无其他症状体征。3年前检查发现低血钾，半月前实验室检查发现尿钾排出增多，伴有酸中毒。患者进食正常，无呕吐腹泻，既往无长期服药史，因此摄入不足、消化系统及皮肤丢失过多导致的低钾依据不足，药物性低钾也不考虑。重点考虑肾脏原因导致的低钾血症，同时注意排除周期性瘫痪、甲亢等原因导致的血钾分布异常导致的低钾。患者入院前又血肌酐升高，之前有呕吐、腹泻病史，需考虑肾前性容量因素，同时结合其肾小管酸中毒情况，也需考虑肾实质疾病导致的血肌酐升高。

三、体格检查

（一）重点检查内容及目的

患者的主要临床症状为乏力，因此在对患者进行系统，全面检查的同时，应重点注意患者的肌力，同时应注意是否合并有心律失常、双肺呼吸音改变等。

（二）体格检查结果及思维提示

体格检查结果：血压98/55mmHg，神志清，全身无皮疹，颈静脉无怒张，双眼睑轻度水肿，双下肺呼吸音清，未见干湿性啰音，心音有力，律齐，各瓣膜未及病理性杂音，腹部平坦软，无压痛反跳痛,无包块,移动性浊音阴性,肝脾肋下未及,双下肢无明显水肿,肌力正常,神经系统检查阴性。

四、辅助检查

(一)初步检查内容及目的

1. 血常规、尿常规、肝肾脂糖电解质、24 小时尿蛋白、24 小时尿钾、血气分析　用于明确诊断肾小管性酸中毒。

2. ESR、CRP、肝炎甲乙丙丁戊前 S1 抗原抗体系列、肿瘤指标(CEA+CA199+AFP+CA125)、抗核抗体系列(ANA+dsDNA+RNP+Sm+SSa+SSa52+抗 SSB+抗 Scl-70+抗 Jo-1)、MPO+PR3+p-ANCA+c-ANCA、免疫球蛋白(IgG、IgM、IgA)+补体、IgE　排除乙肝、狼疮、血管炎等继发性因素。

3. 腹部超声、泌尿系超声、双肾血管超声　评估双肾病变情况。

4. 心电图、肺部 CT　进一步排除乏力病因,明确是否存在心律异常、肺部感染等呼吸循环系统常见疾病。

(二)检查结果及思维提示

1. 血常规　白细胞计数 $4.5 \times 10^9/L$,血红蛋白 114g/L,血小板计数 $253 \times 10^9/L$。

2. 尿常规　隐血(-),蛋白质(-),pH 7.50,比重 1.009。

3. 肝肾脂糖电解质　白蛋白 36.2g/L,肾小球滤过率(MDRD)69.19ml/min,肌酐 $82\mu mol/L$,尿素 3.5mmol/L,尿酸 $231\mu mol/L$,甘油三酯 0.94mmol/L,总胆固醇 3.19mmol/L,钾 3.26mmol/L,总钙 2.07mmol/L,无机磷 1.34mmol/L,氯 109mmol/L,肝功能及血糖均正常。

4. 24 小时尿蛋白　0.22g。

5. 24 小时尿钾　106.4mmol/L。

6. 血气分析　pH 7.30,氢离子 40.6nmol/L,氯 109mmol/L(98~106),钾 3.28mmol/L,离子钙 1.14mmol/L,阴离子间隙 8.9mmol/L(8~16),乳酸 1.9mmol/L,标准碱剩余-2.8mmol/L(-1.5~3),碳酸氢根浓度 18mmol/L。

7. CRP 及 ESR　均正常。

8. 肝炎甲乙丙丁戊前 S1 抗原抗体系列(-)、肿瘤指标(CEA+CA199+AFP+CA125)(-)、抗核抗体系列(ANA+dsDNA+RNP+Sm+SSa+SSa52+抗 SSB+抗 Scl-70+抗 Jo-1)(-)、ANCA(-),IgE、免疫球蛋白(IgG、IgM、IgA)+补体均正常。

9. 超声　泌尿系超声双肾大小形态正常。双肾血管超声和腹部超声未见异常。

10. 心电图　窦性心律,室性早搏。

11. 胸部 CT　两肺纤维增殖灶考虑。

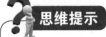

思维提示

　　中年女性，隐匿起病，反复血钾偏低，血气分析示高氯性代谢性酸中毒，尿 pH 为碱性，24 小时尿钾偏高，诊断考虑肾小管酸中毒。本病属于常染色体显性遗传病，也可以为后天性，继发于自身免疫性疾病如干燥综合征、系统性红斑狼疮等，药物如两性霉素 B、镇痛药，锂、棉酚、甲苯环己氨基磺酸盐等。分为四型，本患者发病特点符合 I 型，即远端肾小管酸中毒。患者入院后查血肌酐已恢复正常，且无活动性尿沉渣表现，支持肾前性容量不足导致的入院前血肌酐升高。

五、治疗方案及理由

（一）方案

对症支持治疗：予补充枸橼酸钾治疗。

（二）理由

　　患者血钾偏低，代谢性酸中毒，24 小时尿钾较高，血肌酐无特殊，自身免疫性抗体、肿瘤标志物无明显异常，除钾盐外否认长期药物服用史，故肾小管酸中毒常见继发性原因暂不考虑。补钾一般不用氯化钾，以免加重高氯性酸中毒。枸橼酸在体内代谢为 CO_2 排出，不会加重酸中毒。

六、治疗效果及思维提示

　　予枸橼酸钾 10ml 3/日，补钾治疗后血钾正常，定期复查肾功能、电解质、尿常规、血气分析。同时仍需继续关注继发性病因。

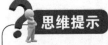

思维提示

　　I 型肾小管酸中毒的主要治疗原则为治疗原发病，纠正酸中毒，补充钾盐。如有低镁或低磷血症等存在，应补充相应的电解质及对症处理。对水肿患者，应当限制水、钠入量。同时积极控制肾小管酸中毒的并发症，如肾结石、肾性尿崩症、肾性骨病、肾性贫血、感染、营养不良、发育障碍等。对肾性骨病，给予红细胞生成素、铁剂治疗。对肾性骨病，行骨化三醇和钙剂治疗。

七、对本病例的思考

　　肾小管酸中毒是由于各种原因导致肾脏酸化功能障碍而产生的一种临床综合征，以代谢性酸中毒、电解质紊乱为主要临床表现。按病变部位和发病机制分为 I 型（远端小管泌氢障碍)、Ⅱ型(近端小管 HCO_3^- 重吸收障碍)、Ⅲ型(混合型)和Ⅳ型(远端小管醛固酮对分泌 H^+、K^+ 的作用减弱)。其中,Ⅰ型肾小管酸中毒在国内报告中所占比例最多,血钾多降低,随补钾治疗低钾血症多可纠正。Ⅰ型肾小管酸中毒按病因分为原发性和继发性。原发性Ⅰ型肾小管酸中毒肾小管功能多有先天性缺陷,可散发,但大多呈常染色体隐性遗传。继发性Ⅰ型肾小管酸中毒以间质性肾炎最常见,其他的如自身免疫性疾病、药物或中毒性肾病也可引起。治疗上以治疗原发病,纠正酸中毒,补充钾盐为主。Ⅱ型肾小管酸中毒,近端肾小管吸收碳酸盐能力减退,因而血碳酸盐减少,引起酸中毒。常伴低血磷、低尿酸、氨基酸尿及肾性糖尿。输注碳酸氢钠后仍有血 pH 低,且尿排出大量重碳酸盐即可确诊。治疗原则同Ⅰ型。Ⅳ型肾小管酸中毒,由于醛固酮缺乏或者肾小管对醛固酮作用失敏而使远端肾小管 H^+、K^+ 排泌减少,常伴有高钾血症。高钾血症及酸中毒与肾上腺皮质功能不全、醛固酮分泌不足有关,应补充皮质素及醛固酮类药物,以纠正高钾血症及酸中毒。

(王佳鑫　吕　蓉)

病例12　反复低血钾伴尿检异常2年

男性,40岁,于2014年7月11日入院。

一、主诉

反复低血钾伴尿检异常2年。

二、病史询问

(一)初步诊断思路及病史询问

患者中年男性,因检查发现低钾血症伴尿检异常2年入院,并无明显不适主诉。从低钾血症着手分析,低钾的原因可分为摄入不足,排泄过多和体内重新分布3大类。摄入不足主要是指长期禁食、胃肠功能障碍、昏迷的患者或存在补钾不足的情况。丢失过多包括呕吐、腹泻、胃肠引流导致的消化液丢失和各种原因引起的尿排出增多如使用利尿剂等。而钾离子细胞内转移常见于大量输葡萄糖和胰岛素、合成代谢增加或碱中毒以及心衰、肾性水肿使细胞外液稀释等。结合上述原因,询问病史时需着重询问有无钾摄入减少史,比如昏迷、消化道梗阻、长期厌食、禁食等;有无经胃肠道及皮肤丢失史,比如呕吐、腹泻、胃肠引流、造瘘、透析、大面积烧伤、腹腔引流、高热等。有无使用特殊性药物,如利尿剂、泻药、减肥药、糖皮质激素、胰岛素、钙剂、甘露醇、大量输注葡萄糖、有无过多过快补液而没补钾。既往有无心脏病、慢性肾病、消化道梗阻、肿瘤、甲亢等内分泌疾病等基础疾病。同时注意有无低钾导致的临床症状如乏力、腹胀、恶心、便秘、胸闷、乏力、肢体麻木等,以及肾脏病相关表现如水肿、皮疹、关节痛、腰痛,尿量及性状改变等。

(二)问诊的主要内容

1. 现病史询问

(1)如何发现低血钾?

低钾症状由轻到重差异性大,轻度低钾血症无明显临床症状,发现低钾血症的过程有助于诊断,如有相关临床症状则是因临床症状就诊,如是体检发现,则说明低钾无明显临床表现。

(2)有无腹胀、腹泻、恶心、便秘、胸闷、乏力、肢体麻木?

患者反复低钾2年,病程上属于慢性低钾,且为体检发现,自觉症状不明显,因此需要重点询问有上述无低钾血症的诱因及相关的临床表现。

(3)有无尿量、尿色改变,是否存在泡沫尿,有无夜尿增多等表现,有无水肿,皮疹,腰痛?

患者有少量蛋白尿,需询问肾脏相关症状,泡沫尿提示蛋白尿,夜尿增多提示肾小管损伤,而水肿,皮疹,腰痛也是肾脏病的常见临床表现。

(4)患者 2 年来的检查和治疗情况,低钾有无纠正?

患者发现低钾 2 年,随后的治疗情况,补钾后低钾能否纠正和疾病的严重程度相关,需询问。

(5)有无特殊的饮食情况,如慢性消化道症状导致进食量少或刻意控制饮食等。

摄入减少尤其是进食减少是低钾血症的病因之一,问诊时需要明确摄入情况,而饮食是摄入的主要来源,需详细询问饮食情况。

2. 既往史询问

(1)既往有消化道梗阻,心脏病、甲亢、肿瘤等疾病?

上述疾病本身可能导致低钾血症,故须详细询问既往疾病史。

(2)有无长期用药史,尤其是影响电解质的药物如利尿剂、导泻剂等?

利尿剂、导泻剂等药物可导致低钾血症,故须询问既往长期用药史。

(三) 问诊结果及思维提示

2 年前常规体检血钾偏低(报告未见),尿常规示白蛋白(+),红细胞阳性(报告未见),当时无自觉不适,未予治疗。2 个月前因乏力至当地医院就诊,当时稍有腹胀,无多饮多尿、无恶心呕吐,无食欲缺乏、无胸闷心悸、无四肢抽搐,无发热咽痛、无皮疹关节痛、无尿频尿急尿痛、无夜尿增多等不适。查血钾 2.9mmol/L,查尿常规示正常(报告未见),考虑"低钾血症",并予以补钾药物治疗(具体不详)。2 天前患者因乏力未改善来我院就诊,查尿常规:蛋白质(+,0.5g/L),红细胞 62.6 个/μl,肾功能+电解质:肾小球滤过率(MDRD)71.76ml/min,肌酐 105μmol/L,钾 2.76mmol/L。为进一步诊治,门诊拟"低钾待查"收入我院。自发病以来,胃纳可,体重无明显变化,大小便均正常。既往无高血压、糖尿病及心脏病病史。

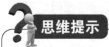

思维提示

　　详细询问病史,患者 2 年前体检发现低钾血症合并蛋白尿,无明显诱因,当时症状隐匿,无自觉不适,2 个月前开始出现乏力、腹胀,无其他症状体征。患者临床症状轻,但实验室检查提示明显低钾血症及蛋白尿。患者进食正常,无消化系统不适,既往体健无服药史,因此摄入不足、消化系统及皮肤丢失过多导致的低钾依据不足,药物性低钾也不考虑。重点考虑肾脏原因导致的低钾血症,同时注意排除周期性瘫痪、甲亢等原因导致的血钾分布异常导致的低钾。

三、体格检查

(一) 重点检查内容及目的

患者的主要临床症状为乏力腹胀,实验室检查提示低钾及蛋白尿。因此体检注意心率血压是否正常范围,有无眼睑及双下肢水肿,腹部有无移动性浊音或包块,四肢肌力、肌张力和深反射是否正常等。

（二）体格检查结果及思维提示

体格检查结果：血压 129/76mmHg。神志清，全身无皮疹，心肺检查无异常，腹软，无压痛及反跳痛，双下肢无水肿。神经系统检查无异常。

> 该患者以低钾和蛋白尿为主要表现，临床症状不典型。从低钾入手，分析低钾血症的病因为摄入过少、排出过多和分布异常。该患者摄入正常，无消化道排出过多，分布异常的诱因及表现不显著。同时患者合并少量蛋白尿，需高度怀疑肾性失钾导致的低钾血症。肾性失钾是低钾血症的重要原因，主要由肾脏及内分泌两方面的因素组成。

四、辅助检查

（一）初步检查内容及目的

1. 尿常规、24 小时尿蛋白定量、尿四样（尿免疫球蛋白 IgG、尿微量白蛋白、视黄醇结合蛋白 RBP、尿 β2 微球蛋白）　判断蛋白尿的量及性质。

2. 血气分析、甲状腺功能、血尿电解质（包括钾钠氯镁钙磷）、血皮质醇测定、肾素血管紧张素醛固酮水平、尿醛固酮　判断低钾原因。

3. 腹部及泌尿系超声，肾上腺超声排查肾上腺占位病变。

4. 肾活检　明确病理诊断。

（二）检查结果

1. 尿常规　pH 7.0，比重 1.021，蛋白质（+，0.5g/L），红细胞 23 个/μl。

2. 24 小时尿蛋白定量 0.7g。

3. 尿四样　尿免疫球蛋白 IgG 1.800g/（mol·Cr），尿微量白蛋白 24.410g/（mol·Cr），视黄醇结合蛋白 RBP 0.666g/（mol·Cr），尿 β2 微球蛋白 0.034g/（mol·Cr）。

4. 血气分析　血酸碱度（pH）7.49，碳酸氢根浓度 32.2mmol/L，实际碱剩余 8.2mmol/L。

5. 甲状腺功能　正常。

6. 血电解质　钾 2.30mmol/L，钠 138mmol/L，氯 95mmol/L，总钙 2.52mmol/L，镁 0.62mmol/L，无机磷 0.82mmol/L。

7. 尿电解质　尿量 2.70L/d，尿钾 28.5mmol/L，24 小时尿钾 77mmol/d，尿钠 98.9mmol/L，24 小时尿钠 267mmol/d，尿氯 102mmol/L，24 小时尿氯 275mmol/d，尿钙 0.51mmol/L，24 小时尿钙 1.38mmol/d，尿镁 1.61mmol/L，24 小时尿镁 4.35mmol/d，尿磷 5.76mmol/L，24 小时尿磷 15.55mmol/d。

8. 皮质醇测定　8AM 15.4μg/dL，4PM 11.60μg/dl，12MN 1.28μg/dl。

9. 促肾上腺皮质激素测定　8AM 22.3pg/ml，4PM 15.60pg/ml。

10. 醛固酮测定（血）　立位 215.167pg/ml，卧位 189.486pg/ml。

11. 血管紧张素 II 测定　立位 80.130pg/ml，卧位 77.062pg/ml。

12. 血浆肾素活性测定　立位 11.497ng/（ml·hr），卧位 4.881ng/（ml·hr）。

13. 醛固酮测定（尿）　24 小时尿醛固酮 3.874μg/24h。

14. 腹部及泌尿系超声，肾上腺超声　均正常。

15. 肾活检　肾小球球旁器增生，肾小管上皮细胞可有低钾性空泡变性，电镜下小球旁器细胞内分泌颗粒增多。

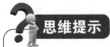

思维提示

　　中年男性，因"反复低钾伴尿检异常 2 年"，自觉乏力，无其他不适主诉，查体未见异常。实验室检查发现蛋白尿，低钾血症，低镁血症，代谢性碱中毒，肾素血管紧张素醛固酮水平略升高，影像学检查未见异常。根据病史及临床表现考虑肾性失钾。患者实验室检查提示甲状腺功能正常，甲状腺相关疾病可排除。肾素-血管紧张素-醛固酮系统（RAAS）活性略升高，但患者血压正常，肾素水平偏高，不考虑原醛，考虑为继发性因素导致 RAAS 活性升高。电解质检查可见血钾、血镁、血磷均降低，尿钾排出增多，尿钙降低，血气分析提示代谢性碱中毒，考虑 Gitelman 综合征可能。需进一步完善肾活检，肾活检提示肾小球旁器的颗粒细胞增生，则此诊断明确。

五、治疗方案及理由

　　对症支持治疗。给予氯化钾口服液 10ml 3/日，口服。3 天后复查生化：肌酐 103μmol/L，钾 3.00mmol/L，氯 94mmol/L。尿常规：蛋白质±(0.1)g/L，pH 7.00，比重 1.017。24 小时尿蛋白 0.17g/d。嘱患者补钾治疗，肾内科门诊定期随访。

　　Gietlman 综合征以替代治疗为主。治疗目的是补充丢失过多的钾离子、镁离子、氯离子，可采用氯化钾、门冬氨酸钾镁口服治疗，非选择性醛固酮拮抗剂螺内酯也常用于治疗 Gitelman 综合征，以减少肾脏钾离子的排泄和丢失。患者通常预后良好。

六、对本病例的思考

　　Gietlman 综合征是一种常染色体隐性遗传性疾病。它是由定位于人类染色体 16q13 的 SLC12A3 基因突变，导致远曲小管编码噻嗪类利尿剂敏感的钠氯共同转运体（NCCT）功能障碍；NCCT 失活后肾小管重吸收 NaCl 减少，肾性失盐和血容量的减少导致血压偏低并激活肾素-血管紧张素和醛固酮系统，醛固酮敏感的上皮钠通道重吸收钠离子增加，管腔负电势的增加促进了钾离子和氢离子的分泌，导致低血钾和代谢性碱中毒。Gitelman 综合征低血镁和低尿钙机理尚未完全阐明，是区别于 Barter 综合征的特征性表现。

　　Gitelman 综合征一般在青少年或成年发病，临床表现具有异质性。通常临床症状很轻，有些患者甚至终身无明显症状。常见的表现有嗜盐、烦渴、易疲劳、夜尿增多，以及明显的低钾、低镁血症相关的肌肉乏力和抽搐发作。一般无肾钙质沉着，偶见软骨钙盐沉积，表现为关节肿胀疼痛,可能由于低血镁所致。少数患者有发育迟缓、横纹肌溶解、肾功能不全、室性心率失常等表现。患者的血压正常或偏低。生化检查最典型表现为低血钾、低氯性代谢性碱中毒、低血镁、低尿钙、血浆肾素水平升高及醛固酮水平升高或正常,前列腺素水平正常。大部分患者有低尿钙,低镁血症,这两者是 Gietlman 综合征的特征表现。

　　本例患者中年男性,因"反复低血钾伴尿检异常 2 年"入院。仅有乏力,无其他自觉不适主诉,查体未见异常,实验室检查发现蛋白尿,低钾血症,低镁血症,低氯性代谢性碱中毒,RAAS 水平升高,影像学检查未见异常。临床考虑 Gitelman 综合征,结合病理提示肾小球旁器增生,诊为 Gitelman 综合征。目前也可进行基因检测以进一步明确其遗传基础。

(祝伊琳　吕　蓉)

病例13 发现血压升高2年,血肌酐升高4月余

男性,47岁,于2012年11月14日入院。

一、主诉

发现血压升高2年,血肌酐升高4个月余。

二、病史询问

(一)初步诊断思路及病史询问

患者中年男性,高血压病史2年,以发现血肌酐升高来肾脏科就诊。我们需要分析高血压的原因,是原发性还是继发性,继发性高血压包括心血管疾病、颅脑疾病、内分泌疾病、肾实质疾病、肾血管疾病及其他因素。需要询问相关系统疾病表现予以鉴别。此患者出现肾功能损害,需询问肾脏相关症状,如有无泡沫尿、有无肉眼血尿、夜尿增多等情况,注意影像学检查双肾大小。询问病史中需密切注意高血压与肾脏损害之间的联系,通过病史初步了解是高血压引起的肾脏相关损害还是肾脏疾病继发高血压。

(二)问诊的主要内容

1. 现病史询问　首先需要询问高血压情况,重点询问血压升高时间,如原发性高血压一般在清晨血压最高,嗜铬细胞瘤等继发性因素引起的高血压可为持续性高血压,也可呈间歇性。有无伴随头晕头痛、视物模糊、视物旋转、胸闷气促、胸痛不适等特点,伴随症状的出现可以帮助我们评估血压升高的急缓及程度,短时间内血压急剧上升可能会出现上述一系列症状。血压有无发作性升高、出汗、脸色改变等,出现上述症状往往提示为嗜铬细胞瘤血液中儿茶酚胺一过性增高。发现高血压时有无小便泡沫增多、肉眼血尿、夜尿增多、水肿等,如肾性高血压往往伴随肾脏原发病的表现,如泡沫尿,血尿,水肿等情况。注意心血管疾病、颅脑疾病、内分泌疾病、肾脏肾血管疾病相关症状询问鉴别。对近期出现肾功能损害,需询问有无容量变化、少尿、无尿病史,有无小便性状改变。

2. 既往史询问　患者中年男性,注意询问有无糖尿病及乙肝、丙肝病史? 是否有心脏、肝脏、甲状腺疾病? 有无长期用药史? 对既往基础疾病的排查,可以帮助我们缩小可疑病因的范围。

(三)问诊结果及思维提示

患者2年前体检时发现血压升高,血压140/90mmHg左右,无头晕头痛、无视物模糊,无胸闷气促等不适,当时不伴小便泡沫增多,无尿色尿量改变,无夜尿增多,患者未服药亦未监测血

压。4 个月前因无明显诱因下出现头晕头痛,伴有视物模糊、夜尿增多,无视物旋转,无胸闷气促,无泡沫尿,无肉眼血尿等不适,当地医院测血压 210/120mmHg,血肌酐 110μmol/L,尿常规提示尿蛋白(+),先后服用过珍菊降压片、苯磺酸氨氯地平片、琥珀酸美托洛尔缓释片,用药不规律,血压仍然波动于 180~210/100~120mmHg 之间,外院超声提示"肾脏大小正常,肾上腺区未见明显异常,左侧肾动脉近段狭窄可能",为进一步明确诊治收入院。既往患者无心脏病史,未服用药物治疗,否认糖尿病、脑血管病史,否认肝炎结核病史,无长期用药史及药物过敏史。

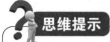

思维提示

　　详细询问病史,患者有 2 年高血压病史,夜尿增多,需要我们鉴别高血压相关肾脏损害及肾脏疾病继发高血压。首先需分析有高血压有无其他继发原因,病史高血压发现初无脑血管、心血管、内分泌、肾脏相关典型症状,但是仍不能完全排除,需待进一步体格检查及相关化验检查辅助诊断。对肾损害病史中无容量明显变化,无尿量减少,病史中提示蛋白尿少量,夜尿增多明显,首先需考虑小管间质疾病或肾血管疾病,病因可能由高血压引起,仍需进一步完善检查排除其他小管间质损害相关病因。

三、体格检查

(一)重点检查内容及目的

　　患者的主要临床症状为头晕,血肌酐升高,夜尿增多,因此在对患者进行系统,全面检查的同时,应重点注意患者高血压有无发作性升高,高血压时有无面部潮红,脉搏加速,出汗,面色苍白,有无颈部、腹部血管杂音,有无心脏扩大、水肿、眼底血管改变等症状,以鉴别有无内分泌疾病引起高血压、肾血管性高血压、心血管疾病引起高血压等。

(二)体格检查结果及思维提示

　　体格检查结果:体温:37.1℃,脉搏:99 次/分,呼吸:20 次/分,血压 181/112mmHg。神志清,精神可,眼睑无水肿,皮肤巩膜无黄染,浅表淋巴结未及肿大,双肺呼吸音清,未及明显干湿性啰音,心律齐,各瓣膜听诊区未及病理性杂音,腹平软,无压痛及反跳痛,脐左侧 2cm 处可闻及收缩期吹风样杂音,肝脾肋下未及肿大,双肾叩击痛阴性,移动性浊音阴性,双下肢无水肿,神经系统阴性。

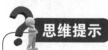

思维提示

　　脐旁闻及血管杂音,需考虑主动脉、肾动脉狭窄可能,两者均可引起继发性高血压,血压不易控制,舒张压升高明显,可出现肾功能损害,肾动脉狭窄还可出现单纯肾脏缺血萎缩,肾功能更易受损。根据目前病史及体征,患者高血压在前,肾脏受累主要表现为血肌酐升高,夜尿增多,且在肾动脉听诊区可闻及血管杂音,首先仍需考虑肾血管狭窄引起的继发性高血压。同时完善其他相关辅检,排除其他继发性高血压疾病。

四、辅助检查

(一)初步检查内容及目的

1. 血常规、尿常规、24 小时尿蛋白定量、肝肾脂糖电解质　明确蛋白尿量及性质,有无贫血,有无血尿。

2. 皮质醇、ACTH,RAS 系统立卧位检测　排除有无内分泌疾病继发高血压。

3. ESR、CRP、肝炎甲乙丙丁戊前 S1 抗原抗体系列、肿瘤指标(CEA + CA199 + AFP + CA125)、抗核抗体系列(ANA+dsDNA+RNP+Sm+SSa+SSa52+抗 SSB+抗 Scl-70+抗 Jo-1)、MPO+PR3、p-ANCA+c-ANCA、免疫球蛋白(IgG、IgM、IgA)+补体、血/尿蛋白电泳、血/尿轻链蛋白　排除乙肝、狼疮、血管炎、肿瘤等继发性因素。

4. 泌尿系超声　评估双肾病变情况,双肾大小是否有明显差别。

5. 肺部 CT　常规筛查。

6. 双肾血管超声　明确是否存在肾动脉狭窄,初步评估肾血管血流速度。

7. 腹部超声　常规筛查。

8. 肾 ECT　评估肾脏灌注。

9. 肾血管 CTA　诊断肾动脉狭窄敏感性达 95%,对肾动脉分支狭窄和肾动脉远端狭窄优于 MRA。

(二)检查结果及思维提示

1. 血常规　白细胞计数 $5.6×10^9$/L,血红蛋白 127g/L,血小板计数 $148×10^9$/L。

2. 尿常规　蛋白(+-++),红细胞 13.21/μl,pH 6.50,比重 1.015。24 小时尿蛋白:0.9g。

3. 肝肾脂糖电解质　白蛋白 38.5g/L,肾小球滤过率(MDRD)57.3ml/min,肌酐 108μmol/L,尿素 15.3mmol/L,尿酸 428μmol/L,钾 4.13mmol/L,总钙 2.13mmol/L,无机磷 1.48mmol/L

4. 皮质醇、ACTH,RAS 系统立卧位检测:皮质醇、ACTH 激素正常范围节律存在。卧、立位肾素、血管紧张素、醛固酮水平均升高。

5. CRP 及 ESR　均正常。

6. 肝炎甲乙丙丁戊前 S1 抗原抗体系列(-)、肿瘤指标(CEA+CA199+AFP+CA125)(-)、抗核抗体系列(ANA+dsDNA+RNP+Sm+SSa+SSa52+抗 SSB+抗 Scl-70+抗 Jo-1)(-)、MPO+PR3、p-ANCA+c-ANCA(-)、IgE、免疫球蛋白(IgG、IgM、IgA)+补体均正常。血/尿蛋白电泳、血/尿轻链蛋白无特殊改变。

7. 泌尿系超声　右肾:104mm×45mm;左肾:93 mm×46mm;肾动脉 Doppler 结论:左肾动脉阻力指数稍增高。腹部超声无特殊。

8. 肾 ECT 提示　双肾灌注降低,左肾为重,左肾外形偏小,左肾滤过功能中度受损。

9. 肾血管 CTA　CTA 示左肾动脉近段重度狭窄。

10. 肺部 CT 阴性。

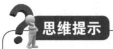
思维提示

　　中年男性患者,高血压2年,血肌酐升高4个月,近期夜尿增多,影像学检查发现左肾缩小,功能受损明显。卧、立位肾素、血管紧张素、醛固酮水平均升高。CTA 示左肾动脉近段重度狭窄。左肾动脉狭窄诊断明确。

五、治疗方案及理由

　　目前治疗措施主要集中在介入治疗、手术治疗和药物治疗等方面,应积极采取干预措施,保护肾功能,可选择血管介入及外科手术等避免患者进入终末期肾病阶段。治疗的方法选择应根据肾损害程度,即是否具有可逆性。

(一)肾实质损害可逆性评价

　　1. 提示有一定可逆性的线索　①血管造影显示有侧支循环建立,远端肾动脉供血区有逆显影;②肾活检提示病肾尚残余较多相对正常组织,肾小管上皮细胞再生活跃,肾小动脉仅轻度硬化,肾脏长径>9cm。

　　2. 提示已无可逆性的线索　①严重氮质血症(血肌酐在354μmol/L以上);②肾活检显示多数肾小管萎缩,间质纤维化以及肾小球严重硬化,肾脏长径<9cm。

(二)治疗方案

　　1. 药物治疗　对已明确肾动脉狭窄的患者,严格来讲药物治疗仅限于有手术或介入治疗绝对禁忌证患者,主要从控制血压、保护肾功能等方面选择药物。钙通道拮抗剂除能控制血压,还具有调整系膜通透性、阻断钙离子参与生长因子致丝裂原作用、减少氧自由基等特点,适于缺血性肾病患者。现在普遍认为治疗达标,即尿蛋白在1g/24h以下时降至17.3/10.7kPa(130/80mmHg)以下,尿蛋白在1g/24h以上时要降至16.6/10.0kPa(125/75mmHg)以下,平均动脉压在12.3kPa(92mmHg)以下。药物可选用钙拮抗剂、血管紧张素Ⅰ转换酶抑制剂(ACEI)、血管紧张素Ⅱ受体拮抗剂(ARB)、利尿剂、α或β受体阻滞剂。对双侧肾动脉狭窄或孤立肾动脉高度狭窄的患者应用ACEI或ARB后可出现急性肾功能不全,单侧肾动脉狭窄的患者亦有可能发展为双侧肾动脉受累,所以在用药时应格外小心,严密监测肾功能的变化。

　　2. 血管介入治疗　包括经皮腔内肾动脉成形术(PTRA)及肾动脉支架置入术(PTAS)。与外科手术相比,介入治疗不用全身麻醉,创伤小,住院日期短,可以重复实施,因此近年来得较普遍开展,但介入治疗对操作者的技术水平要求高,另外由于动脉新生内膜增殖、扩张后的动脉弹性回缩及动脉粥样硬化再发等原因有10%~30%会再狭窄,因此制订治疗方案时要考虑到手术失败的可能。

　　3. 外科治疗　包括肾血管旁路移植术、肾动脉内膜剥脱术、肾动脉再移植术、肾动脉狭窄段切除术、离体肾动脉成形术、自体肾移植术以及肾切除术等,后者仅适用于病肾功能丧失而高血压难以控制的患者。

4. 预防再狭窄 抗血小板药物和药物涂层支架。

思维提示

就该患者而言,左肾长径虽已缩小,但尚大于 9cm,血肌酐未升高到 345μmol/L,肾实质损害尚可逆转,可考虑进行介入治疗。

六、治疗效果及提示

本例患者实行血管介入治疗。植入 5.0mm×20mm 支架,复查造影狭窄消失、血流通畅。

术后三天动态血压:24 小时平均血压 135/88mmHg;HR 77 次/分;白天平均血压:135/88mmHg;HR 82 次/分;夜间平均压:136/90mmHg;HR 65 次/分。

术后服用贝那普利 10mg/d(抑制 RAS 系统、降压)、拜阿司匹林 100mg/d(抗血小板聚集)、波立维 75mg/d(抗凝)、阿托伐他汀 20mg/晚(调脂)。术后随访血压控制可,肾功能稳定。

七、对本病例的思考

肾动脉狭窄常见病因动脉粥样硬化、纤维肌性发育不良、大动脉炎。肾脏病变主要表现:①肾功能进行性减低,表现为夜尿增多、尿比重及渗透压减低;②轻度蛋白尿、血尿;③肾小球功能受损,表现为血肌酐增高、内生肌酐清除率增高;④肾体积渐进性缩小(两肾大小常不对称)。

一般认为肾动脉狭窄程度在 50%~80% 同时开博通肾图检查阳性,则应做介入或外科手术治疗;肾动脉狭窄<50% 或狭窄程度在 50%~80%,且开博通肾图检查阴性,可暂给予药物治疗,并密切监测肾动脉狭窄的进展。即使在有手术指征的病例当中,病例选择适当可明显提高手术的成功率。肾动脉造影可帮助判定病因、病变部位及范围,是设计各种肾动脉成形术的唯一依据。对于年轻患者,肾动脉狭窄的病因多为大动脉炎或纤维肌性发育异常,考虑到长期服药的不良反应,更适合采取血管再通术;对老年肾动脉狭窄患者,多为粥样硬化性病变,既要考虑到动脉硬化的全身影响,也要考虑到长期高血压造成的肾损害是否能被纠正,还要注意到手术治疗或介入治疗时可能引起胆固醇结晶栓塞的危险性。

（杨 浩 程 军）

男性,61岁,于2012年4月20日入院。

一、主诉

血压升高10余年,夜尿增多5个月,乏力2个月。

二、病史询问

(一)初步诊断思路及病史询问

老年男性,夜尿增多伴乏力为主要临床表现,既往有高血压病史10余年,血压控制不详。对于夜尿增多的老年患者首先要排除良性前列腺增生等泌尿外科疾病,同时需排除糖尿病、心功能不全及精神性因素引发的夜间尿量增多,这些基本信息一般可以通过病史询问获得。因此,问诊的目的应围绕夜尿增多的特点,如到底是夜尿的次数增多还是尿量增多、有无口干、多饮,有无夜间不能平卧等情况,注意鉴别诊断的内容询问,以获得夜尿增多的诊断证据。同时还应询问既往心电图和心脏超声有无高血压表现。

(二)问诊的主要内容

1. 现病史询问　重点询问夜尿增多的特点。夜尿的次数及尿量如何,有无诱因和前驱症状,是否伴有水肿,有无胸水、腹水,有无长期服药史。同时询问伴随症状,有无尿频、尿急、尿痛,有无心悸、气短、咳嗽、咳痰等心肺疾病表现,尿色有无改变,有无胃肠道表现,皮肤黄染和出血倾向,有无食欲缺乏、怕冷、反应迟钝,有无颜面部红斑、口腔溃疡、关节痛等。患者高血压病史较长,达10余年,要询问期间是否曾到医院就诊,曾经是否行尿检、肝肾功能和泌尿系超声检查,检查结果如何。还要询问降压药物治疗的情况和治疗的反应。

2. 既往史询问　患者年纪较大,注意询问有无糖尿病及冠心病病史?是否有心脏、肝脏、甲状腺疾病?有无长期用药史?对鉴别夜尿增多的原因非常有提示作用。

(三)问诊结果及思维提示

5个月前无明显诱因出现夜尿增多,3~4次/晚,同时有眼睑及双下肢轻度水肿,无肉眼血尿,无皮疹,无发热,无关节疼痛及口腔溃疡,无胸闷、气喘,无咳嗽、咳痰及咯血,无乏力食欲下降。既往有高血压病史10余年,入院时测血压155/95mmHg,查尿常规:蛋白(+),pH6.5,比重1.010,尿微量蛋白偏高,同时以尿视黄醇结合蛋白或β2微球蛋白升高为主。血白蛋白40.3g/L,肌酐118μmol/L。入院前服用"拜新同30mg/日+贝那普利片10mg/日控制血压",血压控制不详。近 2 个月来逐渐出现乏力,其余无主诉不适。自发病以来,体重未见明显增减。既往体检,无糖尿病及心脏疾病病史。

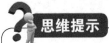

思维提示

　　详细询问病史,患者既往有 10 余年高血压病史,近 5 个月来无明显诱因下出现夜尿增多,既往无糖尿病等其他慢性病病史,同时结合院外的检查结果,尿蛋白 1+,pH 6.5,比重 1.010,门诊尿微量蛋白偏高,同时以尿视黄醇结合蛋白或 β2 微球蛋白升高为主,提示肾小管损伤,临床上初步考虑高血压引发肾损伤。诊断高血压肾损伤后,首先要明确高血压有无继发性因素,包括需要鉴别排除肾血管疾病、嗜铬细胞瘤、原发性醛固酮增多症、皮质醇增多症、主动脉缩窄等继发性高血压因素。同时还需明确有无原发性肾炎可能性,到底是高血压在前还是肾脏疾病在前。

三、体格检查

(一) 重点检查内容及目的

　　患者的主要临床症状为夜尿增多,同时伴有双下肢及眼睑轻度水肿,体检时候,需检查:双下肢水肿是否对称,皮温是否升高,是否存在皮疹,观察有无心浊音界扩大。患者同时有乏力主诉,还需检查四肢肌力等神经系统体格检查。

(二) 体格检查结果及思维提示

　　体格检查结果:血压 156/96mmHg。神志清,全身无皮疹,心界略向左扩大,肺部检查无异常,腹软,无压痛及反跳痛,双下肢轻度水肿,两侧对称,神经系统检查无异常。

思维提示

　　良性高血压肾损害主要损伤肾小管间质,临床上主要表现为夜尿增多,尿浓缩功能减低,尿渗透压下降,尿比重下降等几个方面,同时常伴有其他靶器官损害,如左心室肥厚,高血压眼底动脉硬化。体格检查时要关注高血压相关靶器官损害,比如有无心界扩大、有无视力下降等。该患者既往有 10 余年高血压病史,近 5 个月来无明显诱因下出现夜尿增多,既往无糖尿病等其他慢性病病史,尿蛋白(+),比重 1.010,门诊尿微量蛋白偏高,同时以尿视黄醇结合蛋白或 β2 微球蛋白升高为主,提示肾小管损伤,临床上初步考虑高血压引发肾损伤。

四、辅助检查

(一) 初步检查内容及目的

　　1. 血常规、尿常规、肝肾脂糖电解质、24 小时尿蛋白定量　初步明确有无肾功能损伤。

2. ESR、CRP、皮质醇、促肾上腺皮质激素、肾素、血管紧张素、醛固酮、肝炎甲乙丙丁戊前S1 抗原抗体系列、肿瘤指标(CEA+CA199+AFP+CA125)、抗核抗体系列(ANA+dsDNA+RNP+Sm+SSa+SSa52+抗 SSB+抗 Scl-70+抗 Jo-1)、MPO+PR3、血 IgE、免疫球蛋白 IgG、IgM、IgA、补体、血/尿蛋白电泳、血/尿轻链蛋白　排除乙肝、狼疮、血管炎、肿瘤、原发性醛固酮增多症、皮质醇增多症等继发性因素。

3. 双眼底检查　评估眼底病变情况。

4. 双侧肾上腺超声　明确有无肾上腺病变。

5. 双肾血管超声　明确是否存在双肾动脉狭窄。

6. 腹部超声　了解肝脏、胆囊、胰腺形态,明确是否存在慢性肝病、胆囊炎及胰腺疾病。

7. 完善心电图和心脏超声检查　明确有无原发性高血压等可能。

8. 头颅磁共振检查　明确有无头部血管及其他病变。

9. 肾脏穿刺活检　明确肾脏疾病病理类型。

(二)检查结果及思维提示

1. 血常规　白细胞计数 $5.8×10^9/L$,血红蛋白 157g/L,血小板计数 $218×10^9/L$。

2. 尿常规　蛋白(++),红细胞 $11.9/\mu l$,pH 6.50,比重 1.010。

3. 肝肾脂糖电解质　白蛋白 42.1g/L,肾小球滤过率(MDRD)60ml/min,肌酐 $114\mu mol/L$,尿素 6.3mmol/L,尿酸 $529\mu mol/L$,钾 4.16mmol/L,总钙 2.3mmol/L,无机磷 1.24mmol/,总胆固醇 4.93mmol/L,甘油三酯 2.03mmol/L,肝功能及血糖均正常。尿渗透压 356mosm/kg。

4. 24 小时尿蛋白　0.8g。

5. CRP 及 ESR　均正常。

6. 皮质醇、促肾上腺皮质激素、肾素、血管紧张素、醛固酮未见明显异常。肝炎甲乙丙丁戊前 S1 抗原抗体系列(-)、抗核抗体系列(ANA+dsDNA+RNP+Sm+SSa+SSa52+抗 SSB+抗 Scl-70+抗 Jo-1)(-)、肿瘤指标(CEA+CA199+AFP+CA125)(-)、MPO+PR3(-)、IgE、免疫球蛋白 IgG、IgM、IgA、补体均正常。血/尿蛋白电泳、血/尿轻链蛋白无特殊改变。

7. 眼底检查无特殊。

8. 泌尿系超声　双肾大小形态基本正常。双侧肾上腺、双肾血管超声和腹部超声未见异常。

9. 心电多项信息:窦性心律,电轴左偏。心脏超声提示:左室舒张功能减退,二、三尖瓣、主瓣轻度反流。

10. 头颅磁共振无特殊。

11. 肾穿刺病理检查(图 14-1,见文末彩图)

(1)光学显微镜:病理穿刺取材皮质,肾组织标本 2 条,肾小球 16 个,肾血管 3 条。

(2)肾小球:体积正常大小,未见分叶;5 个硬化。未见新月体,无细胞增多。包曼氏囊壁增厚,无囊腔扩张,壁层上皮细胞肿胀,脏层上皮细胞肿胀。系膜区局灶节段性轻度增生,系膜细胞轻度增生,系膜基质轻度增多。内皮细胞略肿胀。毛细血管襻腔开放良好,无塌陷。基底膜皱缩,空泡变性。未见嗜伊红物沉积。

(3)肾小管:近曲小管上皮细胞局灶颗粒变性、肿胀,可见透明管型,近曲小管小灶萎缩(30%)。小管基底膜增厚,未见小管炎。

(4)肾血管:细小动脉内皮细胞肿胀,26%~49%透明变性,血管壁纤维增生,小叶间动脉血管内膜增厚。

(5)肾间质:小灶单个核细胞浸润(10%),小灶纤维组织增生(10%)。管周毛细血管腔内未见炎细胞。

(6)免疫组化:刚果红染色(-)。

(7)免疫荧光:阴性。

(8)电子显微镜:小球硬化,基质大量增多。

病理诊断:病理表现符合良性肾小动脉硬化症。

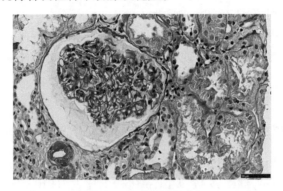

图 14-1　高血压肾病

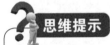

思维提示

　　患者老年男性,有确切的 10 余年高血压病史,临床上以肾小管间质损害为主,轻度蛋白尿(24 小时尿蛋白定量 0.8g),尿沉渣有形成分(红细胞、白细胞、管型)很少,除外各种原发性及继发性肾疾病,肾活检提示细小动脉透明变性,小叶间动脉血管内膜增厚。根据现有检查结果和临床表现,患者诊断高血压肾病基本明确。

五、治疗方案及理由

(一)方案

1. 非药物治疗　对于高血压患者,首先需要改进生活方式及饮食治疗。对于肥胖患者,减轻体重可能是除药物外最有效的干预措施,同时对于高血压患者规律的体力活动也可以一定程度上改善心血管的适应性,有助于体重控制。在饮食方面,高血压患者应该低盐饮食,每天食盐摄入量控制在 5 克以内,并且戒烟、戒酒。

2. 积极控制血压,减少尿蛋白　通常选用血管紧张素转化酶抑制剂(ACEI)或血管紧张素 II 受体拮抗剂(ARB)类药物,这两类降压药同时有非血压依赖性减少蛋白尿的作用。逐步增加药物剂量至最大耐受量能安全地增加其降低蛋白尿的作用,达到最大的肾保护效应。

(二)理由

早期积极有效控制血压和降低尿蛋白水平是良性肾小动脉硬化治疗的关键。对于高血压患者,首先需要改进生活方式及饮食治疗。对于肥胖患者,减轻体重可能是除药物外最有效的干预措施。在饮食方面,高血压患者应该低盐饮食,每天食盐摄入量控制在 5 克以内,并且戒烟、戒酒。同时应该积极控制血压,减少尿蛋白,临床上通常选用血管紧张素转化酶抑制剂(ACEI)或血管紧张素 II 受体拮抗剂(ARB)类药物,这两类降压药同时有非血压依赖性减少蛋白尿的作用,在控制血压同时能达到最大的肾保护效应。用药后监测血钾和血清肌酐,当血清肌酐>265μmol/L 时,一般不主张应用 ACEI。

该患者老年男性,肾脏病理提示高血压肾损伤改变,24 小时尿蛋白 0.8g,血脂高,肾功能异常,排除了一些继发性高血压因素后,给予 ARB 类联合 CCB 类联合降压及降低尿蛋白水平,能使患者最大程度获益。

六、治疗效果及思维提示

该患者入院后排除继发性高血压因素,经缬沙坦和氨氯地平联合降压治疗 1 个月后复查,24 小时尿蛋白减少至 0.2g,血压控制在 130/80mmHg 左右。

思维提示

预后取决于血压的控制程度,开始治疗时的肾功能状态和尿蛋白量。血肌酐升高和蛋白尿增加为进展至终末期肾衰竭的独立危险因素,年龄和蛋白尿增加为死亡的独立危险因素。

七、对本病例的思考

原发性高血压的患病年龄一般在 25~45 岁,引起良性肾小动脉硬化出现临床症状的年龄一般在 40~60 岁。一般来说,良性肾小动脉硬化发生和发展与高血压程度及持续时间呈正相关。在血压控制不佳的高血压患者中,随着时间推移(一般在 5~10 年以上),约 40% 以上会出现不同程度的蛋白尿,由于良性肾小动脉硬化患者的肾小管功能首先受损,因此首发症状常为夜尿增多,此时测定尿渗透压会有不同程度下降。肾脏病理上,肾小血管中层的肥厚和成纤维细胞性内膜增厚引起血管腔狭窄;其次,玻璃样物质(血浆蛋白成分)沉积于损害的血管壁,最常见和特异性的改变是入球小动脉的严重受累伴有玻璃样变,内弹力膜和基膜的变性,和整个血管的纤维蛋白样坏死。肾小球可能表现为局灶球性和局灶节段性硬化,局灶球性硬化是因为缺血性损伤和肾单位功能丧失,而局灶节段性硬化是因为肾小球增大,可能是对肾单位丢失的代偿性反应。在治疗方面,早期积极有效控制血压和降低尿蛋白水平是良性肾小动脉硬化治疗的关键。对于高血压患者,首先需要改进生活方式及饮食治疗。同时临床上通常选用血管紧张素转化酶抑制剂(ACEI)或血管紧张素 II 受体拮抗剂(ARB)类药物,这两类降压药同时有非血压依赖性减少蛋白尿的作用,在控制血压同时能达到最大的肾保护效应。

(陈大进)

病例15 发现血压升高 10 余年,双眼视力下降 10 余天

男性,40 岁,于 2016 年 5 月 27 日入院。

一、主诉

发现血压升高 10 余年,双眼视力下降 10 余天。

二、病史询问

(一)初步诊断思路及病史询问

中年男性,以双眼视力下降伴血压升高为主要临床表现,既往有高血压病史 10 余年。一般来说,临床接诊双眼视力下降同时伴高血压患者,首先要排除双眼及脑部病变。但患者既往无眼科疾患,门诊头颅 CT 等已初步排除脑部疾患,结合患者入院前后血压 220/160mmHg,肾功能、尿常规结果异常可形成初步判断恶性高血压引发肾损伤可能,但仍需排除有无继发性因素导致的高血压。

1. 肾血管疾病 肾动脉狭窄是继发性高血压的常见原因之一。高血压特点为病程短,为进展性或难治性高血压,舒张压升高明显(>110mmHg),腹部或肋脊角连续性或收缩期杂音,血浆肾素活性增高,可行肾动脉血管超声检查,肾动脉造影等以明确。

2. 嗜铬细胞瘤 高血压呈阵发性或持续性。典型病例常表现为血压的不稳定和阵发性发作。发作时除血压骤然升高外,还有头痛、心悸、恶心、多汗、四肢冰冷和麻木感、视力减退、上腹或胸骨后疼痛等。血和尿儿茶酚胺及其代谢产物的测定、胰高糖素激发试验、酚妥拉明试验、可乐定试验等药物试验有助于做出诊断。

3. 原发性醛固酮增多症 ①轻至中度高血压;②多尿尤其夜尿增多、口渴、尿比重偏低;③发作性肌无力或瘫痪、肌痛、搐搦或手足麻木感等。凡高血压者合并上述 3 项临床表现,并有低钾血症、高血钠而无其他原因可解释的,应考虑本病之可能。实验室检查可见血和尿醛固酮升高,PRA 降低。

4. 皮质醇增多症 垂体瘤、肾上腺皮质增生或肿瘤所致,表现为满月脸、多毛、皮肤细薄,血糖增高,24 小时尿游离皮质醇和 17 羟或 17 酮类固醇增高,肾上腺超声可以有占位性病变。

5. 主动脉缩窄 多表现为上肢高血压、下肢低血压。如患者血压异常升高,或伴胸部收缩期杂音,应怀疑本症存在。CT 和 MRI 有助于明确诊断,主动脉造影可明确狭窄段范围及周围有无动脉瘤形成。

6. 慢性肾脏疾病 慢性肾脏病早期均有明显肾脏病变的临床表现,在病程的中后期出现高血压。肾穿刺病理检查有助于诊断慢性肾小球肾炎。

因此,患者问诊的目的应围绕高血压伴发双眼视力下降的特点,排除继发性高血压的一些

因素,同时明确肾功能损伤与高血压及视力下降在时间先后上的关系,注意鉴别诊断的内容询问,以获得恶性高血压并发肾损伤及视力损伤的诊断证据。同时我们在临床上还应注意与原发性高血压由于某些病因导致 RAS 急剧兴奋导致的恶性高血压鉴别

（二）问诊的主要内容

1. 现病史询问 重点询问高血压及视力下降的特点。高血压的时间及程度特点,有无诱因和前驱症状,同时询问相关伴随症状,如是否伴有恶心,呕吐,头痛,头晕,耳鸣等,是否伴有眼底出血,渗出或视盘水肿,肾功能急剧减退,持续性蛋白尿,血尿和管型尿等。患者高血压病史较长,达 10 余年,要询问期间是否曾到医院就诊,是否行尿检、肝肾功能和泌尿系超声检查,检查结果如何,还要询问药物治疗的情况和治疗的反应。同时患者入院前 10 天左右出现视力下降,还要询问既往有无眼部疾患及头颅疾患病史。同时需询问有无夜尿增多以及心脏超声有无左心室肥厚等。

2. 既往史询问 患者年纪较大,注意询问有无高血压、糖尿病及乙肝、丙肝病史? 是否有心脏、肝脏、甲状腺疾病? 有无长期用药史? 对鉴别高血压的原因非常有提示作用。

（三）问诊结果及思维提示

患者 10 余年前发现血压升高,血压一般为 140～150/90～100mmHg,未规律监测,未规律服用药物控制。10 天前在外地出差劳累后出现双眼视力下降,伴有血压急剧升高,达 220/160mmHg,伴有头痛、头晕,无肉眼血尿,无皮疹,无发热,无关节疼痛及口腔溃疡,无胸闷、气喘,无咳嗽、咳痰及咯血,无乏力食欲缺乏。查尿蛋白(+),肾小球滤过率(EPI-cr)60.06ml/min,肌酐 127μmol/L,尿酸 480μmol/L。超声提示:双肾实质回声偏高,双肾动脉未见明显异常,双肾上腺扫查未见明显异常。自发病以来,体重无明显增加。既往体检,无糖尿病、心脏疾病及眼部疾病病史,自诉夜尿无明显增多。心脏超声检查提示:主动脉径增宽,左心房增大,室间隔增厚,左室舒张功能减退。

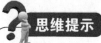
思维提示

> 详细询问病史,患者高血压的特点为在原有高血压基础上出现的短时间内急剧升高,出差劳累为可能诱因,同时伴有双眼视力下降及肾功能受损。结合院外的检查结果,尿蛋白(+),肾小球滤过率(EPI-cr)60.06ml/min,肌酐 127μmol/L,尿酸 480μmol/L。超声提示:双肾实质回声偏高,双肾动脉未见明显异常,双肾上腺扫查未见明显异常。心脏超声检查提示:主动脉径增宽左心房增大室间隔增厚左室舒张功能减退。诊断恶性高血压基本明确,首先要查找有无继发性高血压因素。包括需要排除:肾血管疾病、嗜铬细胞瘤、原发性醛固酮增多症、皮质醇增多症、主动脉缩窄及慢性肾病可能。

三、体格检查

重点检查内容及目的

患者的主要临床症状为恶性高血压伴视力下降,因此在对患者进行系统、全面检查的同

时,应重点注意有无恶性高血压全身靶器官损伤依据,如是否伴有眼底出血,渗出或视盘水肿。

体格检查结果:血压 220/160mmHg。神志清,全身无皮疹,皮肤巩膜无黄染,双肺呼吸音粗,心脏听诊未及病理性杂音。腹平软,肝脾未及,听诊肠鸣音 4 次/分,移浊阴性,无压痛,无反跳痛,未及包块。四肢肌力、肌张力正常,双下肢无水肿,神经系统查体阴性,右眼视物模糊,光感存在。

思维提示

恶性高血压比较突出的临床表现是视力迅速减退,眼底出血,渗出或视盘水肿,肾功能急剧减退,可有持续性蛋白尿,血尿和管型尿,可在短期内出现心力衰竭,表现为心慌、气短、呼吸困难。进一步的实验室和影像学检查的主要目的是排除肾血管疾病、嗜铬细胞瘤、原发性醛固酮增多症、皮质醇增多症、主动脉缩窄等继发性因素可能,同时完善肾活检,明确病理类型,指导治疗及预后。

四、辅助检查

(一)初步检查内容及目的

1. 血常规、尿常规、肝肾脂糖电解质、24 小时尿蛋白定量 证实恶性高血压并发肾脏损伤。

2. ESR、CRP、肝炎甲乙丙丁戊前 S1 抗原抗体系列、肿瘤指标(CEA+CA199+AFP+CA125)、抗核抗体系列(ANA+dsDNA+RNP+Sm+SSa+SSa52+抗 SSB+抗 Scl-70+抗 Jo-1)、MPO+PR3、免疫球蛋白(IgG、IgM、IgA)+补体、皮质醇、促肾上腺皮质激素、肾素、血管紧张素、醛固酮、血尿渗透压、血/尿蛋白电泳、血/尿轻链蛋白 排除乙肝、狼疮、血管炎、肿瘤、原发性醛固酮增多症、皮质醇增多症等继发性因素。

3. 双眼底检查 评估眼底病变情况。

4. 双侧肾上腺超声 明确有无肾上腺病变。

5. 双肾血管超声 明确是否存在双肾血管狭窄。

6. 腹部超声 了解肝脏、胆囊、胰腺形态,明确是否存在慢性肝病、胆囊炎及胰腺疾病。

7. 头颅磁共振检查 明确有无头部血管及其他病变。

8. 肾脏穿刺活检 明确肾脏疾病病理类型。

(二)检查结果及思维提示

1. 血常规 白细胞计数 $6.4×10^9/L$,血红蛋白 132g/L,血小板计数 $218×10^9/L$。

2. 尿常规 蛋白(+),红细胞 77 个/μl,pH 6.50,比重 1.011。

3. 肝肾脂糖电解质 白蛋白 46g/L,肾小球滤过率(MDRD)53.8ml/min,肌酐 140μmol/L,尿素 8.4mmol/L,尿酸 509μmol/L,钾 4.13mmol/L,总钙 2.13mmol/L,无机磷 1.18mmol/L,总胆固醇 6.10mmol/L,甘油三酯 2.09mmol/L,肝功能及血糖均正常。

4. 24 小时尿蛋白 0.45g,尿渗透压 266mOsm/kg。

5. CRP 及 ESR 均正常。

6. 肝炎甲乙丙丁戊前 S1 抗原抗体系列(-)、肿瘤指标(CEA+CA199+AFP+CA125)(-)、抗核抗体 ANA+dsDNA+RNP+Sm+SSa+SSa52+抗 SSB+抗 Scl-70+抗 Jo-1（-）、MPO+PR3（-）、血/尿渗透压、IgE、免疫球蛋白+补体均正常。皮质醇、促肾上腺皮质激素、肾素、血管紧张素、醛固酮、血尿渗透压未见明显异常。血/尿蛋白电泳、血/尿轻链蛋白未见特殊异常。

7. 泌尿系超声　双肾大小形态正常。双肾血管超声和腹部超声未见异常。心脏超声：主动脉径增宽，左心房增大，室间隔增厚，左室舒张功能减退。

8. 双侧肾上腺超声、双肾血管超声、腹部超声、头颅磁共振　未见明显异常。

9. 眼底检查：双眼底存在出血及视盘水肿。

10. 肾穿刺病理检查

（1）光学显微镜：病理穿刺取材皮质，肾组织标本 2 条，肾小球 18 个，肾血管 2 条。

（2）肾小球：体积正常大小，未见分叶；无硬化。未见新月体，无细胞增多。包曼氏囊壁增厚，无囊腔扩张，壁层上皮细胞肿胀，脏层上皮细胞肿胀。系膜区局灶节段性轻度增生，系膜细胞轻度增生，系膜基质轻度增多。内皮细胞肿胀。毛细血管襻腔开放良好，无塌陷。基底膜皱缩，空泡变性。未见嗜伊红物沉积。

（3）肾小管：近曲小管上皮细胞局灶颗粒变性，肿胀，可见透明管型，近曲小管小灶萎缩（10%）。小管基底膜增厚，未见小管炎。

（4）肾血管：细小动脉内皮细胞肿胀，26%～50% 透明变性，血管内膜水肿黏液变，血管壁纤维增生，部分可见小动脉纤维素样坏死，小叶间动脉血管内膜增厚。

（5）肾间质：小灶单个核细胞浸润（10%），小灶纤维组织增生（10%）。管周毛细血管腔内未见炎细胞。

（6）免疫组化：刚果红染色（-）。

（7）免疫荧光：阴性。

（8）电子显微镜：肾小球硬化，基质大量增多

病理诊断：病理表现符合恶性高血压肾损害改变。

> **？思维提示**
>
> 　　中年患者，急性起病，表现为恶性高血压，伴有眼底及肾脏病变，排除了肾血管疾病、嗜铬细胞瘤、原发性醛固酮增多症、皮质醇增多症、主动脉缩窄等继发性因素，肾脏病理光镜下细小动脉内皮细胞肿胀，26%～50% 透明变性，血管内膜水肿黏液变，血管壁纤维增生，部分可见小动脉纤维素样坏死，小叶间动脉血管内膜增厚。临床考虑恶性高血压肾损伤。

五、治疗方案及理由

（一）方案

1. 降压原则　对于无心力衰竭、高血压脑病、高血压危象的患者，宜将血压缓慢降至安全水平（160～170/100～110mmHg）或者血压下降最大幅度<治疗前血压的 25%，但不宜过低，血压急骤降至过低水平，反使重要脏器供血不足，导致心、脑、肾功能恶化，还可发生休克等危险。

2. 降压药物　宜选用抑制 RAS 系统，但不影响或能增加肾血流的药物。临床上静脉常用

的药物有：硝普钠：对动、静脉均有直接扩张作用；尼卡地平：钙离子拮抗剂；拉贝洛尔：α 和 β 肾上腺素受体阻滞药；肼屈嗪：直接扩张周围小动脉；卡托普利：血管紧张素转换酶抑制剂；利尿剂可以导致容量不足，低钾，和 RAS 兴奋，临床上应慎用。单剂降压不满意者，应联合用药，但需注意不要同时使用副作用相同药物，避免严重不良反应。在血压降到 160～170/100～110mmHg 左右后，可选用血管紧张素转化酶抑制剂（ACEI）或血管紧张素 Ⅱ 受体拮抗剂（ARB）类药物联合其他类型降压药口服联合控制血压，这样可增加降压效果，有益于靶器官保护，同时 ACEI 或者 ARB 类药物又可以抑制 RAS 系统活化，达到最大的肾保护效应。

3. 病因治疗   多数恶性高血压是由于肾实质性疾病、肾血管性高血压、药物等原因所致。因此，诊断恶性高血压之后，在积极控制血压的同时，应努力寻找这些继发因素。并力争去除或治疗可逆性病因。强调本患者病因是原发性高血压导致。

（二）理由

恶性高血压一经诊断就应该采取积极的降压治疗，以防止心力衰竭、高血压脑病、高血压危象的发生或者进展，待血压稳定后再做相关的实验室检查以确定恶性高血压的病因。对于无心力衰竭、高血压脑病、高血压危象的患者，宜将血压缓慢降至安全水平（160～170/100～110mmHg）或者血压下降最大幅度<治疗前血压的 25%，但不宜过低，血压急骤降至过低水平，反使重要脏器供血不足。临床上静脉常用的药物有：硝普钠：对动、静脉均有直接扩张作用；拉贝洛尔：α 和 β 肾上腺素受体阻滞药。在血压降到 160～170/100～110mmHg 左右后，可选用血管紧张素转化酶抑制剂（ACEI）或血管紧张素 Ⅱ 受体拮抗剂（ARB）类药物联合其他类型降压药口服联合控制血压，这样可增加降压效果，有益于靶器官保护，同时 ACEI 或者 ARB 类药物又可以抑制 RAS 系统活化，达到最大的肾保护效应。

该患者中年男性，肾脏病理提示恶性高血压肾损伤表现，血脂高，肾功能异常，排除了肾血管疾病、嗜铬细胞瘤、原发性醛固酮增多症、皮质醇增多症、主动脉缩窄等继发性因素，临床上在联合尼卡地平静脉用药及口服缬沙坦降压药治疗后，血压缓慢降至 150/100mmHg 左右。强调本患者病因是原发性高血压导致。

六、治疗效果及思维提示

经上述治疗 1 个月后复查，临床上在联合降压药治疗后，血压缓慢降至 145/95mmHg 左右，尿常规：蛋白(-)，红细胞 12 个/μl，pH 6.50，比重 1.015。血肌酐 116μmol/L。

？思维提示

恶性高血压一经诊断就应该采取积极的降压治疗，以防止心力衰竭、高血压脑病、高血压危象的发生或者进展，降压时宜将血压缓慢降至安全水平（160～170/100～110mmHg），临床上静脉常用的药物有：硝普钠：对动、静脉均有直接扩张作用；拉贝洛尔：α 和 β 肾上腺素受体阻滞药。在血压降到 160～170/100～110mmHg 左右后，可选用血管紧张素转化酶抑制剂（ACEI）或血管紧张素 Ⅱ 受体拮抗剂（ARB）类药物联合其他类型降压药口服联合控制血压，这样可增加降压效果，有益于靶器官保护，同时 ACEI 或者 ARB 类药物又可以抑制 RAS 系统活化，达到最大的肾保护效应。

七、对本病例的思考

　　恶性高血压在临床上男性多见,男女比例为 2∶1,发病高峰年龄为 30~50 岁。本病的病理表现为细小动脉内皮细胞肿胀,26%~50%透明变性,血管内膜水肿黏液变,血管壁纤维增生,部分可见小动脉纤维素样坏死,小叶间动脉血管内膜增厚,同时伴有眼底改变,恶性高血压诊断明确。恶性高血压的最常见首发症状是头痛、视物模糊,大部分患者急性起病,之前通常有良性高血压病史,多数患者的平均舒张压超过 120mmHg。一般情况下,63%~90%恶性高血压患者有肾脏受累表现,但大部分患者蛋白尿不明显,也有不少患者可表现为急性肾衰竭。肾外表现主要是眼底出血、渗出,视盘水肿,头痛、头晕及脑血管意外等,还有患者可出现急性左心衰和肺水肿。本例患者既往有良性高血压病史,平时不规则服用降压药及未规范监测血压,本次急性发病,表现为恶性高血压,临床上在积极控制血压及排除继发性高血压因素后,行肾穿刺活检,最终明确恶性高血压肾损伤诊断。因此在临床上对于良性高血压患者,如突发头痛、视力下降等情况下,需警惕恶性高血压可能。

(陈大进)

病例16 反复肉眼血尿7个月余

男性,19岁,于2014年11月12日入院。

一、主诉

反复肉眼血尿7个月余。

二、病史询问

(一)初步诊断思路及病史询问

患者青年男性,慢性病程,以反复肉眼血尿为主要表现入院。血尿是肾脏疾病的常见症状,我们将以血尿为切入点展开分析。首先需要明确是否是血尿。需要询问病史排除非血尿情况,包括食物药物的影响,比如进食甜菜根,服用药物去铁胺、利福平、甲硝唑等,还包括溶血、横纹肌溶解引起的尿色改变,可以出现尿隐血阳性而尿红细胞是阴性的。其次需进一步鉴别真性血尿还是假性血尿,注意问病史时详细了解女性病人留尿时是否处于月经期、有无痔疮以及有无伪造血尿等情况。最后是判断血尿的定位及具体病因的鉴别。定位诊断首先需结合尿三杯试验及肾小球源性血尿和非肾小球源性血尿的鉴别,其鉴别要点是①新鲜尿沉渣相差显微镜检查,尿非均一性红细胞所占的比例。②肾小球源性血尿常为全程、无痛,常不伴血块、血丝,而非肾小球源性血尿可为初始血尿、终末血尿或全程血尿,常见血丝、血块,伴尿路刺激症状或剧烈腰痛。③血尿伴较大量蛋白尿、管型尿(特别是红细胞管型),多提示肾小球源性血尿。要注意比较特殊的血尿类型,运动性血尿、胡桃夹综合征、特发性高尿钙症及腰痛血尿综合征。故问诊的目的应围绕血尿的特点进行展开,并注意鉴别诊断的内容询问。

(二)问诊的主要内容

1. 现病史询问 重点询问血尿的特点。如尿液颜色,是否为全程血尿,有无尿频尿急尿痛、有无出现血凝块,有无伴发腰痛及持续时间,近期是否服用导致红色尿的药物或食物。尿液呈鲜红色,伴有血凝块往往提示外科性血尿可能性大,如结石、肿瘤等,暗红色无血凝块出现则需怀疑肾小球性疾病。一些药物如抗结核药物,部分抗肿瘤药物,抗生素等也会引起尿色偏红,而非真正意义上的血尿。询问出现血尿前有无前驱感染、运动、外伤及时间关系,血尿的出现也可以是全身感染引起,如流行性出血热,而泌尿系局部感染也可以引起血尿的出现。剧烈运动后,大量肌红蛋白从肾小球滤过超出肾小管重吸收能力,可引起酱油色的血尿。同时询问血尿的伴随症状,有无泡沫尿、夜尿增多、水肿、高血压、皮疹、发热、肾绞痛、尿痛、排尿困难等,相信询问伴随症状,同样可以帮助我们鉴别血尿来源,如泡沫尿、夜尿增多、水肿、高血压、皮疹的出现往往提示肾小球源性的内科性血尿,肾绞痛、尿痛、排尿困难的出现则考虑外科性可能性更大。患者青年男性,注意有无听力、视力改变,有无家族血尿病史,需排除有无遗传相关疾病,如 Alport 综合征。对于年轻人还需关注体型情况,瘦长型年轻患者需考虑胡桃夹综合征等解剖因素引起的血尿。患者反复肉眼血尿已 7 个月,需询问是否曾到医院就诊,是否行尿常规、尿红细胞位相、血常规、肝肾功能及泌尿系超声等检查,检查结果如何,询问药物治疗的情况和治疗的反应。

2. 既往史询问 患者年纪轻,注意询问有无过敏性紫癜、乙肝、系统性红斑狼疮、尿路结石病史,鉴别内科性及外科性血尿;有无长期用药史,重点关注可引起尿色改变的药物史;有无左侧精索静脉曲张手术史,排除胡桃夹引起的精索静脉血流回流不畅。

(三)问诊结果及思维提示

患者 7 个月前学校运动会短跑后出现肉眼血尿,感乏力,伴腰酸,无腰痛,无尿频尿急尿痛,无夜尿增多,无小便泡沫增多,无畏寒发热,无皮疹关节肿痛等不适,至当地医院就诊,查尿常规:红细胞(++),蛋白(±),白细胞(±);24 小时尿蛋白定量:130mg/24h;生化:肌酐 57μmol/L,尿素氮 3.63mmol/L,白蛋白 37.7g/L;补体 C3 78.4mg/dl;ANCA+ANA 系列阴性;泌尿系超声未见明显超声异常,予"血尿安"控制血尿。近 7 个月来患者反复出现肉眼血尿,症状同前,定期当地医院复查尿常规:尿红细胞波动在+-到+++,蛋白波动在+-到+,予"血尿安、保肾康"治疗后血尿能缓解。1 个月前运动后再次出现肉眼血尿,性质同前,检查尿常规:红细胞(+++),蛋白(±),白细胞(±)。现患者为求进一步治疗来院,门诊拟"血尿待查"收住入院。

思维提示

详细询问病史,患者多次运动后出现肉眼血尿,治疗后能缓解,血尿出现时为全程血尿,无凝血块,不伴蛋白尿,无尿路刺激症状,肾功能一直稳定,无高血压、过敏性紫癜、慢性乙肝等病史,无听力、视力改变,家族无类似疾病史。需要进一步完善查体及相关检查帮助诊断。根据患者目前病史及查体,患者无肾病史,无水肿、泡沫尿,体型呈瘦长型,运动后出现,我们首先考虑血尿为非肾小球源性,胡桃夹可能性大,但需进一步排除结石等因素。

三、体格检查

(一)重点检查内容及目的

需对患者进行系统、全面检查,特别应重点注意有无高血压,双下肢及眼睑水肿,扁桃体肿大,肾区叩痛,注意有无皮疹、关节肿痛,注意是否瘦长体型,注意检查有无精索静脉曲张、腹部包块等。

(二)体格检查结果及思维提示

体格检查结果:T 36.4℃,P 74 次/分,R 18 次/分,BP 120/80mmHg,BMI 18.3。咽无充

血,扁桃体不大。视力、听力初测可,浅表淋巴结未及明显肿大,双肺呼吸音清,未闻及干湿性啰音。心率 70 次/分,律齐,各瓣膜听诊区未闻及杂音。腹平软,无压痛,肝脾未触及。肝区及双肾区无叩痛。双下肢无水肿。左侧精索静脉轻度曲张。

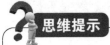**思维提示**

　　患者青年男性,反复运动后出现肉眼血尿,血尿波动较大,服用"血尿安、保肾康"血尿能转阴。查体无高血压、扁桃体肿大,无听力、视力无明显改变,左侧精索静脉曲张,瘦长体型,需高度怀疑胡桃夹综合征可能。下一步需完善相关检查辅诊。

四、辅助检查

(一)初步检查内容及目的

　　1. 血常规、尿常规、肝肾脂糖电解质、24 小时尿蛋白定量,尿红细胞位相　鉴别肾小球源性血尿与非肾小球源性血尿,评估肾功能、蛋白尿量。

　　2. ESR、CRP、肝炎甲乙丙丁戊前 S1 抗原抗体系列、肿瘤指标(CEA + CA199 + AFP + CA125)、抗核抗体系列(ANA + dsDNA + RNP + Sm + SSa + SSa52 + 抗 SSB + 抗 Scl-70 + 抗 Jo-1)、MPO+PR3、p-ANCA+c-ANCA、免疫球蛋白(IgG、IgM、IgA)+补体　排除乙肝、狼疮等继发性因素。

　　3. 泌尿系超声　评估双肾病变情况。

　　4. 双肾血管超声　明确是否存在左肾静脉受压的情况,排除肾静脉血栓。

　　5. 肝胆脾胰超声　了解肝脏、胆囊、胰腺形态,明确是否存在慢性肝病、胆囊炎及胰腺疾病。

　　6. 双肾血管 CTA　显示腹主动脉和肠系膜上动脉与受压的左肾静脉三者的解剖关系。

(二)检查结果及思维提示

　　1. 血常规　白细胞计数 $5.2×10^9$/L,血红蛋白 127g/L,血小板计数 $198×10^9$/L。

　　2. 尿常规　尿常规(平卧位):蛋白(±),红细胞 41 个/μl,pH 6.50,比重 1.015;尿常规(运动后):蛋白(+),红细胞 287 个/μl,pH 6.50,比重 1.018。

　　3. 肝肾脂糖电解质　白蛋白 42.8g/L,肾小球滤过率(MDRD)92.15ml/min,肌酐 71μmol/L,尿素 5.3mmol/L,尿酸 318μmol/L,钾 4.05mmol/L,总钙 2.11mmol/L,无机磷 1.21mmol/,总胆固醇 5.20mmol/L,肝功能及血糖均正常。

　　4. 24 小时尿蛋白　0.13g。

　　5. 尿红细胞位相　异形红细胞比例 31%。

　　6. CRP 及 ESR　均正常。

　　7. 肝炎甲乙丙丁戊前 S1 抗原抗体系列(-)、肿瘤指标(CEA+CA199+AFP+CA125)(-)、抗核抗体 ANA+dsDNA+RNP+Sm+SSa+SSa52+抗 SSB+抗 Scl-70+抗 Jo-1(-)、ANCA(-)、IgE、免疫球蛋白(IgG、IgM、IgA)+补体　均正常。

8. 泌尿系超声　双肾大小形态正常。肝胆脾胰超声正常。

9. 肾血管超声　左肾静脉存在胡桃夹征象,建议 CTA 检查。

(1)平卧位:左肾静脉远心端静息时内径 6.1mm,流速 14.5cm/s;左肾静脉近心端(跨腹主动脉处)静息时内径 0.9mm,流速 130cm/s。

(2)站立 15 分钟后检查:左肾静脉远心端静息时内径 8.1mm,流速 14.0cm/s;左肾静脉近心端(跨腹主动脉处)静息时内径 0.5mm,流速 131cm/s。

10. 双肾血管 CTA　左肾静脉汇入下腔静脉跨越腹主动脉处明显受压变窄,符合胡桃夹综合征(肠系膜上动脉与腹主动脉夹角约 23 度)。

思维提示

左肾静脉需穿经腹主动脉与肠系膜上动脉所形成的夹角、跨越腹主动脉前方才注入下腔静脉。正常时,此夹角为 45°～60°,被肠系膜脂肪、淋巴结及腹膜等所填充使左肾静脉不致受压;但青春期身高迅速增长、椎体过度伸展、体型急剧变化等情况下,可使①左肾静脉受压致肾静脉淤血,可产生蛋白尿;②在静脉窦和肾盂之间形成异常交通而发生血尿,蛋白尿等表现。好发于青春期至 40 岁左右,男性多见;儿童发病分布在 4～7 岁,多发年龄见于 13～16 岁。主要症状是无症状性直立性血尿或/和蛋白尿,或发作性或持续性肉眼或镜下血尿;其中无症状肉眼血尿更为常见;血尿多在傍晚或运动后出现。临床表现休息时与运动尿常规血尿和/或蛋白尿变化显著,平卧休息时尿常规可阴性表现,尿红细胞形态提示非肾小球源性血尿。肾功能影响不明显,男性患者多数伴有左侧精索静脉曲张,肾血管彩超、CTA、MRA 等检查可有明确表现。确诊需行左肾静脉造影,由于属于有创操作,目前使用较少。

五、治疗方案及理由

(一) 方案

1. 保守治疗　适用于大部分儿童患者。保守治疗镜下血尿,短时间断肉眼血尿,只需随诊。肠系膜上动脉起始部脂肪、结缔组织增加,有效侧支循环建立,可使压迫减轻,血尿消失。

2. 手术治疗　手术适应证:反复、严重、持续血尿,引起贫血,有肾功能损害,保守内科治疗 2 年以上不缓解。手术目的:解除左肾静脉压迫。手术方法:肠系膜上动脉切断再植术、左肾静脉下移-下腔静脉端侧吻合术、精索静脉(卵巢静脉)-下腔静脉吻合术、左肾静脉下腔静脉自体大隐静脉旁路转流术、血管外带环人工血管支撑术、自体肾移植术。

3. 介入治疗　左肾静脉支架置入术,属于微创手术、效果好,目前逐渐成为首选治疗方法。但是该治疗有支架脱落或变形、再次狭窄、血栓形成等并发症。

(二) 理由

患者年纪较轻,身材瘦长,且初次发现血尿蛋白尿,治疗上首选保守为主,建议患者增加体重,定期复查,血尿蛋白尿没有明显增加的情况下,可暂不行进一步处理。随访效果不佳可考虑介入或手术治疗。

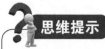

思维提示

　　对年纪较轻患者多选用保守治疗,建议增加体重,部分患者随着生长发育能自行缓解,一般对于成年体型相对固定患者多选用介入治疗。同时随访过程中注意有无血尿、蛋白尿短期内明显变化,部分患者可合并慢性肾小球肾炎,需注意鉴别。

六、对本病例的思考

　　左肾静脉需穿经腹主动脉与肠系膜上动脉所形成的夹角、跨越腹主动脉前方才注入下腔静脉。正常时,此夹角为 45°~60°,被肠系膜脂肪、淋巴结及腹膜等所填充使左肾静脉不致受压;但青春期身高迅速增长、椎体过度伸展、体型急剧变化等情况下,可使:①左肾静脉受压致肾静脉淤血,可产生蛋白尿;②在静脉窦和肾盂之间形成异常交通而发生血尿,蛋白尿等表现。好发于青春期至 40 岁左右,男性多见;儿童发病分布在 4~7 岁,多发年龄见于 13~16 岁。主要症状是无症状性直立性血尿或/和蛋白尿,或发作性或持续性肉眼或镜下血尿;其中无症状肉眼血尿更为常见;血尿多在傍晚或运动后出现。对临床上:①反复发作波动较大的血尿、蛋白尿;②用治疗不易解释的尿检波动;③间歇性血尿、蛋白尿;④运动后的血尿、蛋白尿;⑤瘦长体形者的血尿、蛋白尿;⑥长期无水肿的波动性蛋白尿;都应考虑胡桃夹综合征可能。

(杨　浩　程　军)

病例17　发现血糖升高12年,反复双下肢水肿4个月

男性,56岁,于2014年4月12日入院。

一、主诉

发现血糖升高12年,反复双下肢水肿4个月。

二、病史询问

(一)初步诊断思路及病史询问

患者中老年男性,血糖升高病史,缓慢起病,以双下肢水肿为主诉就诊。若糖尿病病程时间长,加之血糖控制不佳,临床上可出现糖尿病并发症,如糖尿病肾病、糖尿病视网膜病变、大血管病变以及糖尿病神经病变。因此,对于糖尿病患者的问诊,需详细询问糖尿病病史及可能出现的并发症情况,如糖尿病确诊时间、类型、既往及目前的治疗方案、血糖控制情况,是否伴发高血压、视物模糊、水肿、肢端感觉异常或皮肤溃烂等。患者目前以双下肢水肿就诊,基于糖尿病病史,肾源性水肿需首先考虑,结合尿常规、肾功能、血浆白蛋白等检查可形成初步判断。但仍需鉴别伴发心、肝等重要脏器的严重病变引起的水肿,如糖尿病大血管病变,继发冠心病导致心功能不全可能,结合病史、合并症状以及心脏超声等有助于判断。因此,问诊的目的除了围绕水肿的特点外,还应注意鉴别诊断的内容询问。

(二)问诊的主要内容

1. 现病史询问　患者病史时间长,询问内容主要包括糖尿病病史和目前水肿的特点两方面。

(1)血糖升高时间和起始合并症状?

根据血糖升高发生的年龄、是否合并有多饮多食多尿及体重减轻等临床表现、糖耐量试验化验结果,有助于明确糖尿病类型及糖尿病病程长短。

(2)糖尿病治疗方案和血糖控制情况?

明确糖尿病治疗方案变化、血糖控制好坏,对糖尿病长期并发症的发生及治疗预后有一定提示。

(3)是否有糖尿病并发症的相关症状?

如视物模糊、胸痛胸闷、肢端感觉异常或皮肤溃烂等,是否到医院就诊,是否做相关检查和治疗,以及目前的治疗情况。若合并糖尿病视网膜病变,需警惕患者存在糖尿病肾病可能。

(4)水肿发生有无诱因和前驱症状?

若水肿发生前有一定诱因和前驱症状有助于明确病因寻找。如有局部外伤、发热等表现

需考虑局部炎症水肿可能。

（5）水肿发展顺序和累及的范围？

水肿累及的范围（局部或全身），水肿发生顺序（从双下肢始发还是眼睑开始），是否受体位的影响，水肿的发展速度，是否为凹陷性，对病因的诊断有明显提示作用。如晨起颜面水肿明显者，需考虑肾性水肿；下肢凹陷性水肿下午之后更明显则需考虑心源性水肿。

（6）水肿伴随症状？

水肿是否同时伴有胸闷气急、咳嗽咳痰等心肺疾病表现，水肿局部皮肤颜色、温度、压痛、皮疹，有无胃肠道表现，皮肤黄染和出血倾向，有无食欲缺乏、怕冷、反应迟钝，有无颜面部红斑、口腔溃疡、关节痛等，有助于诊断引起水肿的原因。

（7）水肿发生时及发生后化验检查？

相关化验检查能为病因查找提供依据，如尿检、肝肾功能和泌尿系超声等检查。

（8）水肿的既往治疗情况？

询问药物治疗的情况，排除可能引起水肿的药物；询问药物治疗效果，对病因有提示作用。

2. 既往史询问　注意询问有无高血压及乙肝、丙肝病史？是否有心脏、肝脏、甲状腺疾病？有无长期用药史？对鉴别水肿的原因非常有提示作用。

（三）问诊结果及思维提示

患者 12 年前至当地医院体检，发现血糖升高，并确诊 2 型糖尿病，不规律服用口服降糖药，血糖控制不佳。2 年前出现左眼视物模糊，未重视，未进一步就诊。4 个月前起无明显诱因下出现双下肢凹陷性水肿，起初抬高双腿水肿可消退，后水肿逐渐加重，伴颜面部轻度水肿，有泡沫尿，无肉眼血尿，无腹胀恶心，无活动后胸闷气急，无咳嗽咳痰，查尿蛋白（+++），血肌酐 167μmol/L，血浆白蛋白 26.44g/L 当地医院予利尿、补充白蛋白等对症支持治疗，水肿有好转未完全消退，仍有反复，复查蛋白尿仍有（+++）。近 1 个月来患者双下肢水肿逐渐加重，有腹胀，尿量减少（每天 1000ml 左右），近 1 个月体重增加 8kg。既往史：高血压病史 10 年，现服厄贝沙坦片+氨氯地平联合降压治疗，血压控制可。家族史无特殊。

思维提示

详细询问病史，患者糖尿病病史 12 年，合并高血压、视物模糊，目前水肿主诉就诊。水肿症状缓慢进展，累及双下肢及颜面部，体重增加明显，无胸闷气急、咳嗽咳痰等心肺疾病表现，考虑肾性水肿可能性大。结合病史及检查提示蛋白尿（+++），血浆白蛋白 26.44g/L，血肌酐升高，需考虑糖尿病肾病，肾病综合征表现。但糖尿病患者合并肾脏损害不一定是糖尿病肾病，故需排除合并其他肾脏疾病可能，特别是存在以下情况：如无糖尿病视网膜病变、蛋白尿急剧增多或肾病综合征、伴发血尿、肾功能下降迅速等。

三、体格检查

（一）重点检查内容及目的

患者糖尿病病程长，在对患者进行系统、全面检查的同时，应特别关注糖尿病并发症相关体征,如有无视力减退、肢体感觉异常、皮肤色素沉着、皮肤破溃等。患者主要临床症状为双下肢水肿,还应重点注意水肿的特点,如双下肢水肿是否对称,皮温是否升高,是否存在皮疹。同时应注意是否合并胸腹腔积液,如双肺呼吸音是否减低,是否有腹部移动性浊音等。

(二) 体格检查结果及思维提示

体格检查结果:血压 151/85mmHg,BMI 28.6kg/m²。神志清,全身无皮疹,颜面部水肿,双眼活动可,左眼视力减退,右眼视力可,心肺检查无异常,腹膨隆,无压痛及反跳痛,移动性浊音阳性,双下肢中度凹陷性水肿,两侧对称。神经系统检查无异常。

> **思维提示**
>
> 患者左眼视力减退,需进一步完善眼底检查;同时需进一步完善颈部血管彩超、心电图、心脏超声、肌电图等检查,评估糖尿病并发症情况。临床考虑典型糖尿病肾病,能排除其他肾脏疾病,通常不需要做肾活检。若不能排除合并其他肾脏疾病可能,需进一步完善继发因素的相关检查。必要时,完善肾活检,以病理明确。

四、辅助检查

(一) 初步检查内容及目的

1. 血常规、尿常规、肝肾脂糖电解质、糖化血红蛋白、24 小时尿蛋白定量　明确血糖控制、肾脏病变情况。

2. ESR、CRP、肝炎甲乙丙丁戊前 S1 抗原抗体系列、肿瘤指标(CEA+CA199+AFP+CA125)、抗核抗体系列(ANA+dsDNA+RNP+Sm+SSa+SSa52+抗 SSB+抗 Scl-70+抗 Jo-1)、MPO+PR3、p-ANCA+c-ANCA、免疫球蛋白(IgG、IgM、IgA)+补体、、血/尿蛋白电泳、血/尿轻链蛋白　排除乙肝、狼疮、血管炎、肿瘤、感染等继发性因素。

3. 心肌酶谱、心电图　评估心脏情况。

4. 眼科眼底检查　评估眼底视网膜病变。

5. 肌电图　评估周围神经病变。

6. 泌尿系超声　评估双肾病变情况。

7. 肺部 CT　明确是否存在胸水,是否存在肺部感染。

8. 腹部、腹水超声　了解肝脏、胆囊、胰腺形态,明确是否存在慢性肝病、胆囊炎及胰腺疾病;评估腹水情况。

9. 肾脏穿刺活检　必要时明确肾脏疾病病理类型。

(二) 检查结果及思维提示

1. 血常规　白细胞计数 $9.0×10^9$/L,血红蛋白 104g/L,血小板计数 $172×10^9$/L。

2. 尿常规　蛋白(++++),红细胞 57.5 个/μl,pH 6.50,比重 1.012。

3. 肝肾脂糖电解质　白蛋白 21.4g/L,肾小球滤过率(MDRD)35.69ml/min,肌酐

178μmol/L,尿素 15.7mmol/L,尿酸 400μmol/L,钾 4.29mmol/L,总钙 1.98mmol/L,无机磷 1.43mmol/L,总胆固醇 7.94mmol/L,甘油三酯 2.05mmol/L,空腹血糖 10.6mmol/L,肝功能正常。

4. 24 小时尿蛋白　4.5g。

5. 糖化血红蛋白 A1c　8.9%

6. CRP 及 ESR 均正常,肝炎甲乙丙丁戊前 S1 抗原抗体系列(−)、肿瘤指标(CEA+CA199+AFP+CA125)(−)、抗核抗体系列(ANA+dsDNA+RNP+Sm+SSa+SSa52+抗 SSB+抗 Scl-70+抗 Jo-1)(−)、MPO+PR3(−)、p-ANCA+c-ANCA(−)、IgE、免疫球蛋白(IgG、IgM、IgA)+补体均正常。血/尿蛋白电泳均提示以白蛋白为主,血/尿轻链无特异性改变。

7. 心肌酶谱、心电图、肌电图　均正常。

8. 眼底检查　双眼晶体混浊,左眼玻璃体出血机化,糖尿病视网膜病变Ⅳ期。

9. 泌尿系超声　双肾大小形态正常。腹部超声未见异常。

10. 腹水超声　腹腔中等量积液。

11. 肺部 CT　双下肺膨胀不全伴双侧胸腔积液。

12. 肾穿刺病理检查(图 17-1,见文末彩图)　光镜下可见 20 个肾小球,其中 6 个肾小球球形硬化,其余肾小球病变为弥漫性系膜基质重度增生伴基底膜增厚。近曲小管上皮细胞小灶颗粒变性,肿胀,可见透明管型,近曲小管局灶萎缩(20%)。小管基底膜增厚。特殊染色、免疫组化:PTAH(−),刚果红染色(−),HBs(−),HBc(−);免疫荧光阴性。电子显微镜:足突大部分融合,基底膜弥漫增厚,三层结构消失,系膜基质大量增多,未见电子致密物沉积。诊断:糖尿病肾小球硬化症。

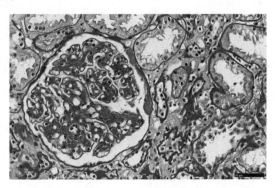

图 17-1　糖尿病肾病

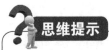　思维提示

　　中老年患者,糖尿病病程长,血糖控制不佳,并发高血压、糖尿病视网膜病变,近期水肿逐渐加重,表现为肾病综合征,考虑糖尿病肾病。但患者大量蛋白尿伴发有血尿,为排除合并其他肾脏疾病可能,于是完善肾穿活检。肾脏病理提示弥漫性系膜基质增生、肾小球基底膜增厚,未见电子致密物沉积。结合检查排除其他继发性因素,糖尿病肾病诊断明确。

五、治疗方案及理由

（一）方案

1. 饮食及生活习惯调整　减肥、禁烟、规律饮食、适当运动。低盐优质蛋白饮食。
2. 血糖控制　使用诺和锐餐前早 12U、中 14U、晚 14U+甘精胰岛素注射液 10U 睡前一次，控制血糖。
3. 血压控制　科素亚 50mg/d 降压治疗。
4. 纠正血脂紊乱　阿托伐他汀 20mg 口服/晚降脂治疗
5. 对症治疗　补充白蛋白 10g 静滴/d，速尿 20mg 3/日消肿利尿治疗。

（二）理由

糖尿病病程长，各种慢性并发症重在预防。尽管糖尿病肾病不能治愈，但通过调整生活方式、严格控制血糖、血压、血脂，预防其发生、延缓其进展是可能的。

（1）饮食控制和生活方式调整：关于蛋白质摄入，建议成人糖尿病肾病且 GFR<30ml/（min·1.73m^2）的患者，降低蛋白质摄入到 0.8g/（kg·d），并予合适的患者教育。推荐减少糖尿病肾病患者钠盐摄入，每天摄入小于 5g。生活方式上，鼓励糖尿病肾病患者进行与自身状况相适应的体力活动，达到健康体重（BMI 在 18.5~24.9kg/m^2）并停止吸烟。

（2）降糖措施包括饮食治疗、药物治疗、胰岛素治疗。目标控制 HbA1c 低于 7.0% 以延缓糖尿病肾病的微血管病变恶化；但对有合并症或预期寿命有限且有低血糖风险的个体，HbA1c 靶目标可放宽到 7.0% 以上。由于口服降糖药对肾功能的要求以及可能带来的副作用，糖尿病肾病患者应尽早使用胰岛素。肾功能不全时宜选用短效胰岛素为主，以防止胰岛素蓄积在体内导致低血糖。

（3）血压控制：成人糖尿病肾病高血压患者，尿白蛋白排泄<30mg/24h 时，血压靶目标为≤140/90mmHg；糖尿病肾病的成人高血压患者，尿白蛋白排泄≥30mg/24h 时，血压靶目标为≤130/80mmHg。合并明显蛋白尿（>1g/d）和肾功能不全患者应控制在 125/75mmHg。降压药推荐采用 ARB 或 ACEI 治疗。目前并没有足够的证据推荐联合使用 ARB 和 ACEI 预防糖尿病肾病患者的高血压进展。

（4）糖尿病患者应积极纠正血脂异常。血脂控制目标：总胆固醇<4.5mmol/L，低密度脂蛋白<2.5mmol/L，高密度脂蛋白>1.1mmol/L，甘油三酯<1.5mmol/L。

（5）透析或移植：糖尿病肾病患者的糖尿病并发症多见，尿毒症症状出现较早，为提高生活质量，改善预后，应适当放宽透析指征。当糖尿病肾病进展，肾小球滤过率将至约 15ml/min 或伴有水肿、胃肠道症状、心力衰竭不易控制时，可考虑进入透析治疗。对于糖尿病肾病患者进入慢性肾衰竭，可考虑行肾移植或胰-肾联合移植。

六、治疗效果及思维提示

经治疗 1 个月后复查，血糖、血压控制可，血浆白蛋白较前升高，水肿较前消退，但 24 小时尿蛋白无明显改善。其后 2 年间仍有反复水肿，肾功能进展，最后进入维持性血液透析治疗。

思维提示

　　该患者中老年男性，糖尿病病程长，并发高血压、糖尿病视网膜病变，糖尿病肾病以肾病综合征为临床表现就诊。显性糖尿病肾病治疗目的是延缓进入终末期肾病。该患者治疗以控制血糖、血压、血脂，改善水肿症状为主要目的，若疾病进展至 ESRD，需考虑透析或肾移植治疗。

七、对本病例的思考

　　糖尿病肾病是欧美发达国家慢性肾衰竭的首要病因，约占 1/2。随着我国生活水平提高、人口的老龄化，糖尿病肾病在我国的发病率也逐年上升。患者若符合有多年糖尿病病史，有微量白蛋白尿水平以上的蛋白尿，伴有高血压和糖尿病并发症，糖尿病肾病诊断并不困难。2007年，美国肾脏病基金会（NKF）在《糖尿病及慢性肾脏病临床实践指南》中建议用糖尿病肾脏疾病（DKD）取代糖尿病肾病（DN）的概念。DKD 概念的出现提醒临床医生在临床上见到糖尿病患者出现肾脏问题时不应该简单认为就是糖尿病肾病。所以，糖尿病合并肾脏损害仍需排除原发性肾病或其他继发性肾病可能。通过询问病史，体格检查以及实验室检查、甚至肾脏病理检查，有助于鉴别诊断。糖尿病肾病是一个慢性过程，早期临床表现不明显，可以采用微量白蛋白尿检测筛查。若糖尿病肾病患者一旦发展为显性肾病，则会持续进展，进展至肾功能不全。所以，早期筛查、早期防治对糖尿病肾病控制有重要意义。糖尿病肾病的防治是系统工程，早期筛查，积极饮食控制和生活方式调整，血糖、血压、血脂的严格控制可延缓糖尿病肾病进展，减少其他糖尿病并发症的发生，提高生活质量并改善预后。

（吕军好　韩　飞）

病例18 反复关节疼痛、皮疹、下肢水肿6个月，加重2周

女性32岁，于2016年4月18日入院。

一、主诉

反复关节疼痛、皮疹、下肢水肿6个月，加重2周。

二、病史询问

（一）初步诊断思路及病史询问

患者为育龄期女性，近6个月来以反复双下肢水肿伴关节痛、皮疹为特点。水肿是肾脏疾病常见的临床表现之一，但常常与多种疾病相关，因此水肿的鉴别诊断在肾脏疾病的诊断过程中十分重要。对于主诉为水肿的患者，首先要考虑水肿的原因，通常需从心源性水肿、肝源性水肿、肾源性水肿、内分泌及特发性水肿等方面进行鉴别。心源性水肿多既往有心脏疾病史，常表现为有心悸、气促、多以下肢水肿明显，劳累或活动后明显，心脏超声多有心房及心室的结构性改变。肝源性水肿以腹水为首要表现，需考虑患者有无肝脏病史，肝脏的影像学表现改变，门脉高压表现等诊断。内分泌性水肿多与甲状腺疾病有关，水肿的特点常表现为双侧胫前黏液性水肿。部分女性患者的水肿还可表现与月经周期有关。而肾性水肿常表现为晨起颜面部水肿或低垂部位水肿，同时需结合尿检及其他检查结果。水肿的问诊应着重于水肿出现的时间、部位、水肿是否对称、与体位变化及活动的关系以及水肿的伴随症状等，注意鉴别诊断的内容询问，以获得肾性水肿的诊断证据。

（二）问诊的主要内容

1. 现病史询问

（1）水肿发生的时间特点，有无诱因和前驱症状。肾源性水肿常以晨起多见，心源性水肿则常见于活动后。部分药物如钙拮抗剂也可造成水肿。

（2）水肿首发部位和发展顺序：水肿累及的范围，是否受体位的影响，水肿的发展速度，是否为可凹陷性，有无胸水、腹水等也是水肿鉴别的要点。肾源性水肿常见于颜面部位或低垂部位，心源性水肿常见于下肢。肝源性水肿常以腹水为主要表现。甲状腺功能减退引起的常为黏液性水肿。

（3）同时是否伴有尿量、尿色的异常：如尿频尿急尿痛合并尿色变红常提示尿路感染存在，尿中泡沫增多则常提示蛋白尿存在。以及尿量有无明显减少，提示合并存在肾功能不全可能。

（4）关节肿痛的部位，持续的时间，关节疼痛是否对称，是否合并关节红肿等。患者有一

突出的合并症状为反复关节疼痛,自身免疫性疾病可导致关节肿痛,需详细询问关节疼痛是否合并晨僵,是否合并关节变形,以及既往的关节疼痛治疗病史。

2. 既往史询问

注意询问有无高血压、糖尿病、肾病史,有无乙肝、丙肝病史? 是否有肺部、心脏、肝脏疾病? 有无长期用药史? 是否有过敏史? 患者为青年女性,应询问既往月经史及生育史。

(三) 问诊结果及思维提示

患者 6 个月前无明显诱因下出现双下肢水肿,双侧对称,为可凹陷性,休息后有时可缓解。伴有四肢关节疼痛,多发于膝关节及肘关节,双侧不对称。自觉无明显晨僵,无关节活动障碍、红肿。伴颜面部少量红色皮疹,无瘙痒、脱屑。当时无明显胸闷、气促,无腹痛、腹胀,无尿频、尿急、尿痛等,自觉无明显尿量、尿色改变。当时患者未予重视,不曾就医。3 个月前曾至当地医院就诊,查类风湿因子偏高(具体不详),当地考虑为"类风湿关节炎",予"扶他林软膏"等对症治疗,关节疼痛略有好转,但双下肢水肿仍存在。2 周前自觉水肿加重,遂再次去当地就诊,测血压:157/88mmHg,尿常规提示:尿蛋白(+++),尿红细胞 487 个/μl,为求进一步诊治,来我院诊治。

既往体健。无高血压、糖尿病、肝病史。家族中无类似疾病及遗传病史。

> **思维提示**
>
> 详细询问病史后,患者水肿的特点为双下肢及颜面部水肿为主,尿检提示尿蛋白+++,伴尿红细胞增多。既往体健,无慢性肾病病史,同时伴有血压轻度升高。因此,首先考虑肾性水肿,肾炎性水肿可能性大。结合患者为育龄期女性,合并关节疼痛、皮疹,需考虑结缔组织病继发肾脏病可能,需重点考虑如系统性红斑狼疮、过敏性紫癜、类风湿关节炎等疾病。

三、体格检查

(一) 重点检查内容及目的

患者主要症状为双下肢水肿,因此在对患者进行系统、全面检查的同时,应注意患者水肿的部位、程度,是否为可凹陷性,是否同时存在胸、腹腔积液等。同时,患者存在关节疼痛、皮疹,查体时应注意患者是否存在关节红肿热痛,是否有关节腔积液,关节疼痛是否对称,有无关节畸形等。皮疹的特点,包括分布、颜色、大小、压之可否褪色等,同时注意其他部位是否有皮疹。还需关注患者是否存在脱发、口腔溃疡等情况。

(二) 体格检查结果及思维提示

体格检查结果:体温:36.7℃,脉搏:76 次/分,呼吸:16 次/分,BP:152/88mmHg,神清,精神可,皮肤巩膜未见明显黄染,颜面部可见陈旧性皮疹,眼睑轻度水肿,颈静脉无怒张。两肺呼吸音粗,未及明显干湿啰音。心律齐,未及明显病理性杂音。腹部平坦,未及明显压痛及反跳痛,肝脾肋下未及,双肾无叩击痛,移动性浊音阴性。双下肢中度可凹陷性水肿。四肢关节未见明显红肿,关节压痛阴性,神经系统查体阴性。

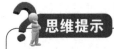
思维提示

　　肾炎性水肿常表现为双下肢及颜面部水肿,常合并有高血压,可合并有血尿。关节疼痛未查见明显阳性体征,目前的体征和辅助检查提示,患者由自身免疫性疾病导致的肾损害可能性较大,进一步的实验室和影像学检查的主要目的为进一步明确自身免疫性疾病的种类,如系统性红斑狼疮、ANCA 相关性血管炎、过敏性紫癜、类风湿关节炎等结缔组织病。

四、辅助检查

(一)初步检查内容及目的

1. 血常规、尿常规、24 小时尿蛋白定量、肝肾脂糖电解质　证实肾炎综合征。
2. 肝炎甲乙丙丁戊前 S1 抗原抗体系列、肿瘤指标(CEA+CA199+AFP+CA125)、抗核抗体系列(ANA+dsDNA+RNP+Sm+SSa+SSa52+抗 SSB+抗 Scl-70+抗 Jo-1)、MPO+PR3、p-ANCA+c-ANCA、免疫球蛋白(IgG、IgM、IgA)+补体、ASO+RF+CCP,ESR、CRP、IgE、血/尿蛋白电泳、血/尿轻链蛋白　明确有无乙肝、狼疮、血管炎、肿瘤等继发性因素。
3. 泌尿系超声　评估双肾病变情况。
4. 凝血功能　明确是否凝血功能异常。
5. 腹部超声　了解肝脏、胆囊、胰腺形态,明确是否存在慢性肝病、胆囊炎及胰腺疾病。
6. 关节摄片　是否存在关节破坏性病变。
7. 肾脏穿刺活检　明确肾脏疾病病理类型。

(二)检查结果及思维提示

1. 血常规　白细胞计数 $3.3×10^9/L$,血红蛋白 91g/L,血小板计数 $78×10^9/L$。
2. 尿常规　蛋白(+++),红细胞 832.5 个/μl,pH 6.50,比重 1.015。
3. 24 小时尿蛋白定量 2.4g。
4. 肝肾脂糖电解质　白蛋白 34.1g/L,肾小球滤过率(EPI)66ml/min,肌酐 98μmol/L,尿素 17.6mmol/L,尿酸 349μmol/L,钾 4.63mmol/L,总钙 2.28mmol/L,无机磷 1.96mmol/L,血糖正常。
5. 肝炎甲乙丙丁戊前 S1 抗原抗体系列(-)、肿瘤指标(CEA+CA199+AFP+CA125)(-)、IgE、血/尿蛋白电泳、血/尿轻链蛋白　均正常。
6. CRP:33.0mg/L,ESR:96mm/h,RF:56mg/ml。
7. 免疫球蛋白(IgG、IgM、IgA)+补体:C3:32mg/dl,补体 C4:4mg/dl;P-ANCA:阴性,C-ANCA:阴性;MPO:0.6U/ml,PR3:0.6/ml;ANA 系列:1:320,抗双链 DNA 抗体:阳性,抗 RNP 抗体阳性,抗 Sm 抗体:阳性;余阴性。
8. 凝血功能　凝血酶原时间:11 秒,部分凝血酶原时间:21 秒,纤维蛋白原:2.2g/L,D 二聚体：880μg/L。

9. **泌尿系超声**　双肾饱满伴实质回声稍增高。双肾血管超声和腹部超声未见异常。

10. **膝关节、肘关节 X 线**　无特殊。

11. **肾穿刺病理检查（图 18-1，见文末彩图）**　光镜：可见 2 条肾组织标本，共计 18 个肾小球。肾小球：小球系膜细胞和基质增生，系膜基质增多，包曼氏囊囊壁增厚，无囊腔扩张，壁层上皮细胞肿胀，脏层上皮细胞肿胀。基底膜不规则增厚，内皮下可见嗜伊红蛋白沉积。肾小管：近曲上皮细胞小灶性颗粒变性，细胞空泡变性，肿胀，近曲小管多灶萎缩（35%）。肾间质：小灶单个核细胞浸润（10%），小灶纤维组织增生（10%）。免疫荧光：IgG1(+++)，IgG2(+)，IgG3(+++)，IgG4(−)，IgA(+)，IgM(++)，C3(++)，C4(+)，C1q(++)，PLA2R(−)，PATH(−)，刚果红染色(−)。电镜：足突弥漫融合，基底膜部分增厚，系膜基质增生，上皮下（少量）、系膜区可见大量电子致密物沉积。病理诊断：(肾穿刺)病理符合狼疮性肾炎Ⅳ型。

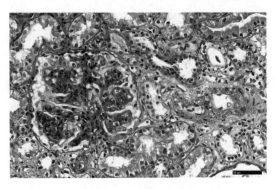

图 18-1　狼疮性肾炎

　**思维提示**

　　患者为青年女性，慢性起病，以双下肢水肿、关节痛、皮疹为主要表现，检查提示血三系轻度下降，蛋白尿、血尿，肾功能不全伴高血压，ANA、抗 dsDNA 抗体、抗 SM 抗体阳性，肾穿刺病理符合狼疮性肾炎Ⅳ型，考虑系统性红斑狼疮，狼疮性肾炎Ⅳ型诊断明确。

五、治疗方案及理由

（一）方案

1. **一般治疗**　低盐优质蛋白饮食，卧床休息，避免日晒。

2. **激素治疗**　甲强龙 500mg 静脉冲击治疗 3 天，然后改为甲强龙 40mg/d 治疗，出院时改为口服泼尼松 50mg/d。

3. **联合免疫抑制治疗**　霉酚酸酯 500mg 2/日。

4. **预防感染治疗**　磺胺甲噁唑 0.25 片/d。

5. **适当利尿治疗**　口服速尿 20mg 2/日，螺内酯 20mg 3/日。

6. 羟氯喹 200mg 2/日控制肾外症状。培哚普利 4mg/d 控制血压及降尿蛋白。

（二）理由

狼疮性肾炎病理类型多样且复杂，免疫损伤性质不同，因此必须依据肾活检病理制定治疗方案，如患者出现治疗效果不佳或者病情恶化，需进行重复肾活检。作为自身免疫性疾病，狼疮性肾炎病情迁延，因此除较轻型病例（如Ⅰ型、Ⅱ型）外，一般治疗需包括诱导缓解和维持治疗两个阶段。诱导缓解治疗阶段往往针对急性严重的活动性病变，目的是尽快控制临床症状和免疫性炎症。维持治疗阶段重在稳定病情，防止复发。糖皮质激素和免疫抑制剂是治疗狼疮性肾炎的基本药物，长期使用需注意药物的毒副作用。此外，可根据患者病情应用 RAAS 阻滞剂等以期延缓肾功能不全进展。

Ⅰ型和Ⅱ型 LN：目前缺乏针对Ⅰ型和Ⅱ型 LN 治疗的临床研究，因此指南的建议不尽相同，主要根据蛋白尿的程度选择激素或免疫抑制药物。欧洲指南建议尿蛋白>1g/d 的患者，可单用小到中等剂量激素或联合硫唑嘌呤。KDIGO 指南则建议尿蛋白<1g/d 的Ⅱ型 LN 可根据肾外表现选择治疗药物。对伴有肾病范围蛋白尿的患者，治疗建议参照微小病变肾病。

Ⅲ、Ⅳ型 LN：诱导缓解：可以选用糖皮质激素联合环磷酰胺、霉酚酸酯或者是多靶点治疗，对严重病例可先予激素冲击治疗后序贯口服泼尼松治疗。维持治疗：建议小剂量激素加霉酚酸酯或硫唑嘌呤。

Ⅴ型 LN：指南认为伴增殖性病变的Ⅴ型 LN 的治疗方案同Ⅲ/Ⅳ型。对于表现为肾病综合征的单纯Ⅴ型 LN，指南建议激素联合霉酚酸酯治疗，也可以使用环磷酰胺、环孢素、他克莫司和利妥昔单抗。对于非肾病水平蛋白尿的单纯Ⅴ型患者，指南建议予降蛋白尿及抗高血压药物治疗，同时根据 SLE 肾外表现决定激素和免疫抑制剂的应用。

Ⅵ型 LN：以肾脏替代治疗为主，不推荐积极应用激素和免疫抑制剂。

难治或复发性 LN：经过初始治疗 6 个月后效果不佳的患者指南建议在激素治疗基础上更换用于初始治疗的其他免疫抑制剂，如霉酚酸酯改为静脉用环磷酰胺，或静脉用环磷酰胺改为霉酚酸酯，也可选择利妥昔单抗、钙调磷酸酶抑制剂（他克莫司、环孢素）和静脉用丙种球蛋白。如表现为急进性肾小球肾炎可加用血浆置换或免疫吸附治疗。

六、治疗效果及思维提示

经上述治疗 1 个月后，患者复查尿常规提示尿蛋白（+），尿 RBC 52 个/μl，血肌酐下降至 63μmol/L，血小板正常、血色素 11g/dl；补体 C3、C4 正常，ESR：32mm/h，继续予泼尼松联合霉酚酸酯，磺胺甲噁唑预防感染及羟氯喹、培哚普利等对症治疗。

思维提示

患者诊断系统性红斑狼疮明确，肾脏病理提示狼疮性肾炎Ⅳ型。狼疮性肾炎Ⅳ型病情活动度强，肾脏增殖性病变明确，治疗上需激素联合免疫抑制剂治疗，可选择激素联合环磷酰胺或激素联合霉酚酸酯作为一线治疗方案，对重症如合并 AKI 患者可早期联合甲强龙 500mg 冲击治疗。此患者因育龄期，选用激素联合霉酚酸酯治疗，经强化治疗效果满意。

七、对本病例的思考

系统性红斑狼疮是自身免疫介导的，以免疫性炎症为突出表现的弥漫性结缔组织疾病。血清中出现以抗核抗体为代表的多种自身抗体和通过免疫复合物等途径造成多系统受累是 SLE 的两个临床特征。好发于育龄期女性。狼疮性肾炎是 SLE 最为常见和严重的并发症。对于育龄期女性出现蛋白尿、血尿者均需完善 ANA 系列检查排除有无 SLE 可能，特别对于①伴有血象改变，血三系中一系或多系减少；②伴有血免疫球蛋白升高；③伴有血补体下降；④伴有皮疹、关节痛等多系统表现；⑤伴有多浆膜腔积液者。

对狼疮性肾炎Ⅳ型患者的治疗分为初始治疗和维持性治疗。在长期治疗随访过程中需注意狼疮脑病与普通癫痫的鉴别、狼疮肺与肺部感染的鉴别，注意长期治疗过程中肺动脉高压的检测，注意治疗过程中病情活动检测特别对于继发血栓性微血管病的鉴别。还需注意青年女性的生育需求及生育时机的把握。

（兰　兰　韩　飞）

病例19 咯血伴血肌酐升高 1 周

男性,57 岁,于 2015 年 12 月 28 日入院。

一、主诉

咯血伴血肌酐升高 1 周。

二、病史询问

(一)初步诊断及病史询问

中老年男性,起病急,以咯血为主要临床表现。临床上接诊咯血患者,首先需要鉴别咯血与呕血。咯血的原因最常见的是呼吸系统疾病和心血管疾病,往往需结合既往病史及实验室检查。肾脏疾病中以咯血为表现的主要有自身免疫性疾病(系统性红斑狼疮、血管炎、白塞病、Good-pasture 病等)、肾综合征出血热等。虽然病史较短,但血肌酐升高仍需排除慢性因素,结合病史、实验室检查及既往病史如高血压、糖尿病等考虑。如首先考虑急性肾损伤,结合咯血病史,需考虑肾前性和肾性因素。肾前性因素,主要排除失血过多引起血容量不足,通过询问咯血的量、血压、休克表现等鉴别;肾性因素,自身免疫性疾病往往伴有全身表现,包括发热、关节痛、皮疹等,肾综合征出血热可有前驱感染或鼠类接触史。因此,问诊的目的应该首先围绕咯血的特点,如出血方式、出血前症状、血色、血中混合物等,鉴别呕血;同时关注病史中提供的检查、生命体征和既往病史,以明确起病缓急。

(二)问诊的主要内容

1. 现病史询问

(1)询问咯血的特点,如出血前的症状,出血量,出血的方式,血的颜色,血中混合物,是否有黑便,出血后痰的性状等,鉴别咯血与呕血。

(2)同时询问伴随症状,有无头晕、黑矇情况(有助于判断出血量、是否有出血性休克、病情危重程度),有无发热、咳嗽、咳痰、胸闷、气急等(有助于鉴别是否伴随感染),有无皮肤出血点(有助于判断凝血功能是否异常)。

(3)患者血肌酐升高,注意询问泌尿系统症状,急性肾损伤需鉴别肾前性、肾性、肾后性因素:肾前性除了前面询问咯血量,还需注意询问有无大量出汗,有无饮食摄入减少;肾性因素需询问一些比较有特征的继发性、免疫性特点,如有无颜面部红斑、口腔溃疡、关节痛、肌肉痛等;肾后性需询问有无尿频、尿急、尿痛,尿色、尿量是否有改变。另外需询问是否曾到医院就诊,是否行尿检、泌尿系超声检查,检查结果如何。还要询问药物治疗的情况和治疗的反应。

2. 既往史询问

注意询问有无高血压、糖尿病及乙肝、丙肝病史,是否有肺部、心脏、肝脏疾病,有无长期用药史。

(三)问诊结果及思维提示

1 周前无明显诱因下出现咳少量血丝痰,暗红色,可自行缓解,无畏寒、发热,无头晕、黑矇,无肉眼血尿,无皮疹,无关节疼痛及口腔溃疡,无胸闷、气喘,无乏力、食欲缺乏,未重视就诊。5 天前无诱因下咳出鲜红色血,量约 100ml,伴胸闷、气急,无畏寒、发热,无反酸,血中无混合物,无黑便,无头晕、黑矇,无尿色改变,无尿量减少,无面部红斑,无口腔溃疡,无关节痛、肌肉痛等,于当地医院就诊,查白细胞 $7.8 \times 10^9/L$,中性粒 79.5%,血红蛋白 101g/L,血小板 $332 \times 10^9/L$,尿蛋白(+++),尿隐血(+++),CRP 85.4mg/L,血沉 144mm/h,肌酐 240μmol/L,肺部 CT 平扫:两肺间质性炎症。予止血对症,甲强龙 80mg 2/日静滴,头孢曲松 2g/d 抗感染等治疗,并转至我院。

既往体健,无高血压、糖尿病及心脏疾病病史。4 个月前体检血肌酐 50μmol/L。

思维提示

　　详细询问病史,患者起病急,无明显诱因,为咳出血痰,伴有胸闷气急,无反酸,无血中混合物,无黑便,提示消化道出血可能性不大,首先考虑咯血。结合外院的检查结果,尿蛋白(+++),尿隐血(+++),肾功能损害,首先考虑急进性肾炎综合征。急进性肾炎综合征的病因有:①感染性疾病:急性感染后肾小球肾炎最常见,以急性链球菌感染后肾炎最为典型,大部分患者 7~20 天前有前驱感染史;②原发性肾小球疾病:如 IgA 肾病、非 IgA 系膜增生性肾炎、膜增生性肾炎等;③系统性疾病:如系统性红斑狼疮、过敏性紫癜、ANCA 相关性小血管炎、Good-pasture 病等。患者外院肺部 CT 提示间质性肺炎,故首先考虑系统性疾病。

三、体格检查

(一)重点检查内容及目的

患者的主要症状为咯血,因此在对患者进行系统、全面检查的同时,应重点注意肺部听诊的特点,如有无干、湿啰音及其分布,两侧是否对称等。患者尿蛋白(+++),需注意有无双下肢水肿、胸腹腔积液,注意排查心脏合并症如心功能衰竭。

(二)体格检查结果及思维提示

体温 36.8℃,血压 150/89mmHg。神志清,精神软,皮肤黏膜未见黄染及皮疹,两肺呼吸音粗,未及明显干、湿啰音,律齐,未及病理性杂音,全腹软,肝脾肋下未及,无压痛反跳痛,移动性浊音阴性,双下肢轻度凹陷性水肿,神经系统查体阴性。

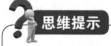

思维提示

　　系统性疾病肾脏损害应关注有无皮疹、关节肿痛、浆膜腔积液等体征,患者以咯血为主要表现,心肺查体需注意排查支扩、心衰等心肺疾病。结合该患者目前的病史及查体,初步诊断为:急进性肾炎综合征,结缔组织病首先考虑;进一步的实验室检查的主要目的是鉴别各种结缔组织病特别是系统性红斑狼疮、ANCA 相关性小血管炎及 Good-pasture 病等。

四、辅助检查

(一)初步检查内容及目的

　　1. 血常规、尿常规、肝肾脂糖电解质、24 小时尿蛋白定量　证实肾炎综合征,明确有无肾病综合征。

　　2. ESR、CRP、肝炎甲乙丙丁戊前 S1 抗原抗体系列、肿瘤指标(CEA+CA199+AFP+CA125)、抗核抗体系列(ANA+dsDNA+RNP+Sm+SSa+SSa52+抗 SSB+抗 Scl-70+抗 Jo-1)、MPO+PR3、p-ANCA+c-ANCA、免疫球蛋白(IgG、IgM、IgA)+补体、IgE、血/尿蛋白电泳、血/尿轻链蛋白、抗 GBM 抗体　鉴别乙肝、系统性红斑狼疮、ANCA 相关性小血管炎及 Good-pasture 病等继发性病因。

　　3. 泌尿系超声　评估双肾形态情况。

　　4. 腹部超声　了解肝脏、胆囊、胰腺形态,明确是否存在慢性肝病、胆囊炎及胰腺疾病。

　　5. 肺部 CT　评估肺部病变。

　　6. 肾脏穿刺活检　明确肾脏疾病病理类型。

(二)检查结果及思维提示

　　1. 血常规　白细胞计数 $14.3×10^9/L$,中性粒细胞(%)81.6%,血红蛋白 108g/L,血小板计数 $436×10^9/L$。

　　2. 尿常规　隐血(+++,10.0mg/L),蛋白质(++,1.0g/L),红细胞 203.6/μl,白细胞 340.8/μl。

　　3. 肝肾脂糖电解质　白蛋白 31.5g/L,肾小球滤过率(EPI-cr)40.10ml/min,肌酐 134μmol/L,钾 3.55mmol/L,总钙 1.96mmol/L,无机磷 1.27mmol/L。肝功能及血脂、血糖正常。

　　4. 24 小时尿蛋白定量　3.78g。

　　5. CPR　13.3mg/L。

　　6. ESR　16mm/h。

　　7. 肝炎甲乙丙丁戊前 S1 抗原抗体系列(-)、肿瘤指标(CEA+CA199+AFP+CA125)(-)、抗核抗体系列(ANA+dsDNA+RNP+Sm+SSa+SSa52+抗 SSB+抗 Scl-70+抗 Jo-1)(-)、IgE、抗 GBM 抗体、免疫球蛋白(IgG、IgM、IgA)+补体　均正常。血/尿蛋白电泳以白蛋白为主,血/尿

轻链无特异性表现。

8. p-ANCA+c-ANCA　p-ANCA(+),c-ANCA(−)。

9. MPO、PR3　MPO 74.1U/ml,PR3(−)。

10. 泌尿系超声　双肾实质回声偏强。腹部超声未见异常。

11. 肺部 CT　两肺多发感染性病变。

12. 肾穿刺病理　肾小球 19 个,体积正常大小,未见分叶;球性硬化 7 个(36.84%),节段硬化 2 个(10.53%)。细胞性新月体 0 个,纤维性新月体 1 个(5.26%),混合性新月体 0 个,节段性新月体 3 个(15.79%),无细胞增多。包曼氏囊壁增厚,球囊粘连,无囊腔扩张,壁层上皮细胞肿胀,脏层上皮细胞肿胀。系膜区局灶节段性轻度增生,系膜细胞轻度增生,系膜基质轻度增多。内皮细胞肿胀。毛细血管襻腔开放良好,无塌陷。基底膜皱缩,空泡变性。未见嗜伊红物沉积。近曲小管上皮细胞局灶颗粒变性,肿胀,可见透明管型,近曲小管多灶萎缩(40%)。小管基底膜增厚,未见小管炎。肾细小动脉内皮细胞无肿胀,未见透明变性。肾间质多灶单个核细胞浸润(40%),多灶纤维组织增生(40%),管周毛细血管腔内未见炎细胞。特殊染色、免疫组化:IgG1(−),IgG2(−),IgG3(−),IgG4(−),PTAH(−),刚果红染色(−),高锰酸钾消化染色(−)。电子显微镜:足突弥漫融合,基底膜尚可,系膜基质增多,系膜细胞增生,未见电子致密物沉积。免疫荧光无免疫复合物沉积。病理表现符合小血管炎肾损害改变伴球性硬化及新月体形成。

思维提示

中年男性,急性起病,表现为急进性肾炎综合征伴肺部累及,肾功能损害,无大量出血及休克表现,抗核抗体系列(ANA+dsDNA+RNP+Sm+SSa+SSa52+抗 SSB+抗 Scl-70+抗 Jo-1)阴性,抗 GBM 抗体阴性,p-ANCA 及 MPO-ANCA 阳性,超声提示肾实质回声增强,排除了系统性红斑狼疮及 Good-pasture 病可能。肾脏病理:符合小血管炎肾损害改变伴球性硬化及新月体形成。ANCA 相关性小血管炎诊断明确,因 MPO-ANCA 显著升高,故分类考虑为显微镜下多血管炎。

五、治疗方案及理由

(一)方案

甲强龙 500mg/d 连续 3 天后改为甲强龙 40mg/d,静脉环磷酰胺 1.0g 静滴每月一次。非洛地平缓释片降压治疗。

(二)理由

ANCA 相关性小血管炎的治疗分为诱导缓解期、维持缓解期及复发的治疗。诱导缓解期的治疗以糖皮质激素联合细胞毒性药物为主,病情较重者,特别是有重要脏器受损患者,可采用必要的强化治疗如甲强龙冲击、丙种球蛋白、血浆置换等。维持缓解期以长期服用小剂量激素及免疫抑制药物治疗。2012 年 KDIGO 指南建议:糖皮质激素联合环磷酰胺作为治疗该病的初始治疗。维持缓解治疗首选硫唑嘌呤 $1~2mg/(kg \cdot d)$，过敏或不耐受者可口服霉酚酸酯维持缓解。环磷酰胺静脉冲击治疗与口服相比在存活率、缓解率、复发率等方面无显著差异，但白细胞降低、严重感染的发生率明显较低。对于病情较重的患者，需要采取强化治疗，目前强化治疗的手段有：①激素冲击，适用于重症患者和肾功能进行性恶化的患者；②血浆置换：适用于合并抗 GBM 抗体阳性，严重肺出血或表现为急性肾衰竭起病时即依赖透析的患者；③丙种球蛋白：适用于合并感染，病重等原因导致无法使用糖皮质激素和细胞毒药物时可单用或合用。

该患者中老年男性，病理提示小血管炎肾损害改变伴球性硬化及新月体形成，伴有咯血、肾功能损害，病情较重，应给予甲强龙冲击，续以常规剂量甲强龙联合静脉环磷酰胺冲击治疗。

六、治疗效果及提示

经上述治疗 6 个月后复查，患者血尿、蛋白尿明显好转，肾功能好转，白蛋白升高，血小板恢复正常，MPO 恢复正常。环磷酰胺达累积剂量 6.0 后停用，以小剂量激素联合硫唑嘌呤 50mg/d 维持治疗。

思维提示

ANCA 相关性小血管炎的目标是维持缓解，预防复发。激素+环磷酰胺的临床应用需要权衡其临床获益及潜在风险。有研究表明激素+霉酚酸酯的诱导缓解效果与激素+环磷酰胺相当，副作用少，不需要剂量累积可以更快诱导缓解。硫唑嘌呤的诱导缓解效果不如环磷酰胺和霉酚酸酯，但在维持缓解治疗作为首选。

七、对本病例的思考

血管炎是一组以血管的炎症与坏死为主要病理改变的炎性疾病，常累及全身多个系统，引起多系统多脏器功能障碍，包括皮肤、肾脏、肺、神经系统等。肾脏是 ANCA 相关性血管炎最常累及的靶器官，尤其是显微镜下多血管炎和肉芽肿性多血管炎，肾脏病变较重，通常表现为寡免疫复合物型新月体肾炎，肾脏的病变程度及对治疗的反应与预后紧密相关，若治疗不及时，肾脏预后较差。该病临床表现为急进性肾炎综合征，必须通过询问病史，体格检查以及实验室检查排除其他继发性病因，早诊断、早治疗。2012 年，国际肾脏病学会发布了改善全球肾脏病预后组织（KDIGO）提出的 ANCA 相关性小血管炎治疗指南，仍以环磷酰胺作为首选诱导治疗药物，但环磷酰胺的副作用较大，近几年霉酚酸酯诱导治疗 ANCA 相关性小血管已有不少疗效确切的报道。另外，利妥昔单抗作为新型免疫抑制药物是治疗 ANCA 相关性小血管炎的一个新进展，对于新发的、难治的或者复发的，尤其是不适合用环磷酰胺的患者推荐使用利妥昔单抗，但利妥昔单抗价格昂贵，是限制其应用的因素。对于重症 ANCA 相关性小血管炎，特别是伴有重要脏器受损的患者，诱导初期应采用强化治疗，如甲强龙冲击、血浆置换、丙种球蛋白等，将对预后有极大改善。

（陈亮亮　韩飞）

病例20　反复鼻出血伴关节疼痛3周余

女性,32岁,于2016年4月19日入院。

一、主诉

反复鼻出血伴关节疼痛3周余。

二、病史询问

(一) 初步诊断及病史询问

　　青年女性,病史短,以鼻出血及关节痛为主要表现。接诊该患者,首先须排除外伤所致,通过询问病史不难排除。反复的鼻出血需考虑局部病因和全身性病因。局部原因排除外伤后,还需考虑鼻炎、鼻窦炎、鼻息肉等常见疾病,以及鼻腔、鼻窦、鼻咽部的良恶性肿瘤。全身性疾病包括循环系统疾病、血液病及自身免疫性疾病。通过询问既往病史如高血压、糖尿病、心衰等排除循环系统疾病导致可能,血液病中往往以凝血功能障碍多见,临床表现为出血,同时伴有其他部位的出血表现如皮肤出血点、牙龈出血等,通过询问病史及实验室检查可鉴别。该患者同时伴有关节疼痛表现,自身免疫性疾病需首先考虑,需仔细询问伴随症状包括发热、皮疹等。肾脏疾病中表现为鼻出血及关节疼痛的主要以自身免疫性疾病为主,尤其是 ANCA 相关性小血管炎中的肉芽肿性多血管炎。因此,病史询问的目的首先排除外伤因素、血液疾病,再围绕自身免疫疾病的特点,询问皮疹、发热等伴随症状,同时关注病史中提供的检查,尤其是尿液、肾功能检查,以及既往病史。

(二) 问诊的主要内容

　　1. 现病史询问

　　(1)首先询问有无外伤病史,排除外伤性疾病。

　　(2)鼻出血的特点:询问鼻出血的量、出血前表现、如何缓解、发生的频率等,关节痛需询问疼痛部位、是否对称、加重缓解因素、与睡眠关系、关节部位表现等。

　　(3)询问伴随症状,有无皮肤、牙龈出血(帮助鉴别凝血功能有无异常),有无发热、皮疹,有无胸闷、黑矇、气急,有无上呼吸道感染,有无口腔溃疡、肌肉痛(帮助鉴别免疫相关疾病),是否有尿色、尿量改变,是否有泡沫尿,询问是否曾到医院就诊,是否行尿检、肝肾功能和泌尿系超声检查,检查结果如何。还要询问药物治疗的情况和治疗的反应。

　　2. 既往史询问

　　注意询问有无高血压、糖尿病病史。是否有肺部、心脏、肝脏疾病。有无长期用药史,有无光过敏史。

（三）问诊结果及思维提示

患者3周余前无明显诱因下出现左侧鼻腔出血，量少，色鲜红，压迫后可自行停止，伴全身大关节游走性疼痛，未予治疗，持续约2天后可自行逐渐缓解，无关节红肿，无肌肉疼痛，无畏寒、发热，无胸闷、胸痛、气急，无眼干、口干，无皮疹，无牙龈出血。2周前患者再发左侧鼻腔出血，性质同前，于当地医院就诊，查鼻窦CT：双侧上颌窦炎症，两侧下鼻甲增厚。查尿常规：尿蛋白（+），红细胞（+），查血沉46mm/h，查血常规、CRP、粪便常规、肾功能、电解质、心肌酶、凝血功能、甲功均未见明显异常，治疗具体不详。1周前患者出现发热，体温波动在37.5℃～38℃，无畏寒，无皮疹、肌肉痛，无口腔溃疡，无尿色尿量改变等，现为进一步诊治转至我院。

既往史：有"鼻炎"病史十余年，不规则发病。无高血压、糖尿病及心脏疾病病史。

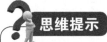

思维提示

患者青年女性，详细询问病史，患者此次病程短，无明显诱因，排除外伤因素，鼻腔反复出血，量较少，可压迫止血，既往有反复"鼻炎"病史，鼻窦CT：双侧上颌窦炎症，两侧下鼻甲增厚。结合全身大关节游走性疼痛，病程后期出现低热，首先考虑结缔组织病。查尿蛋白（+），红细胞（+++），查血沉46mm/h，考虑疾病活动累及肾脏，且尿检以血尿为主，故首先考虑继发性增殖性肾病如系统性红斑狼疮、血管炎等。

三、体格检查

（一）重点检查内容及目的

患者以鼻出血为表现，需进行鼻腔检查，关注有无红肿，有无畸形等。在对患者进行系统、全面检查时应关注其他部位是否有出血点，结合病史考虑自身免疫性疾病，故需关注有无皮疹、关节体征。患者有低热，需排除感染性疾病，故需注意肺部体征。

（二）体格检查结果及思维提示

体格检查结果：体温37.5℃，血压150/90mmHg，神清，精神可，皮肤黏膜未见黄染及皮疹。鼻外形无特殊，鼻道无明显分泌物及新生物。两肺呼吸音清，未闻及明显干、湿性啰音，心律齐，未及病理性杂音，腹平软，肝脾肋下未触及，未及压痛及反跳痛。四肢肌力正常，四肢关节无明显压痛，神经系统查体阴性。

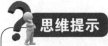

思维提示

结缔组织病肾脏损害应关注有无皮疹、关节肿痛、浆膜腔积液等体征，患者有低热，肺部听诊无特殊，首先考虑免疫性发热。结合病史及查体，患者自身免疫性疾病首先考虑。进一步的实验室检查的主要目的是明确具体自身免疫疾病。

四、辅助检查

(一)初步检查内容及目的

1. 血常规、尿常规、肝肾脂糖电解质、24 小时尿蛋白定量　证实肾脏损害,评估肾脏累及程度。

2. ESR、CRP、肝炎甲乙丙丁戊前 S1 抗原抗体系列、肿瘤指标(CEA + CA199 + AFP + CA125)、抗核抗体系列(ANA+dsDNA+RNP+Sm+SSa+SSa52+抗 SSB+抗 Scl-70+抗 Jo-1)、MPO+PR3、p-ANCA+c-ANCA、免疫球蛋白(IgG、IgM、IgA)+补体、IgE、血/尿蛋白电泳、血/尿轻链蛋白、抗 GBM 抗体　鉴别乙肝、系统性红斑狼疮、血管炎、Good-pasture 病、肿瘤等继发性病因。

3. 泌尿系超声　评估双肾病变情况。

4. 腹部超声　了解肝脏、胆囊、胰腺形态,明确是否存在慢性肝病、胆囊炎及胰腺疾病。

5. 肺部 CT　明确肺部病变情况。

6. 肾脏穿刺活检　明确肾脏疾病病理类型。

(二)检查结果及思维提示

1. 血常规　白细胞计数 $7.0×10^9/L$,中性粒细胞 68.8%,血红蛋白 90g/L,血小板计数 $175×10^9/L$。

2. 尿常规　隐血(+++,OVERmg/L),蛋白质(+,0.5g/L),pH5.50,比重 1.011,红细胞 631.1/μl。

3. 肝肾脂糖电解质　白蛋白 35.4g/L,肾小球滤过率(EPI-cr)54.40ml/min,肌酐 111μmol/L。肝功能及血脂、电解质、血糖正常。

4. 24 小时尿蛋白定量　0.4g。

5. CPR　50.8mg/L。

6. ESR　99mm/h。

7. 肝炎甲乙丙丁戊前 S1 抗原抗体系列(-)、肿瘤指标(CEA+CA199+AFP+CA125)(-)、抗核抗体系列(ANA+dsDNA+RNP+Sm+SSa+SSa52+抗 SSB+抗 Scl-70+抗 Jo-1)(-)、IgE、抗 GBM 抗体、免疫球蛋白(IgG、IgM、IgA)+补体均正常。血/尿蛋白电泳、血/尿轻链无特殊。

8. p-ANCA+c-ANCA　p-ANCA 阴性,c-ANCA 阳性。

9. MPO、PR3　MPO 阴性。PR3 570.2U/ml。

10. 泌尿系超声　双肾饱满伴实质回声增强,皮髓欠清。腹部超声未见异常。

11. 肺部 CT 平扫　两肺间质性炎症。

12. 肾脏穿刺病理(图 20-1,见文末彩图)　肾小球 25 个,体积肿大,未见分叶;无硬化。细胞性新月体 7 个(28.00%),纤维性新月体 0 个,混合性新月体 1 个(4.00%),节段性新月体 5 个(20.00%),无细胞增多。包曼氏囊壁增厚,可见断裂,无囊腔扩张,壁层上皮细胞肿胀、增生,脏层上皮细胞肿胀。系膜区局灶节段性轻度增生,系膜细胞轻度增生,系膜基质轻度增多。内皮细胞肿胀。毛细血管襻腔局灶狭窄,无塌陷,可见 8 个小球襻坏死。襻内可见 1~2 中性粒细胞、淋巴细胞浸润。基底膜空泡变性。未见嗜伊红物沉积。近曲小管上皮细胞局灶颗粒变性,细小空泡变性,肿胀,可见红细胞管型、透明管型,近曲小管小灶萎缩(10%)。小管基底膜增厚,未见小管炎。细小动脉内皮细胞无肿胀,未见透明变性。小灶单个核细胞浸润(10%),小灶纤维组织增生(10%)。管周毛细血管腔内未见炎细胞。免疫荧光阴性。电子显微镜:足突弥漫融合,基底膜少量皱褶并增厚,系膜基质增生,未见电子致密物沉积。病理表现符合小血管炎肾损害伴新月体形成。

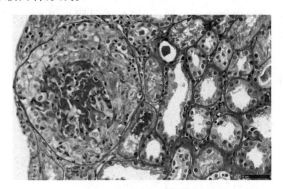

图20-1　肉芽肿性多血管炎

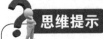

思维提示

　　青年女性,病程较短,表现为血尿、蛋白尿、高血压,伴有肾功能损害,既往无高血压病史,且根据病史当地医院检查肾功能正常,故考虑急进性肾炎综合征,同时伴有低热,免疫检查示ANA系列及补体正常,c-ANCA阳性,PR3-ANCA明显升高,超声提示双肾饱满伴实质回声增强,首先考虑ANCA相关性小血管炎,结合鼻部病史、肺部表现,具体考虑为肉芽肿性多血管炎,病理证实为符合小血管炎肾损害伴新月体形成。

五、治疗方案及理由

(一)方案

　　甲强龙500mg/d连续3天后改为甲强龙40mg/d,霉酚酸酯750mg 2/日口服。厄贝沙坦150mg口服1/日控制血压。复方磺胺甲噁唑片口服预防肺孢子菌感染。患者双侧上颌窦炎症予莫米松局部喷鼻治疗。

(二)理由

　　ANCA相关性小血管炎的治疗分为诱导缓解期、维持缓解期及复发的治疗。诱导缓解期的治疗以糖皮质激素联合细胞毒性药物为主,病情较重者,特别是有重要脏器受损患者,可采用必要的强化治疗如甲强龙冲击、丙种球蛋白、血浆置换等。维持缓解期以长期服用小剂量激素及免疫抑制药物治疗。2012年KDIGO指南建议:糖皮质激素联合环磷酰胺作为该病的初始治疗。维持缓解治疗首选硫唑嘌呤1~2mg/(kg·d),过敏或不耐受者可口服霉酚酸酯维持缓解。但环磷酰胺的使用有较多限制，且副作用大。霉酚酸酯诱导治疗 ANCA 相关性小血管炎已有不少疗效确切的报道，有研究显示其与环磷酰胺对比疗效相当。对于病情较重的患者，需要采取强化治疗，目前强化治疗的手段有：①激素冲击，适用于重症患者和肾功能进行性恶化的患者；②血浆置换：适用于合并抗 GBM 抗体阳性，严重肺出血或表现为急性肾衰竭起病时即依赖透析的患者；③丙种球蛋白。有研究表明，感染是 ANCA 相关性小血管炎诱发和复发的因素，且免疫抑制剂的应用增加感染的风险，因此需采用必要的抗感染治疗。

该患者肾穿病理证实为符合小血管炎肾损害伴新月体形成。患者当地检查肾功能正常，但入院后肾功能下降明显，提示疾病进展较快，应给予强化治疗，续以常规剂量激素，同时患者为育龄期女性，有生育要求，故选择霉酚酸酯诱导治疗。

六、治疗效果及思维提示

经上述治疗 3 个月后复查，患者血尿、蛋白尿明显好转，肾功能好转，PR3 明显下降。鼻部症状好转，未再发热。继续激素联合霉酚酸酯治疗。

> **思维提示**
>
> ANCA 相关性小血管炎的目标是维持缓解，预防复发。激素+环磷酰胺的临床应用需要权衡其临床获益及潜在风险。有研究表明激素+霉酚酸酯的诱导缓解效果与激素+环磷酰胺相当，副作用少。

七、对两个病例的思考

血管炎是一组以血管的炎症与坏死为主要病理改变的炎性疾病，常累及全身多个系统，引起多系统多脏器功能障碍，包括皮肤、肾脏、肺、神经系统等。肾脏是 ANCA 相关性血管炎最常累及的靶器官，尤其是显微镜下多血管炎和肉芽肿性多血管炎，肾脏病变较重，通常表现为寡免疫复合物型新月体肾炎，肾脏的病变程度及对治疗的反应与预后紧密相关，若治疗不及时，进展较快，肾脏预后较差。该病临床表现为急进性肾炎综合征，必须通过询问病史、体格检查以及实验室检查排除其他继发性因素，早诊断、早治疗。2012 年，国际肾脏病学会发布了改善全球肾脏病预后组织（KDIGO）提出的 ANCA 相关性小血管炎治疗指南，仍以环磷酰胺作为首选诱导治疗药物，但环磷酰胺副作用较大，近几年霉酚酸酯诱导治疗 ANCA 相关性小血管炎已有不少疗效确切的报道。另外，利妥昔单抗作为新型免疫抑制药物是治疗 ANCA 相关性小血管炎的一个新进展，对于新发的、难治的或者复发的，尤其是不适合用 CTX 的患者推荐使用利妥昔单抗，但利妥昔单抗价格昂贵。对于重症 ANCA 相关性小血管炎，特别是伴有重要脏器受损的患者，诱导初期应采用强化治疗，如甲强龙冲击、血浆置换、丙种球蛋白等，将对预后有极大改善。

（陈亮亮　韩 飞）

病例21　口干、多饮2年余,乏力伴流涕1周

女性,51岁,于2014年10月20日入院。

一、主诉

口干、多饮2年余,乏力伴流涕1周。

二、病史询问

(一) 初步诊断思路及病史询问

中老年女性,隐匿起病,慢性病程,以口干多饮为主要临床表现,近期出现乏力等全身症状。通常情况下患者并不会因为口干、多饮等症状就诊于肾内科,但临床上患者及医护人员常忽视口干这一常见症状。临床中见此主诉患者,首先会考虑到的疾病即为糖尿病,糖尿病患者常有口干、多饮、多食、多尿以及体重减轻等典型症状,可询问患者相关病史以及家族史,同时需注意有无糖尿病相关并发症,因起病隐匿,发现糖尿病时部分患者已经伴有相关慢性并发症,如累及微血管(肾病、视网膜病变)、神经(周围神经、自主神经)以及大血管(心脑血管、周围血管)等,需结合患者血糖情况加以鉴别。干燥综合征为一种侵犯外分泌腺,尤其是唾液腺及泪腺为主的慢性自身免疫性疾病,口干、眼干为其常见的临床症状,同时可伴有内脏损害并出现多种临床表现。其中肾脏为其受累的常见器官,多表现为肾小管病变,需结合外分泌腺、实验室检查以及病理加以鉴别。尿崩症患者也常伴有口干多饮症状,此类患者检查是常伴有低比重尿。根据病因不同分为中枢性尿崩症以及肾性尿崩症,根据尿量、血尿渗透压、禁水加压试验等加以鉴别。甲状腺功能亢进患者也可产生口干症状,并常伴有多汗、乏力、多食、消瘦等交感神经兴奋以及高代谢症状。因此,问诊的目的应围绕口干的时间、程度,饮水量和尿量的变化,以及相关伴随症状,常可涉及全身多个系统,注意与各种可能的疾病相鉴别。

(二) 问诊的主要内容

1. 出现口干的诱因、有无生活方式改变?

患者主诉口干,该症状为相对主观的感受,当生活方式以及环境等改变,使用抑制腺体分泌类的药物、曾接触放射物质等时均会使患者有口干的感觉,需排查相关原因。

2. 口干的伴随症状?

产生口干感受的相关伴随症状可以对疾病的诊断和鉴别有所帮助,如口干伴多饮多尿体重减轻,通常为糖尿病;伴有眼干泪少、猖獗龋齿、关节痛、光过敏、面部红斑、皮疹、口腔溃疡、

关节痛、乏力等常提示可能为自身免疫相关疾病等。

3. 口干的程度,加重及缓解因素?

判断口干的程度、进展、加重及缓解因素,有助于对疾病整体过程的了解。可询问患者是否需要经常饮水,有无吞咽困难,是否需要与水配合进食,饮水量、尿量以及对应的变化趋势。

4. 有无就医和相关诊治?

患者症状持续时间较长,需询问其有无就医经过,是否行血常规、肝肾脂糖电解质、口腔以及眼科等相关评估检查,以及治疗经过及治疗效果,可为寻找病因提供依据,为后续治疗方案的制定提供帮助。

5. 既往有何种疾病?

基础疾病可以帮助我们缩小可疑病因范围以及了解患者基础情况。患者中老年女性,注意询问其有无高血压、乙肝、丙肝病史?是否有心脏、肝脏疾病?有无长期用药史?有无放射性治疗或放射物质接触史?有无反复腮腺炎、角膜炎等相关病史?有无自身免疫相关疾病的病史?有无糖尿病、甲状腺疾病家族史?

(三)问诊结果及思维提示

患者 2 年前无明显诱因下出现口干,喜大量饮水,尿量与饮水量相关。无多食、无眼干、无吞咽困难、无皮疹、无手足发麻、无关节痛等。当时未予重视,未及时就医。1 年前开始自诉口干较前逐渐加重,尿量较前增多,其中夜尿增加至 3~4 次,无泡沫尿、无尿色加深、无双下肢水肿、无干咳等其他明显不适。1 周前患者因乏力伴流涕就诊于当地医院,查 ANA 抗体系列提示抗 SSA 抗体阳性、抗 Ro-52 抗体阳性。电解质提示:钾 3.4mmol/L;氯 120mmol/L。血气提示 pH 7.24。当地医院予输液(具体药物不能自诉)等对症支持治疗。自发病以来,胃食欲缺乏,无腮腺炎病史,其余无特殊。既往否认糖尿病、高血压、心脏疾病以及甲状腺疾病,否认结核、肝炎病史,否认放射物质接触史。

？思维提示

　　详细询问病史,患者口干隐匿起病,慢性病程,无明显诱因,症状逐渐加重,伴饮水量及尿量增多、夜尿增多,近期因乏力就诊,考虑患者低钾血症以及酸中毒,抗 SSA 抗体阳性、抗 Ro-52 抗体阳性,以上提示患者干燥综合征可能性大,需进一步完善相关检查,请眼科、口腔科等相关科室协助进一步相关检查,评估有无干眼症以及外分泌腺异常。并根据尿常规等相关检查评估有无干燥综合征肾损伤。同时干燥综合征包括原发以及继发因素,应加以排查,并评估其有无相关继发因素以及淋巴瘤的存在。患者抗核抗体阳性,提示患者自身免疫相关疾病可能性大,其中抗 SSA 抗体阳性、抗 Ro-52 抗体阳性具有一定的特异性指向干燥综合征的诊断,同时患者肝肾脂糖电解质及血气提示患者低钾血症以及酸中毒,需进一步完善电解质以及血气分析的复查,排除其他低钾血症以及酸中毒的病因,评估有无干燥综合征肾损伤所导致的肾小管性酸中毒。

三、体格检查

（一）重点检查内容及目的

患者的主要临床表现为口干多饮伴乏力，因此需对患者进行全身多系统的检查，同时需注意患者口干的程度，有无猖獗龋齿，舌面有无干、裂、舌乳头萎缩，有无腮腺肿大，有无角膜结膜红肿，有无皮肤干燥、皮疹，有无关节痛，听诊有无肺动脉瓣听诊区第二心音亢进，有无双肺异常啰音。

（二）体格检查结果及思维提示

体格检查结果：体温：37.8℃，脉搏：78 次/分，呼吸：20 次/分，血压：94/66mmHg。神志清，精神可，浅表淋巴结未及明显肿大，患者唇及舌面较为干燥，多发龋齿，双肺呼吸音清，未闻及干湿啰音，心律齐，未闻及病理性杂音，腹软，无压痛、反跳痛，肝脾肋下未及，Murphy 征阴性，移动性浊音阴性，双下肢无水肿，神经系统体征阴性，病理反射未引出。

> **思维提示**
>
> 患者体格检查未见明显异常，唇及舌面较为干燥，多发龋齿。患者主诉口干与体格检查中发现的唇及舌面较为干燥相一致，而多发龋齿除患者本身口腔问题外，常在自身免疫相关疾病中见到，常为其伴随症状，因此该患者的病因排查需重点排查自身免疫相关疾病。需进一步结合实验室及影像学检查，以及口腔、眼科相关专科检查以明确患者病因。

四、辅助检查

（一）初步检查内容及目的

1. 血常规、尿常规、肝肾脂糖电解质　评估患者造血情况、尿液浓缩情况、肾功能以及血糖情况等。

2. 血气分析　评估患者酸碱平衡情况。

3. 肝炎甲乙丙丁戊前 S1 抗原抗体系列、肿瘤指标（CEA+CA199+AFP+CA125）　排除乙肝、肿瘤等继发因素情况。

4. 抗核抗体系列（ANA+dsDNA+RNP+Sm+SSa+SSa52+抗 SSB+抗 Scl-70+抗 Jo-1）、MPO+PR3、p-ANCA+c-ANCA、ASO+RF、ESR、免疫球蛋白（IgG、IgM、IgA）+补体、抗磷脂相关抗体　评估患者免疫相关指标。

5. 尿渗透压、尿 NAG 酶、尿四样（尿免疫球蛋白 IgG，尿微量白蛋白，尿 $\beta2$ 微球蛋白、尿视黄醇结合蛋白）　明确病变定位。

6. ESR、CRP　评估患者炎症指标，有无炎症以及免疫相关影响。

7. 血/尿蛋白电泳、血/尿轻链蛋白 评估有无肿瘤以及代谢相关异常。

8. 泌尿系超声 评估双肾病变情况。

9. 腹部超声 了解肝脏、胆囊、胰腺形态，明确是否存在慢性肝病、胆囊炎及胰腺疾病。

10. 肾脏穿刺活检 必要时明确肾脏疾病病理类型。

11. 眼科、口腔科评估 有无干眼症以及口腔内腺体分泌异常。

(二)检查结果及思维提示

1. 血常规 白细胞计数 2.9×10^9/L，中性粒细胞 49.9%，血红蛋白 119g/L，血小板计数 163×10^9/L。

2. 尿常规 隐血(-)，蛋白质(+,0.3g/L)，pH 7.00，比重 1.007。

3. 肝肾脂糖电解质 总蛋白 88.0g/L，白蛋白 43.8g/L，球蛋白 44.2g/L，白球蛋白比例 1.0，肾小球滤过率(MDRD)47.59ml/min，肌酐 111μmol/L，尿素 5.8mmol/L，尿酸 214μmol/L，钾 3.37mmol/L，钠 141mmol/L，氯 109mmol/L，总钙 2.10mmol/L，肝功能、血糖及血脂未见明显异常。

4. 血气分析(静脉血) 血液酸碱度 pH 7.16，碳酸氢根浓度 21.1mmol/L，标准碱剩余(SBE) -6.3mmol/L，标准碳酸氢盐(SB)16.7mmol/L，实际碱剩余 -8.1mmol/L。

5. 肝炎甲乙丙丁戊前 S1 抗原抗体系列、肿瘤指标(CEA+CA199+AFP+CA125) 未见明显异常。

6. 抗核抗体系列(ANA+dsDNA+RNP+Sm+SSa+SSa52+抗 SSB+抗 Scl-70+抗 Jo-1)：ANA1：160，双链 DNA 阴性，可溶性核蛋白抗体阳性，抗 SSa 抗体阳性，抗 SSB 抗体阳性。ANCA 阴性。MPO+PR3，阴性。免疫球蛋白(IgG、IgM、IgA)+补体：免疫球蛋白 G 2322.0mg/dl(800~1800)，余阴性。抗磷脂相关抗体均阴性。

7. ASO、RF、CRP、ESR CRP、ASO 阴性，类风湿因子 318.0U/ml。ESR：65mm/1 小时。

8. 血/尿蛋白电泳、血/尿轻链蛋白 γ30.3%(11.0~21.0)。血/尿轻链蛋白未见单克隆轻链增高表现。

9. 尿渗透压 227mOsm/kg，尿 NAG(-)，尿四样：尿免疫球蛋白 IgG 26.800g/mol·Cr，尿微量白蛋白 79.940g/mol·Cr，尿 β2 微球蛋白 13.162g/mol·Cr。

10. 腹部超声、泌尿系超声：肝胆脾胰未见明显异常，双肾实质回声偏强伴多发结石，左肾小囊肿。

11. 肾脏病理(图 21-1，见文末彩图) 肾小球球性硬化 5 个/19 个(26.32%)，节段硬化 0 个(0.00%)。未见新月体，无细胞增多。包曼氏囊壁球囊粘连，壁层上皮细胞肿胀，脏层上皮细胞肿胀。系膜区局灶节段性轻度增生，系膜细胞轻度增生，系膜基质轻度增多。内皮细胞肿胀。基底膜空泡变性。毛细血管襻腔开放良好，无塌陷，不可见嗜伊红物沉积。近曲小管上皮细胞可见透明管型，肾小管多灶萎缩(20%)。小管基底膜增厚，未见小管炎。细小动脉内皮细胞肿胀，1%~25%透明变性。肾间质多灶单个核细胞、中性粒细胞、嗜酸细胞浸润(20%)，多灶纤维组织增生(20%)。管周毛细血管腔内未见炎细胞。免疫组化：PTAH(-)，刚果红染色(-)，高锰酸钾消化染色(-)。免疫荧光均为阴性。电子显微镜：足突大部分完好，基底膜正常，系膜基质轻度增生，余无特殊。

诊断：符合干燥综合征肾损伤表现伴球性硬化。

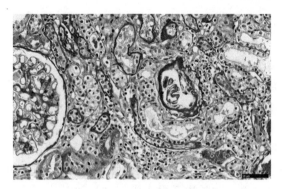

图 21-1 干燥综合征肾损伤

12. 眼科检查 角膜透明,前房清,晶体无明显混浊,泪膜破裂时间<5s,滤纸试验小于5mm,诊断考虑干眼症。

13. 唇腺活检 (唇腺)涎腺腺泡略萎缩,间质小灶性淋巴、浆细胞浸润。

思维提示

患者中老年女性,慢性病程,患者以口干为临床表现,近来出现低钾血症以及代谢性酸中毒,低血白细胞,少量蛋白尿、碱性尿、低比重尿以及尿渗透液偏低,患者血球白蛋白升高,低钾血症,血气分析提示高氯性代谢性酸中毒,抗 SSA、SSB 抗体为阳性,血沉以及类风湿因子升高,肾小管损伤相对严重,同时提示患者干眼症明确,以及唇腺活检提示腺泡萎缩以及小灶性淋巴、浆细胞浸润,根据干燥综合征的诊断,具有口干症状、眼滤纸试验阳性,抗 SSA、SSB 抗体阳性、唇腺活检阳性,考虑患者干燥综合征诊断明确,同时需除外其他相关结缔组织病,以及药物应用、淋巴瘤等疾病,考虑患者原发性干燥综合征。对于确诊为原发性干燥综合征出现肾小管酸中毒、肾脏浓缩功能障碍、血尿、蛋白尿、肾功能不全等患者应考虑肾脏受累,必要时需行肾脏穿刺活检术以明确病理类型。该病累及肾脏主要为肾小管间质性,需注意与其他类型肾小管间质疾病相鉴别。通常情况下肾脏的病理改变主要表现为肾脏间质小管病变、肾小球肾炎和血管炎,肾间质淋巴细胞的浸润伴小管的萎缩和纤维化,肾小球肾炎可以表现为膜性肾病、局灶节段性肾小球肾炎、膜增生性肾小球肾炎等多种病理类型。

五、治疗方案及理由

(一)方案

1. 改善症状治疗 控制口干及眼干症状:适当饮水,人工唾液,人工泪液,使用刺激腺体分泌药物(如环戊硫酮)。

2. 对症支持治疗 予患者补钾治疗,纠正肾小管酸中毒,使用碱性药物,如碳酸氢钠片等,防治肾结石、肾钙化等并发症。

3. 肾脏损害治疗 予患者糖皮质激素治疗,泼尼松 20mg/d 口服。

(二) 理由

本患者考虑干燥综合征诊断,除口干眼干等,其中外分泌腺体以外的肾脏受累较为明显,临床表现为肾小管酸中毒以及低钾血症,同时患者肾功能稍有异常,因此改善患者不适症状的同时应积极采取正确的治疗方案进行系统性治疗。

首先对于患者症状采取相应的替代治疗。口干可采用适当饮水,注意口腔卫生,减少饮酒吸烟等物理刺激,也可以使用人工唾液,起到湿润和润滑口腔的作用,也可以使用咀嚼等方式刺激唾液腺的分泌。眼干采用人工泪液,以及刺激腺体分泌的药物,如环戊硫酮。反复低钾患者,甚至可能会出现周期性瘫痪,此类患者可先以静脉补钾,血钾平稳后改为口服,必要时需终生服用。干燥综合征临床表现为单纯的肾小管酸中毒和(或)肾性尿崩时,发生肾功能损害的可能性较小,可口服碳酸盐及对症治疗。肌肉、关节痛者可用非甾类抗炎药以及羟氯喹。因干燥综合征可累及多种内脏器官,出现血液系统方面,如全血细胞减少、高球蛋白血症,外分泌腺体外病变,如合并神经系统损害、肾小球肾炎、间质性肺炎、肝损害等,需加用糖皮质激素,可联合环磷酰胺、甲氨蝶呤、硫唑嘌呤等免疫抑制剂。对于肾脏受累的情况,其主要的病理表现为间质淋巴细胞的浸润伴小管的萎缩和纤维化,临床病理提示上述改变时,有学者建议早期给予小剂量的糖皮质激素治疗,对于患者的长期肾功能预后可能收益。干燥综合征肾损害可致最终进展为终末期肾病,需要腹膜透析或血液透析等肾替代治疗。据报道,干燥综合征患者血液系统肿瘤的发生率较正常人群高数十倍,并注意肿瘤的相关筛查。

本病例予患者 20mg 泼尼松,碳酸氢钠纠酸,枸橼酸钾补钾并预防肾结石的发生,口干眼干等对症治疗,并嘱患者注意其生活习惯。

六、治疗效果及思维提示

经约 1 个月治疗后随诊,患者血气分析酸中毒较前好转明显,同时低钾血症已被纠正,患者仍有口干症状,较前有所好转,肌酐较前有所下降,后续根据患者病情变化减少激素剂量。

> **思维提示**
>
> 干燥综合征患者主要为缓解患者不适症状,当外分泌腺体以外的其他系统受累时,需采取全身的抗炎以及免疫抑制剂的使用,以保护相关器官。当患者诊断疑为干燥综合征时,首先注意评估为原发性干燥综合征还是继发,注意排除相关继发因素,并除外颈头面部放疗史、HCV、AIDS、淋巴瘤、结节病、抗乙酰胆碱药物的应用等,诊断为原发性干燥综合征,同时注意评估患者全身的受累情况,包括呼吸系统、消化系统、肾脏、关节肌肉、自身免疫性内分泌疾病、血液系统等,并采取治疗。

七、对本病例的思考

干燥综合征常见于 30~50 岁女性,但可发生于任何年龄,分为原发以及继发性干燥综合征。病理表现为外分泌腺有大量淋巴细胞浸润,大多数患者局限于泪腺或唾液腺受累,也有部分患者全身多器官受累,此病病程相对进展缓慢,患者淋巴瘤的发病率较正常人群高。病因方面考虑与遗传、病毒感染(如 EBV、HCV、HIV、HTLV 以及 HSV 等)、性激素以及细胞和体液免疫异常等相关。干燥综合征肾脏损害包括肾小管间质性损害(临床表现为肾小管酸中毒、肾性尿崩等)、肾小球损害(临床表现为高血压、轻度蛋白尿、镜下血尿、部分表现为肾病综合征),部分患者出现肾功能损伤。对于出现肾脏受累的患者需全身使用免疫抑制剂的治疗,以达到减轻肾脏炎症浸润以及延缓肾功能恶化的目的。

(石 楠 韩 飞)

病例22　反复双下肢皮疹2个月,尿检异常1个月

女性,19岁,于2014年12月9日入院。

一、主诉

反复双下肢皮疹2个月,尿检异常1个月。

二、病史询问

(一)初步诊断及病史询问

青年女性,病史较短,以皮疹为首发表现,常见皮疹分类包括斑疹、丘疹、斑丘疹、疱疹、风团、红斑、脓疱等,而合并有尿检异常,从肾脏疾病考虑以继发性肾病为主,如狼疮性肾炎、ANCA相关性血管炎肾损害、过敏性紫癜性肾炎、冷球蛋白血症肾损害、淋巴瘤肾损害等,不同疾病伴随的皮疹各有特征,需仔细观察皮疹特点、分布、颜色、大小,询问加重缓解的因素及其他伴随症状,因上述继发性肾病急性起病时可能引起急性肾功能损害,故同时需关注患者肾功能、询问尿量情况。因此,问诊的目的应围绕皮疹的特点、肾脏疾病相关症状体征及伴随症状。

(二)问诊的主要内容

1. 现病史询问

(1)皮疹的特点　包括分布、颜色、大小、有无瘙痒、压之可否褪色等,询问加重缓解的因素,皮疹的特点有助于各种皮肤病、风湿性疾病、过敏等的鉴别。

(2)其他伴随症状　如有无发热、发热与皮疹的关系,有助于鉴别一些感染性和风湿性皮疹,尤其是风湿性皮疹易伴有关节痛、肌肉痛,应注意鉴别;尤有无尿色、尿量改变,有无面部皮疹、光过敏史,有无口腔溃疡,有助于鉴别肾脏相关的风湿免疫肾病如狼疮、血管炎;有无头晕黑矇情况,有无咳嗽咳痰、胸闷气急等。

(3)询问是否曾到医院就诊,是否有其他相关检查如血常规、肝肾功能和泌尿系超声等,检查结果如何。还要询问药物治疗的情况和治疗的反应。

2. 既往史询问

注意询问有无高血压、糖尿病及乙肝、丙肝病史?是否有肺部、心脏、肝脏疾病?有无长期用药史?是否有过敏史?

（三）问诊结果及思维提示

患者 2 个月前无明显诱因下出现双下肢皮疹，呈对称性分布，起初点状紫癜样，压之不褪色，不伴瘙痒，无腹痛腹泻，无肉眼血尿，无畏寒发热，无咳嗽咳痰，无头痛头晕等症状，当时未予重视，1 月后双下肢皮疹逐渐增多，至当地医院查尿常规示"尿蛋白（++），红细胞（++）"，血常规示"白细胞 $12.04×10^9/L$，中性粒细胞比例 76.1%，血红蛋白 133g/L，血小板计数 310× $10^9/L$"，肾功能示"肌酐 $55.3\mu mol/L$，尿素 3.23mmol/L"，诊断为"过敏性紫癜性肾炎"，予西咪替丁抗过敏、维生素 C 片改善血管通透性、氯沙坦片减少尿蛋白，复方甘草酸苷针抗过敏、阿魏酸哌嗪片、金水宝胶囊护肾，患者仍间断性双下肢及双上肢新鲜出血点。2014-12-02 予泼尼松 30mg 治疗 3 天后皮疹症状好转。3 天前患者热水洗澡后再次出现双下肢及上肢新鲜斑点，伴上腹部隐痛，恶心呕吐 2 次，吐出胃内容物，予潘托拉唑治疗后症状好转，无咳嗽咳痰，无畏寒发热，无腹痛腹胀，无乏力头晕，现转至我院进一步治疗，门诊拟"过敏性紫癜性肾炎"收住入院。既往体健，无高血压、糖尿病及心脏疾病病史。

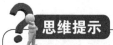

> **思维提示**
>
> 患者皮疹表现主要为点状、对称性分布紫癜样皮疹，压之不褪色，不伴瘙痒，首先要注意有无其他肾外表现，如关节痛、腹痛等，结合该患者病史中血常规检查，血小板不低，排除血小板减少性紫癜，且患者尿常规提示蛋白及红细胞均多，临床首先考虑继发性的增殖性肾炎，常规需鉴别：①过敏性紫癜性肾炎；②狼疮性肾炎；③ANCA 相关性小血管炎；④冷球蛋白血症肾损害。狼疮和血管炎等皮疹多种多样，狼疮好发育龄期女性，同时伴有其他相应症状。血管炎好发于老年病人，除肾与皮肤外可有肺部病变、神经病变等症状，狼疮与血管炎容易引起贫血表现。冷球蛋白血症不多见，年轻人发病少，可表现为紫癜性皮疹，往往伴有肝炎或血液系统疾病可进一步完善相关检查排除。该患者青年女性，单纯紫癜性皮疹、伴有肾脏损害，首先考虑过敏性紫癜性肾炎。

三、体格检查

（一）重点检查内容及目的

该患者主要症状为皮疹，因此在对患者进行系统、全面检查的同时，应重点注意皮疹的特点，包括分布、颜色、大小、压之可否褪色等，同时注意其他部位是否有皮疹。狼疮、ANCA 相关性血管炎均可累及肺部，应注意肺部查体。患者尿蛋白（++），需注意有无双下肢水肿、胸腹腔积液，注意排查心脏疾病等。

（二）体格检查结果及思维提示

体格检查结果：体温：37.1℃，脉搏：99 次/分，呼吸：20 次/分，血压：122/74mmHg，神志清，精神可，眼睑无水肿，皮肤巩膜无黄染，浅表淋巴结未及肿大，双上肢及下肢可见散在紫癜样皮

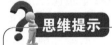

疹，呈对称性，无关节压痛，双肺呼吸音清，未及明显干湿性啰音，心律齐，未及病理性杂音，腹稍膨隆，无压痛及反跳痛，肝脾肋下未及肿大，双肾叩击痛阴性，移动性浊音阴性，双下肢无水肿，神经系统阴性。

思维提示

　　查体时应关注皮疹特点，有无关节压痛、腹部压痛、肺部体征等。该患者结合目前病史及查体，首先考虑继发性的增殖性肾炎，进一步的实验室检查主要目的是鉴别继发性因素如狼疮、血管炎、冷球蛋白血症等。

四、辅助检查

（一）初步检查内容及目的

　　1. 血常规、尿常规、肝肾脂糖电解质、24 小时尿蛋白定量、尿红细胞形态　了解患者疾病当前状态。

　　2. ESR、CRP、肝炎甲乙丙丁戊前 S1 抗原抗体系列、肿瘤指标（CEA+CA199+AFP+CA125）、抗核抗体系列（ANA+dsDNA+RNP+Sm+SSa+SSa52+抗 SSB+抗 Scl-70+抗 Jo-1）、MPO+PR3、p-ANCA+c-ANCA、免疫球蛋白（IgG、IgM、IgA）+补体、IgE、血/尿蛋白电泳、血/尿轻链蛋白、抗 GBM 抗体、冷球蛋白　鉴别乙肝、狼疮、血管炎、肿瘤等继发性因素。

　　3. 泌尿系超声　评估双肾病变情况。

　　4. 腹部超声　了解肝脏、胆囊、胰腺形态，明确是否存在慢性肝病、胆囊炎及胰腺疾病。

　　5. 肾脏穿刺活检　明确肾脏疾病病理类型。

（二）检查结果及思维提示

　　1. 血常规　白细胞计数 $15.5×10^9/L$，中性粒细胞 82.3%，血红蛋白 153g/L，血小板计数 $359×10^9/L$。

　　2. 尿常规　隐血（++，1.2mg/L），蛋白质（±，0.1g/L），红细胞 230.4/μl，pH 6.5，比重 1.022。

　　3. 肝肾脂糖电解质　白蛋白 48.8g/L，球蛋白 28.8g/L，肾小球滤过率（EPI-cr）128.55ml/min，肌酐 57μmol/L，肝功能及血脂、电解质、血糖正常。

　　4. 24 小时尿蛋白定量：0.29g。尿红细胞形态：异形比例 85%。

　　5. CRP　0.80mg/L。

　　6. ESR　8mm/h。

　　7. 肝炎甲乙丙丁戊前 S1 抗原抗体系列（-）、肿瘤指标（CEA+CA199+AFP+CA125）（-）、抗核抗体 ANA+dsDNA+RNP+Sm+SSa+SSa52+抗 SSB+抗 Scl-70+抗 Jo-1（-）、IgE、抗 GBM 抗体、免疫球蛋白（IgG、IgM、IgA）+补体、冷球蛋白均正常。血/尿轻链、血/尿蛋白电泳无特殊。

　　8. p-ANCA+c-ANCA，MPO+PR3　阴性。

　　9. 腹部+泌尿系超声　肝胆脾胰未见明显异常。双肾输尿管膀胱未见明显异常。

10. 肾脏穿刺病理(图 22-1,见文末彩图) 肾小球 38 个,体积正常大小,未见分叶;无硬化,未见新月体,无细胞增多。包曼氏囊壁无增厚,壁层上皮细胞肿胀,脏层上皮细胞肿胀。系膜区局灶节段性轻度增生,系膜细胞轻度增生,系膜基质轻度增多。内皮细胞肿胀。毛细血管襻腔开放良好,无塌陷。基底膜空泡变性。不可见嗜伊红物沉积。近曲小管上皮细胞小灶颗粒变性,肿胀,可见红细胞管型,未见小管萎缩。小管基底膜无增厚,未见小管炎。细小动脉内皮细胞无肿胀,未见透明变性。肾间质未见炎细胞浸润,无纤维组织增生。管周毛细血管腔内未见炎细胞。特殊染色、免疫组化:PTAH(-),刚果红染色(-),高锰酸钾消化染色(-)。电子显微镜:足突小部分融合,基底膜正常,系膜基质增多,系膜区可见致密物。免疫荧光:系膜区 IgA(++++),C3(++),IgG、IgM、C1q(-)。病理表现符合过敏性紫癜性肾炎。

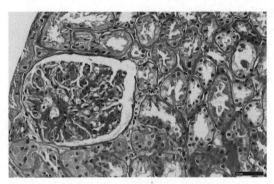

图 22-1 过敏性紫癜性肾炎

思维提示

年轻女性,病程较短,以紫癜样皮疹为首发表现,伴有血尿、蛋白尿,蛋白尿量不多,抗核抗体系列(ANA+dsDNA+RNP+Sm+SSa+SSa52+抗 SSB+抗 Scl-70+抗 Jo-1)阴性,抗 GBM 抗体阴性,ANCA 阴性,冷球蛋白阴性,排除狼疮、血管炎、冷球蛋白血症可能,血常规提示血小板不低,排除特发性血小板减少性紫癜。肾脏病理主要以系膜增生性肾炎为主,荧光 IgA(++++),结合紫癜样皮疹,诊断过敏性紫癜性肾炎。

五、治疗方案及理由

(一)方案

1. 非特异性治疗 对于多数临床表现轻微、一过性尿检异常患者,无需特殊治疗,短期内可自行好转。对于有高血压患者,需积极控制血压,ACEI 及 ARB 可降低血压、控制尿蛋白。该患者血压不高,尿蛋白不多,暂未加用此类降压药。

2. 免疫抑制治疗 尿蛋白>1.0g/24h 者,经 ACEI 或 ARB 治疗效果不佳,可应用激素治疗 6 个月观察;肾活检表现为新月体形成者可应用激素联合 CTX、AZA 等细胞毒药物。该患者仍采用泼尼松片 30mg 口服 qd 治疗。

（二）理由

KDIGO 指南推荐：

1. 儿童过敏性紫癜性肾炎持续尿蛋白 0.5～1.0g/24h 推荐 ACEI 或 ARB 治疗（2D）。

2. 持续尿蛋白>1.0g/24h 者，经 ACEI 或 ARB 治疗效果不佳，GFR>50ml/（min·1.73m²）者，推荐同 IgA 肾病采用 6 个月疗程的激素治疗（2D）。

3. 儿童紫癜肾活检表现为新月体伴有肾病综合征或肾功能不全建议同新月体性 IgA 肾病治疗（2D）。成人紫癜治疗推荐同儿童（2D）。

该患者年轻女性，病理表现较轻，入院后查 24 小时尿蛋白量不多，但外院尿常规尿蛋白（++），考虑尿蛋白较少是经激素治疗后的结果，结合病史，患者病情容易反复，皮疹明显且有增多趋势，故该患者仍应用激素治疗，辅以碳酸钙补钙、埃索美拉唑镁肠溶片护胃等对症治疗。

六、治疗效果及思维提示

经上述治疗 6 个月后复查，患者皮疹好转，未反复，血尿、蛋白尿明显好转接近正常，激素逐渐减量至停用。

思维提示

对大多数患者，本病具有自限性，90% 以上可获得完全缓解。部分患者数月或数年后可能再发皮疹、关节或胃肠道症状，但多数肾脏预后较好。

七、对本病例的思考

过敏性紫癜性属于系统性小血管炎，主要侵犯皮肤、消化道、关节和肾脏。肾脏病理为 IgA 沉积的系膜增生性肾小球肾炎，可伴不同程度新月体形成。本病的诊断在排除继发性肾病如狼疮、ANCA 相关性血管炎后，依赖于典型的临床表现如皮肤、关节、胃肠道和 IgA 沉积的系膜增生性肾小球肾炎。单纯依据肾脏病理很难与 IgA 肾病鉴别，取决于典型临床表现如紫癜样皮疹。本病的治疗尚无统一，对于多数临床表现轻微、一过性尿检异常患者，无需特殊治疗，短期内可自行好转。免疫抑制治疗应用于尿蛋白较多或有新月体形成者。本病具有自限性，90% 以上可获得完全缓解，部分患者数月或数年后可能再发皮疹、关节或胃肠道症状，但多数肾脏预后较好。

（陈亮亮　韩　飞）

病例23 四肢皮肤变硬伴肢体末端遇冷后变色1年余,血肌酐升高5天

女性,70岁,于2016年12月7日入院。

一、主诉

四肢皮肤变硬伴肢体末端遇冷后变色1年余,血肌酐升高5天。

二、病史询问

(一)初步诊断思路及病史询问

老年女性,隐袭起病,病史较长,以四肢皮肤变硬伴肢体末端遇冷后变色(雷诺现象)为主要临床表现。雷诺现象多见于系统性红斑狼疮、进行性系统性硬化症、肢端硬化症、多发性肌炎或皮肌炎、混合性结缔组织病、类风湿性关节炎、干燥综合征、结节性多动脉炎以及冷球蛋白血症等结缔组织病。因此,问诊的时候应围绕四肢皮肤变硬情况、雷诺现象发生的诱因以及有无皮疹、口腔溃疡、光过敏、脱发、肌痛肌无力、关节疼痛、口干眼干等伴随症状来进行鉴别诊断。患者入院前5天检查发现血肌酐升高,需考虑肾前性容量不足、肾内病变及肾后梗阻等原因,还需重点询问有无特殊药物服用史。

(二)问诊的主要内容

1. 现病史询问

(1)重点对雷诺现象进行鉴别诊断:包括出现雷诺现象的时间段? 发生雷诺现象前有无诱因? 是否伴随皮疹、口腔溃疡、光过敏、脱发、肌痛肌无力、关节疼痛、口干眼干等症状? 有助于鉴别诊断类风湿性关节炎、系统性红斑狼疮、系统性硬化症以及冷球蛋白血症等风湿性疾病。

(2)其次是对肾功能不全的鉴别诊断:发现血肌酐升高前有无食欲缺乏、恶心呕吐、少尿等表现,是否有特殊用药史? 有助于判断属于肾前性、肾性还是肾后性病因。

(3)此外,患者病史较长,有1年。要询问期间是否曾到医院就诊,是否行尿检、肝肾功能、免疫学和泌尿系超声检查,检查结果如何。还要询问药物治疗的情况和治疗的反应。

2. 既往史询问

注意询问有无高血压、糖尿病及乙肝、丙肝病史? 是否有心脏、肝脏、甲状腺疾病? 有无长期用药史? 有助于病因判断。

(三) 问诊结果及思维提示

患者 1 年前无明显原因下出现四肢皮肤硬化伴受冷后变色,并伴有头晕,复视,视物旋转,当时未做特殊处理。半年前患者症状有所加重,就诊我院神经科门诊,查头颅 MRI:多发腔隙灶,脑桥,双侧脑室旁,半卵圆中心缺血改变。颈动脉超声:多发斑块。给予尼莫地平 20mg 3/日,脑安颗粒 1.2g 2/日口服治疗。风湿科门诊就诊,查 CPK 520U/L ANA:1320 阳性。SCL-70 阳性。组蛋白(+)、血沉 34,血三系无特殊,甲功正常,MPO,PR3 阴性。给予患者甲泼尼龙片 1 片 2/日,贝前列素钠片 1 片 3/日,雷贝拉唑钠肠溶胶囊 1 粒/日,骨化三醇胶丸 1 粒/日,脉血康 2 粒 3/日,口服治疗。患者自述回当地治疗一个月后效果不明显,遂自行停药。后就诊当地医院,自述服用了一些中药,具体不详,效果欠佳。自述当时查肾功能未见明显异常。半月前,患者因头晕症状加重,就诊于建德市第一人民医院,门诊给予马来酸左旋氨氯地平片,黑骨藤追风活络胶囊,秋水仙碱,白芍总苷胶囊,泼尼松口服治疗。当时尿蛋白(++),肌酐 85μmol/L,抗 ScL-70 阳性,抗组蛋白抗体弱阳性,抗核抗体 1:1000。5 天前患者突然出现右下腹疼痛,再次就诊于建德市第一人民医院,查尿蛋白(+++),肌酐 229μmol/L,肾脏超声:双肾弥漫性病变伴血流阻值增高,测血压 180/110mmHg。遂立即转入我院急诊治疗,2016-12-06 查肌酐 339μmol/L,现拟"肌酐升高待查"收治入科。既往无高血压、糖尿病、心脏病及病毒性肝炎等慢性疾病史。

思维提示

详细询问病史,患者既往无慢性疾病史,近 1 年来出现四肢皮肤硬化伴受冷后变色,并伴有头晕,复视,视物旋转,症状反复发作并加重;门诊查 ANA 及 SCL-70 抗体阳性,曾予激素治疗但并不规范。5 天前因右下腹痛检查发现血肌酐水平进行性增高伴有高血压。结合患者临床表现及辅助检查,进行性系统性硬化症诊断明确,近期发生的急性肾损害重点考虑系统性硬化症肾损害,但仍需与恶性高血压肾损害、溶血尿毒综合征等血栓性微血管病鉴别。

三、体格检查

(一) 重点检查内容及目的

患者的主要临床症状为四肢皮肤变硬及肢端遇冷后变色,因此在对患者进行系统,全面检查的同时,应重点注意四肢皮肤的硬度,关节外形及活动度,肌肉压痛,有无合并皮疹、口腔溃疡、脱发等伴随体征。

(二) 体格检查结果及思维提示

体格检查结果:血压 180/110mmHg。神志清,心肺检查无异常,四肢末端皮肤明显硬化,全身皮肤轻度硬化。皮肤巩膜无黄染。腹膨隆,全腹无压痛反跳痛,肝脾未及,移动性浊音阴性。浅表淋巴结未触及肿大,颜面部及双下肢无水肿,双侧足背动脉未及。病理征阴性。

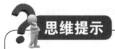

思维提示

　　患者主要阳性体征为四肢末端皮肤明显硬化，全身皮肤轻度硬化，无关节变形，肌肉压痛，全身皮疹，口腔溃疡，面部红斑及脱发等表现。外院抗 ScL-70 阳性，血压升高明显，首先考虑系统性硬化症肾危象，进一步的实验室和影像学检查的主要目的是排除狼疮、干燥综合征、多发性肌炎、肿瘤等继发因素，同时完善泌尿系超声检查及肾活检，明确急性肾损伤原因及肾脏病理类型，指导治疗及预后。

四、辅助检查

（一）初步检查内容及目的

　　1. 血常规、尿常规、肝肾脂糖电解质、24 小时尿蛋白定量　评估肾功能，初步判定肾脏损伤部位。

　　2. 甲状旁腺激素、ESR、CRP、类风湿因子、冷球蛋白、免疫球蛋白（IgG、IgM、IgA）+补体、凝血功能、肝炎甲乙丙丁戊前 S1 抗原抗体系列、肿瘤指标（CEA+CA199+AFP+CA125）、抗核抗体系列（ANA+dsDNA+RNP+Sm+SSa+SSa52+抗 SSB+抗 Scl-70+抗 Jo-1）、MPO+PR3、p-ANCA+c-ANCA、IgE、血/尿蛋白电泳、血/尿轻链蛋白、抗心磷脂抗体　排除乙肝、狼疮、干燥综合征、多发性肌炎、冷球蛋白血症、肿瘤等继发性因素。

　　3. 泌尿系超声　评估双肾病变情况，有无泌尿系梗阻。

　　4. 肺部 CT　明确是否存在胸水，是否存在肺部感染。

　　5. 双肾血管超声　明确是否存在肾血管病变所致的肾功能损伤。

　　6. 腹部超声　了解肝脏、胆囊、胰腺形态，明确是否存在慢性肝病、胆囊炎及胰腺疾病。

　　7. 眼底检查　明确眼底动脉硬化程度。

　　8. 肾脏穿刺活检　明确肾脏疾病病理类型。

（二）检查结果及思维提示

　　1. 血常规　白细胞计数 $14.2×10^9$/L，血红蛋白 107g/L，血小板计数 $276×10^9$/L，中性粒细胞（%）80.1%。

　　2. 尿常规　蛋白（++），红细胞 47/μl，pH 6.50，比重 1.011。

　　3. 肝肾脂糖电解质　白蛋白 37.6g/L，肾小球滤过率（MDRD）7.29ml/min，肌酐 483μmol/L，尿素 29.1mmol/L，尿酸 511μmol/L，钾 5.11mmol/L，总钙 1.94mmol/L，无机磷 2.37mmol/，总胆固醇 7.66mmol/L，甘油三酯 3.71mmol/L，肝功能及血糖均正常。

　　4. 24 小时尿蛋白　3.65g。

　　5. 甲状旁腺激素　328pg/ml，血沉 24mm/h。CRP 正常。

　　6. 类风湿因子、冷球蛋白测定、免疫球蛋白（IgG、IgM、IgA）+补体、凝血功能、肝炎甲乙丙丁戊前 S1 抗原抗体系列、肿瘤指标（CEA+CA199+AFP+CA125）、MPO+PR3、ANCA、IgE、GBM 抗体、抗心磷脂抗体、血/尿轻链、血/尿蛋白电泳　均未见异常。

7. **ANA 系列**　抗核抗体 1∶160 阳性，抗 Scl-70、组蛋白及可溶性核蛋白抗体均阳性。

8. **超声**　泌尿系超声双肾大小正常范围，皮质回声增强，皮髓分界欠清。双肾血管超声、腹部超声未见异常。

9. **肺部 CT**　未见异常。

10. **眼底检查**　双眼角膜透明，前房深浅可，浸提混。眼底：网底弥漫出血，静脉迂曲。诊断：双网膜病变。

11. **肾穿刺病理检查**（图 23-1，见文末彩图）　免疫荧光：IgM（＋＋），IgA（＋），C4（＋），C1q（＋）。光镜：可见 1 条皮髓交界，共计 16 个肾小球。肾小球：未见新月体，有 1 个硬化小球。包曼氏囊壁增厚，无囊腔扩张，壁层上皮细胞肿胀，脏层上皮细胞肿胀。系膜区弥漫球性中度增生，系膜细胞中度增生，系膜基质中度增多。内皮细胞肿胀、增生。毛细血管襻腔局灶堵塞，无塌陷，1 个小球襻腔内可见微血栓。中性粒细胞、淋巴细胞浸润。基底膜分层，皱缩。未见嗜伊红物沉积。肾小管：近曲小管上皮细胞多灶颗粒变性，细小空泡变性，肿胀，可见透明管型，近曲小管小灶萎缩（10%）。肾间质：单个核细胞浸润（10%），小灶纤维组织增生（10%）。小动脉：细小动脉内皮细胞无肿胀，未见透明变性。电镜：足突弥漫融合，基底膜节段皱缩，系膜基质增多，未见电子致密物沉积。诊断：病理表现呈肾小球基底膜皱缩伴襻内炎细胞浸润。

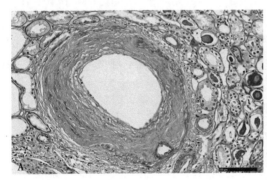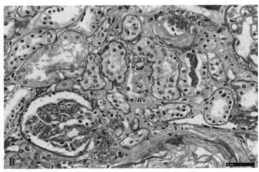

图 23-1　硬皮病肾损害

思维提示

老年患者，隐匿起病，以四肢皮肤变硬伴肢体末端遇冷后变色为主要临床表现，近期发生高血压合并急性肾衰竭，已排除其他结缔组织病。尽管患者肾脏病理检查结果未见到典型的"洋葱样"改变，但存在基底膜皱缩、缺血表现，结合患者临床症状体征和实验室检查，考虑患者诊断急性肾功能损害为系统性硬化症肾危象所致。

五、治疗方案及理由

（一）方案

1. **肾脏替代治疗**　予腹透置管后开始腹膜透析治疗。

2. 控制血压　予 ACEI 类药物（贝那普利）联合拜新同口服降压。

3. 靶向治疗　予波生坦靶向治疗。

4. 免疫抑制治疗　泼尼松 20mg/d。

（二）理由

系统性硬化症的肾外表现（如胃肠道症状）、近期开始出现的严重高血压以及进行性肾衰竭高度提示系统性硬化症肾损害。肾损害的表现形式为闭塞性动脉炎，主要累及小叶间动脉及肾小球，急性期肾活检典型改变可见纤维蛋白血栓和纤维蛋白样坏死，随着病程进展，血管壁出现黏液样内膜增厚和同心圆洋葱皮样增厚。因为系统性硬化症肾病时有弥漫性肾小动脉闭塞，单用 ACEI 如无法控制血压，可加用 CCB 类降压药。进展至肾衰竭的患者可行透析治疗。

六、治疗效果及思维提示

经上述治疗 1 个月后复查，血压控制良好，仍未摆脱腹膜透析。四肢皮肤雷诺现象发作较前缓解。

思维提示

> 硬皮病肾损害的主要治疗目标是控制血压，保护肾功能，靶向治疗长期使用可能有效。

七、对本病例的思考

系统性硬化症是一种以局限性或弥漫性皮肤增厚和纤维化为特征的多系统疾病。系统性硬化症的肾损害分为急性和慢性两大类。急性者突然起病，迅速进展至急性高血压及急性肾衰竭，称为"系统性硬化症肾危象"；慢性者在系统性硬化症起病 2～3 年后逐渐出现肾炎综合征及肾功能不全。约 10% 的系统性硬化症患者可能发生系统性硬化症肾危象，其中 75% 发生在起病 4 年内。在 ACEI 使用后肾危象的 1 年存活率已显著增高至 76%。其发生除了与早期的广泛性血管病变有关，还与寒冷、肾脏的雷诺现象、激素的使用以及容量不足等诱因有关。系统性硬化症的患者一旦发现高血压，应该马上考虑系统性硬化症肾危象，在完善检查明确诊断的同时，应尽快使用 ACEI 控制血压，并监测血肌酐及血钾水平变化。即使肾功能进行性恶化或已进展至终末期，仍需要坚持使用。本例患者既往有系统性硬化症病史 1 年余，但近期才出现急性高血压和急性肾损伤并快速进展至肾衰竭，考虑系统性硬化症肾危象所致。该患者既往激素治疗不规范，本次起病前有右下腹痛，存在感染及脱水等容量不足的诱因。提示我们在管理系统性硬化症患者时应严密监测血压及肾功能变化，规范药物治疗，避免诱发肾危象。

（徐　莹　陈江华）

病例24 反复双下肢皮疹2年,水肿1年, 加重2天

女性,63岁,于2013年12月18日入院。

一、主诉

反复双下肢皮疹2年,水肿1年,加重2天。

二、病史询问

(一)初步诊断思路及病史询问

老年女性,隐袭起病,病史较长,以双下肢皮疹和水肿为主要临床表现。水肿往往为导致患者到肾内科就诊的首要因素,因此对水肿严密的诊断思路尤为重要。一般来说,临床接诊水肿患者,首先要考虑心、肝、肾等重要脏器的严重病变。晨起颜面水肿明显者,是考虑肾性水肿的首要因素,结合肾功能、尿常规结果异常可形成初步判断,但仍需除外其他脏器原因的水肿。心源性水肿多有心悸、气短、劳累后明显加重,下肢凹陷性水肿下午之后更明显的特点,右心衰导致的水肿则多有慢性肺病如阻塞性肺病等病史,结合心脏超声心室结构改变基本可形成初步诊断。肝源性以腹水为主,只有在极其严重时才发展到全身,主要结合肝脏病史及肝脏形态学改变,门脉高压表现可诊断。因此,问诊的目的应围绕水肿的特点,如水肿出现的时间和急缓、出现的部位、水肿是否对称、与体位变化及活动的关系以及水肿的伴随症状等,注意鉴别诊断的内容询问,以获得肾性水肿的诊断证据。皮疹的病因包括急性出疹性传染病、风湿免疫性疾病及血液病等。需结合患者的临床表现、有无传染源接触史、皮疹的形态特征及分布位置和伴随症状综合考虑。常见出疹性传染病包括麻疹、水痘、猩红热、风疹、伤寒、斑疹伤寒、流脑、手足口病等,该患者无相关传染病源接触史,出疹前后无发热病史,皮疹特点为双下肢对称性分布的红色针尖样出血性皮疹,不符合前述传染性皮疹的特点;易出现皮疹的血液病包括急性白血病、霍奇金淋巴瘤及恶性网状细胞病等,该患者无血液系统疾病常见的贫血、出血、体重下降等临床表现,皮疹原因需重点考虑风湿免疫性疾病。因此,问诊的时候应围绕皮疹的特点及伴随症状来进行鉴别诊断。

(二)问诊的主要内容

1. 现病史询问

(1)重点询问水肿的特点。出现水肿的时间段? 水肿发生前有无特别的诱因? 是否伴有胸闷及腹胀? 有助于鉴别诊断水肿属于心源性、肝源性还是肾源性。

(2)其次询问皮疹的特点及伴随症状,有无颜面部红斑、口腔溃疡、关节痛等? 有助于鉴

别诊断属于急性出疹性传染病、风湿免疫性疾病还是血液病。

（3）此外，患者双下肢皮疹及水肿病史较长，达 2 年，要询问期间是否曾到医院就诊，是否行尿检、肝肾功能和泌尿系超声检查，检查结果如何。

还要询问药物治疗的情况和治疗的反应。

2. 既往史询问

患者年纪较大，注意询问有无高血压、糖尿病及乙肝、丙肝病史？是否有心脏、肝脏、甲状腺疾病？有无长期用药史？对鉴别水肿的病因很有帮助。

（三）问诊结果及思维提示

2 年前无明显诱因下出现双小腿下段及双足皮疹，呈紫红色，针尖大小，略高出于皮面，压之不褪色，当时无发热畏寒，无胸闷气急，无腹痛腹胀腹泻，无血便黑便，无关节疼痛，无颜面部或双下肢水肿，无肉眼血尿及泡沫尿，无夜尿增多，无尿量减少。患者至中医院就诊，服用中药治疗 4 个月（具体不详）后皮疹消退。1 年前患者再次出现上述症状，性质同前，再次服用中药治疗，但皮疹仍有反复发作，且伴有劳作后双足背水肿，晨轻暮重。1 个月前因皮疹加重患者开始服用美卓乐2 片每日 3 次治疗，且出现双下肢皮肤破溃、流脓且难愈，遂于 20 余天前自行停药，并前往台州市第一人民医院就诊，查血常规示"WBC 7.9×10^9/L，Hb 137g/L，PLT 215×10^9/L"，"ESR 54mm/h"，尿常规提示"白细胞（+++），蛋白（+），葡萄糖（+）"，肝肾脂糖电解质示"总蛋白 50g/L，白蛋白 27.7g/L，"，凝血功能提示"PT 14.9s，APTT 40s"。予阿莫西林克拉维酸钾抗感染、胰岛素控制血糖及护肝、利尿等治疗，患者仍有皮疹、水肿，2 周前开始出现咳嗽、咳痰、痰中带淡红色血丝，尿量减少，1 周前出现发热，体温最高 38.5 摄氏度，无明显畏寒寒战，无胸闷、腹痛、关节疼痛不适。为求进一步诊治前来我院，门诊查尿常规提示"镜下红细胞 1~2/hp，镜下白细胞（+/hp），蛋白质（++，1.0g/L）"，肝肾脂糖电解质提示"总蛋白 58.5g/L，白蛋白 33.6g/L，肾小球滤过率（MDRD）55.45ml/min，肌酐 94μmol/L，尿素 8.7mmol/L，尿酸 594μmol/L"。2 天前患者无明显诱因下出现病情加重，臀部、双下肢弥漫性散在皮疹，紫红色，针尖大小，略高出于皮面，压之不褪色，部分融合成片，伴双下肢中度水肿，颜面部轻度水肿，伴发热，体温 37.9 摄氏度，拟"紫癜性肾炎"收住入院。自病以来，胃纳一般，尿量较少，未计量，大便干结，1 个月内体重下降 3kg。既往有高血压病史 9 年，收缩压最高 160mmHg 以上，服用尼莫地平控制，5 个月前自行停药，自诉目前血压仍控制良好。

思维提示

　　详细询问病史，患者双下肢皮疹的特点为双侧弥漫针尖样大小出血性皮疹，无明显诱因，反复加重；病程进展过程中出现双下肢水肿，水肿的特点为隐匿起病，无明显诱因，无胸闷、气喘及咳嗽咳痰等心肺疾病表现，提示肾性水肿可能性大。结合院外的检查结果，肾病综合征诊断成立。诊断肾病综合征后，首先要查找有无继发性因素。继发性肾病综合征一般有特异性肾外表现，如狼疮性肾炎可有颊部红斑、盘状红斑、光过敏、口腔溃疡、关节痛等，多发性骨髓瘤肾损害的患者常表现为乏力、骨痛。可与原发性肾病综合征鉴别。患者同时合并双下肢皮疹，还需和传染性疾病、血液系统疾病以及结缔组织病鉴别。

三、体格检查

（一）重点检查内容及目的

患者的主要临床症状为双下肢水肿伴皮疹，因此在对患者进行系统，全面检查的同时，应重点注意水肿的特点，如双下肢水肿是否对称，皮温是否升高，是否存在皮疹。同时应注意是否合并有胸腹腔积液，如双肺呼吸音是否减低，是否有腹部移动性浊音等。注意皮疹的形态特征及分布位置，全身皮肤黏膜有无出血点等。

（二）体格检查结果及思维提示

体格检查结果：体温 38.5℃，血压 137/85mmHg。神志清，心肺检查无异常，臀部及双下肢可见弥漫性紫癜，略高出皮面，压之不褪色，部分融合成片，双侧小腿下段可见焦痂、鳞屑附着。颜面部轻度水肿，皮肤巩膜无黄染。腹膨隆，全腹无压痛反跳痛，肝脾未及，移动性浊音阴性。浅表淋巴结未触及肿大，双下肢中度凹陷性对称性水肿，双侧足背动脉未及。病理征阴性。

> **思维提示**
>
> 心肺腹检查未见异常，不支持心源性及肝源性疾病；双下肢水肿对称，不考虑血栓栓塞性疾病。除双下肢皮疹外，全身皮肤黏膜无出血，浅表淋巴结未及肿大，不考虑血液系统疾病。进一步的实验室和影像学检查的主要目的是排除乙肝、狼疮、血管炎、多发性骨髓瘤等常见引起肾病综合征的继发因素，同时完善肾活检，明确病理类型，指导治疗及预后。

四、辅助检查

（一）初步检查内容及目的

1. 血常规、尿常规、肝肾脂糖电解质、24 小时尿蛋白定量　证实肾病综合征。
2. 类风湿因子、ESR、CRP、冷球蛋白、凝血功能、肝炎甲乙丙丁戊前 S1 抗原抗体系列、肿瘤指标（CEA+CA199+AFP+CA125）、抗核抗体系列（ANA+dsDNA+RNP+Sm+SSa+SSa52+抗SSB+抗 Scl-70+抗 Jo-1）、MPO+PR3、p-ANCA+c-ANCA、免疫球蛋白（IgG、IgM、IgA）+补体、血/尿蛋白电泳、血/尿轻链蛋白　排除乙肝、狼疮、血管炎、冷球蛋白血症、肿瘤等继发性因素。
3. 泌尿系超声　评估双肾病变情况。
4. 肺部 CT　明确是否存在胸水，是否存在肺部感染。
5. 双肾血管超声　明确是否存在双肾静脉血栓。
6. 腹部超声　了解肝脏、胆囊、胰腺形态，明确是否存在慢性肝病、胆囊炎及胰腺疾病。
7. 肾脏穿刺活检　明确肾脏疾病病理类型。

(二)检查结果及思维提示

1. 血常规　白细胞计数 $6.4×10^9/L$,血红蛋白 95g/L,血小板计数 $518×10^9/L$,中性粒细胞(%)78.1%。

2. 尿常规　蛋白(+++),红细胞 11.8/μl,pH 6.50,比重 1.015。

3. 肝肾脂糖电解质　白蛋白 29.6g/L,肾小球滤过率(MDRD)55ml/min,肌酐 95μmol/L,尿素 8.4mmol/L,尿酸 548μmol/L,钾 4.13mmol/L,总钙 2.13mmol/L,无机磷 1.18mmol/L,总胆固醇 6.20mmol/L,甘油三酯 1.13mmol/L,肝功能及血糖均正常。

4. 24 小时尿蛋白　5.2g。

5. CRP 101.0mg/L,类风湿因子 1510.0U/ml,血沉 51mm/h,冷球蛋白测定弱阳性。

6. 凝血功能、肝炎甲乙丙丁戊前 S1 抗原抗体系列(-)、肿瘤指标(CEA+CA199+AFP+CA125)(-)、抗核抗体系列(ANA+dsDNA+RNP+Sm+SSa+SSa52+抗 SSB+抗 Scl-70+抗 Jo-1)(-)、MPO+PR3(-)、ANCA(-)、IgE(-)。

7. 免疫球蛋白(IgG、IgM、IgA)+补体:IgG 570mg/dl,补体 C3 44mg/dl,补体 C4 0.8mg/dl。血/尿蛋白电泳以白蛋白为主,血/尿轻链蛋白无特异性改变。

8. 泌尿系超声　双肾大小形态正常。双肾血管超声和腹部超声未见异常。

9. 肺部 CT　双上肺慢性炎症,双侧胸腔积液。

10. 肾穿刺病理检查　免疫荧光:IgG(++),IgM(++),IgA(++),C3(+++),C4(+),C1q(+++);光镜:可见 1 条皮髓交界,共计 16 个肾小球。肾小球:未见新月体及硬化小球。包曼氏囊壁增厚,无囊腔扩张,壁层上皮细胞肿胀,脏层上皮细胞肿胀。系膜区弥漫球性中度增生,系膜细胞中度增生,系膜基质中度增多。内皮细胞肿胀、增生。毛细血管襻腔局灶堵塞,无塌陷,1 个小球襻腔内可见微血栓。中性粒细胞、淋巴细胞浸润。基底膜分层,皱缩。未见嗜伊红物沉积。肾小管:近曲小管上皮细胞多灶颗粒变性,细小空泡变性,肿胀,可见透明管型,近曲小管小灶萎缩(10%)。肾间质:灶单个核细胞浸润(10%),小灶纤维组织增生(10%)。小动脉:细小动脉内皮细胞无肿胀,未见透明变性。电镜:足突弥漫融合,基底膜尚可,系膜基质增多,内皮下、系膜区可见电子致密物沉积,系膜插入明显。诊断:病理表现符合膜增生性肾小球肾炎(I型)改变。

思维提示

老年患者,隐匿起病,双下肢皮疹伴水肿逐渐加重,表现为肾病综合征,无血尿,排除了乙肝、系统性红斑狼疮、血管炎、多发性骨髓瘤等继发性因素,类风湿因子水平显著增高,冷球蛋白检测阳性,肾脏病理诊断I型膜增生性肾炎。考虑冷球蛋白血症所致肾损害。

五、治疗方案及理由

(一)方案

1. 非特异性治疗

(1)积极控制血压,减少尿蛋白:通常选用血管紧张素转化酶抑制剂(ACEI)或血管紧张素Ⅱ受体拮抗剂(ARB)类药物,这两类降压药同时有非血压依赖性减少蛋白尿的作用。逐步增加药物剂量至最大耐受量能安全地增加其降低蛋白尿的作用,达到最大的肾保护效应。该患者采用厄贝沙坦 1 片 1/日。

(2)抗凝治疗:肾病综合征中合并静脉血栓的机会很高,因此,凡血浆白蛋白小于 20～25g/L 的患者,应预防性应用抗凝剂。该患者白蛋白 29.6g/L,未应用抗凝剂。

(3)注意保暖,避免寒冷。

2. 免疫抑制治疗

联合应用糖皮质激素(泼尼松 0.5mg/(kg·d)及环磷酰胺(1.0g/w)。

(二)理由

部分冷球蛋白血症患者病程中临床表现可自发缓解,但多数患者的肾脏病变及全身病变会反复发作并逐渐加重。多数患者应用糖皮质激素联合细胞毒药物有较好的效果。对于肾脏病变重、雷诺现象严重(如发生肢端坏疽)等全身症状严重者也可考虑采用血浆置换疗法去除冷球蛋白。如患者的冷球蛋白血症由病毒感染导致,还应积极抗病毒治疗。

该患者老年女性,主要临床表现为双下肢皮疹进行性加重伴水肿,已排除病毒感染及其他结缔组织病,肾脏病理提示Ⅰ型膜增生,应给予免疫抑制剂治疗。

六、治疗效果及思维提示

经上述治疗 1 个月后复查,血浆白蛋白较前明显升高,24 小时尿蛋白明显减少,双下肢皮疹有明显减少,双下肢皮肤破溃处愈合。4 个月后,患者肾病综合征完全缓解,皮疹消退。后激素规律减量,总疗程约 1 年。

思维提示

冷球蛋白血症肾损害的主要治疗目标是控制肾脏及肾外表现,保护肾功能。除了免疫抑制治疗,局部保暖等对症支持治疗也很重要。

七、对本病例的思考

冷球蛋白血症是指一类由异常循环免疫球蛋白引起的系统性疾病。可以由感染性疾病诱发,也可与结缔组织病相关。以肾脏受累起病者在疾病初期并不多见,但随病程进展可多达 50%,大部分患者的临床特点表现为肾炎综合征,少部分可表现为肾病综合征,起病较隐袭,病程较长。冷球蛋白血症中的免疫复合物可沉积在肾组织内并激活补体诱发增生性炎症反应。冷球蛋白血症肾损害患者肾活检的典型病例表现为膜增生性肾小球肾炎。大部分冷球蛋白血症肾损害患者肾外表现较重,肾脏病变进展相对较慢。本例患者首发症状为反复双下肢皮疹,逐渐加重至双下肢皮肤破溃流脓,并出现肾脏损害。经糖皮质激素联合环磷酰胺治疗后症状有明显改善。提示我们在遇到合并皮疹的肾病患者时需详细询问病史并完善检查,以免漏诊延误治疗。

(徐 莹　陈江华)

病例25 双下肢水肿 3 个月

患者,男性,71 岁,于 2015 年 7 月 22 日入院。

一、主诉

双下肢水肿 3 个月。

二、病史询问

(一)初步诊断思路及问诊目的

患者老年男性,水肿 3 个月,以下肢水肿为主要临床表现就诊。水肿为肾内科常见的体征,对水肿入院的病人需考虑肾脏疾病外,还需考虑心功能不全、肝硬化等疾病,也需考虑营养不良、摄入不足、内分泌疾病等因素,还需考虑静脉、淋巴回流障碍等局部原因及月经、药物等少见因素。各种水肿又有各自的临床特点,如心源性水肿,一般晨轻暮重,水肿出现在下垂部位,多伴有胸闷、气促等症状,有心脏基础疾病,劳累后加重。肾源性水肿,多表现晨重暮轻,眼睑水肿明显,可伴有肾脏疾病相关症状,尿常规、肾功能检查可帮助判断。肝源性水肿以腹水、下肢水肿明显,往往有肝脏基础疾病,可有肝掌、蜘蛛痣等体征。问诊应围绕水肿的出现时间、缓急、出现部位、水肿是否对称、与体位变化及活动的关系,以及其他伴随症状等。

(二)问诊主要内容及目的

1. 现病史询问

(1)水肿发生的时间特点,有无诱因和前驱症状。肾源性水肿常以晨起多见,心源性水肿则常见于活动后。

(2)水肿首发部位和发展顺序:水肿累及的范围,是否受体位的影响,水肿的发展速度,是否为凹陷性,有无胸水、腹水等也是水肿鉴别的要点。肾源性水肿常见于眼睑,心源性水肿常见于下肢等下垂部位。肝源性水肿常首先以腹水为主要表现。甲状腺功能减退引起的常为黏液性水肿。

(3)询问伴随症状,如心源性水肿可伴有胸闷气促、胸痛等不适;肝源性水肿可有黄疸、蜘蛛痣、静脉曲张等;肾源性水肿可伴有泡沫尿、尿色尿量改变等。

(4)水肿发生是否与服药、饮食、月经等相关。部分药物会引起下肢水肿,过量饮水亦可出现轻度水肿,女性病人可以出现月经期水肿情况,注意鉴别。

2. 既往史询问

患者老年男性,注意有无高血压及血压变化情况、糖尿病及乙肝、丙肝、肿瘤病史?是否有心脏、肝脏、甲状腺疾病？有无长期用药史？以帮助鉴别水肿的原因。

（三）问诊结果及思维提示

3 个月前无明显诱因出现双下肢水肿，晨轻暮重，凹陷性，伴乏力食欲缺乏，黄色泡沫尿，每日尿量约 1000ml，夜尿 3~5 次/晚，无胸闷、夜间喘憋，无发热，无皮疹，无关节疼痛，无腹痛、腹泻及腹胀，无腰酸、腰痛，就诊当地医院，查尿常规示蛋白质（+++），红细胞 3/μl，肝肾脂糖电解质示白蛋白 24.5g/L，肌酐 109μmol/L，尿酸 531μmol/L，考虑"肾病综合征"，予"泼尼松片 10 片 1/日及呋塞米 2 片 2/日"治疗，患者双下肢水肿无明显消退。患者病来体重较前增加约 4kg。

既往有高血压病史 20 余年，最高血压 170/110mmHg，长期服用利舍平降压治疗，近 2 个月自行停用，自诉血压控制可。

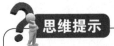 **思维提示**

> 　　详细询问病史，患者水肿的特点为隐匿起病，无明显诱因，累及双下肢，无胸闷、气喘及咳嗽、咳痰等心肺疾病表现，提示肾性水肿可能性大。结合院外检查结果，尿蛋白（+++），血白蛋白 24.5g/L，肾病综合征诊断成立。诊断肾病综合征后，首先要查找有无继发性因素。继发性肾病综合征一般有特异性肾外表现，如狼疮性肾炎可有颊部红斑、盘状红斑、光过敏、口腔溃疡、关节痛等，多发性骨髓瘤肾损害的患者常表现为乏力、骨痛。糖尿病肾病可有糖尿病基础，可有眼底糖尿病视网膜病变，四肢麻木等表现。老年患者继发性肾病综合征以代谢性因素、肿瘤等多见，需高度警惕。患者既往病史中有高血压病史，近期血压自行降低而停服降压药，不能排除肾淀粉样变可能。需进一步检查血尿轻链、血尿免疫固定电泳，肾脏穿刺病理活检。排除继发因素考虑原发性肾病综合征。

三、体格检查

（一）重点检查内容及目的

患者的主要临床症状为双下肢水肿，因此在对患者进行系统，全面检查的同时，应重点注意水肿的特点，如双下肢水肿是否对称，皮温是否升高，是否存在皮疹。同时应注意是否合并有胸腹腔积液，如双肺呼吸音是否减低，是否有腹部移动性浊音等。

（二）体格检查结果及思维提示

体温：36.3℃，脉搏：90 次/分，呼吸：20 次/分，血压：139/83mmHg。神清，精神可，浅表淋巴结未及明显肿大，肝颈静脉回流征阴性。双肺呼吸音粗，未闻及明显干、湿性啰音，心律齐，心界不大，未闻及明显病理性杂音。腹稍膨隆，无压痛，无反跳痛，移动性浊音阴性，肝脾肋下未及，双肾区无叩痛，双下肢中度凹陷性水肿。神经系统检查（-）。

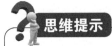 思维提示

　　根据目前检查信息,①患者心律齐,未闻及明显病理性杂音,心界不大,肝颈静脉回流征阴性不支持心源性水肿。②无肝掌、蜘蛛痣、肝脾肿大、腹水征,不支持肝源性水肿。结合入院化验结果,目前考虑肾病综合征引起水肿。实验室和影像学检查的主要目的是排除乙肝、狼疮、多发性骨髓瘤、糖尿病、淀粉样变、肿瘤等常见引起肾病综合征的继发因素,同时完善肾活检,明确病理类型,指导治疗及预后。

四、辅助检查

(一)初步检查内容及目的

　　1. 血常规、尿常规、肝肾脂糖电解质、24 小时尿蛋白定量　证实肾病综合征。

　　2. ESR、CRP、肝炎甲乙丙丁戊前 S1 抗原抗体系列、肿瘤指标(CEA + CA199 + AFP + CA125)、抗核抗体系列(ANA + dsDNA + RNP + Sm + SSa + SSa52 + 抗 SSB + 抗 Scl-70 + 抗 Jo-1)、MPO+PR3、p-ANCA+c-ANCA、免疫球蛋白(IgG、IgM、IgA)+补体、血/尿蛋白电泳、血/尿轻链蛋白、尿免疫固定电泳　排除乙肝、狼疮、血管炎、多发性骨髓瘤、糖尿病、淀粉样变、肿瘤等继发性因素。

　　3. 泌尿系超声　评估双肾病变情况。

　　4. 肺部 CT　明确是否存在胸水,是否存在肺部感染。

　　5. 双肾血管超声　明确是否存在双肾静脉血栓。

　　6. 腹部超声　了解肝脏、胆囊、胰腺形态,明确是否存在慢性肝病、胆囊炎及胰腺疾病。

　　7. 心电图、心脏彩超　了解心脏瓣膜有无赘生物、心肌病变情况。

　　8. 肾脏穿刺活检　明确肾脏疾病病理类型。

　　9. 骨髓穿刺及活检　排除血液系统肿瘤。

(二)检查结果及思维提示

　　1. 血常规　白细胞计数 $10.6×10^9/L$,血红蛋白 168g/L,血小板计数 $323×10^9/L$。

　　2. 尿常规　蛋白(++++),红细胞 24.6/μl,pH 6.50,比重 1.025。

　　3. 肝肾脂糖电解质　白蛋白 16.8g/L,球蛋白 19.4g/L,肌酐 105μmol/L,尿素 10.5mmol/L,尿酸 605μmol/L,钾 3.9mmol/L,总钙 1.93mmol/L,总胆固醇 11.69mmol/L,甘油三酯 2.61mmol/L,肝功能及血糖均正常。

　　4. 24 小时尿蛋白　9.3g。

　　5. CRP 5.7mg/L,ESR 50.00mm/1 小时。

　　6. 肝炎甲乙丙丁戊前 S1 抗原抗体系列(-)、肿瘤指标(CEA+CA199+AFP+CA125)(-)、抗核抗体系列(ANA+dsDNA+RNP+Sm+SSa+SSa52+抗 SSB+抗 Scl-70+抗 Jo-1)(-)、MPO+PR3(-)、ANCA(-)。

　　7. 免疫球蛋白(IgG、IgM、IgA)+补体　IgG 331.0mg/dl,IgA 268.0mg/dl,IgM 37.0mg/dl,

C4 43.0mg/dl,C3 102.0mg/dl。

8. 轻链(尿)　K轻链14.70mg/dL,L轻链30.90mg/dL。

9. 轻链(血)　K轻链375.0mg/dL,L轻链184.0mg/dL。

10. 尿免疫固定电泳　λ游离轻链阳性。血免疫固定电泳正常

11. 泌尿系超声　双肾实质回声偏高,皮髓欠清。双肾血管超声和腹部超声未见异常。

12. 心电图　窦性心动过缓;左心室电压偏低;前壁r波递增不良。

13. 心脏超声　主动脉硬化,左室舒张功能减退,三尖瓣轻度反流,心动过缓。

14. 肺部CT　两侧支气管病变。右肺上叶结节灶,考虑增殖灶。两侧胸膜反应。

15. 肾穿刺病理检查(图25-1,见文末彩图)　光镜:病理穿刺取材皮髓部,肾组织标本2条,肾小球13个。肾小球:体积正常大小,可见分叶;球性硬化4个(30.77%),节段硬化0个。包曼氏囊壁增厚,壁层上皮细胞肿胀,脏层上皮细胞肿胀。系膜区局灶节段性轻度增生,系膜细胞轻度增生,系膜基质增多。内皮细胞肿胀。毛细血管襻腔开放良好,无塌陷。基底膜增厚,未见嗜伊红物沉积。肾小管:近曲小管上皮细胞多灶颗粒变性,细小空泡变性,肿胀,可见刷状缘脱落,可见透明管型,近曲小管多灶萎缩(35%)。小管基底膜增厚,未见小管炎。肾血管:细小动脉内皮细胞无肿胀,未见透明变性。肾间质:多灶单个核细胞浸润(35%),多灶纤维组织增生(35%)。管周毛细血管腔内未见炎细胞。免疫组化:刚果红染色(+),高锰酸钾消化染色(+)。免疫荧光:IgG(-),IgM(++),IgA(-),C3(-),C4(-),C1q(+),肾小球系膜区团块状沉积。电子显微镜:足突弥漫融合,基底膜节段增厚,系膜基质增多,系膜区可见排列紊乱状物质。符合:淀粉样变肾损害(AL型)伴球性硬化。

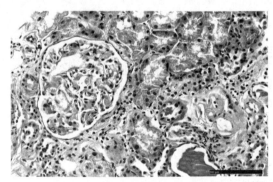

图25-1　淀粉样变性刚果红染色

16. 骨髓穿刺　未见典型多发性骨髓瘤改变。

思维提示

老年患者,隐匿起病,水肿逐渐加重,表现为肾病综合征,无血尿,糖皮质激素治疗效果不佳,同时伴有血压下降病史,检查提示血液、尿液轻链比例异常,尿λ轻链单克隆阳性,肾脏病理淀粉样变肾损害(AL型),骨髓穿刺无典型多发性骨髓瘤改变。目前确诊淀粉样变肾损害,继发性肾病综合征。

五、治疗方案及理由

（一）方案

地塞米松 20mg/d,d1~7,d15~18;联合环磷酰胺 0.5,d1,d8,d15;沙利度胺 200mg/d。

（二）理由

治疗的主要原则是减少或干预前体蛋白合成,稳定前体蛋白自身结构,破坏淀粉样蛋白稳定性。

1. 减少/干预前体蛋白合成　如果阻止/破坏淀粉样蛋白的来源,现存的淀粉样蛋白会随着时间延长而被溶解,但阻止/破坏淀粉样蛋白的治疗方案因淀粉样变的类别不同而异。

（1）AL 型淀粉样变的治疗

1）外周血自体造血干细胞移植(ASCT):

a. ASCT 应当作为符合移植适应证患者的一线治疗,移植前是否需要诱导治疗尚无定论。

b. 移植适应证:年龄≤65 岁,ECOG≤2 分,梅奥 2004 分期Ⅰ期或Ⅱ期,纽约心脏病协会(NYHA)心功能分级 1~2 级,左室射血分数>50%,收缩压>90mmHg,eGFR>30ml/min,无大量胸腔积液。

c. 预处理方案:200mg/m² 静脉用马法兰。对于 eGFR 为 30~60ml/min 的患者,马法兰剂量应减量为 140mg/m²。

d. 移植后治疗:移植后 3 个月评价血液学疗效,如果达到非常好的部分缓解(VGPR)或 VGPR 以上疗效,可以观察随诊;如果未达到,应给予进一步的巩固治疗。

2）基于硼替佐米的治疗方案:

a. 基于硼替佐米的治疗方案对于 pAL 患者有着较好、较快的血液学缓解率以及器官缓解率。适用于各种分期的 pAL 患者,梅奥分期Ⅲ期患者更适合硼替佐米为主的化疗方案,以期更早的获得血液学缓解。但是,这些治疗并不能降低高危患者的早期病死率。

b. 可以是硼替佐米联合地塞米松(VD 方案),或硼替佐米联合环磷酰胺、地塞米松(VCD 方案),或硼替佐米联合马法兰、地塞米松(VMD 方案)。不推荐硼替佐米和阿霉素的联合用药。

c. 推荐每周 1 次硼替佐米的剂量为 1.3mg/m²,可以是静脉用药或皮下注射。对于全身水肿的患者,不推荐皮下注射。地塞米松的剂量一般是每疗程 160mg,但对于高危或极高危患者,地塞米松可减量为每疗程 40~80mg。

3）基于马法兰的化疗方案:

a. 马法兰联合地塞米松适用于各种分期的 pAL 患者,起效相对较慢。

b. 马法兰剂量推荐为 0.18~0.22mg/(kg·d)第 1~4 天;或者 8~10mg/(m²·d)第 1~4 天;地塞米松 20~40mg/(kg·d),第 1~4 天。

4）基于免疫调控剂的化疗方案:

a. 沙利度胺、来那度胺都可以用于 pAL 的治疗,可以联用地塞米松,或者联用环磷酰胺和地塞米松。

b. 对于血清白蛋白<25g/L 的 pAL 患者,应当在严格预防性抗凝的基础上,谨慎地使用免

疫调控剂。

c. 梅奥分期Ⅲ期的患者应当避免使用沙利度胺。

（2）AA 型淀粉样变的治疗：AA 淀粉样变的主要治疗是治疗基础的炎症性或感染性疾病。通过抑制或减轻炎症或感染，降低血清淀粉样蛋白 A（SAA）水平。积极治疗慢性炎性疾病如类风湿关节炎、强直性脊柱炎等；适当应用抗生素或外科手术治疗慢性感染性疾病如结核、骨髓炎、支气管扩张等，可显著降低 AA 淀粉样变的发生率。有效治疗恶性肿瘤等也十分重要。

秋水仙碱对家族性地中海热（FMF）患者疗效较好。FMF 患者应用秋水仙碱 1.2~1.8mg/d 可使大部分患者缓解或淀粉样蛋白沉积得到明显控制。目前还没有证据对治疗其他原因导致的 AA 淀粉样变或其他类型的淀粉样变有帮助。

2. 稳定前体蛋白的自身结构　稳定前体蛋白的自身结构，从而阻止它向错误折叠蛋白转化。研究发现，对由甲状腺转运蛋白突变引起的家族性淀粉样变患者使用双氟尼酸（diflunisal），使其结合到甲状腺素结合蛋白多聚体的甲状腺结合位点上，减少了致病单体的释放，控制了蛋白向 β 折叠片层结构转化。目前，双氟尼酸已经初步应用于临床，有待于积累经验。另外，基因治疗已初步应用于治疗许多 ATTR 变异相关的家族性淀粉样变，FAFib、AAPOAⅠ型亦有效。

3. 破坏淀粉样蛋白的稳定性　该疗法把治疗目标放在已沉积的淀粉样蛋白上，使淀粉样蛋白稳定性破坏，从而使它不再能够保持它的 β 折叠片层结构，导致沉积的淀粉样蛋白消退，从而改善组织器官的功能。初步研究表明，Epodisate 通过氨基葡聚糖结合位点迅速连接到 AA 型淀粉样蛋白，基本上能够破坏它们在组织中的稳定性，从而导致淀粉样变性的逆转，还可以阻止新的淀粉样蛋白沉积。Epodisate 可以延缓 AA 型淀粉样变的肾功能不全进展。Epodisate 直接把治疗靶点放在已经沉积在组织器官上的淀粉样蛋白上，它的应用可能有较好的疗效。

4. 对症支持疗法　肾病综合征患者需低盐饮食，适当利尿，但须警惕肾静脉血栓形成。小心直立性低血压的发生，特别是应用利尿剂时，试用有一定压力的弹力袜和紧身衣可能有一定的防治作用。早中期肾衰竭患者应给予饮食治疗以及减轻氮质血症的药物，对终末期肾衰竭患者应考虑血液透析或腹膜透析。

5. 肾脏替代治疗　血液透析和腹膜透析是肾淀粉样变终末期肾衰竭患者维持生命和提高生活质量的有效措施，但维持性透析患者中位生存时间仅约 8.5 个月，腹膜透析和血液透析在生存时间上无显著差异。很多患者死于肾外疾病，尤其是心脏淀粉样变性、营养不良等。血液透析应特别注意心脏并发症（充血性心力衰竭、室性心律失常等）和低血压，前者可能与淀粉样变累及心脏有关，常为致死原因；后者除神经系统调节紊乱外，也可能与淀粉样变累及肾上腺相关，这部分患者应加用肾上腺皮质激素。腹膜透析对血流动力学影响少，理论上可增加轻链蛋白的排出似有一定优越性，然而至今并无腹膜透析较血液透析增加存活率的报道。肾淀粉样变患者肾移植后存活率明显低，其主要原因为感染和心血管并发症。移植后 1 年，约 10%~30% 移植肾再发淀粉样变。

六、治疗效果及思维提示

此患者选择地塞米松联合环磷酰胺、沙利度胺治疗方案，经治疗水肿较前好转，蛋白尿稳定，血白蛋白稍有升高，疗效一般。

七、对本病例的思考

中老年患者出现蛋白尿或肾病综合征,尤其是同时合并肝脾肿大或心脏疾病或血压降低;多发性骨髓瘤患者出现大量蛋白尿等,均应考虑本病可能。进一步检查血尿蛋白电泳、血尿免疫固定电泳、骨髓穿刺、肾脏穿刺病理行刚果红染色,以期早期诊断以免误诊、漏诊。

（王耀敏）

病例26　夜尿增多半年余,反复恶心呕吐1个月

女性,43岁,于2010年11月14日入院。

一、主诉

夜尿增多半年余,反复恶心呕吐1个月。

二、病史询问

(一)初步诊断思路及病史询问

患者中年女性,起病时表现为夜尿增多,多见于肾小管间质病变,除此之外,心力衰竭、肾病综合征、肝硬化等肢体下垂部位水肿的疾病,由于平卧时水分更多地进入循环,肾血流量增加,滤过率增加,也可出现夜尿增多。恶心呕吐是非特异性症状,可见于全身多种疾病,患者有肾脏病史半年余,需注意肾功能情况,患者门诊化验提示肾功能损害,需鉴别肾功能异常为急性、慢性或是慢性基础上急性加重,询问病史时可围绕既往是否发现肾功能异常,是否有乏力、体力下降、头晕等不适,是否有严重呕吐、腹泻等可能引起容量减少的情况,是否有尿量减少,尿色异常,近期是否有感染,是否使用过肾毒性药物,是否有腰酸腰痛、发热、皮疹等来初步鉴别。

(二)问诊的主要内容

1. 现病史询问　询问夜尿时需注意夜尿的次数和量,夜尿增多的定义是指夜间睡眠时尿量>750ml或大于白天的尿量。夜尿增多常提示有肾小管间质病变,需同时询问是否有口渴、多饮等慢性肾小管功能不全表现。针对患者恶心呕吐的情况,需询问呕吐是急性还是慢性起病,是否有明确的病因或诱因,呕吐与进食、活动是否相关。呕吐是发生于晨起还是夜间,呈间歇性还是持续性。是干呕还是有呕吐物以及呕吐物的性状、气味等。结合患者夜尿增多的表现,容易想到肾功能不全、氮质血症的胃肠道表现。需同时询问肾功能不全的其他系统表现,如乏力、水肿、胸闷、尿量改变等。患者病史较长,需询问期间是否曾到医院就诊,是否行尿检、肝肾功能、胃镜、腹部及泌尿系超声等检查,是否给予诊断和治疗,还需询问对治疗的反应、症状的缓解情况。

2. 既往史询问　患者中年女性,需询问既往是否有高血压、糖尿病、病毒性肝炎病史,是否有心脏、肺、肝脏、甲状腺等疾病史,是否有腹部手术史,是否有长期用药史,是否有药物食物过敏史,女性患者需注意询问月经是否规律。

(三) 问诊结果及思维提示

患者半年余前无明显诱因出现夜尿增多,夜尿次数大于 3 次,量大于白天尿量,无口渴多饮,无泡沫尿,无肉眼血尿,无皮疹关节痛,无口腔溃疡,无胸闷气促,无乏力食欲缺乏,无恶心呕吐,无头晕头痛,患者未予重视未就诊。1 个月前患者无明显诱因下出现反复恶心呕吐,呕吐胃内容物,同时感乏力明显,无畏寒发热,无腹痛腹泻,无头晕头痛,无尿量减少,无水肿等不适,前往当地医院就诊,查胃镜提示:慢性浅表性胃炎伴糜烂,给予奥美拉唑、硫糖铝口服治疗 1 周,症状未见缓解。1 天前患者为进一步诊治来我院,门诊查肾功能:血肌酐 542μmol/L,尿酸 485μmol/L,血常规:血红蛋白 95g/L,尿常规:蛋白阴性,24 小时尿蛋白 3.21g,为进一步诊治收住入院。自发病来,体重未见明显减轻。既往体健,无高血压、糖尿病、病毒性肝炎、心脏病史。月经规律。

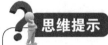

思维提示

　　详细询问病史,患者既往有夜尿增多等慢性肾小管功能损害的表现,本次起病表现为肾功能不全,需首先鉴别患者为急性肾损伤或是慢性肾功能不全。主要可以结合血色素、钙磷代谢异常、影像学上肾脏大小和肾脏实质厚度等进行鉴别。虽然贫血、钙磷代谢异常多见于慢性肾衰竭,但并不绝对,急性肾损伤也可出现贫血和钙磷代谢异常。影像学检查也是如此,如有双肾缩小可以明确为慢性肾衰竭,但是也有部分疾病即使到肾衰竭程度肾脏也可不缩小,如糖尿病肾病、淀粉样变性病、轻链沉积病、多囊肾等。除此之外,还需对患者原发病进行鉴别,患者门诊检验突出表现为尿常规蛋白定性与 24 小时蛋白定量不平行,需警惕多发性骨髓瘤引起的轻链蛋白尿。

三、体格检查

(一) 重点检查内容及目的

患者表现为肾功能不全,初步询问病史需排除血液系统疾病,因此在对患者进行系统、全面检查的同时,需注意贫血情况,是否有胸骨压痛、肾区叩击痛,是否有肝脾肿大、淋巴结肿大,是否有血小板减少引起的皮肤瘀点瘀斑。同时需注意患者是否合并有胸腹腔积液,两肺呼吸音及啰音,双下肢水肿,骨痛,神经系统检查是否存在异常等。

(二) 体格检查结果及思维提示

体格检查结果:血压 113/79mmHg,神志清,精神可,贫血貌,全身无皮疹,无瘀点瘀斑,浅表淋巴结未及肿大,胸骨压痛阴性,心肺检查无异常,腹软,全腹无压痛反跳痛,肝脾未及肿大,双下肢无水肿,神经系统检查无异常。

？思维提示

结合患者的检查结果，其肾脏病变以肾小管间质损害更为突出。因此分析可能的疾病为：①急性间质性肾炎：临床为急性过程，多为接触某种药物后出现少尿、肾功能减退，伴有双肾肿大。典型者可有发热、皮疹、血嗜酸性粒细胞增多等表现。病理可见肾间质大量炎细胞浸润。②系统性血管炎：起病急，可出现肾小球、血管、小管间质损害，同时可有肾功能异常。但多半有全身其他系统的损伤表现，可有自身抗体的阳性。③浆细胞疾病：多见于中老年人，临床可出现尿常规与 24 小时尿蛋白定量不一致，肾功能与贫血程度不一致等情况。肾组织、血液尿液可检测到游离轻链。进一步的实验室和影像学检查的主要目的是鉴别肾功能不全的原因，判断是否存在血管炎、多发性骨髓瘤等常见继发因素，同时完善骨髓、肾活检，指导治疗及预后。

四、辅助检查

（一）初步检查内容及目的

1. 血常规、尿常规、肝肾脂糖电解质、24 小时尿蛋白定量　证实急性肾损伤。

2. 血/尿蛋白电泳、血/尿轻链蛋白、免疫固定电泳、尿本周蛋白、骨髓穿刺活检　证实单克隆浆细胞病。

3. ESR、CRP、肝炎甲乙丙丁戊前 S1 抗原抗体系列、肿瘤指标（CEA＋CA199＋AFP＋CA125）、抗核抗体系列（ANA＋dsDNA＋RNP＋Sm＋SSa＋SSa52＋抗 SSB＋抗 Scl-70＋抗 Jo-1）、MPO＋PR3＋p-ANCA＋c-ANCA、免疫球蛋白（IgG、IgM、IgA）＋补体、IgE　排除乙肝、狼疮、血管炎、实体肿瘤等继发性因素。

4. 泌尿系超声　评估双肾病变情况。

5. 肺部 CT　明确是否存在胸水，是否存在肺部感染。

6. 头颅、骨盆平片　明确是否存在溶骨性损害。

7. 腹部超声　了解肝脏、胆囊、胰腺形态，明确是否存在慢性肝病、胆囊炎及胰腺疾病。

8. 肾脏穿刺活检　明确肾脏疾病病理类型。

9. 骨髓穿刺活检　明确是否存在骨髓病变。

（二）检查结果及思维提示

1. 血常规　白细胞计数 $12.2×10^9/L$，血红蛋白 82g/L，血小板计数 $174×10^9/L$。

2. 尿常规　蛋白（±），红细胞 $6.8/\mu l$，pH 5.00，比重 1.008。

3. 肝肾脂糖电解质　白蛋白 42.5g/L，球蛋白 28.8g/L，肾小球滤过率（MDRD）7.3ml/min，肌酐 $580\mu mol/L$，尿素 25.47mmol/L，尿酸 $529\mu mol/L$，钾 6.07mmol/L，总钙 2.43mmol/L，无机磷 2.16mmol/，肝功能及血糖均正常。

4. 24 小时尿蛋白　3.21g。

5. 血 κ 轻链：406.0mg/dl，λ 轻链：637.0mg/dl，尿 κ 轻链：<1.85mg/dl，λ 轻链：181.0mg/dl，

血清蛋白电泳:γ:17.4%+M,尿蛋白电泳:γ:100%。血免疫固定电泳:λ 游离轻链,尿免疫固定电泳:λ 游离轻链。

6. ESR 56mm/h。CRP 正常。

7. 肝炎甲乙丙丁戊前 S1 抗原抗体系列(-)、肿瘤指标(CEA+CA199+AFP+CA125)(-)、抗核抗体系列(ANA+dsDNA+RNP+Sm+SSa+SSa52+抗 SSB+抗 Scl-70+抗 Jo-1)(-)、MPO+PR3(-)、p-ANCA+c-ANCA(-)、IgE、免疫球蛋白(IgG、IgM、IgA)+补体 均正常。

8. 泌尿系超声 双肾大小形态正常。肾实质回声增强,皮髓质境界欠清楚。双肾肾病图像改变。腹部超声正常。

9. 肺部 CT 未见明显异常。

10. 头颅平片、骨盆平片 未见异常 X 线改变。

11. 骨髓穿刺活检 浆细胞增生明显活跃,原浆+幼浆占 45%,可符合多发性骨髓瘤。骨髓活检:浆样细胞增生,可符合骨髓瘤。

12. 肾穿刺病理检查 光镜:可见 1 条皮髓交界,共计 9 个肾小球。肾小球:大小正常,无硬化肾小球,无新月体,小球系膜细胞和基质局灶节段轻度增生,内皮肿胀,毛细血管襻开放良好,可见红细胞及炎细胞。基底膜空泡变性。肾小管:上皮细胞颗粒变性,可见多量蛋白管型,可见小管炎,近曲小管多灶(50%)萎缩,小管基底膜多灶增厚。肾间质:弥漫淋巴浆细胞、嗜酸、中性粒细胞浸润,多灶纤维组织增生,可见肉芽肿形成,毛细血管可见红细胞及炎细胞。小动脉:内皮细胞肿胀。免疫荧光:IgG(-),IgM(-),IgA(-),C3(-),C4(-),C1q(-),免疫组化:PTAH(-),刚果红染色(-),高锰酸钾消化染色(-),C4d(-),κ(-),λ(+)。电镜观察:肾小球足突大部分融合,基底膜部分增厚,系膜基质增多,系膜区基底膜下内侧可见少量带状、云雾状电子致密物样物质沉积。肾穿刺病理表现符合:①轻链肾病改变。②亚急性小管-间质性肾炎改变。

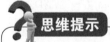

思维提示

　　患者中年女性,既往有慢性肾小管间质损害表现,本次急性起病,以消化道症状为突出表现,首先考虑急性肾损伤,血肌酐急剧升高引起消化道症状。患者贫血明显,尿蛋白定性定量不平行,血尿蛋白电泳均提示 M 蛋白,血尿免疫固定电泳提示 λ 轻链,结合骨髓常规原浆+幼浆占 45%,多发性骨髓瘤诊断明确。肾病理可见多量小管内蛋白管型,及亚急性小管-间质性肾炎改变,λ(+),考虑轻链管型肾病。可进行多发性骨髓瘤 Durie-Salmon 分期来协助判断疾病严重程度。

五、治疗方案及理由

(一)方案

Durie-Salmon 分期为 Ⅱ 期 B 亚型。给予间断血液透析治疗,明确诊断后给予 VAD 方案(长春新碱、表柔比星、地塞米松)化疗。

(二)理由

1. 肾脏损害治疗

(1)去除加重肾损害的因素:纠正脱水,控制高钙血症、高尿酸血症,积极控制感染,避免使用肾毒性药物。

(2)水化碱化:除有容量负荷过重等禁忌,应充分水化碱化尿液,减少管型形成及肾内沉积。

(3)透析治疗:半数以上 MM 患者会出现急性肾损伤,若患者存在严重酸中毒、无尿、急性肺水肿或充血性心力衰竭、内科难以控制的高钾血症、顽固性高钙血症或危象,或慢性肾衰竭的情况,可予透析治疗,但普通血液透析无法清除游离轻链,高通量透析可以清除血清轻链。

(4)血浆置换:有研究发现早期血浆置换可以减少血清单克隆游离轻链浓度,但 RCT 研究没能证实其有肾功能恢复效果,因此不推荐作为常规治疗。可作为高粘滞血症患者的辅助治疗。

2. 原发病治疗

(1)化疗:初始治疗可选择硼替佐米+地塞米松或 VAD(长春新碱+表柔比星+地塞米松)方案,应用硼替佐米注意周围神经病变等副作用。此外还有以烷化剂为基础的联合化疗方案,大剂量地塞米松方案等。

(2)大剂量化疗联合干细胞移植。

六、治疗效果及思维提示

患者入院后肾功能持续恶化,消化道症状明显,给予维持血液透析。同时予 VAD 方案(长春新碱+表柔比星+地塞米松)化疗,辅以大量补液水化、碳酸氢钠碱化尿液。

思维提示

目前针对多发性骨髓瘤的治疗主要依靠化疗,以减少轻链的产生。对于多发性骨髓瘤引起的肾脏损害,主要为对症治疗。

七、对本病例的思考

多发性骨髓瘤是常见的浆细胞异常增生的恶性疾病,它能产生异常的单克隆免疫球蛋白,引起骨骼破坏、贫血、肾功能损害和免疫功能异常。发病高峰为 50~65 岁,其肾脏受累常见,约有 50% 以上患者在确诊时已经存在肾功能不全。多发性骨髓瘤肾损害可以表现为蛋白尿,尤其是定性与定量不平行,慢性肾小管功能不全,慢性肾衰竭,急性肾衰竭,代谢紊乱如高钙血症、高尿酸血症等。肾脏病理主要以轻链管型、肾小管间质损害为主,肾小球病变可有轻链沉积病、淀粉样变肾病等,但发生比率较小。临床出现下列情况是需怀疑 MM 可能:①年龄>40岁不明原因的肾衰竭;②贫血程度和肾损害程度不平行;③不伴血尿和高血压的肾病综合征,或肾脏病早期就出现贫血和肾衰竭；④伴高钙血症的肾功能不全；⑤血沉增快，高 γ 球蛋白血症和感染；⑥尿常规蛋白检测结果和 24 小时尿蛋白检测结果不一致。新型药物硼替佐米大大地提高了骨髓瘤治疗的有效性，延长了生存时间，并且其在肾衰竭的患者中不需要调整剂量，目前已经成为 MM 的一线治疗。

（沈晓琦　韩　飞）

病例27　发现泡沫尿3个月余

男性,69岁,于2015年1月16日入院。

一、主诉

发现泡沫尿3个月余。

二、病史询问

(一)初步诊断思路及病史询问

泡沫尿是许多患者到肾内科就诊的主诉,泡沫尿的形成的主要原因有蛋白尿、糖尿、泌尿系感染等。一般来说,糖尿的泡沫较大或大小不一,持续时间短,有血糖增高或肾小管损害的临床表现如多饮、多食、多尿或夜尿增多;泌尿系感染有尿频、尿急、尿痛等症状;而蛋白尿的泡沫尿呈大量细小泡沫且存在时间较长。对于来肾内科就诊的泡沫尿患者,大多是由于蛋白尿。因此,对于蛋白尿的诊断思路尤为重要。蛋白尿可分为病理性蛋白尿和生理性蛋白尿。生理性蛋白尿可见于发热、剧烈运动等。而病理性蛋白尿可分为肾小球性蛋白尿、肾小管性蛋白尿、溢出性蛋白尿和组织性蛋白尿。前两者可见于各种肾脏疾病,溢出性蛋白尿是由于血液中存在大量的小分子蛋白,可见于多发性骨髓瘤、横纹肌溶解、血管内溶血等。而组织性蛋白尿为肾组织破坏及分泌产生的蛋白尿,可见于肾盂肾炎、泌尿系肿瘤等。

(二)问诊的主要内容

1. 现病史询问

(1)泡沫尿的诱因、前驱症状:泡沫尿前如果有明确诱因有助于病因寻找,特别注意询问是否存在发热、剧烈运动等情况,上述情况可出现生理性蛋白尿,从而表现为泡沫尿。

(2)泡沫尿的特点:重点询问泡沫尿的特点,泡沫的大小、持续时间,是否受体位的影响,对泡沫尿的鉴别有重要意义。如糖尿的泡沫较大或大小不一,持续时间短,肾病综合征患者的泡沫尿呈大量细小泡沫且存在时间较长,左肾静脉受压综合征的患者可在直立时出现蛋白尿从而表现为泡沫尿。

(3)泡沫尿的伴随症状:泡沫尿的伴随症状为病因的查找提供依据。如伴有多饮多食多尿可能提示糖尿,伴血尿提示肾小球疾病可能,尿路感染常有尿频尿急尿痛,结缔组织病可表现为皮疹、关节痛、口腔溃疡等,肿瘤性疾病则可有消瘦、局部包块等表现。

(4)起病前后的化验检查:相关化验检查能为病因的查找提供重要线索,尤其是尿常规、肾功能、泌尿系超声等检查,可确定患者是否肾脏相关疾病。

(5)药物治疗的情况和治疗的反应:药物治疗效果对病因也有重要的提示作用。

2. 既往史询问

患者年纪较大,注意询问有无高血压、糖尿病及乙肝、丙肝病史? 是否有心脏、肝脏、甲状腺疾病? 有无长期用药史? 基础疾病可以帮助我们缩小可疑的病因范围。

(三)问诊结果及思维提示

患者 3 个月前无明显诱因下出现解泡沫尿,为大量细小泡沫,持续较长,当时有全程浓茶色尿,伴夜尿次数增多,为 5~6 次/晚,稍有腰酸,无畏寒发热,无尿频尿急尿痛,无腰痛,无肢体水肿,无尿量减少,无盗汗,无消瘦,无皮疹,无关节疼痛等。数天后尿色恢复正常,当时未重视及就诊。10 余天前无明显诱因下出现咳嗽咳痰,痰为白色黏痰,量多,能咳出,于义乌市中心医院就诊,查血常规:WBC $10.55×10^9$/L,血红蛋白 127g/L,CRP 121mg/L;血白蛋白 26.4g/L,血清肌酐 220.5μmol/L,尿蛋白(+++);24 小时尿蛋白定量:4.62g。CT 提示肺部感染,经抗感染等治疗后咳嗽咳痰好转,但仍有泡沫尿。既往有慢性支气管炎病史 20 余年,无高血压、糖尿病史。

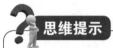

思维提示

　　详细询问病史及结合外院检查结果,患者泡沫尿的原因为蛋白尿。根据尿蛋白(+++),24 小时尿蛋白定量 4.62g,血白蛋白 26.4g,肾病综合征诊断明确。患者血清肌酐升高,既往无慢性肾病病史,血红蛋白不低,首先考虑存在急性肾损伤。故患者拟诊为"1. 肾病综合征,急性肾损伤;2. 慢性阻塞性肺病急性加重"。诊断肾病综合征后,首先要查找有无继发性因素。继发性肾病综合征可有特异性肾外表现,如狼疮性肾炎可有颊部红斑、盘状红斑、光过敏、口腔溃疡、关节痛等,肿瘤性肾损害患者可出现消瘦、淋巴结肿大及其他原发性肿瘤表现等。

三、体格检查

(一)重点检查内容及目的

患者的主要临床症状为蛋白尿,因此在对患者进行系统、全面检查的同时,老年患者,应重点注意是否有继发性因素的表现,如是否存在皮疹、是否有淋巴结肿大。同时应注意是否合并有胸腹腔积液,如双肺呼吸音是否减低,是否有腹部移动性浊音等。

(二)体格检查结果及思维提示

神志清,精神可,双侧颈部、腋下、腹股沟可及多发肿大淋巴结,大小不等,质中无压痛,皮肤巩膜无黄染,心律齐,未及明显杂音,两肺呼吸音粗,未闻及明显干湿啰音,腹软,无压痛,无反跳痛,肝肋下未及,脾脏肋下一指,质中,无压痛,双肾区无叩痛,双下肢无水肿,病理征阴性。

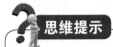

思维提示

　　患者存在肾病综合征、脾大、淋巴结肿大,需首先考虑继发性肾病综合征,能同时出现上述症状的疾病有如结缔组织病、淋巴瘤、实体肿瘤等,需完善相关实验室和影像学检查,同时完善肾活检,明确病理类型,指导治疗及预后

四、辅助检查

(一)初步检查内容及目的

　　1. 血常规、尿常规、肝肾脂糖电解质、24小时尿蛋白定量　证实肾病综合征。

　　2. ESR、CRP、免疫球蛋白(IgG、IgM、IgA)+补体、p-ANCA+c-ANCA、肝炎甲乙丙丁戊前S1抗原抗体系列、肿瘤指标(CEA+CA199+AFP+CA125)、抗核抗体系列(ANA+dsDNA+RNP+Sm+SSa+SSa52+抗SSB+抗Scl-70+抗Jo-1)、MPO+PR3、血/尿蛋白电泳、血/尿轻链蛋白　排除乙肝、狼疮、血管炎、肿瘤等继发性因素。

　　3. 泌尿系超声　评估双肾病变情况。

　　4. 肺部CT　明确是否存在胸水,是否存在肺部感染。

　　5. 腹部超声　了解肝脏、胆囊、脾脏、胰腺形态,明确是否存在慢性肝病、胆囊炎及胰腺疾病。

　　6. 浅表淋巴结超声　明确是否存在淋巴结肿大。

　　7. 肾脏穿刺活检　明确肾脏疾病病理类型。

(二)检查结果及思维提示

　　1. 血常规　白细胞计数 $6.3×10^9$/L,血红蛋白111g/L,血小板计数 $226×10^9$/L。

　　2. 尿常规　蛋白(++),红细胞56.1/μl,pH 7.50,比重1.007。

　　3. 肝肾脂糖电解质　白蛋白21.6g/L,球蛋白41.8g/L,肾小球滤过率(EPI-Cr)27.6ml/min,肌酐204μmol/L,尿素6.5mmol/L,尿酸388μmol/L,钾4.17mmol/L,总钙1.90mmol/L,无机磷1.12mmol/L,总胆固醇3.81mmol/L,甘油三酯0.99mmol/L,肝功能及血糖均正常。

　　4. 24小时尿蛋白　5.77g。

　　5. CRP 14.9mg/L,　ESR 94mm/h。

　　6. 免疫球蛋白(IgG、IgM、IgA)+补体　IgG 2277mg/dl,IgA、IgM、C3、C4均正常。

　　7. pANCA(-),c-ANCA(-),肝炎甲乙丙丁戊前S1抗原抗体系列(-)、肿瘤指标(CEA+CA199+AFP+CA125)(-)、抗核抗体系列(ANA+dsDNA+RNP+Sm+SSa+SSa52+抗SSB+抗Scl-70+抗Jo-1)(-)、MPO+PR3(-)、血/尿蛋白电泳正常,血/尿轻链蛋白无特异改变。

　　8. 泌尿系超声　双肾大小形态正常,左肾囊肿。

　　9. 腹部超声　脾大13.6cm×5.1cm,左肝小囊肿。双肾血管超声和腹部超声未见异常。

　　10. 浅表淋巴结超声　双侧颈部、腋下、腹股沟区多发淋巴结肿大,部分稍饱满。

　　11. 肺部CT　两肺上叶炎症,右肺上叶为著;两肺下叶肺气肿;左肺上叶少许纤维灶。

12. 肾穿刺病理(图 27-1,见文末彩图)　光镜:共计肾小球 32 个,肾血管 14 条。肾小球:球性硬化 4 个(12.50%),节段硬化 0 个(0.00%)。包曼氏囊壁增厚,球囊粘连,无囊腔扩张,壁层上皮细胞肿胀,脏层上皮细胞肿胀。系膜区局灶节段性轻度增生,系膜细胞轻度增生,系膜基质轻度增多。内皮细胞肿胀。毛细血管襻内可见 1~2 个中性粒细胞、淋巴细胞浸润。基底膜均质增厚。肾小管:近曲小管上皮细胞多灶颗粒变性,细小空泡变性,肿胀,可见刷状缘脱落,可见白细胞管型、颗粒管型、透明管型,近曲小管弥漫萎缩(>50%)。肾间质:散在单个核细胞、中性粒细胞、嗜酸细胞浸润(>50%),弥漫纤维组织增生(>50%)。电镜:足突弥漫融合,基底膜尚可,系膜基质增多,基膜内可见电子致密物沉积。免疫荧光:IgG(++++),IgM(-),IgA(-),C3(-),C4(-),C1q(-),肾小球毛细血管襻颗粒状沉积。符合:Ⅰ期膜性肾病伴急性间质性肾炎。

13. 骨髓穿刺+活检　造血组织增生活跃。

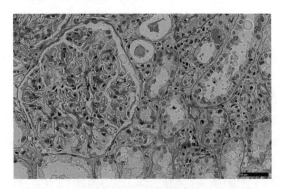

图 27-1　淋巴瘤肾损害

❓ 思维提示

　　患者老年男性,慢性起病,表现为泡沫尿,大量蛋白尿、低白蛋白血症,肾脏病理光镜下基底膜均质增厚,电镜可见基膜内电子致密物沉积,肾病综合征(膜性肾病)诊断明确,可检测血清抗 PLA2R 抗体明确是否为原发性膜性肾病。患者存在急性间质性肾炎,引起肌酐升高,虽然 ANCA、MPO、PR3、抗核抗体均阴性,且不存在皮疹等自身免疫性疾病表现,不支持自身免疫性间质性肾炎;患者肌酐升高之前也无明确的用药史,药物相关性间质性肾炎也不支持。患者体检及辅助检查提示淋巴结及脾脏肿大,可继续行淋巴结活检排除血液系统疾病继发性膜性肾病和间质性肾炎改变,患者及家属拒绝进一步淋巴结活检等检查,故暂予药物治疗。

五、治疗方案及效果

(一)治疗方案

1. 非免疫抑制治疗
(1)抗感染治疗:莫西沙星 0.4g 每日静脉滴注抗感染。

（2）调脂治疗：膜性肾病患者多伴有胆固醇和甘油三酯水平升高，长期脂质代谢异常可引起动脉粥样硬化和促进肾小球硬化。因此，应加强饮食控制和调脂治疗。他汀类药物能降低蛋白尿，延缓肾功能不全的进展，与 ACEI 类药物联用效果更好。该患者口服阿托伐他汀 20mg/晚，厄贝沙坦 150mg/d。

（3）抗凝治疗：膜性肾病中合并静脉血栓的机会很高，因此，凡血浆白蛋白小于 20～25g/L 的患者，预防性应用低分子肝素抗凝。该患者应用低分子肝素 4100u 皮下注射 1/日预防血栓。

2. 免疫抑制治疗　醋酸泼尼松片 40mg，每日顿服。

（二）治疗效果

经上述治疗 1 个月后复查，24 小时尿蛋白明显减少，血浆白蛋白较前明显升高，血清肌酐下降至 100μmol/L 左右。

六、病情发展

患者激素治疗 9 个月后，出现左上腹持续性胀痛，能忍，无畏寒寒战，无恶心呕吐，无排气排便消失，无腹泻，无肉眼血尿，行增强 CT 检查提示：脾大，脾脏下缘类圆形低密度灶。遂请肝胆外科在腹腔镜下行脾脏切除术，术后病理提示：脾脏正常结构消失，异型小淋巴细胞弥漫增生，核分裂多见，另见大片坏死，脾门处附淋巴结 1 枚，见肿瘤累及。免疫组化：BcL-2(+)，Bcl-6(-)，CD3(-)，CD5(+)，CD10(-)，CD20(+)，CD79a(+)，CD23(-)，CD43(-)，CyclinD1(+)，Ki-67(+，40%±)，CD21(-)，EBV(-)，MUM1(-)。病理诊断：小 B 细胞性非霍奇金淋巴瘤（套细胞淋巴瘤），累及周围淋巴结。

> **思维提示**
>
> 患者最终诊断为非霍奇金淋巴瘤，套细胞型，Ⅳ 期 A 组，套细胞淋巴瘤肾损害。细胞淋巴瘤（mantle cell lymphoma，MCL）是一种特殊类型的 B 细胞非霍奇金淋巴瘤（non-Hodgkin Lymphoma，NHL），约占 NHL 的 5%～10%，以 t(11;14)(q13;q32) 染色体易位和 Cyclin D1 蛋白过度表达为特征，免疫表型主要为 CD20+、CD5+、CD10-、CD23-。目前套细胞淋巴瘤的治疗尚无标准方案，对于部分临床表现呈惰性的患者，可随访观察；其他非惰性的患者，可选择 CHOP 方案化疗，并可加用 CD20 单克隆抗体。本病例经血液科会诊后考虑可行化疗，但患者及家属综合考虑后，放弃化疗，继续口服激素维持治疗。

七、对本病例的思考

膜性肾病大部分为原发性，但有 1/3 以上为继发性。临床诊断肾病综合征，必须通过详细询问病史、体格检查、实验室检查及影像学检查排除继发性膜性肾病。而乙肝病毒相关性肾病、狼疮性肾炎及肿瘤相关性肾病是最常见的继发膜性肾病原因。本病例因患者及家属拒绝淋巴结活检,经治疗一段时间后才发现为套细胞淋巴瘤继发膜性肾病。淋巴瘤引起的肾损害并不罕见,其发病机制包括:①压迫尿道引起肾后性肾损伤;②压迫肾动脉引起缺血性肾损伤;③肿瘤产生自身抗体、分泌异常蛋白介导肾损伤;④肿瘤细胞直接浸润肾脏;⑤溶瘤综合征或放疗所致肾损伤。霍奇金淋巴瘤肾损害最常见的病理类型为微小病变肾病,其次为肾脏淀粉样变性。非霍奇金淋巴瘤肾损害最常见的病理类型为微小病变肾病,也可表现为膜增生性肾炎、膜性肾病、新月体性肾炎、肾脏淀粉样变性以及轻链沉积病。对于淋巴瘤肾损害的患者,应在肾病治疗的基础上,请血液科会诊详细制定淋巴瘤治疗方案,以期达到减少蛋白尿、保护肾功能、延长生存期的目的。

（雷文华　韩　飞）

病例28 反复眼睑及双下肢水肿1年,加重10天

男性,53岁,于2013年7月3日入院。

一、主诉

反复眼睑及双下肢水肿1年,加重10天。

二、病史询问

(一)初步诊断思路及病史询问

中老年男性,隐袭缓慢起病,以眼睑及双下肢水肿为主要临床表现。水肿往往是患者到肾内科就诊的常见主诉,但并非肾病科特有。根据病因不同,水肿可以分为局部性水肿和全身性水肿。局部性水肿可见于如局部炎症、肢体静脉血栓、丝虫病等,由于炎症渗出、静脉或淋巴回流受阻引起。若表现为双下肢或颜面部水肿,需考虑心、肝、肾等重要脏器的严重病变引起全身性水肿。初为晨起眼睑和颜面水肿,后发展为全身性水肿,需首先考虑肾性水肿,若伴有尿检异常、高血压、肾功能异常,可形成初步判断,但仍需除外其他脏器原因的水肿。心源性水肿多从足部开始,向上延至全身,下肢凹陷性水肿下午之后更明显,常表现为活动后胸闷气急,结合病史、心脏超声等检查有助鉴别。肝源性以腹水为主,只有在极其严重时才发展到全身,主要结合肝脏病史及肝脏形态学改变,门脉高压表现可诊断。其他全身性水肿还包括黏液性水肿、药物性水肿等。综上,问诊的目的应围绕水肿的特点,如水肿出现的时间和急缓、首次出现的部位、水肿发展顺序、水肿是否对称、与体位变化及活动的关系以及水肿的伴随症状等,同时需注意鉴别诊断的内容询问。

(二)问诊的主要内容

1. 现病史询问

(1)水肿发生有无诱因和前驱症状?

若水肿发生前有一定诱因和前驱症状有助于明确病因。如有局部外伤、发热等表现需考虑局部炎症水肿可能。

(2)水肿发展顺序和累及的范围?

水肿累及的范围(局部或全身),水肿发生顺序(从双下肢始发还是眼睑开始),是否受体位的影响,水肿的发展速度,是否为凹陷性,对病因的诊断有明显提示作用。如晨起颜面水肿明显者,需考虑肾性水肿;下肢凹陷性水肿下午之后更明显则需考虑心源性水肿。

（3）水肿伴随症状？

水肿是否同时伴有胸闷气急、咳嗽咳痰等心肺疾病表现,水肿局部皮肤颜色、温度、压痛、皮疹,有无胃肠道表现,皮肤黄染和出血倾向,有无食欲缺乏、怕冷、反应迟钝,有无颜面部红斑、口腔溃疡、关节痛等,有助于诊断引起水肿的原因。

（4）水肿发生时及发生后化验检查？

相关化验检查能为病因查找提供依据,如尿检、肝肾功能和泌尿系超声等检查。

（5）水肿的既往治疗情况？

询问药物治疗的情况,排除可能引起水肿的药物;询问药物治疗效果,对病因有提示作用。

2. 既往史询问

注意询问既往有无高血压、糖尿病、肿瘤病史及乙肝、丙肝病史？是否有心脏、肝脏、甲状腺疾病？有无长期用药史？对鉴别水肿的原因非常有提示作用。

（三）问诊结果及思维提示

1年前患者无明显诱因下开始出现眼睑及双下肢水肿,无腹痛腹泻,无腰痛,无肉眼血尿,无尿异味,无尿频,无夜尿次数增多,无尿量减少,无明显乏力,无恶心呕吐,无寒战发热,无咳嗽咳痰,无关节痛,无皮肤斑丘疹及紫癜。当地医院查尿蛋白(++),口服中药治疗水肿可消退,后多次复查尿常规示尿蛋白(++)左右,且时有眼睑及双下肢水肿再发,甚至躯干部水肿,在当地医院予利尿等处理后可缓解。10天前患者因劳累出现咳嗽伴全身水肿,伴有乏力,有尿量减少,有泡沫尿,无肉眼血尿,无恶心呕吐,无畏寒发热,无头晕头痛,无胸闷心悸气促,当地医院查蛋白尿(+++),白蛋白27.1g/L,予补充白蛋白及利尿等对症支持治疗,治疗4天后水肿减轻。患者为进一步明确诊断和治疗,来我院就诊。患者既往有"乙肝小三阳"病史15年,未予抗病毒治疗。无高血压、糖尿病及心脏疾病病史。有饮酒史,饮白酒,每天400ml,已饮30年,已戒1年。

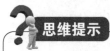

思维提示

> 详细询问病史,患者水肿的特点为隐匿起病,无明显诱因,累及双下肢及眼睑,无胸闷、气喘及咳嗽咳痰等心肺疾病表现,提示肾性水肿可能性大。结合院外的检查结果,尿蛋白(+++),血白蛋白27.1g/L,肾病综合征诊断成立。肾病综合征的病因诊断首先考虑临床上较常见的慢性肾小球肾炎,但明确诊断需排除其他继发性肾小球肾炎可能,如乙肝病毒相关性肾炎,狼疮性肾炎,过敏性紫癜等;患者有慢乙肝病史,乙肝病毒相关性肾炎不能排除。

三、体格检查

（一）重点检查内容及目的

患者的主要临床症状为双下肢水肿,因此在对患者进行系统、全面检查的同时,应重点注意水肿的特点,如双下肢水肿是否对称,皮温是否升高,是否存在皮疹。同时应注意是否合并有胸腹腔积液,如双肺呼吸音是否减低,是否有腹部移动性浊音等。

(二)体格检查结果及思维提示

体格检查结果:神清,精神可,颜面部轻度水肿,皮肤巩膜无明显黄染,全身皮肤无红色斑丘疹及紫癜;双肺呼吸音清,未及干湿性啰音;心律齐,未闻及明显杂音;腹软,无压痛反跳痛,肝脾未及,肾区无叩痛,移动性浊音阴性;双下肢对称性中度凹陷性水肿;病理征未引出。

思维提示

该患者颜面部及双下肢水肿,但未见皮疹,外院化验提示肾病综合征,治疗后水肿减轻。肾病综合征比较突出的并发症是血栓、栓塞,常见于肾静脉血栓、下肢静脉血栓及肺梗塞。该患者双侧对称性水肿,暂不提示血栓形成,超声检查有助鉴别。进一步的实验室和影像学检查的主要目的是排除乙肝、狼疮等常见引起肾病综合征的继发因素,同时完善肾活检,明确病理类型,指导治疗及预后。

四、辅助检查

(一)初步检查内容及目的

1. 血常规、尿常规、肝肾脂糖电解质、24 小时尿蛋白定量　证实肾病综合征。
2. 肝炎甲乙丙丁戊前 S1 抗原抗体系列、乙肝 DNA　明确乙肝活动情况。
3. EB、CMV 病毒检测　明确有无其他病毒感染情况。
4. ESR、CRP、肿瘤指标(CEA+CA199+AFP+CA125)、抗核抗体系列(ANA+dsDNA+RNP+Sm+SSa+SSa52+抗 SSB+抗 Scl-70+抗 Jo-1)、免疫球蛋白(IgG、IgM、IgA)+补体、MPO+PR3、p-ANCA+c-ANCA、IgE、血/尿蛋白电泳、血/尿轻链蛋白　排除乙肝、狼疮、血管炎、肿瘤等继发性因素。
5. 泌尿系超声　评估双肾病变情况。
6. 肺部 CT　明确是否存在胸水,是否存在肺部感染。
7. 双肾血管超声、双下肢静脉超声　明确是否存在静脉血栓。
8. 腹部超声　了解肝脏、胆囊、胰腺形态,明确是否存在慢性肝病、胆囊炎及胰腺疾病、腹水情况。
9. 肾脏穿刺活检　明确肾脏疾病病理类型。

(二)检查结果及思维提示

1. 血常规　白细胞计数 $8.2×10^9$/L,血红蛋白 166g/L,血小板计数 $199×10^9$/L。
2. 尿常规　镜下红细胞少量,蛋白质(+++,6.0g/L),白细胞(-,leu/μl),pH 6.50,比重 1.012。
3. 肝肾脂糖电解质　白蛋白 25.7g/L,肾小球滤过率(MDRD)65.69ml/min,肌酐 108μmol/L,总胆固醇 14.08mmol/L,钾 3.79mmol/L,肝功能及血糖均正常。

4. 24 小时尿蛋白 5.7g。

5. 肝炎甲乙丙丁戊前 S1 抗原抗体系列+乙肝 DNA 乙肝-DNA 低于检测限，乙肝表面抗原>250.00，乙肝表面抗体 0.00mIU/ml，乙肝核心抗体 11.76S/CO，乙肝 e 抗原 0.03PEIU/ml，乙肝 e 抗体 0.01S/CO，乙肝表面抗原(稀释)17085.20U/ml。丙肝阴性。

6. EB 病毒、CMV 病毒 均阴性。

7. CRP、ESR、免疫球蛋白(IgG、IgM、IgA)、补体、抗核抗体(ANA+dsDNA+RNP+Sm+SSa+SSa52+抗 SSB+抗 Scl-70+抗 Jo-1)、肿瘤指标(CEA+CA199+AFP+CA125)、MPO、PR3、ANCA、IgE 均正常。血/尿蛋白电泳以白蛋白为主，血/尿轻链无特异表现。

8. 腹部超声、泌尿系超声、双肾血管超声 无特殊。

9. 双下肢血管彩超提示 左侧小腿肌间静脉内血栓形成。

10. 肺部 CT 两肺少量增殖灶，双侧胸腔积液。

11. 肾穿刺病理检查(图 28-1，见文末彩图) 光镜：肾小球：系膜区局灶节段性轻度增生，系膜细胞轻度增生，系膜基质轻度增多，内皮细胞肿胀。基底膜空泡变性，毛细血管襻腔开放良好，无塌陷，上皮侧可见嗜伊红物沉积。肾小管：近曲小管上皮细胞无颗粒变性，肾小管小灶萎缩(5%)。小管基底膜增厚，未见小管炎。肾间质：小灶单个核细胞浸润(5%)，小灶纤维组织增生(5%)，管周毛细血管腔内未见炎细胞。

特殊染色、免疫组化：PTAH(-)，刚果红染色(-)，高锰酸钾消化染色(-)，HBs(+)，HBc(-)。

电子显微镜：足突弥漫融合，基底膜大部分增厚，系膜基质增多，上皮下、基膜内、系膜区可见电子致密物沉积。

免疫荧光：IgG(+++)，IgA(+)，C3(++)，C1q(+)，C4(-)，IgM(-)。

肾穿病理：符合乙型肝炎病毒相关性膜性肾病。

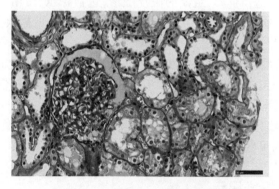

图 28-1 乙型肝炎病毒相关性肾炎

? 思维提示

中老年患者，隐匿起病，以眼睑及双下肢水肿为主要表现，水肿逐渐加重，表现为肾病综合征，伴有少量血尿，合并乙肝病史，未抗病毒治疗，诊断需首先考虑乙肝病毒相关性肾炎。乙型肝炎病毒相关性肾炎国内临床上的诊断主要依照 1989 年"北京乙型肝炎病毒相关性肾炎座谈会"所提出的标准：①血清中 HBV 抗原阳性；②肾组织活检证实有肾小球肾炎，并可除外狼疮性肾炎等继发性肾小球疾病；③除外其他类型病毒感染,如巨细胞病毒、EB 病毒等;④肾组织中有 HBV 抗原成分存在。其中第 4 条为基本条件,缺此不可诊断。患者完善 ANA、ANCA、MPO+PR3、肿瘤指标(CEA+CA199+AFP+CA125)、EB 病毒和巨细胞病毒抗体等辅助检查未见阳性结果,肾脏穿刺病理提示光镜下基底膜增厚,伴肾小球系膜增生,电镜可见上皮下、基底膜内、系膜区电子致密物沉积,非典型膜性肾病表现。结合肾组织中 HBV 抗原阳性,该患者乙型肝炎病毒相关性膜性肾病诊断明确。

五、治疗方案及理由

(一)方案

1. 优质蛋白、低盐饮食,白蛋白 10g 静滴/日,速尿 20mg 静推/日,扩容利尿治疗。
2. 恩替卡韦 0.5mg 口服/日,抗病毒治疗。
3. 美卡素降蛋白治疗。
4. 低分子肝素抗凝。

(二)理由

乙型肝炎病毒相关性肾炎的治疗原则是:降低尿蛋白、防治再发、保护肾功能及延缓肾脏病发展。治疗方案包括:

1. 合理的生活方式,适当营养,定期的医疗随诊,包括降压、使用 ACEI、ARB 类药物降压降尿蛋白以及他汀类药物降脂。肾病综合征者,可用优质蛋白、低盐饮食,予以静脉补充蛋白、利尿等非免疫治疗。

2. 抗病毒治疗 乙型肝炎病毒相关性肾炎为乙肝病毒所致,因此有乙肝病毒活动复制的证据时应积极抗病毒治疗。目前抗乙肝病毒治疗包括干扰素、核酸抑制剂如拉米夫定和恩替卡韦。乙肝病毒复制转阴后,部分乙型肝炎病毒相关性肾炎患者蛋白尿也可减轻甚至转阴。

3. 临床表现为肾病综合征,抗病毒治疗不缓解的情况下,糖皮质激素谨慎使用,同时密切随诊患者的乙肝 DNA 拷贝数和肝功能。

六、治疗效果及思维提示

经上述治疗 1 个月后疗效不佳。加他克莫司 1mg 2/日,免疫抑制治疗。加用 3 月后水肿好转,复查血浆白蛋白 38g/L,血肌酐 78μmol/L,尿蛋白(++,1.2g/d),乙肝 DNA 阴性。

思维提示

乙型肝炎病毒相关性肾炎使用抗乙肝病毒治疗后,肾病综合征不缓解的情况下,关于激素和免疫抑制剂使用无统一定论。一般不提倡使用免疫抑制剂,只有无慢性活动性肝炎或肝硬变时才可谨慎试用,但同时需密切随诊患者的乙肝 DNA 拷贝数和肝功能。

七、对本病例的思考

乙型肝炎病毒相关性肾炎(HBV-GN)为继发于乙型肝炎病毒(HBV)感染,通过免疫介导损伤而引起的肾小球肾炎。我国是乙肝感染高发区,自然人群中 HBV 感染率高达 10% ~ 20%。流行病学调查显示,HBV 携带率高的国家,其 HBV-GN 的发病率也较高。HBV-GN 从 2~60 岁均有发病,多见于儿童及青少年,男性为主。HBV-GN 起病多隐匿缓慢,有不同程度水肿和疲乏无力,临床表现可表现为肾病综合征合并肾炎综合征,部分患者可有肉眼血尿。40% 有血压升高,20% 肾功能不全。乙肝病毒相关性肾炎病理类型以膜性肾病最常见,其次为膜增生性肾小球肾炎。HBV-GN 预后与病理类型有关,膜性肾病患者明显好于膜增生性肾炎患者。乙肝病毒相关性膜性肾病 50% 可自发缓解,当血清乙型肝炎病毒 e 抗原转阴,乙肝 DNA 拷贝数下降,尿蛋白和肝功能异常也相继改善。对于青少年肾炎综合征合并肾病综合征,血清中存在 HBV 感染甚至活动性感染证据者,肾活检病理为非典型膜性肾病应考虑乙肝病毒相关性肾炎。但仍需与原发性膜性肾病、狼疮性肾炎、肿瘤相关性肾病等相鉴别,可通过病史询问、体格检查、实验室检查以及肾穿病理结果明确诊断。对于乙肝病毒相关性肾炎的治疗,常规首选抗乙肝病毒治疗,同时与降压、AECI/ARB 降尿蛋白等治疗。选择激素及免疫抑制剂治疗需慎重。如非免疫抑制治疗效果不佳,可加用免疫抑制剂。但全剂量激素的乙肝复发可能较高,本例患者选择单用他克莫司治疗,同时需监测乙肝 DNA。

(吕军好　韩 飞)

病例29　反复关节痛3年余,血肌酐升高 15个月余

男性,19岁,于2015年8月14日入院。

一、主诉

反复关节痛3年余,血肌酐升高15个月余。

二、病史询问

(一)初步诊断思路及病史询问

青年男性,起病缓慢,病程3年,以右足踇趾关节红肿热痛为首发临床表现,诊断为痛风,此后肿痛反复发作,仅急性期予以对症止痛处理,3年来复查血肌酐逐渐升高。关节不可忍受的疼痛往往是痛风患者到医院就诊的首要因素,因此对当时疼痛发作的诱发因素、部位、性质、血尿酸水平、疼痛是否较快缓解等做详细的问诊。另外,痛风还需与类风湿性关节炎、强直性脊柱炎、银屑病关节炎、创伤性关节炎以及化脓性关节炎等鉴别诊断,一般痛风性关节炎以不对称、单一关节受累为典型表现,结合血尿酸水平,初次发作给予秋水仙碱片能够较快缓解疼痛,临床上不难做出痛风的诊断。痛风患者合并慢性肾功能不全需排除原发性肾小球疾病以及高血压肾病、糖尿病肾病等其余代谢性疾病肾损害。因此,问诊应围绕患者在确诊后是否应用标准的降尿酸治疗、痛风发作的频率,尤其需要关注整个病程中临床指标和症状的变化,如是否有夜尿增多、小分子蛋白尿、尿比重降低等肾小管受损的标志,是否出现高血压,是否有痛风石的形成,以及肾功能的变化等。注意鉴别诊断的内容询问,以获得痛风性肾病的诊断证据。

(二)问诊的主要内容

1. 现病史询问　重点询问病程中患者关节疼痛的特点及发作是否越来越频繁?根据关节疼痛的特点可以与其余的关节炎进行鉴别诊断。而发作次数的增多和频繁程度则可以判断患者是否在进行规范的降尿酸治疗和尿酸是否达标。同时应该询问病情发展过程中临床症状的变化、夜尿情况、尿常规中是否有血尿、蛋白尿以及尿比重的变化、有无出现高血压、有无出现痛风石?患者痛风病史不长,仅3年,了解疾病过程中临床症状变化一方面可以排查其他肾脏疾病的可能,另一方面可以判断症状变化是否符合慢性痛风性肾病的特点。同时痛风石的形成是长期血尿酸控制不佳的有力证据。还应询问每次发作时是否常到医院就诊,是否每次行肾功能、尿常规和泌尿系超声检查?知晓患者肾功能变化过程可以了解患者的肌酐水平是否呈逐渐升高的趋势,以及是否合并急性肾损伤的因素等。

2. 既往史询问　虽然患者为青年男性，仍需注意询问有无高血压、糖尿病及乙肝、丙肝病史？既往疾病以及合并疾病对鉴别原发性肾小球疾病以及高血压肾病、糖尿病肾病等其余代谢性疾病肾损害有较大的提示意义。是否有长期用药史？可以排除一些药物相关所导致的肾功能损害。

（三）问诊结果及思维提示

3 年前无明显诱因下出现右足踇趾关节肿痛，局部发红发热，无畏寒发热，无腰酸腰痛，无夜尿增多，当时查血压正常。就诊于当地医院，诊断为"痛风"（当时血尿酸水平未见），予以药物治疗后疼痛好转。此后未予以降尿酸治疗，双足足趾关节及双手指间关节、腕关节多关节反复红肿热痛，约 1～2 个月发作一次，发作时自服秋水仙碱可缓解。1 年半前因关节疼痛发作就诊当地医院，查血肌酐 174μmol/L、尿酸 802μmol/L，予以疼痛对症处理，未进一步治疗。1 年前患者因关节疼痛再次发作住院治疗，期间查尿素氮 14.23mmol/L、血肌酐 180μmol/L、尿酸 664μmol/L，尿常规、泌尿系超声未见明显异常，住院期间监测血压偏高，最高达 168/92mmHg，予甲泼尼龙 16mg 口服抗炎，及肾衰宁、百令胶囊护肾，碳酸氢钠碱化尿液，苯溴马隆片 50mg1/日，药用炭 3 片 3/日，口服降尿酸等治疗，关节疼痛渐好转出院，此后复查血肌酐波动在 167～211μmol/L 之间，尿常规未见明显异常。10 天前复诊查尿素氮 13.6mmol/L、血肌酐 239μmol/L、尿酸 322μmol/L；血钾 5.87mmol/L，尿常规未见明显异常，泌尿系超声提示：慢性肾病伴右肾囊肿。既往体健，无高血压、糖尿病及肝炎等病史。

思维提示

　　详细询问病史，患者以右足踇趾关节红肿热痛为首发临床表现，虽然当时血尿酸水平不详，根据疼痛局限于单关节，使用药物后症状较快缓解，此后复查血尿酸水平均较高可以提示痛风诊断成立。诊断成立后，还需明确此后是否进行正规的降尿酸治疗，痛风发作的频率和血尿酸水平可以提示高尿酸血症是否得到有效的干预。此外，尿素氮及血肌酐的数值在整个病程中呈渐进性变化，期间逐渐出现高血压，都符合痛风性肾病的临床表现。

三、体格检查

（一）重点检查内容及目的

患者的主要临床症状为急性期关节红肿热痛，间歇期关节可正常，因此在对患者进行系统/全面检查的同时，应重点注意四肢关节、耳郭部位是否有痛风石的形成。同时应注意是否有贫血貌，甲床颜色，双下肢是否水肿，肾区是否有叩痛等。

（二）体格检查结果及思维提示

体格检查结果：血压 141/82mmHg。神志清，全身无皮疹，心肺检查无异常，腹软，无压痛及反跳痛，双下肢无水肿，双肾区无叩痛。双手指关节可见多个痛风石形成，左前臂可见烫伤后疤痕,神经系统检查无异常。

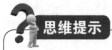
思维提示

　　长期控制不佳的痛风最常见的并发症就是痛风石的形成,多由于长期显著的高尿酸血症,使得大量的单钠尿酸盐晶体沉积于皮下、关节滑膜、软骨、骨质及周围软组织所造成的结果。慢性高尿酸血症患者痛风石的形成基本与肾功能的进展同步,肾内尿酸结晶主要在远端集合管和肾间质沉积,因此,早期肾脏病理以肾小管间质损害为主。

四、辅助检查

(一)初步检查内容及目的

　　1. 血常规、尿常规、血气分析、肝肾脂糖电解质、尿生化(尿蛋白、尿尿酸、尿素、肌酐)　了解血尿酸水平及肾功能受损程度。

　　2. 肝炎甲乙丙丁戊前 S1 抗原抗体系列、肿瘤指标(CEA+CA199+AFP+CA125)、抗核抗体(ANA+dsDNA+RNP+Sm+SSa+SSa52+抗 SSB+抗 Scl-70+抗 Jo-1)、MPO+PR3、p-ANCA+c-ANCA、免疫球蛋白(IgG、IgM、IgA)+补体、ESR、CRP、IgE、血/尿蛋白电泳、血/尿轻链蛋白　排除乙肝、狼疮、血管炎、肿瘤等继发性因素。

　　3. 泌尿系超声　评估双肾病变以及是否有结晶或结石情况。

　　4. 腹部超声　了解肝脏、胆囊、胰腺形态,明确是否存在肝病、胆囊及胰腺疾病。

　　5. 心电图、心脏超声　了解是否有左心室肥大等器质性改变。

(二)检查结果及思维提示

　　1. 血常规　白细胞计数 $5.8 \times 10^9/L$,血红蛋白 125g/L,血小板计数 $200 \times 10^9/L$。

　　2. 尿常规　蛋白(-),红细胞 $2.2/\mu l$,pH6.50,比重 1.009,管型 $0/\mu l$。

　　3. 肝肾脂糖电解质　白蛋白 49.6g/L,肾小球滤过率(EPI-cr)35.49ml/min,肌酐 $232\mu mol/L$,尿素 18.4mmol/L,尿酸 $378\mu mol/L$,钾 5.82mmol/L,总钙 2.37mmol/L,无机磷 1.51mmol/,肝功能及血糖均正常。

　　4. 血气分析　pH 7.35,二氧化碳分压 50.8mmHg,氧分压 14.3mmHg,碳酸氢根浓度 27.0mmol/L,标准碱剩余(SBE)1.9mmol/L,标准碳酸氢盐(SB)23.4mmol/L,实际碱剩余 1.0mmol/L。

　　5. 尿生化　尿量 2.35L/d,尿尿酸 $267\mu mol/L$,24 小时尿尿酸 $627\mu mol/d$,尿肌酐 $4222\mu mol/L$,尿尿素氮 115mmol/L,尿蛋白 0.01g/L,24 小时尿肌酐 $9921\mu mol/d$,24 小时尿尿素氮 270mmol/d,尿蛋白肌酐比值 0.02g/g,24 小时尿蛋白 0.02g/d。

　　6. 肝炎甲乙丙丁戊前 S1 抗原抗体系列(-)、肿瘤指标(CEA+CA199+AFP+CA125)(-)、抗核抗体 ANA+dsDNA+RNP+Sm+SSa+SSa52+抗 SSB+抗 Scl-70+抗 Jo-1(-)、MPO+PR3(-)、ANCA(-)、IgE、免疫球蛋白(IgG、IgM、IgA)+补体、ESR、CRP、IgE、血/尿蛋白电泳、血/尿轻链

蛋白均正常。

7. 腹部超声+泌尿系超声　双肾偏小伴实质回声增强—慢性肾病图像考虑。右肾小囊肿。

8. 心电图和心脏超声提示　心电图提示窦性心动过缓，心脏超声提示二、三尖瓣轻度反流。

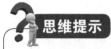

思维提示

　　青年患者，3 年前诊断为痛风，后未正规尿酸治疗，痛风频繁发作，后出现高血压，复查血肌酐逐渐升高，同时查体可见多关节痛风石形成，双肾超声提示双肾缩小呈慢性肾病图像。尿常规提示尿比重偏低，无血尿、蛋白尿，排除了乙肝、系统性红斑狼疮、血管炎、冷球蛋白血症等继发性因素，考虑肾功能不全与长期高尿酸血症相关。

五、治疗方案及理由

（一）方案

1. 降尿酸治疗

（1）抑制尿酸生成：通常选用黄嘌呤氧化酶抑制剂如别嘌呤醇片或非布司他片，人体内尿酸 20% 由外源性摄入，80% 由内源性生成。因此在严格控制饮食的前提下逐量加用抑制尿酸生成药物可以有效降低血尿酸直至达标。其中，非布司他片导致的药疹发生率明显低于别嘌醇片，近年来临床上应用逐渐广泛。

（2）促进尿酸排泄：尿液是尿酸排泄最重要的途径，2/3 的尿酸通过肾脏排泄出人体外，因此对于尿量正常的患者应鼓励每日饮水不少于 1.5L，保证每日尿量 2000ml 以上。另外，尿酸在碱性环境中的溶解度大大增加，保证尿量的前提下临床上可以加用碳酸氢钠片及枸橼酸氢钾钠（注意高钾）碱化尿液，避免尿酸结晶及尿酸结石的形成。

（3）其他协助降尿酸药物：二甲双胍、阿托伐他汀、非诺贝特、氯沙坦、氨氯地平在降糖、调脂、降压的同时，均有不同程度的降尿酸作用，建议优先选择。

　　该患者在碳酸氢钠片 1000mg 3/日，口服碱化尿液的基础上选用别嘌醇片 1 片/日（除非足量单药难以控制的高尿酸血症，一般不与促进尿酸排泄类药物联用）抑制尿酸生成。

2. 延缓肾功能进展治疗　应用硝苯地平缓释片控制血压，百令胶囊 1000mg/次，每日 3 次，肾衰宁胶囊 4 片每日 3 次，延缓肾功能进展，同时避免应用如非甾体消炎药等对肾功能有损害的药物，并定期检测肾功能。

（二）理由

　　高尿酸血症是多种心血管危险因素及相关疾病（代谢综合征、2 型糖尿病、高血压、心血管事件及死亡、慢性肾病等）的独立危险因素。根据 2013 年《高尿酸血症和痛风治疗的中国专家共识》，建议下列患者进行降尿酸治疗：①既往有痛风发作病史；②血尿酸水平>420μmol/L（男）或>360μmol/L（女）同时有心血管病危险因素或心血管病或代谢性疾病；③血尿酸>

540μmol/L。而血尿酸值的长期控制目标应该为<360μmol/L,有痛风石形成者应控制在<300μmol/L,同时每 3 个月检测血尿酸指标。高尿酸血症与痛风的发生密不可分,血尿酸水平升高可导致急性尿酸性肾病、慢性痛风性肾病和肾结石,增加肾衰竭的风险,因此,需要尽早干预进行降尿酸治疗,延缓慢性肾脏病的进展,预防心血管事件发生。

六、治疗效果及思维提示

使用上述治疗后,患者控制饮食的基础上每隔 3 个月复查肝肾脂糖电解质,根据近 1 年的化验指标,血肌酐水平维持在 170～204μmol/L 之间,血尿酸水平维持在 226～332μmol/L 之间,未有痛风发作,继续予碳酸氢钠片碱化尿液治疗,别嘌醇片抑制尿酸生成,百令胶囊、肾衰宁片,并继续控制血压等对症治疗。

思维提示

患者诊断慢性痛风性肾病,慢性肾病Ⅲ期明确,同时多发痛风石,治疗上需强化降尿酸治疗,可在控制饮食、碱化尿液的基础上加用抑制尿酸生成的药物或促进尿酸排泄的药物,使得血尿酸水平达标,一方面减少痛风发作,另一方面延缓肾脏衰竭。此患者经强化治疗效果满意。

七、对本病例的思考

痛风是由于长期显著的高尿酸血症,使得大量的单钠尿酸盐晶体沉积于皮下、关节滑膜、软骨、骨质及周围软组织,外伤、高嘌呤饮食、疲劳、饮酒、应激状态下均可以诱发痛风的发作。随着我国居民生活水平的提高和膳食结构的更改,高尿酸血症的发病率逐年增高,长期未控制的高尿酸血症,一方面导致痛风反复发作及痛风石的形成,另外一方面也对肾脏和心血管系统有着直接的损伤作用,是肾脏疾病和心血管系统的独立危险因素。慢性高尿酸血症患者痛风石的形成基本与肾功能的进展同步,肾内尿酸结晶主要在远端集合管和肾间质沉积。因此,早期肾脏病理以肾小管间质损害为主,可有夜尿增多、多尿、尿比重降低。

对于痛风以及高尿酸血症合并肥胖、高血压病、高脂血症、糖尿病、动脉硬化、冠心病等疾病一定要强调降尿酸治疗,在控制饮食、碱化尿液的基础上加用抑制尿酸生成的药物或促进尿酸排泄的药物,血尿酸值的长期控制目标应该为<360μmol/L,有痛风石形成者应控制在<300μmol/L,同时每 3 个月检测血尿酸指标。

(魏纯淳　韩　飞)

病例30 泡沫尿伴口干、关节痛1个月

患者,男性,62岁,于2016年3月18日入院。

一、主诉

泡沫尿伴口干、关节痛1个月。

二、病史询问

(一)初步诊断思路及问诊目的

患者老年男性,病史1个月,泡沫尿伴有口干、关节痛。问病史注意泡沫尿提示尿中有形成分增多,首先须考虑肾脏疾病,需询问相关伴随症状排除有无肝脏疾病、糖尿病等其他有形成分造成小便泡沫增多。对关节痛询问起病时间、缓急、部位、程度、性质、诱因。有无关节局部红肿热、运动障碍,有无伴有皮疹、麻木等,有无感染性疾病病史,服药史。

(二)问诊主要内容及目的

1. 现病史询问　首先对泡沫尿做相关鉴别:①肝脏相关疾病引起,询问有无胃食欲缺乏、恶心呕吐、黄疸、肝掌、蜘蛛痣;②糖尿病,询问有无口干、多饮、多尿,血糖控制情况;③肾脏疾病引起泡沫尿常见,询问有无尿色尿量改变,有无夜尿增多,如化验尿常规提示有蛋白尿。关节痛主要有如下几种病因:①外伤:通过问诊了解有无外伤、持续的慢性机械损伤,可见于关节内骨折、脱位、半月板破裂等。②感染或感染变应性:可由细菌、病毒等感染所致,询问有无畏寒发热、局部关节红肿热,全身炎症相关症状、指标的变化。③自身免疫性与变态反应性:常见如类风湿关节炎、强直性脊柱炎、系统性红斑狼疮、原发性血管炎、干燥综合征等,询问具体关节痛的起病时间、缓急、部位、程度、性质、诱因。有无关节局部红肿热、运动障碍,有无伴有皮疹、麻木等。并询问相关疾病伴随其他症状如口干、眼干、皮疹、口腔溃疡等。④代谢性疾病:如痛风,发病急,快速进展为红肿热痛,往往单关节发作,发作前往往有进食高嘌呤食物史。

2. 既往史询问　老年男性患者,需询问高血压病史及血压变化情况、有无糖尿病病史,有无梅毒、肝炎等传染病史,有无心脏、肝脏、甲状腺等疾病,有无长期用药史。以助肾脏疾病鉴别诊断。

(三)问诊结果及思维提示

患者1个月前无明显诱因下出现小便泡沫增多,无尿色尿量改变,夜尿2~3次/晚,伴口干,膝关节、肘关节游走性疼痛,疼痛不剧,无晨僵,无明显红肿,皮温不高,无皮疹,无脱发,无

口腔溃疡等不适。就诊我院门诊,查尿常规:尿蛋白(+),红细胞 2.4/μl,尿糖(-),比重 1.008,pH 6.5。肝肾脂糖电解质提示:白蛋白 44.9g/L,球蛋白 42.6g/L,肌酐 178μmol/L。体重近 2 个月下降约 3kg。患者有高血压病史 2 年,平时服用降血压药物治疗,控制血压不详。既往无糖尿病、肝炎、梅毒等病史。

？思维提示

　　通过问诊及门诊初步结果,患者表现为蛋白尿、肾功能损害、血球蛋白升高,临床表现有口干、关节痛。初步考虑肾脏病变,重点需排除继发性病因,首先考虑结缔组织疾病,应进一步检查排除肿瘤、血液系统疾病、感染、肝炎等可能。

三、体格检查

(一)重点检查内容及目的

　　患者以泡沫尿伴口干、关节痛起病,血球蛋白明显升高。查体需重点关注有无淋巴结肿大、眼睑炎症表现、腮腺肿大、猖獗龋齿、皮疹,以及肝脏相关表现如肝掌、蜘蛛痣等。主要通过查体排除肿瘤、血液系统疾病、感染、肝炎等疾病及明确具体哪种结缔组织疾病。

(二)体格检查结果及思维提示

　　体温:37℃,脉搏:82 次/分,呼吸:20 次/分,血压:128/72mmHg,神清,精神可,无舌苔干燥、猖獗龋齿。全身浅表淋巴结未触及肿大,无皮疹。双肺呼吸音清,未闻及明显干湿啰音,心律齐,未闻及病理性杂音,腹软,无明显压痛以及反跳痛,肝脾肋下未扪及。双下肢无水肿,四肢关节无畸形。神经系统阴性。

？思维提示

　　主要通过查体排除肿瘤、血液系统疾病、感染、肝炎等疾病及明确哪种结缔组织疾病。患者无淋巴结肿大、眼睑炎症表现、猖獗龋齿、腮腺肿大、皮疹、关节畸形等,需依赖相关辅助检查判断。

四、辅助检查

(一)初步检查内容及目的

　　1. 血常规、尿常规、肝肾脂糖电解质、24 小时尿蛋白定量、尿四样(尿微量白蛋白、尿免疫球蛋白、视黄醇结合蛋白 RBP、尿 β2 微球蛋白)　证实肾脏损害。

　　2. ESR、CRP、肝炎甲乙丙丁戊前 S1 抗原抗体系列、肿瘤指标(CEA + CA199 + AFP +

CA125)、抗核抗体系列(ANA+dsDNA+RNP+Sm+SSa+SSa52+抗 SSB+抗 Scl-70+抗 Jo-1)、MPO+PR3、p-ANCA+c-ANCA、免疫球蛋白(IgG、IgM、IgA)+补体、IgG4、血/尿蛋白电泳、血/尿轻链蛋白 排除乙肝、狼疮、血管炎、IgG4 相关疾病、多发性骨髓瘤、糖尿病、淀粉样变、肿瘤等继发性因素。

3. 泌尿系超声 评估双肾病变情况。

4. 胸片 明确是否存在胸水,是否存在肺部感染。

5. 腹部超声 了解肝脏、胆囊、胰腺形态,明确是否存在慢性肝病、胆囊炎及胰腺疾病。

6. 心脏超声 了解心脏瓣膜有无赘生物、心肌病变情况。

7. 浅表淋巴结超声 了解淋巴结有无肿大、结构变化。

8. 肾脏穿刺活检 明确肾脏疾病病理类型。

9. 淋巴结活检 明确淋巴结病理类型,帮助全身疾病判断。

(二)检查结果及思维提示

1. 血常规 白细胞计数 5.1×10⁹/L,血红蛋白 121g/L,血小板计数 142×10⁹/L。

2. 尿常规 蛋白±,红细胞 2.3/μl,pH 7.0,比重 1.009。

3. 肝肾脂糖电解质 白蛋白 39.7g/L,球蛋白 43.2g/L,肾小球滤过率(EPI-cr)30.08ml/min,肌酐 198μmol/L,尿素 11.1mmol/L,尿酸 510μmol/L,钾 4.23mmol/L,总钙 2.06mmol/L,肝功能及血糖均正常。

4. 24 小时尿蛋白 0.87g。

5. 尿四样 尿微量白蛋白 8.940g/mol·Cr,尿免疫球蛋白 IgG 1.500g/mol·Cr,视黄醇结合蛋白 RBP 0.069g/mol·Cr,尿 β2 微球蛋白 0.473g/mol·Cr。

6. CRP 3mg/L,ESR 89.00mm/1 小时。

7. 肝炎甲乙丙丁戊前 S1 抗原抗体系列(−)、肿瘤指标(CEA+CA199+AFP+CA125)(−)、MPO+PR3(−)、ANCA(−)。

8. ANA 系列 抗核抗体 1:160,可溶性核蛋白抗体阳性,核小体抗体阳性。

9. 免疫球蛋白(IgG、IgM、IgA)+补体 免疫球蛋白 G 2651.0mg/dl,补体 C4 4.0mg/dl,补体 C3 27.0mg/dl。IgG4 12.5g/L。

10. 轻链(尿):K 轻链(尿)40.40mg/dL,L 轻链(尿)20.60mg/dL。轻链(血):K 轻链 2270.0mg/dL,L 轻链 1620.0mg/dL。

11. 血/尿蛋白电泳以白蛋白为主。

12. 泌尿系超声 双肾皮质回声增高慢性肾病图像前列腺增生伴钙化。

13. 胸片 胸部正位片未见明显异常 X 线征象。

14. 腹部超声 肝内钙化斑胆囊缩小囊壁毛糙。

15. 心脏超声 左室舒张功能减退二三尖瓣轻度反流。

16. 浅表淋巴结超声 双侧颈部、腋下、腹股沟区多发淋巴结探及,部分肿大。

17. 肾穿刺病理检查(图 30-1,见文末彩图) 免疫荧光:IgG(−),IgM(−),IgA(−),C3(−),C4(−),C1q(−)。光镜:病理穿刺取材皮质,肾组织标本 2 条,肾小球 16 个,肾血管 6 条。肾小球:体积正常大小,未见分叶;球性硬化 4 个(25.00%),节段硬化 0 个。包曼氏囊壁增厚,无囊腔扩张,壁层上皮细胞肿胀,脏层上皮细胞肿胀。系膜区局灶节段性轻度增生,系膜细胞轻度增生,系膜基质轻度增多。内皮细胞肿胀。毛细血管襻腔开放良好,无塌陷。基底膜皱缩。未见嗜伊红物沉积。肾小管：近曲小管上皮细胞局灶颗粒变性，肿胀，可见刷状缘脱落，可见透明管型，近曲小管弥漫萎缩（>50%）。小管基底膜增厚，未见小管炎。肾血管：细小动脉内皮细胞无肿胀，未见透明变性。肾间质：弥漫单个核细胞、嗜酸细胞、浆细胞浸润（>50%），弥漫纤维组织增生（>50%）。管周毛细血管腔内未见炎细胞。免疫组化：IgG4（+）浆细胞>10/HPF；PTAH（-），刚果红染色（-），高锰酸钾消化染色（-）；CD138（+）。电子显微镜：肾小管上皮细胞空泡变性。（肾穿刺）病理表现符合 IgG4 相关性肾小管间质肾炎改变伴球性硬化。

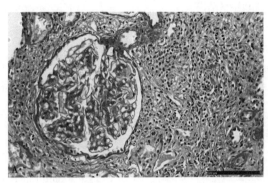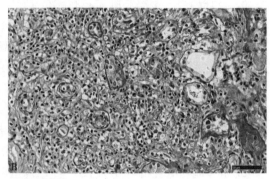

图 30-1　IgG4 相关肾病

17. 淋巴结活检　（颈部淋巴结）淋巴结呈增生性改变伴 IgG4 阳性浆细胞增多；特殊检查：CD3，CD20，CD21，Ki-67 示正常免疫结构存在 BcL-2（-），Kappa（K）（部分+），Lambda（λ）（部分+）IgG4（+，细胞灶性>50/HPF），IGg4/IgG（>50%），结合临床考虑 IgG4 相关淋巴结炎。

> **思维提示**
>
> 2011 年日本诊断 IgG4 相关肾病的诊断标准：①存在若干肾脏损害：表现为尿液检查异常或肾功能减退伴有血清 IgG 或 IgE 升高或低补体血症；②异常肾脏影像学发现：增强 CT 表现为多发低密度病变，肾脏弥漫性肿大，肾脏单发乏血供肿块，肾盂壁肥厚病变但不伴有肾盂面不规则；③血清 IgG4 水平升高（>0.135g/L）；④肾脏病理：IgG4+浆细胞超过 10 个/HPF 和（或）IgG4+/IgG 浆细胞超过 40%，典型的围绕淋巴细胞或浆细胞巢的纤维化；⑤肾外病理：IgG4+浆细胞超过 10 个/HPF 和（或）IgG4+/IgG 浆细胞超过 40%。确诊：①+③+④；②+③+④；②+③+⑤；①+③+④+⑤。根据目前化验及肾脏、淋巴结病理，此患者确诊 IgG4 相关疾病，肾脏表现为 IgG4 相关肾病。

五、治疗方案及理由

（一）方案

泼尼松 40mg/d，指南推荐初始糖皮质激素剂量应维持 2~4 周，以后逐渐减量至最小维持量或停药。

（二）理由

2015年3月，Arthritis&Rheumatology杂志发表了《IgG4相关性疾病管理和治疗的国际共识指南》，指出有症状、病情活动的IgG4-RD患者均需治疗，病情严重者需积极治疗。部分无症状的IgG4-RD患者也需要治疗。在无禁忌证的情况下，对于所有活动性、未治疗IgG4-RD患者，糖皮质激素是诱导缓解的一线药物。当患者因持续活动性疾病而不能递减糖皮质激素剂量时，应联合使用免疫抑制剂。

推荐糖皮质激素初始治疗量为泼尼松30~40mg/d，剂量可根据患者体重或受累脏器的严重程度进行调整。病情严重者可加大剂量，临床症状较轻者可使用低剂量糖皮质激素。绝大多数患者糖皮质激素治疗反应较好，治疗有效率在80%以上。指南推荐初始糖皮质激素剂量应维持2~4周，以后逐渐减量至最小维持量或停药。但由于糖皮质激素剂量递减或停用后，患者疾病复发风险较高，因此很多学者推荐使用低剂量糖皮质激素维持数年。

六、治疗效果及思维提示

上述治疗1个月后血IgG4水平下降，肾功能较前恢复，激素逐渐减量。

思维提示

指南推荐一线治疗为糖皮质激素，总体有效率较高，患者治疗有效可逐渐减量并最小剂量维持一段时间。如减量反复发作可加用免疫抑制剂治疗。

七、对本病例的思考

IgG4-RD是一种免疫介导的炎症伴纤维化疾病，可影响多个器官，受累脏器可出现肿瘤样病变甚至器官衰竭。该病最常受累的器官包括胰腺、肝胆系统、唾液腺（颌下腺、腮腺）、泪腺、腹膜后腔和淋巴结。2004年首次有个案报导急性自身免疫性胰腺炎患者合并肾脏损害，病理表现为肾小管间质性肾炎。近年来，陆续有关于IgG4-RD肾脏损害的文献发表。IgG4-RD肾脏受累患者通常表现为急性或慢性肾功能不全及蛋白尿（大部分尿蛋白定量<1g/24h，少数尿蛋白定量>1g/24h者可能合并肾小球损害）。IgG4-RD还可累及腹膜后组织，导致腹膜后纤维化，出现非特异的畏寒、发热、疲劳和体重减轻等系统性症状。背部疼痛、侧腹或下腹部疼痛最常见。腹膜后纤维化包块可压迫输尿管致输尿管梗阻和肾积水伴或不伴肾脏间质损害。85%患者存在肾脏影像异常，主要累及肾脏实质。部分患者表现为肾脏肿块，类似肿瘤样，突出于肾脏轮廓外。

随着对IgG4-RD的认识及血IgG4检测的普及，发现IgG4-RD并不罕见。通过本病例，对伴有球蛋白升高、淋巴结肿大的肾脏病患者，特别是肾脏损害表现为小管间质疾病或双侧肾积水者，需考虑本病可能，普及IgG4检测，并通过病理明确诊断，让患者尽早得到治疗。

（王耀敏　陈江华）

病例31　妊娠后血压升高6个月余,蛋白尿4月余

女性,26岁,2015年04月12日入院。

一、主诉

妊娠后血压升高6个月余,蛋白尿4月余。

二、病史询问

(一)初步诊断思路及病史询问

患者青年女性,慢性病程,病史6个月,以高血压为临床主要表现。患者妊娠后出现血压升高,其后出现蛋白尿。首先针对于患者高血压的情况,尤其是妊娠期高血压,需询问患者既往有无高血压病史,高血压出现于妊娠前还是妊娠后,以区分患者为妊娠期高血压还是妊娠合并高血压,以及评估有无高血压相关并发症,结合患者病情决定下一步诊疗方式。同时需询问患者高血压出现的时间、程度以及血压控制情况。患者另一主诉为蛋白尿,肾内科门诊常可见到患者因蛋白尿前来就诊,蛋白尿主要分为生理性蛋白尿以及病理性蛋白尿,病理性蛋白尿常为持续性蛋白尿,包括肾小球性、肾小管性、溢出性以及组织性蛋白尿等,问诊时需询问有无泡沫尿,泡沫尿出现的时间、持续性,伴随的小便性状、次数等的改变,有无血尿、有无夜尿增多、有无双下肢颜面部水肿,有无加重以及缓解因素等,以及患者血压与蛋白尿的关系等,同时需询问患者就诊及治疗经过及治疗效果。

(二)问诊的主要内容

1. 发现血压升高的时间、诱因?

针对高血压的情况需询问患者何时发现高血压,高血压出现于妊娠前还是妊娠后,以区分患者为妊娠期高血压还是妊娠合并高血压,对后续诊断及治疗有极大意义。同时询问有无其他饮食习惯、生活习惯、精神状态等诱因可能。

2. 高血压的伴随症状?

高血压的伴随症状有助于评估患者血压的严重程度,有无高血压相关的心、脑、肾、眼、神经等并发症及靶器官损害程度。如有无头晕头痛、恶心呕吐、胸闷心悸、视力改变、尿量改变、夜尿增多等不适。如出现相关系统症状,需注意该靶器官评估。

3. 泡沫尿出现的时间、性质及伴随症状?

泡沫尿可为高血压的伴随症状,也可能为肾脏本身问题,需询问患者泡沫尿出现的时间,与高血压的相关性,泡沫尿的持续性,伴随的小便性状、次数等的改变,有无血尿、有无夜尿增

多、有无双下肢颜面部水肿、胸水腹水等，有无加重以及缓解因素等。

4. 妊娠期临床症状、产检的检查检验结果、妊娠结局及诊治经过？

患者临床症状均为妊娠期及妊娠后出现，需对患者妊娠情况进行评估，包括产检过程中发现的异常，有无子痫前期的征象，如上腹部不适或出血倾向等。有无相关血压记录、尿检、肝肾功能等相关检查以及治疗经过和效果。

5. 既往有何种疾病

基础疾病可以帮助我们缩小可疑病因，包括有无糖尿病、高血压，重大脏器疾病如心脏、肝脏、肾、脑、甲状腺等疾病，有无长期用药史。既往妊娠情况以及子女健康状况等，有无高血压家族史。

（三）问诊结果及思维提示

6个月前患者妊娠21周时发现血压升高，达180/125mmHg，予口服拉贝洛尔等药物降压（具体诊治及用药不详），其后未规律随诊及产检。4月前湖北当地医院检查发现"尿蛋白（+++），胎儿头颅发育不良"而行引产术。术后曾因血压控制不良而再次住院，至3个月前血压平稳在130/80mmHg左右后出院（具体服药不详），出院10天后在家自测血压仍偏高，且偶有腰痛，不剧能忍，无畏寒发热，无头痛头胀，无视物模糊，无明显咳嗽咯血，无腹痛腹泻，无肉眼血尿及酱油色尿。本院门诊检查，测得血压190/132mmHg，尿常规提示尿蛋白（+++），肌酐66μmol/L。既往否认高血压病史，其余既往史、婚育史、家族史无特殊。

> **思维提示**
>
> 详细询问病史，发病隐匿，患者既往否认高血压病史，此次妊娠期间出现高血压以及蛋白尿，考虑患者高血压与妊娠相关，患者未诉明显泡沫尿以及小便性质性状等相关改变，无高血压相关伴随症状，孕期血压曾达180/125mmHg，以及尿蛋白（+++），同时提示胎儿发育异常并引产，考虑患者妊娠期间为子痫前期。患者引产后血压未恢复，并持续偏高，同时蛋白尿持续已有4个月余，发展为慢性高血压，需鉴别患者高血压原因，为原发性高血压还是继发性高血压，继发因素有无肾实质、肾血管或内分泌性相关疾病存在，评估有无心、脑、眼底等其他相关器官损害。

三、体格检查

（一）重点检查内容及目的

患者主要临床表现为血压升高以及蛋白尿，需对患者进行全身多系统的评估，包括心肺查体、神经系统查体、大血管听诊等，有无双下肢水肿、有无心脏叩诊听诊异常、有无视力下降、颅神经以及周围神经有无异常、有无肾动脉杂音等等。

（二）体格检查结果及思维提示

体格检查结果：血压137/90mmHg，神清，精神可，全身未及肿大淋巴结，两肺呼吸音清，心律齐，未闻及明显杂音，腹软，无压痛反跳痛，双肾区无叩痛，双下肢中度水肿。神经系统查体未见明显异常。

思维提示

高血压患者常可发生心脑血管、肾脏、外周动脉以及视网膜等靶器官损害，可通过查体初步评估。同时对于高血压病因，需进一步排除相关继发因素，入院后可完善实验室检查以及影像学检查进行排查。患者目前蛋白尿较为明显，需进一步评估蛋白尿的性质以及肾脏病变情况，必要时完善肾活检，明确病理类型，指导后续治疗。

四、辅助检查

（一）初步检查内容及目的

1. 血常规、尿常规、肝肾脂糖电解质、24 小时尿蛋白定量、尿四样（尿免疫球蛋白、尿微量白蛋白、视黄醇结合蛋白 RBP、尿 β2 微球蛋白）　评估患者肾功能以及蛋白尿情况。

2. 肝炎甲乙丙丁戊前 S1 抗原抗体系列、肿瘤指标（CEA+CA199+AFP+CA125）、抗核抗体系列（ANA+dsDNA+RNP+Sm+SSa+SSa52+抗 SSB+抗 Scl-70+抗 Jo-1）、MPO+PR3、p-ANCA+c-ANCA、免疫球蛋白（IgG、IgM、IgA）+补体、ESR、CRP、血/尿蛋白电泳、血/尿轻链蛋白　排除患者有无乙肝、狼疮、血管炎、肿瘤等继发性因素导致的蛋白尿以及血压异常。

3. 泌尿系超声、双肾血管超声　评估患者双肾病变以及有无肾动脉狭窄等。

4. 肾上腺超声　有无肾上腺相关疾病。

5. 腹部超声、妇产科超声　了解肝脏、胆囊、胰腺形态，以及患者引产后超声复查。

6. 肾脏穿刺活检　明确肾脏病变病因。

（二）检查结果及思维提示

1. 血常规　白细胞计数 7.5×10^9/L，中性粒细胞 71.5%，血红蛋白 149g/L，血小板计数 283×10^9/L。

2. 尿常规　隐血(−)，蛋白质(++,1.0)g/L，pH 6.50，比重 1.018。

3. 肝肾脂糖电解质　总蛋白 67.3g/L，白蛋白 42.7g/L，肾小球滤过率（EPI-cr）119.50ml/min，肌酐 60μmol/L，尿素 3.4mmol/L，尿酸 310μmol/L，胱抑素 C 0.63mg/L，总钙 2.69mmol/L，无机磷 0.82mmol/L，肝功能及血糖未见明显异常。

4. 24 小时尿蛋白　0.45g/d。

5. 尿四样　尿肌酐 14.21mmol/L，尿免疫球蛋白 IgG 4.300g/mol·Cr，尿微量白蛋白 45.510g/mol·Cr，视黄醇结合蛋白 RBP 0.975g/mol·Cr，尿 β2 微球蛋白 0.011g/mol·Cr。

6. 肝炎甲乙丙丁戊前 S1 抗原抗体系列、肿瘤指标（CEA+CA199+AFP+CA125）、抗核抗体系列（ANA+dsDNA+RNP+Sm+SSa+SSa52+抗 SSB+抗 Scl-70+抗 Jo-1）、MPO+PR3、p-ANCA+c-ANCA、免疫球蛋白（IgG、IgM、IgA）+补体、ESR、CRP、血/尿蛋白电泳、血/尿轻链蛋白等未见明显异常。

7. 肾上腺超声　双肾上腺扫查未见明显异常。

8. 泌尿系超声：双肾髓质锥体团状饱满回声增强。双肾血管超声未见明显异常。腹部超声胆囊多发结石。妇产科超声未见异常。

9. **肾穿病理**　光学显微镜：肾小球：体积正常大小，未见分叶；无硬化。未见新月体，无细胞增多。包曼氏囊壁无增厚，壁层上皮细胞肿胀，脏层上皮细胞肿胀。系膜区局灶节段性轻度增生，系膜细胞轻度增生，系膜基质轻度增多。内皮细胞肿胀。毛细血管襻腔开放良好，无塌陷，襻内可见 1~2 淋巴细胞浸润。基底膜皱缩。未见嗜伊红物沉积。肾小管：近曲小管上皮细胞小灶颗粒变性，可见红细胞管型、颗粒管型、透明管型，近曲小管小灶萎缩(5%)。小管基底膜增厚，未见小管炎。肾血管：细小动脉内皮细胞肿胀，未见透明变性。肾间质：小灶单个核细胞浸润(5%)，小灶纤维组织增生(5%)。管周毛细血管腔内未见炎细胞。电子显微镜：肾小管上皮细胞空泡变性。免疫荧光：IgG(-)，IgM(+)，IgA(-)，C3(-)，C4(-)，C1q(-)。病理诊断：(肾穿刺)病理表现符合轻度系膜增生性肾小球肾炎伴内皮细胞肿胀。

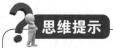
思维提示

　　患者青年女性，慢性病程，临床上以妊娠后高血压起病，临床表现为高血压、蛋白尿，血压控制不佳，肾功能正常，妊娠结局不良，引产后持续高血压以及蛋白尿，除外肾血管、内分泌等导致高血压的相关继发因素，以及乙肝、狼疮、血管炎、肿瘤等导致蛋白尿的继发因素，光镜下肾小球毛细血管内皮细胞肿胀，基底膜皱缩，电镜下肾小管上皮细胞空泡变性，提示轻度系膜增生性肾小球肾炎改变。因妊娠期高血压疾病的肾脏病理表现呈多样化，可见多种肾小球病理类型，结合患者病史以及相关检查结果，考虑患者妊娠期高血压病诊断明确，根据患者妊娠期间的血压以及蛋白尿的情况，可诊断为子痫前期，而患者妊娠引产后 12 周内血压未恢复正常，可诊断为慢性高血压。子痫前期患者需积极控制血压以及必要时采取镇静、解痉等方式。而此患者目前已发展为慢性高血压，积极有效的控制高血压是避免或减轻包括肾脏在内的靶器官损害的基本措施。

五、治疗方案及理由

（一）方案

1. **非药物治疗**　控制盐摄入，减轻体重，坚持锻炼，减少脂肪的摄入，避免饮酒吸烟等不良生活习惯。

2. **药物治疗**　高血压伴有肾脏损害的患者应同时开始药物治疗。ACEI、ARB 类药物是高血压肾损害的首选治疗药物，同时具有减少蛋白尿的作用，根据患者血压的变化，逐步增加药物剂量至患者耐受量，可起到降低蛋白尿保护肾脏的作用。同时需定期随诊，评估高血压各个系统的靶器官受累情况。暂予患者科索亚 50mg/d 控制血压。

（二）理由

结合患者病史以及相关检查结果，考虑患者为妊娠期高血压病，曾发生子痫前期，行引产术后 4 个月余血压仍控制不佳,为慢性高血压,慢性肾病 I 期。大部分孕妇在妊娠期间出现的高血压都是一过性的,只有约四分之一的患者发展为子痫前期或子痫。全身小动脉痉挛是迄今为止较为公认的妊娠期高血压疾病的病理生理基础。因此孕妇出现高血压、蛋白尿、水肿等症状时,需考虑本病。治疗目标为保障围产期胎儿及母亲的安全,控制血压、必要时采取解痉及控制抽搐的治疗,绝大部分患者会随着妊娠的结束而痊愈。血压方面,轻度高血压可采取左侧卧位减轻子宫对主动脉、下腔静脉及髂动脉的压迫,增加回心血量及肾血流量。对于收缩压>160mmHg 或者舒张压>110mmHg 需采取降压治疗,可使用硝苯地平、拉贝洛儿等药物,严重时可使用硝普钠等静脉降压。对于妊娠前或妊娠 20 周前血压≥140/90mmHg,或妊娠 20 周后血压≥140/90mmHg 但持续至产后 12 周不恢复者可诊断为慢性高血压。此类患者妊娠后按照高血压的处理原则进行治疗,包括生活方式的干预以及药物治疗。针对高血压合并肾损伤的患者控制血压目标为 130/80mmHg。对于非药物治疗,盐摄入、肥胖、饮酒、吸烟等均会使患者血压增高,需对患者的生活方式进行干预。ACEI、ARB 是高血压肾损害的首选治疗药物,不仅有降压作用,还有非血压依赖性的肾脏保护作用。因此对于本患者首选 RAAS 系统阻滞剂进行治疗,根据患者血压情况可适当增加剂量或联合其他降压药物。

六、治疗效果及思维提示

经上述生活方式的改变以及药物治疗,患者血压控制在 130/80mmHg,复查尿蛋白(+~++),双下肢水肿已好转,定期门诊随诊,告知患者控制血压的重要性。

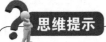

思维提示

妊娠期高血压为妊娠期常见疾病,子痫等严重情况可危险产妇及胎儿的生命安全。大部分患者妊娠结束后血压可恢复至正常,但存在少部分人群可发展为慢性高血压以及相应的靶器官损害。RAAS 系统阻滞剂对于降压以及肾脏保护具有较好的效果。

七、对本病例的思考

妊娠期高血压为产科最常见的并发症,可导致严重的妊娠不良结局,大部分孕妇在妊娠期出现的高血压是暂时的,且不合并蛋白尿,而部分患者可出现子痫前期(出现肝脏、肾、血液系统的实验室指标改变,或出现神经系统异常表现等)或子痫(在子痫前期的基础上发作抽搐或昏迷),大部分患者产后可恢复。而部分患者妊娠后血压未见明显下降,需采取相应的长期治疗。对于高血压患者应排除其他病因如内分泌因素、肾血管疾病等。对于肾脏受累的高血压患者,需控制患者血压在 130/80mmHg 以下。对患者生活习惯的干预也至关重要,减轻导致血压升高的因素,如仍控制不佳采取药物治疗。RAAS 系统阻滞剂较其他降压药具有保护肾脏以及减少蛋白尿的优势,在高血压肾损伤者中为首选治疗,以达到降压、缓解蛋白尿、延缓肾功能恶化的目的。

（石 楠　韩 飞）

病例32   病例产后5天,少尿伴抽搐5天

女性   26岁,于2016年6月15日入院。

一、主诉

产后5天,少尿伴抽搐5天。

二、病史询问

(一)初步诊断思路及病史询问

患者年轻女性,以产后即刻发生的少尿与抽搐为主要临床表现。少尿是肾脏疾病常见的临床表现之一,常常合并有急性肾衰竭,因此需对少尿诊断思路在肾脏疾病的诊断过程中十分重要。对于主诉为少尿的患者,首先要从肾前性、肾性、肾后性三个方面进行鉴别。

肾前性少尿常与血容量不足,服用 ARB 类药物等有关。肾后性少尿常与机械性梗阻,尿道外受压有关,肾性少尿原因较多,需考虑广泛性的肾小球损伤,肾小管缺血坏死等。因此,询问病史时应围绕既往有无肾病病史,有无肉眼血尿,起病时有无合并其他系统损害等,关注患者有无大量失血,胃肠液丢失,出汗等大量体液丢失病史,并详细询问用药史,同时注意有无泌尿系结石,肿瘤病史,并考虑有无医源性手术相关因素。从而来对少尿进行肾前、肾性、肾后性的定位。

(二)问诊的主要内容

1. 现病史询问

(1)少尿发生的时间:询问少尿发生的时间有助于判断少尿的原因:如发生时间为产前,需考虑有无医源性使用利尿剂,有无脱水或服用其他可疑药物。如发生时间在产后,则需重点关注是否存在失血过多导致的血容量不足。

(2)少尿发生的速度,短时间内迅速出现需考虑容量不足或肾小管急性病变。几天内缓慢发生需考虑肾小球疾病可能。

(3)少尿的伴随症状:既往妊娠病史及产妇和配偶、子女血型,妊娠过程中产检的结果,是否有存在高血压及蛋白尿,肾功能异常等;妊娠过程中是否曾发生抽搐,晕厥等病史。有助于判断是否为妊娠继发疾病。既往有无颜面部红斑、口腔溃疡、关节痛,有无多次流产,有无除此次妊娠及既往怀孕过程外,有助于判读既往是否有自身免疫性疾病。

还需询问患者孕前是否曾行体格检查,是否有尿检及肾功能异常,孕前是否发现有尿中泡沫增多,肉眼血尿,血压增高等病史,如既往慢性肾病史可在孕前有血尿、蛋白尿,水肿等反应。

2. 既往史询问

患者为青年女性,需重点关注既往有无高血压病史,肾病病史,血液病,血管畸形病史。既往有无结石,梗阻,肝炎病史等。

(三)问诊结果及思维提示

患者入院前 5 天在当地医院剖宫产下 2 名男婴,评分均为 10-10,产后 3 小时无明显诱因下出现肉眼可见的血尿,为洗肉水样色,同时出现尿量减少。当时未予特殊处理,18 小时后患者突发抽搐,为全身痉挛,牙关紧闭,神志不清,当时无口吐白沫,无角弓反张,无大小便失禁等。急测血压 187/107mmHg,予制动,并予地西泮针 10mg,硫酸镁针 20mg 静脉推注,推注后抽搐持续 1~2 分钟后停止。急查头颅 CT 未见异常,急查血常规提示:WBC $21.7×10^9$/L,N% 87.3,Hb 106g/L,PLT $67×10^9$/L。凝血酶原时间 26.2 秒,D 二聚体 4050μg/L。查肾功能:Scr 174μmol/L,尿素氮 6.03mmol/L。当天家属予急转送至金华中心医院 ICU,住院后查尿常规提示:尿蛋白(+++),尿糖(++++),谷丙转氨酶 208U/L,血肌酐 300μmol/L,超敏 C 反应蛋白 81.3mg/L。1 天后复查头颅 CT 提示:两侧额叶低密度影。3 天后头颅 MRA 提示:大脑上静脉与中、下静脉明显侧支循环开放,提示大脑中静脉及下静脉属枝引流不畅,有静脉栓塞可能。住院期间,患者血肌酐进行性上升,最高达 980μmol/L,血小板进行性下降,最低达 $11×10^9$/L,予行血浆置换、CRRT、降压、抗癫痫等治疗后,患者一般情况好转,抽搐基本控制后转我院诊治。

思维提示

　　详细询问病史后,患者少尿的特点为产后突然起病,表现为急性肾损伤,伴抽搐发作,血压升高明显。尿检提示蛋白尿++伴尿糖+++。既往体健,无慢性肾病病史,此次发作前无大量失血及容量不足病史,无尿路结石,腹痛等病史。因此,首先考虑肾实质性疾病导致的少尿。结合患者产后急性起病,伴抽搐、高血压、静脉栓塞,血小板减少、肝功能异常等,需重点排除妊娠相关的肾脏并发症,如 HELLP 综合征,产后溶血尿毒综合征,血栓性血小板减少性紫癜等疾病。

三、体格检查

(一)重点检查内容及目的

患者主要症状为急性少尿伴抽搐,因此在对患者进行系统,全面检查的同时,应当注意患者是否存在水肿,是否存在皮疹,皮肤瘀斑等。同时,应当进行详细的神经系统查体,如神智是否清晰,对答是否切题,是否存在阳性的神经系统病理征等。

(二)体格检查结果及思维提示

体格检查结果:BP:157/83mmHg,神智清,精神软,皮肤巩膜未见明显黄染,眼睑无水肿,颈静脉无怒张。两肺呼吸音粗,未及明显干湿啰音。心律齐,未及明显病理性杂音。腹软,未及明显压痛及反跳痛。双下肢见少量瘀斑，未见明显水肿。脑膜刺激征阴性，巴氏征未引出。

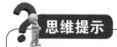
思维提示

　　血栓性微血管病常缺乏特征性的临床体征，常合并有高血压，肾外表现为部分血小板减少患者可合并皮肤紫癜，合并神经系统症状如抽搐、癫痫发作、昏迷等。患者急性少尿伴神经系统体征，同时伴有肝功能异常，结合患者妊娠病史，需重点排除产后溶血尿毒综合征，进一步的实验室和影像学检查主要目的为进一步明确肾脏病变的性质，同时重点排除系统性红斑狼疮、抗心磷脂抗体综合征等育龄期妇女常见的继发性肾病。

四、辅助检查

（一）初步检查内容及目的

　　1. 血常规、尿常规、肝肾脂糖电解质　证实急性肾衰竭及肝功能损害。

　　2. 凝血功能，破碎红细胞，网织红细胞等　证实血栓性微血管疾病。

　　3. ESR、CRP、肝炎甲乙丙丁戊前 S1 抗原抗体系列、肿瘤指标（CEA＋CA199＋AFP＋CA125）、抗核抗体系列（ANA+dsDNA+RNP+Sm+SSa+SSa52+抗 SSB+抗 Scl-70+抗 Jo-1）、抗磷脂抗体、MPO+PR3、p-ANCA+c-ANCA、免疫球蛋白（IgG、IgM、IgA）＋补体、IgE　排除乙肝、狼疮、血管炎等继发性因素。

　　4. 泌尿系超声　评估双肾病变情况。

　　5. 双血管超声　明确是否存在双肾血管狭窄。

　　6. 肺部 CT　明确是否存在胸水，是否存在肺部感染。

　　7. 腹部超声妇科超声　了解肝脏、胆囊、胰腺形态，明确是否存在慢性肝病、胆囊炎及胰腺疾病评估患者产后子宫恢复情况。

　　8. 头颅 MRI　了解颅内病变，明确是否存在颅内其他导致抽搐发作的器质性因素。

　　9. 肾脏穿刺活检　明确肾脏疾病病理类型。

（二）检查结果及思维提示

　　1. 血常规　白细胞计数 $6.3×10^9/L$，血红蛋白 91g/L，血小板计数 $7.8×10^9/L$。

　　2. 尿常规　蛋白（+），红细胞 $67.5/\mu l$，pH 6.50，比重 1.005。

　　3. 肝肾脂糖电解质　白蛋白 39.1g/L，肾小球滤过率（EPI）7.15ml/min，肌酐 983μmol/L，尿素 17.6mmol/L，尿酸 349μmol/L，钾 4.63mmol/L，总钙 2.28mmol/L，无机磷 1.96mmol/L，谷丙转氨酶 207U/L，谷草转氨酶 230U/L，总胆红素 20μmol/L，直接胆红素 7μmol/L，间接胆红素 13μmol/L，乳酸脱氢酶 308U/L，总胆固醇 7.93mmol/L，甘油三酯 4.11mmol/L，血糖正常。

　　4. 凝血功能　凝血酶原时间 23 秒，部分凝血酶原时间 40 秒，纤维蛋白原 1.7g/L，D 二聚体 2003μg/L。

　　5. 破碎红细胞：大于 2%；网织红细胞计数>1%。

6. 24 小时尿蛋白　0.46g。

7. CRP 22.7mg/Dl，ESR 95ml/h。

8. 肝炎甲乙丙丁戊前 S1 抗原抗体系列(−)、肿瘤指标(CEA+CA199+AFP+CA125)(−)、抗核抗体系列(ANA+dsDNA+RNP+Sm+SSa+SSa52+抗 SSB+抗 Scl-70+抗 Jo-1)(−)、抗磷脂抗体(−)、MPO+PR3(−)、ANCA(−)、IgE、免疫球蛋白(IgG、IgM、IgA)+补体均正常。

9. 泌尿系彩超　双肾饱满伴实质回声稍增高。双肾血管超声、腹部超声、产科超声未见异常。

10. 肺部 CT　右下肺少许炎性病灶。

11. 头颅 MRI　无特殊。

12. 肾穿刺病理检查　免疫荧光阴性。光镜：肾小球：小球系膜细胞和基质轻度增生，系膜基质轻度增多，内皮细胞肿胀，基底膜皱缩，未见嗜伊红蛋白沉积。肾小管：近曲上皮细胞多灶性颗粒变性，细胞空泡变性，肿胀，可见刷状缘脱落，可见红细胞管型，透明管型，崩解的细胞碎屑，近曲小管萎缩(10%)。肾间质：小灶单个核细胞、嗜酸性细胞浸润(10%)，小灶纤维组织增生(10%)。小动脉内膜水肿。电镜：足突部分融合，基底膜内疏松层增宽，纤维素沉积。病理诊断：(肾穿刺)病理符合缺血性肾病改变伴肾小球上皮细胞损伤。

> **思维提示**
>
> 患者为青年女性，急性起病，以少尿为主要表现，表现为急性肾衰竭，同时伴有血液系统、神经系统症状，肝功能不全，并伴有颅内静脉栓塞，肾穿刺病理符合缺血性肾病改变伴肾小球上皮细胞损伤，诊断首先考虑血栓性微血管病。患者妊娠期间无高血压，无蛋白尿、血尿病史，诊断考虑产后溶血尿毒综合征较为明确。

五、治疗方案及理由

(一) 方案

1. 血浆置换治疗共 3 次，同时密切监测 LDH，血小板，破碎红细胞等指标。并联合 CRRT 治疗，肌酐下降至 270μmol/L，并尿量恢复至 1000ml/d 以上后予停止透析。

2. 激素治疗　甲强龙 40mg 静脉推注/日，并予泮托拉唑护胃、碳酸钙补钙、监测血糖等，预防激素的不良反应。

3. 抗凝治疗　予低分子肝素 4000U 皮下注射/日，阿司匹林 100mg/日。

4. 抗感染及营养支持治疗　予哌拉西林他唑巴坦 4.5g 2 次/日抗感染及口服营养液支持治疗。

5. 改善微循环　前列地尔注射液 10μg/日。

(二) 理由

产后溶血尿毒综合征一般起病较急，预后差，早期进行积极有效的治疗。产后溶血尿毒综合征内科治疗的原则包括：尽早去除病因，防止感染，合理输血，改善微循环，纠正电解质及酸碱平衡紊乱等。

血栓性微血管疾病的治疗指南始终将血浆置换放在第一位,血浆置换已较为广泛地运用于产后溶血尿毒综合征,血浆置换的主要作用有:①清除血浆中的致病物质:包括免疫复合物,炎症因子,内毒素,药物等;②清除血浆中的炎症因子;③调节免疫功能:如改善单核吞噬细胞功能,调节独特型和抗独特型抗体的平衡等;在血浆置换的过程中,通过输注血浆来补充凝血因子等成分,可有效地减少血浆置换的不良反应。在血栓性微血管病的治疗指南中也指出,糖皮质激素在治疗血栓性微血管病变导致的溶血性贫血、血小板减少有一定的疗效。在血小板大于 5 万的情况下,使用低分子肝素及其他抗血小板聚集药物是相对安全且有效的。

六、治疗效果及思维提示

经上述治疗半月后,患者血肌酐下降至 270μmol/L,血小板、血色素、肝酶、胆红素,乳酸脱氢酶等基本恢复正常。患者尿量逐渐恢复至 1000ml/d 以上,予脱离透析。继续抗凝,改善微循环等治疗,1 个月后患者血肌酐下降至 110μmol/L,予出院继续口服药物治疗。

> **思维提示**
>
> 产后溶血尿毒综合征的主要治疗目标是缓解急性肾衰竭,纠正酸碱及电解质失衡,纠正溶血性贫血和肝功能损害,减少肾脏的后遗症损害。对于急性肾衰竭的患者,尽早开始血浆置换治疗,可显著提高患者的生存率和肾脏后遗症概率。糖皮质激素联合血浆置换虽然缺少循证医学依据,但对于缓解症状和改善预后的效果较为肯定。

七、对本病例的思考

产后溶血尿毒综合征一般为散发病例,其发病机制尚不明确,认为与微血管内皮受损及血小板激活等一系列病变的最终表现有关。该症通常见于健康的产妇,常发生于正常分娩 48 小时内,诊断本病时需与血小板减少性紫癜、HELLP 综合征等鉴别,同时需排除系统性红斑狼疮等育龄妇女好发的自身免疫系统疾病。在诊断该疾病时,需仔细询问患者在妊娠过程中是否合并先兆子痫、蛋白尿等情况。同时及时进行血常规,破碎红细胞,乳酸脱氢酶等检测,及早明确诊断。在治疗方面,尽早进行血浆置换是目前最有循证医学证据支持及最为有效的治疗方法,血浆置换联合激素治疗可缓解症状及改善预后。同时,应当根据患者的具体病情,予以纠正酸碱电解质失衡、护肝、抗凝、改善微循环、抗感染等治疗。对于有明确诱因的患者,应当及时去除诱因。

（兰 兰 韩 飞）

病例33 停经24周$^{+6}$,泡沫尿伴水肿2个月

女性28岁,于2016年6月15日入院。

一、主诉

停经24周$^{+6}$,泡沫尿伴水肿2个月。

二、病史询问

(一)初步诊断思路及病史询问

患者年轻女性,以孕中期开始出现的泡沫尿与水肿为主要临床表现。水肿是肾脏疾病常见的临床表现之一,但妊娠期的孕妇容易合并非肾性水肿。因此,妊娠期出现的泡沫尿与水肿需重点鉴别肾性水肿和非肾性水肿。

妊娠原发性水肿与妊娠期孕妇体内激素改变有关,致使体内组织中水分及盐类潴留(钠潴留)。同时,妊娠后期由于妊娠子宫压迫盆腔及下肢的静脉,阻碍血液回流,使静脉压增高。妊娠期可导致水肿的常见肾性原因包括继发性肾病,如妊娠高血压综合征,系统性疾病继发肾脏疾病及肾脏原发疾病。

(二)问诊的主要内容

1. 现病史询问　重点询问水肿的特点。

(1)水肿发生在妊娠的什么时间段,对于妊娠期患者,首先需关注水肿出现于妊娠的早期、中期或晚期。有无诱因和前驱症状。

(2)水肿首发部位和累计的范围,水肿首发于头面部或者下肢,还是腹部,对判读腹水的来源意义较大。同时应当重点询问伴随症状和水肿局部皮肤颜色、温度、压痛、皮疹,有无心悸、气短、咳嗽、咳痰等心肺疾病表现,尿量、尿色有无改变,有无胃肠道表现,皮肤黄染和出血倾向,有无颜面部红斑、口腔溃疡、关节痛等。

(3)发生水肿前的其他病史:患者为妊娠期女性,需重点询问妊娠前有无水肿、泡沫尿或尿检异常病史,既往妊娠病史,有无自发流产史,妊娠过程中产检的结果,是否存在高血压及蛋白尿,肾功能异常等;妊娠过程中是否曾发生抽搐,晕厥等病史。

(4)曾应用何种药物:皮质醇类激素可导致水钠潴留,甘草等中草药也可能造成水肿样表现,需进行鉴别诊断。

2. 既往史有何种疾病　患者需重点关注既往有无高血压病史,肾病病史,血液病,血管畸形病史。有无皮疹,光过敏病史等。

（三）问诊结果及思维提示

患者平素月经规则，末次月经 2015 年 12 月 25 日，孕 12 周⁺²建档，当时测尿蛋白阴性，血压正常。此后定期产检，2 个月前在外院测尿蛋白（++），同时双下肢轻度水肿，当时患者未予重视。此后测尿蛋白一直在++~+++，近 1 月来患者自觉双下肢水肿明显，同时伴颜面部红斑形成，红斑高出皮面，无瘙痒，无破溃。患者无明显腹痛腹胀，无异常阴道流血流液，无胸闷气促，视物模糊，无头晕心慌等不适。1 天前在当地医院就诊，测血压正常，为进一步诊治收治入院。

患者既往体健，否认肝病、心脏病、高血压，糖尿病等病史。

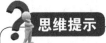

思维提示

详细询问病史后，患者水肿的特点为孕中期起病，既往无泡沫尿及尿检异常病史，孕 3 个月时查尿常规正常，孕 4 个月开始出现双下肢水肿，水肿逐渐加重，并伴有颜面部皮疹，无高血压，无腹痛腹胀，无胸闷气促等。尿检提示蛋白尿（++~+++）。既往体健，无慢性肝病、心脏病等病史，因此，首先考虑肾性水肿。结合患者为青年女性，伴有颜面部红斑等特点，需重点排除自身免疫性疾病导致的肾脏疾病，如系统性红斑狼疮，过敏性紫癜等。同时需排除子宫增大压迫盆腔及下肢静脉导致的双下肢水肿及妊娠激素变化导致的水肿。

三、体格检查

（一）重点检查内容及目的

患者的主要临床症状为双下肢水肿，同时伴有颜面部皮疹。因此在对患者进行系统、全面的检查，尤其应注意颜面部皮疹的形态，重点关注水肿的特点，如双下肢水肿是否对称，皮温是否升高，是否存在皮疹。同时应注意是否合并有关节肿痛、畸形，是否合并胸腹腔积液，如双肺呼吸音是否减低，是否有腹部移动性浊音等。

（二）体格检查结果及思维提示

体格检查结果：BP：150/73mmHg，神智清，皮肤巩膜未见明显黄染，颜面双侧颧部可见红斑，高出皮面，压之不褪色，表面未见脱屑及破溃，眼睑轻度水肿，颈静脉无怒张。双下肢膝关节以下中度水肿，四肢关节未见明显红肿热痛，神经系统刺激征阴性，巴氏征未引出。宫高 24cm，腹围 87cm，胎心 140 次/分。

思维提示

患者为妊娠期女性，目前诊断肾性水肿较为明确。产检宫高腹围均与妊娠月龄相符。患者眼睑部及双下肢水肿明显，基本符合肾性水肿表现。但患者合并有双侧颜面部红斑,需重点排除妊娠合并自身免疫系统疾病可能。需重点排除系统性红斑狼疮,抗心磷脂综合征等育龄期妇女常见的继发性肾病。

四、辅助检查

(一)初步检查内容及目的

1. 血常规、尿常规、肝肾脂糖电解质、24 小时尿蛋白　证实肾性水肿是否合并肾病综合征,肾功能是否正常,是否合并存在血液系统异常。

2. 抗核抗体系列(ANA+dsDNA+RNP+Sm+SSa+SSa52+抗 SSB+抗 Scl-70+抗 Jo-1)、MPO+PR3、p-ANCA+c-ANCA、免疫球蛋白 IgG、IgM、IgA+C3、C4、ESR、CRP 等重点　排除系统性红斑狼疮,血管炎等自身免疫系统疾病。

3. 肝炎甲乙丙丁戊前 S1 抗原抗体系列、肿瘤指标(CEA+CA199+AFP+CA125)、BNP、血/尿蛋白电泳、血/尿轻链蛋白　排除乙肝、肿瘤等继发性因素。

4. 泌尿系超声　评估双肾病变情况。

5. 胎儿生长测量及妇科超声　明确是否存在胎儿生长异常及腹盆腔异常情况。

6. 胸腹水超声　明确是否存在浆膜腔积液。

7. 腹部超声　了解肝脏、胆囊、胰腺形态,明确是否存在慢性肝病、胆囊炎及胰腺疾病等。

8. 肾脏穿刺活检　如患者病情允许,可考虑行肾穿刺明确肾脏疾病病理类型。

(二)检查结果及思维提示

1. 血常规　白细胞计数 3.3×10^9/L,血红蛋白 81g/L,血小板计数 7.8×10^9/L。

2. 尿常规　蛋白(++++),红细胞 508.3/μl,白细酯酶(+),透明管型 1~2,颗粒管型 1~2,pH 6.50,比重 1.025。

3. 肝肾脂糖电解质　白蛋白 33.1g/L,肾小球滤过率(EPI)24.15ml/min,肌酐 229μmol/L,尿素 17.6mmol/L,尿酸 589μmol/L,钾 4.15mmol/L,总钙 2.28mmol/L,无机磷 1.96mmol/L,谷丙转氨酶 11U/L,谷草转氨酶 9U/L,总胆红素 4μmol/L,直接胆红素 2μmol/L,间接胆红素 2μmol/L,总胆固醇 6.35mmol/L,甘油三酯 5.95mmol/L 空腹血糖 6.36mmol/L。

4. 免疫球蛋白(IgG、IgM、IgA)+补体 C3、C4　补体 C3:39mg/dL,补体 C4:6mg/dL,P-ANCA:阴性,C-ANCA:阴性;MPO+PR3(−);抗核抗体系列(ANA+dsDNA+RNP+Sm+SSa+SSa52+抗 SSB+抗 Scl-70+抗 Jo-1):ANA:1:160,双链 DNA:阳性,RNP:阳性,余阴性;

5. 24 小时尿蛋白　3.4g。

6. CRP 13.0mg/Dl,ESR 53mm/h,BNP 2246pg/ml。

7. 肝炎甲乙丙丁戊前 S1 抗原抗体系列(−)、肿瘤指标(CEA+CA199+AFP+CA125)(−)、IgE、血/尿蛋白电泳、血/尿轻链蛋白　均正常。

8. 泌尿系超声:双肾饱满伴实质回声稍增高。胸腹水超声:双侧胸腔见少量积液。腹部超声无特殊。胎儿生长测量及妇科超声无特殊。

9. 因患者处于妊娠中期,故暂时未行肾脏穿刺术。

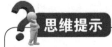

思维提示

　　患者为青年女性，妊娠中期起病，表现为水肿伴急性肾衰竭，同时伴有皮损，血液系统异常。诊断首先考虑系统性红斑狼疮，狼疮性肾炎。患者妊娠期间无高血压病史，早期孕检无蛋白尿病史，暂时不考虑妊娠高血压。无肝功能异常，无血小板进行性降低，无 HELLP 综合征及溶血尿毒综合征依据。

五、治疗方案及理由

（一）方案

第一阶段诊治：

1. 激素治疗　甲强龙 80mg，静脉推注/日，并予护胃、补钙、监测血糖等，预防激素的不良反应。

2. 免疫球蛋白治疗　20g 静滴×3d。

3. 抗凝治疗　予低分子肝素 4000U 皮下注射/日。拜阿司匹林 100mg 口服/日。

4. 其他免疫抑制治疗　羟氯喹 100mg 2/日，硫唑嘌呤片 75mg /日。

5. 扩容利尿治疗　人血白蛋白针 10g 每日一次。呋塞米片 20mg 每日两次。

6. 控制血压治疗　拉贝洛尔 1 片/每日。

7. 终止妊娠　患者经上述治疗后，仍出现肌酐进行性升高，最高达 402μmol/L，经与家属充分沟通后，于孕 30 周行剖宫产术。

第二阶段诊治：

经剖宫产后，予抗感染，缩宫素，补液及对症支持治疗后，转入肾内科治疗。

1. 激素治疗　甲强龙 500mg，静脉滴注×3d，并予护胃、补钙、监测血糖等，预防激素的不良反应，随后改为 40mg 静脉推注/日。

2. 抗凝治疗　予低分子肝素 4000U 皮下注射/日。拜阿司匹林 100mg 口服/日。

3. 其他免疫抑制治疗　霉酚酸酯 750mg 2/日，羟氯喹 100mg 2/日。

4. 扩容利尿治疗　人血白蛋白针 10g/日。托拉塞米针 20mg 2/日。

5. 抗感染治疗　头孢哌酮舒巴坦钠针 2.0g 静脉推注 2/日。

第三阶段诊治：

1. 肾穿刺活检　肾穿刺报告提示：

光镜：可见 2 条肾组织标本，共计 23 个肾小球。肾小球：小球系膜细胞和基质轻度增生，系膜基质轻度增多，包曼氏囊囊壁增厚，球囊粘连，无囊腔扩张，壁层上皮细胞肿胀，脏层上皮细胞肿胀。内皮细胞肿胀。基底膜均质增厚，未见嗜伊红物沉积。肾小管：近曲上皮细胞局灶性颗粒变性，细胞空泡变性，近曲小管萎缩（10%）。肾间质：小灶单个核细胞浸润（10%），小灶纤维组织增生（10%）。肾周毛细血管腔内未见炎细胞。免疫荧光：IgG（+++），IgG1（++），IgG2（++），IgG3（−），IgG4（+），IgA（++），IgM（+），C3（+），C4（−），C1q（−），PLA2R（−），PATH（−），刚果红染色（−），高锰酸钾染色（−）。电镜：足突弥漫融合，基底膜部分增厚，系膜基质增生,上皮下(少量)、系膜区可见电子致密物沉积。病理诊断:(肾穿刺)病理符合狼疮性肾炎(V+VI)型。

2. 免疫抑制治疗　口服泼尼松 40mg/日,霉酚酸酯 750mg 二次/日,他克莫司 1mg 2/日(监测浓度并根据浓度调整)。

(二)理由

系统性红斑狼疮是育龄期女性常见的自身免疫性疾病,狼疮性肾炎是系统性红斑狼疮常见的并发症之一,约 50%以上患者可发现肾脏受累。狼疮性肾炎的治疗包括免疫抑制治疗和针对表现和并发症的治疗。而免疫抑制治疗需根据患者的肾脏病理类型进行调整。

在狼疮性肾炎的女性患者中,通常要求狼疮静止超过 6~9 个月,且肾功能正常,才可考虑妊娠。但该例患者在妊娠中期起病,以蛋白尿水肿伴急性肾衰竭起病,在诊断明确后,治疗仍存在一定的局限性。因此,在妊娠期间,尽可能选用对胎儿致畸形率低的免疫抑制剂和降压药物。在患者未终止妊娠前,我们给予患者糖皮质激素 40mg/日来作为免疫抑制治疗,当治疗效果不明显时,调整剂量至 60mg/日,同时使用免疫球蛋白治疗来达到封闭抗体,抑制免疫反应的目的。

硫唑嘌呤也是孕期相对较为安全的免疫抑制剂,胎儿肝脏中不含有能将硫唑嘌呤活化的酶。因此在妊娠状态下,安全剂量的硫唑嘌呤一般不会导致胎儿畸形。

羟氯喹虽然可通过胎盘屏障,但目前的循证医学证据表明,羟氯喹并没有增加胎儿畸形及视力、听力损害的概率。因此,在妊娠期的狼疮性肾炎患者中使用羟氯喹,不仅可以减少糖皮质激素的剂量,还可以减少肾脏和神经系统的损害。

妊娠期狼疮性肾炎的降压治疗目标为控制在 140/90mmHg 以下,目前拉贝洛尔片剂和甲基多巴有较多循证医学证据,孕妇可长期较为安全的使用。

该患者狼疮性肾炎表现为急性起病,表现为水肿伴急性肾功能不全,在积极控制血压,激素联合硫唑嘌呤等免疫抑制剂治疗,扩容利尿等情况下,血肌酐仍进行性上升。考虑到患者妊娠已 30 周,胎儿生长评估提示胎儿发育良好,剖宫产后胎儿存活率大,故在给予地塞米松促进肺泡成熟等治疗后,予行剖宫产术。

术后予抗感染及对症治疗。待病情稳定后,予甲强龙 500mg 冲击治疗 3 天,随后予以全剂量激素联合霉酚酸酯治疗。并择期行肾穿刺术,病理提示患者 V 型狼疮性肾炎,予加用他克莫司多靶点治疗。

六、治疗效果及思维提示

经上述治疗半月后,患者血肌酐下降至 120μmol/L,血白细胞,血小板、血色素均较前有所恢复。予改口服泼尼松联合霉酚酸酯、他克莫司免疫抑制治疗后出院。

思维提示

妊娠期狼疮性肾炎的治疗以改善症状,抑制狼疮免疫活动,减少肾脏,神经系统等多系统的并发症,减少先兆子痫,狼疮性脑病的发病率,以及提高胎儿存活率为主要目标。目前糖皮质激素及硫唑嘌呤被认为可用于妊娠期的免疫抑制治疗,但免疫抑制强度不够,患者各系统并发症不断进展的情况下,应及时终止妊娠。

七、对本病例的思考

育龄期妇女为系统性红斑狼疮,狼疮性肾炎的好发人群。在妊娠前即确诊为狼疮性肾炎的患者,目前国内外多数学者建议狼疮患者妊娠的时机和条件为:①发病 2 年内不宜怀孕。②维持激素剂量较小(泼尼松<15mg/d),未用免疫抑制剂(如环磷酰胺、甲氨蝶呤、雷公藤等)或至少已停用半年以上。③临床无 SLE 表现:无心脏、肺、中枢神经系统等重要器官的损害,病情长期稳定(1~2 年以上者)。④伴有狼疮性肾炎者肾功能稳定 Scr<140μmol/L,肾小球过滤率(GFR)>50ml/min;血压正常,24h 尿蛋白<1g,则可以考虑妊娠。⑤对于抗磷脂抗体阳性者,最好等抗体转阴 3 个月以上再怀孕,以减少流产的发生。而女性在妊娠期间,由于体内激素水平的变化,也容易诱发系统性红斑狼疮的发病。

因此,对于妊娠期女性出现的肾性水肿,急性肾衰竭等表现,需重点排除继发性的自身免疫系统疾病,同时与妊娠相关的先兆子痫,HELLP 综合征等鉴别。在确诊为狼疮性肾炎后,应当尽早予以积极的免疫抑制剂治疗,糖皮质激素,硫唑嘌呤及羟氯喹均是目前可选用的免疫抑制剂。也有文献报道,在肾移植患者中使用环孢素,并未导致胎儿畸形。血浆置换及静脉给予大剂量免疫球蛋白等免疫吸附的方法,对妊娠合并狼疮的患者也是安全有效的。约 10% 的狼疮患者可合并有抗磷脂抗体综合征,而低分子肝素不通过胎盘。因此,在妊娠合并狼疮性肾炎,特别是肾病综合征的患者中使用低分子肝素,是安全及有必要的。对于合并急性肾衰竭,肾病综合征孕妇,在一般免疫治疗不能起效,且病情进展的情况下,及时终止妊娠,不仅有利于减轻肾脏的负担,而且有利于改善高雌激素对机体自身免疫反应的增强作用。同时,在终止妊娠后,也利于患者进一步检查和更为积极的免疫抑制治疗。

(兰 兰　韩 飞)

病例34 发热、恶心、发现血肌酐升高1个月

女性,48岁,于2014年12月1日入院。

一、主诉

发热、恶心、发现血肌酐升高1个月。

二、病史询问

(一)初步诊断思路及病史询问

中年女性,急性起病,病程较短,有肾功能损伤。临床上对于发生肾功能不全的患者,确定患者是急性肾损伤还是慢性肾功能不全是关键的第一步。结合病史、体格检查及辅助检查结果可得到初步的判断。慢性肾功能不全的患者,往往病程大于3个月,既往有肾脏疾病史或家族史,或者有能导致慢性肾脏疾病的其他疾病,逐渐产生乏力、头痛、食欲缺乏等症状是患者就诊的原因,结合辅助检查结果可初步明确。如果患者在起病后短期内迅速出现少尿、无尿、血肌酐上升,结合近期的肾功能正常,即使有肾脏基础疾病,则表明可能为急性肾损伤。急性肾损伤的病因可分为肾前性、肾性和肾后性。肾前性肾损伤患者可见于各种原因导致的低血压、血容量不足、脓毒症。肾后性肾损伤在前列腺增生、泌尿系结石、肿瘤压迫等疾病的患者中多见,多见于老年男性,可仔细询问患者是否有相关症状。如果以上情况均没有,则考虑肾性因素。仔细询问发病的诱因、伴随的全身症状、新的用药史及既往的疾病史,都有助于明确肾损伤的原因。

(二)问诊的主要内容

1. 现病史询问 重点询问发生肾功能不全的特点。

(1)发病前有无相关的诱因? 发生肾功能损伤前如果有明确诱因有助于病因的寻找,特别注意有无如咽炎、感染、高热环境等因素。

(2)是否伴有全身症状及精确的开始时间? 全身症状的表现对病因有一定的提示作用,如呕吐、腹泻等导致血容量减少、低血压等相关疾病,有无发热、皮疹、光过敏、口腔溃疡、关节痛、咳嗽、气急等自身免疫疾病或炎症疾病症状,有无尿频、夜尿增多、尿不尽、尿流变细等尿路症状,最近有无新的可能致肾损伤的用药,如血管紧张素转换酶抑制剂、质子泵抑制剂、非甾体抗炎药、中草药等。

(3)是否有发病前后的化验检查? 患者发现肾功能不全病程较短,询问发病前的肾功能检查对判断患者肾损害的急、慢性是十分有价值的。

(4)发病后是否进行治疗,效果如何? 不恰当的治疗可能加重肾功能损伤,对治疗的效果

好坏也能够提示病因,如补液扩容治疗对于容量不足引起的肾功能损伤治疗效果明显。

2. 既往史询问　患者中年女性,注意询问既往是否存在类似的发作史或自身免疫性疾病病史,有无慢性肾病、高血压、糖尿病、慢性肾盂肾炎、肿瘤、血管疾病病史,是否吸烟,有无长期用药史,家族中有无肾病相关遗传病。对于既往病史细致的询问可以帮助我们缩小可疑的病因范围。

(三)问诊结果及思维提示

1个月前无明显诱因下出现发热,伴恶心,体温最高38.4℃,夜尿较前增多2~3次/晚,无寒战、呕吐,无腹痛、腹泻,无咳嗽、气促,无皮疹、关节肿痛,无泡沫尿、肉眼血尿,无明显尿量减少、水肿,无尿急、尿痛。至当地医院就诊查泌尿系超声提示"无特殊",肝肾脂糖电解质示"白蛋白37g/L、肌酐174.2μmol/L",血常规示"血红蛋白77g/L",予"青霉素类、喹诺酮类抗炎,丹参针活血"等治疗,患者体温有所下降,但仍有反复,一般下午升高,不超过38.5℃,第二日可自行消退。15天前患者仍感恶心,查肾功能示肌酐299~393μmol/L;骨穿示骨髓增生活跃,粒系、巨核细胞增生活跃,红系增生减低,骨髓培养无特殊;腹部超声示双肾增大,实质回声偏强;胸部CT平扫示右肺中叶及左肺上叶舌段纤维化。曾行甲状腺癌手术,无高血压、糖尿病、肾病、遗传病病史,既往体检肾功能正常,否认吸烟,近期因"尿频"口服"妇科分清丸"治疗。

思维提示

　　详细询问病史,患者肾功能损伤特点为急性起病,发病前肾功能正常,有用药史,发病时伴随发热、恶心症状,既往无可能导致慢性肾病的疾病,双肾偏大,因此急性肾损伤首先考虑。分析急性肾功能损伤的原因,患者无呕吐、腹泻等肾前性因素,无尿量减少、尿不尽等尿路梗阻表现,提示可能为急性肾损伤。而肾性因素包括肾小球性、肾小管性、肾间质性、肾血管性,相应临床症状有所区别。肾小球性或肾微血管性所致急性肾损伤可见于急进性肾小球肾炎、自身免疫性、感染、肿瘤、淀粉样变等,多表现为血尿、蛋白尿、水肿、高血压等;低血容量、药物、中毒可引起肾小管性或肾间质性肾损伤,易发生尿量改变,而急性间质性肾损伤往往有更重的贫血并且易出现低钾血症及肾性尿糖;肾血管性肾损害的患者常出现腰痛、血尿,常有心脑血管、周围血管病等基础血管疾病史。结合进一步的体格检查及辅助检查可予鉴别。

三、体格检查

(一)重点检查内容及目的

患者出现急性肾功能不全,查体时需对因全面检查。重点评估患者血管内容量情况,如脉搏、血压、皮肤弹性、颈静脉充盈程度、是否水肿,同时注意检查皮疹是否存在,关节有无肿胀疼痛,肾区有无叩痛,膀胱是否充盈等。

(二)体格检查结果及思维提示

体格检查结果:T 37.5度,BP 142/103mmHg,R 20次/分,P 88次/分,贫血貌,全身浅表淋巴结未及肿大,两肺呼吸音清,未及明显干湿啰音,腹软无压痛,肝脾肋下未及肿大,移动性浊音阴性,双肾区无叩击痛,双下肢无水肿。

思维提示

　　患者主要阳性体征是血压偏高,贫血貌,无皮肤黏膜干燥、水肿、肾区叩痛、关节肿胀等表现,首先考虑自身免疫性、感染、药物、肿瘤相关引起的肾性因素,在实验室和影像学检查基础上,需要完善肾活检,明确诊断并指导治疗。

四、辅助检查

(一)初步检查内容及目的

1. 血常规、尿常规、肝肾脂糖电解质+胱抑素 C、尿 NAG、尿四样、24 小时尿蛋白定量　明确肾损伤的程度、尿蛋白类型。

2. ESR、CRP、降钙素原、血/尿培养、结核菌涂片、肝炎甲乙丙丁戊前 S1 抗原抗体系列、肿瘤指标(CEA+CA199+AFP+CA125)、抗核抗体系列(ANA+dsDNA+RNP+Sm+SSa+SSa52+抗SSB+抗 Scl-70+抗 Jo-1)、MPO+PR3、p-ANCA+c-ANCA、抗 GBM 抗体、免疫球蛋白(IgG、IgM、IgA)+补体、IgG4、骨髓检查、血/尿蛋白电泳、血/尿轻链蛋白　排除感染、狼疮、IgG4 相关疾病、肿瘤等因素。

3. 泌尿系超声　评估双肾病变情况,排除肾后性因素。

4. 肺部 CT　明确有无肺水肿、肺部感染、肿瘤。

5. 双肾血管超声　明确是否存在肾动脉粥样硬化。

6. 腹部超声　明确有无腹部肿块及腹部脏器肿大。

7. 浅表淋巴结超声　明确有无淋巴结肿大。

8. 肾脏穿刺活检　明确肾脏疾病病理类型。

(二)检查结果及思维提示

1. 血常规　白细胞计数 $8.1×10^9/L$,中性粒比例 78.7%,血红蛋白 74g/L,血小板计数 $307×10^9/L$。

2. 尿常规　蛋白(+),红细胞 $23/\mu l$,白细胞 $34/\mu l$,白细胞酯酶(+),葡萄糖(++),pH 6.50,比重 1.009。

3. 肝肾脂糖电解质+胱抑素 C　白蛋白 38.1g/L,球蛋白 32.8g/L,肾小球滤过率(eGFR) 11.6ml/min,肌酐 $381\mu mol/L$,尿素 12.9mmol/L,尿酸 $294\mu mol/L$,钾 3.9mmol/L,总钙 2.25mmol/L,无机磷 1.33mmol/L,总胆固醇 3.85mmol/L,甘油三酯 1.18mmol/L,胱抑素 C 2.42mg/L,肝功能及血糖均正常。

4. 24 小时尿蛋白　1.65g。

5. 尿 NAG　15.6U/L。

6. 尿四样蛋白　免疫球蛋白 $6.4g/mol·Cr$,微量白蛋白 $13.55g/mol·Cr$,视黄醇蛋白

$0.239g/mol \cdot Cr$，β2-微球蛋白 $0.417g/mol \cdot Cr$。

7. CRP：47.7mg/L；ESR：76mm/h；降钙素原正常。

8. 血培养及尿培养均无细菌生长；结核菌涂片检查：未找到抗酸杆菌。

9. 肝炎甲乙丙丁戊前 S1 抗原抗体系列（－）、抗核抗体 ANA＋dsDNA＋RNP＋Sm＋SSa＋SSa52＋抗 SSB＋抗 Scl-70＋抗 Jo-1（－）、MPO＋PR3（－）、ANCA（－）、抗 GBM 抗体、免疫球蛋白（IgG、IgM、IgA）＋补体、IgG4、血及尿免疫固相电泳　均正常。

10. 当地医院骨髓常规　骨髓增生活跃，粒系、巨核细胞增生活跃，红系增生减低。骨髓培养无特殊。血轻链：κ 轻链 1410mg/dL，λ 轻链 826mg/dL。尿轻链：κ 轻链 20mg/dL，λ 轻链 11.3mg/dL。

11. 泌尿系超声　双肾饱满伴皮质回声偏强。

12. 双肾血管超声和腹部超声未见异常。

13. 淋巴结超声　右侧颈部颌下腺旁淋巴结探及。双侧腹股沟区多发淋巴结探及部分稍大。双侧腋下多发淋巴结探及。

14. 当地医院肺部 CT　右肺中叶及左肺上叶舌段纤维化。

15. 肾穿刺病理检查（图 34-1，见文末彩图）　光镜：病理穿刺取材皮质，肾小球 22 个，肾血管 14 条。肾小球：上皮细胞肿胀，小球系膜细胞和基质轻度增生，内皮细胞肿胀，基底膜无增厚，未见嗜伊红蛋白沉积。肾小管：近曲小管上皮细胞多灶颗粒变性、肿胀，可见白细胞管型、颗粒管型、透明管型，近曲小管弥漫萎缩，小管基底膜增厚，可见小管炎。肾间质：散在中性粒、单个核细胞浸润，弥漫纤维组织增生。小动脉：可见透明变性。免疫荧光：IgG（－），IgM（－），IgA（－），C3（－），C4（－），C1q（－）。电镜观察：足突大部分融合，基底膜节段增厚，系膜基质增多，系膜细胞增生。符合：急性小管间质性肾炎改变。

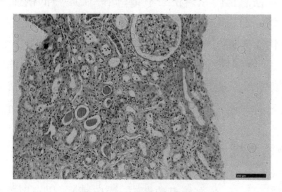

图 34-1　马兜铃酸肾病

思维提示

中年女性患者，急性起病，表现为急性肾损伤、夜尿增多，肾外表现有发热、恶心。辅助检查提示肾性糖尿、酸中毒，考虑肾小管损伤，肾活检病理提示急性小管间质性肾炎改变。追问病史有服用"妇科分清丸"（含马兜铃酸）诱因，排除自身免疫性、感染、肿瘤等病因，认为该患者的症状与服用药物有一定的关系，其肾脏症状是由马兜铃酸中毒所致的急性肾损伤表现。体液（血液、尿液）、肾脏病理组织中检出马兜铃酸与 DNA 的加合物，有助于明确诊断。

五、治疗方案及理由

（一）方案

1. 去除病因　停用"妇科分清丸"。
2. 支持疗法
(1) 改善内环境：碳酸氢钠纠正酸中毒。
(2) 对症治疗：促红细胞生成素改善贫血。
(3) 免疫抑制治疗：口服醋酸泼尼松片 40mg/日。
(4) 贝那普利口服降压降尿蛋白。

（二）理由

马兜铃酸肾病一旦诊断明确应及时停止服用含马兜铃酸的药物。急性马兜铃酸肾病表现为急性肾小管间质损害，治疗上应力求促进肾小管上皮细胞修复，阻止肾小管间质病变向慢性化病变发展。给予冬虫夏草抑制间质纤维化，促进小管再生，促红细胞生成素可能抑制马兜铃酸诱导的上皮细胞凋亡，促进细胞生长，具体剂量视患者血色素及血压等情况而定。血管紧张素转换酶抑制剂（ACEI）及血管紧张素Ⅱ受体拮抗剂（ARB）可能对抑制间质纤维化等慢性化病变进展也具有积极的作用。慢性马兜铃酸肾病常常存在严重肾小管功能障碍，因此对于马兜铃酸肾病治疗上应特别注意预防和纠正酸中毒、低钾血症和低钠血症，保持内环境稳定，必要时尽早行血液净化治疗。通过对回顾性资料分析后发现，运用糖皮质激素治疗的急性小管间质肾病患者远期预后优于未使用者，故建议对于无感染征象的患者给予糖皮质激素治疗，可能与控制小管间质炎症、延缓间质纤维化有关，但缺乏长期对预后的评价。若随访过程中患者肾功能无法恢复甚至持续恶化，应予护肾、降尿蛋白、控制血压、改善贫血等治疗延缓慢性肾衰竭。对病变已进展至终末肾衰竭的患者，应适时予以肾脏替代治疗或肾移植。

六、治疗效果及思维提示

2 周后复查血肌酐略有下降，贫血稍有改善，尿蛋白减轻，仍有肾性尿糖。6 周后复查血肌酐明显下降，尿蛋白明显减少，尿糖阴性。8 个月后复查血肌酐 100μmol/L，尿蛋白阴性。激素逐渐减量，总疗程 1 年。

思维提示

急性马兜铃酸肾病的主要治疗目标是改善肾功能。本病尚无有效的治疗方法。糖皮质激素应用可能有效。若糖皮质激素 2 周后仍无明显缓解且肾活检显示无或仅有轻度间质纤维化，则可加用免疫抑制剂。若应用 6 周肾功能仍无明显改善，则考虑肾脏病变可能已呈慢性化改变，此时应停用激素及免疫抑制剂，改以延缓肾衰综合治疗方案。

七、对本病例的思考

马兜铃酸肾病是一类因长期或短期内服用含马兜铃酸类成分的中草药导致的肾小管间质疾病,主要表现为慢性间质性肾病,呈慢性进展性肾衰竭,少数因间断用药且剂量较低可表现为急性间质小管性肾病。本病无明确的诊断标准,对于曾有服用含马兜铃酸成分的药物,首发表现为肾功能不全、肾小管功能障碍患者,需要在仔细询问病史并且排查肾小管间质疾病的其他病因后考虑临床疑似诊断。部分急性马兜铃酸肾病及表现为肾小管功能障碍型的患者在停药和积极治疗后肾功能可部分恢复或保持相对稳定;但绝大多数马兜铃酸肾病患者均呈慢性进展过程,肾功能缓慢恶化。值得注意的是,由于终末期马兜铃酸肾病患者在接受透析或移植后数年仍会罹患复发率和恶性程度较高的尿路移行上皮癌,因此建议在进行肾移植的同时行双肾及输尿管摘除。总之,中药作为我国之瑰宝,我们应当"取其精华,去其糟粕",增强对中药副作用的认识,合理应用,一旦发现尿检异常,应尽早治疗,延缓肾功能损害。

（乐璟云　韩　飞）

病例35   体检发现血尿 10 余年

男性,38 岁,于 2013 年 8 月 26 日入院。

一、主诉

体检发现血尿 10 余年。

二、病史询问

(一) 初步诊断思路及病史询问

中年男性,隐匿起病,病史较长,以尿检发现血尿而无明显临床症状,即"无症状血尿"为主要表现。血尿往往是导致患者至肾内科就诊的一个重要因素,因此对血尿的鉴别诊断尤为重要。首先,明确是否存在血尿。血尿的定义为尿沉渣检查中红细胞>3 个/高倍视野。血红蛋白尿、肌红蛋白尿、某些药物影响、进食甜菜根等会使得尿色呈现红色或在用试纸法行尿常规检查时都会呈现尿隐血阳性。因此,需通过尿沉渣检查鉴别。其次,要排除假性血尿,是否有痔疮血等其他因素污染尿液。最后,对于真性血尿,需判断血尿的来源和病因。血尿的病因可分为肾小球源性和非肾小球源性两大类。肾小球源性血尿指的是原发性、继发性、遗传性等肾小球疾病所致的血尿。非肾小球源性血尿包括全身疾病引起的泌尿系统出血和泌尿系统本身的疾病,如泌尿系结石,肿瘤,结核,损伤,尿路感染,多囊肾出血,出血性膀胱炎等。肾小球源性血尿的主要特点为全程、不凝、无痛、管型、变形、合并其他肾病的表现(蛋白尿,水肿等)。因此,问诊的目的应围绕血尿的特点,如尿色,有无尿痛,有无血凝块,有无其他系统合并症等,注意鉴别诊断的内容询问,以获得血尿的诊断思路。

(二) 问诊的主要内容

1. 现病史询问

(1)血尿发生的诱因及前驱症状:血尿发生前如有明确诱因可以帮助病因寻找。特别询问是否存在感染、药物服用、食物食用、体位改变等情况。例如,急性链感后肾小球肾炎的血尿一般在急性感染后 7~14 天后出现。而特定的食物会干扰化验结果,造成假性血尿。血尿的前驱症状对于病因具有提示作用。如血尿前有尿急、尿频、尿痛等症状提示泌尿系感染所致血尿。

(2)血尿的特点:重点询问血尿是否为"全程、不凝、无痛、管型、变形、合并其他肾病的表现(蛋白尿,水肿等)",这些特点为肾小球源性血尿和非肾小球源性血尿的鉴别要点。

(3)血尿的伴随症状:血尿发生时有无水肿,高血压,有无泡沫尿,有无腰痛腹痛,有无皮疹紫癜,有无关节疼痛,有无颜面红斑,有无口腔溃疡,有无发热畏寒,有无盗汗,有无身体其他部位出血等。对伴随症状的问诊可以病因寻找依据。如皮疹紫癜伴有血尿需鉴别过敏性紫癜,颜面红斑伴血尿需鉴别系统性红斑狼疮。

(4)既往就诊、化验情况:患者病史长达 10 年,需询问是否曾到医院就诊,就诊的频率,是否行尿常规、肝肾功能,泌尿系超声等检查,10 年间肾功能是否进展,血尿的波动情况。

2. 既往史询问

(1)是否有高血压、糖尿病、乙肝、丙肝、结核、肿瘤病史?

基础疾病可以帮助我们缩小可疑的病因范围。如乙肝感染会引起乙肝相关性肾小球肾炎,肿瘤患者也可合并尿检异常。

(2)有无外伤史?

外伤史的询问可以鉴别泌尿系统损伤引起的血尿。

(3)有无长期用药史?

不适当的药物可能诱发血尿,或是引起血红蛋白尿、肌红蛋白尿等"假性血尿"。

(4)家族中是否有类似症状?

家族史的询问有助于帮助我们鉴别是否为遗传性肾病。

(三)问诊结果及思维提示

患者 10 余年前体检发现尿隐血(+++),前驱无感染,无服药史,当时无尿色改变,无尿量增多减少,无尿急尿频尿痛症状,无泡沫尿,无下肢水肿,无颜面水肿,无关节疼痛,无颜面红斑,无皮疹紫癜,无全身其他部位出血,无腰痛腹痛等其他不适。10 年间患者未复查,未治疗。2 个月前体检行尿常规示:隐血(+++),尿蛋白(+),红细胞 $791.8/\mu l$。肾功能正常。患者既往体健,无高血压,无糖尿病,无肝炎,无结核,无肿瘤病史,无肾病家族史。

思维提示

詳细询问病史,患者血尿的特点为隐匿起病,无明显诱因,无尿色改变,无任何临床症状,为无症状镜下血尿,多次尿常规提示隐血阳性,尿中红细胞增多,伴有尿蛋白,血尿定位为肾小球源性血尿。对于肾小球源性血尿,需进一步鉴别是原发性、继发性或是遗传性肾小球肾炎。继发性肾小球肾炎一般有特异性肾外表现,如系统性红斑狼疮有盘状红斑、关节痛、光过敏、口腔溃疡等,过敏性紫癜有皮肤紫癜,关节疼痛,腹痛等症状。患者病史 10 余年,青年起病,需警惕是否有遗传性肾病可能。

三、体格检查

(一)重点检查内容及目的

患者的主要表现为血尿,因此在对患者进行系统、全面检查的同时,还需重点检查:咽部有无红肿,有无水肿、高血压、贫血貌,皮肤有无出血点、紫癜、皮疹,腹部有无包块,有无肾区叩痛,有无浅表淋巴结肿大,有无眼疾、耳聋,外生殖器检查。

(二)体格检查结果及思维提示

体格检查结果:血压 122/90mmHg,神志清,精神可,浅表淋巴结未及肿大,咽部无红肿,双侧瞳孔等大等圆,视力粗测正常,双耳听力粗测正常,皮肤无皮疹,无紫癜,心肺检查无异常,腹软,腹部无压痛反跳痛,腹部无包块,双肾区无叩痛,双下肢无水肿,神经系统检查无异常。

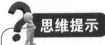

思维提示

患者浅表淋巴结无肿大,腹部未及明显包块,腹部无压痛反跳痛,肾区无包块,不支持泌尿系统疾病如肿瘤、结核、结石所致的非肾小球源性血尿。进一步需行实验室及影像学检查的主要目的是排除狼疮、紫癜、血管炎等常见引起肾炎综合征的继发性因素,同时完善病理活检,明确病理类型,指导治疗和预后。同时患者青年起病,以镜下血尿为主要表现,需警惕遗传性肾病如薄基底膜肾病、Alport 综合征等,但患者病史长,肾功能无受累,不支持 Alport 综合征。

四、辅助检查

(一)初步检查内容及目的

1. 血常规、尿常规、肝肾脂糖电解质、24 小时尿蛋白定量　证实肾炎综合征。

2. ESR、CRP、肝炎甲乙丙丁戊前 S1 抗原抗体系列、肿瘤指标(CEA + CA199 + AFP + CA125)、抗核抗体系列(ANA + dsDNA + RNP + Sm + SSa + SSa52 + 抗 SSB + 抗 Scl-70 + 抗 Jo-1)、MPO+PR3、p-ANCA+c-ANCA、免疫球蛋白(IgG、IgM、IgA)+补体、血/尿蛋白电泳、血/尿轻链蛋白　排除乙肝、狼疮、血管炎、肿瘤等继发性因素。

3. 泌尿系超声　评估双肾病变情况,同时可除外肾积水、肾结核、肾肿瘤等泌尿系统疾病。

4. 双肾血管超声　明确是否存在双肾静脉血栓。

5. 腹部超声　了解肝脏、胆囊、胰腺形态,明确是否存在慢性肝病、胆囊炎及胰腺疾病。

6. 肾脏穿刺活检　明确肾脏疾病病理类型。

(二)检查结果及思维提示

1. 血常规　白细胞计数 5.0×10^9/L,血红蛋白 131g/L,血小板计数 195×10^9/L。

2. 尿常规　隐血(++),尿蛋白(-),红细胞 19.6/μl,pH 6.00,比重 1.021。

3. 尿红细胞位相　量少不能做。

4. 肝肾脂糖电解质　白蛋白 42.1g/L,肾小球滤过率(MDRD)119.68ml/min,肌酐 68μmol/L,尿素 4.1mmol/L,尿酸 309μmol/L,钾 3.30mmol/L,总钙 2.10mmol/L,无机磷 1.16mmol/L,总胆固醇 3.59mmol/L,甘油三酯 1.46mmol/L,肝功能及血糖均正常。

5. 24小时尿蛋白 0.12g。

6. CRP及ESR 均正常。

7. 肝炎甲乙丙丁戊前S1抗原抗体系列、抗核抗体ANA+dsDNA+RNP+Sm+SSa+SSa52+抗SSB+抗Scl-70+抗Jo-1、ANCA、MPO+PR3、IgE、免疫球蛋白（IgG、IgM、IgA）+补体、肿瘤指标（CEA+CA199+AFP+CA125）、血/尿蛋白电泳、血/尿轻链蛋白 均正常。

8. 泌尿系超声 双肾大小形态正常。

9. 双肾血管超声和腹部超声未见异常。

10. 肾穿刺病理检查 免疫荧光：IgG（+），IgM（+），IgA（−），C3（−），C4（−），C1q（−）。光镜：可见2条皮髓交界，共计23个肾小球。肾小球：体积正常大小，未见分叶，球性硬化2个（8.7%），节段性硬化0个，未见新月体，未见细胞增多。鲍曼氏囊壁增厚，无囊腔扩张，壁层上皮细胞肿胀，脏层上皮细胞肿胀。系膜区局灶节段性轻度增生，细胞细胞无增生，系膜基质轻度增多。内皮细胞肿胀。毛细血管袢开放良好，无塌陷。基底膜空泡变形，不见嗜伊红物沉积。肾小管：近曲小管细胞局灶颗粒变形，可见透明管型，近曲小管小灶萎缩（5%）。小管基底膜增厚，未见小管炎。肾间质：小灶单个核细胞浸润（5%），小灶纤维组织增生（5%），电子显微镜：足突部分融合，基底膜大部分变薄（直径约240nm），系膜机制增多，未见致密物。病理诊断：符合薄基底膜肾病改变伴球性硬化。

11. 眼科检查 未见典型Alport综合征眼部表现。

12. 听力测定 结果正常。

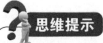
思维提示

　　中年男性，隐匿起病，临床表现为无症状性镜下血尿，排除了系统性红斑狼疮、紫癜、血管炎等继发性因素，肾脏病理光镜下无特异性改变，电镜提示基底膜大部变薄，薄基底膜肾病诊断明确。

五、治疗方案及理由

（一）方案

避免剧烈运动，定期检测血压和肾功能，避免不必要的治疗和肾毒性药物。

（二）理由

该患者主要表现为镜下血尿，无大量蛋白尿，无高血压等其他临床表现，治疗方案以支持治疗为主。

六、治疗效果及思维提示

患者仅有镜下血尿，无蛋白尿，血压及肾功能均正常，无特殊治疗，出院后门诊定期随访。

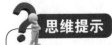 思维提示

　　极少数薄基底膜肾病患者可有大量蛋白尿和肾病综合征者,可用激素治疗。合并高血压者要控制血压在正常范围内,已有慢性肾功能不全者按慢性肾功能不全治疗,对于仅表现为血尿,血压正常,肾功能正常的患者,无需特殊药物治疗,避免剧烈运动,定期检测血压和肾功能,避免不必要的治疗和肾毒性药物。

七、对本病例的思考

　　薄基底膜肾病是持续性镜下血尿的常见病因之一,本病的病理证实:免疫荧光阴性,光镜检查正常,唯一的病理改变是在电镜下观察到肾小球基底膜(GBM)呈弥漫性变薄。绝大部分的患者临床主要表现为镜下血尿,少数可合并轻度蛋白尿,对于以血尿为表现的患者,必须通过询问病史,体格检查以及实验室检查、仔细的肾脏病理检查排除外科性血尿及继发性肾小球肾炎。极少数薄基底膜肾病患者可有大量蛋白尿和肾病综合征者,可用激素治疗。合并高血压者要控制血压在正常范围内,已有慢性肾功能不全者按慢性肾功能不全治疗,对于仅表现为血尿,血压正常,肾功能正常的患者,无需特殊药物治疗,避免剧烈运动,定期检测血压和肾功能,避免不必要的治疗和肾毒性药物。绝大部分患者预后良好,肾功能长期随访维持在正常范围内。

(江 艳　李 恒)

病例36　指甲发育不全，血肌酐升高4年

患者，男，58岁，2010年5月20日入院。

一、主诉

指甲发育不全，血肌酐升高4年。

二、病史询问

（一）初步诊断思路及问诊目的

老年男性，隐袭起病，病史较长，无突出临床表现，检查发现肾功能受损。从临床表现上看，患者主要症状集中在泌尿系统，病史的询问应围绕血肌酐异常的程度、随时间演变的过程、相应的治疗和治疗后病情的变化进行展开，同时应该询问伴随症状以及有鉴别意义的症状等。

（二）问诊主要内容及目的

1. 出现肾功能异常的诱因　肾功能异常如有明确诱因可以帮助病因寻找，特别询问是否存在感染、用药史、激烈运动等情况。例如，剧烈运动后的肾功能异常可表现为剧烈运动后出现横纹肌溶解，而后可见少尿、无尿及其他氮质血症的表现，而药物性肾损害多与服药史有明显时间相关性等。

2. 肾功能异常的伴随症状　肾功能异常发生时是否伴有水肿、高血压；有无腰痛腹痛，有无皮疹紫癜，有无关节疼痛，有无颜面红斑，有无口腔溃疡，有无口干眼干，有无发热畏寒，有无尿频、尿急、尿痛等膀胱刺激征，有无盗汗等症状。对伴随症状的问诊可以病因寻找依据，例如皮疹紫癜伴有蛋白尿需鉴别过敏性紫癜，颜面红斑伴蛋白尿需鉴别系统性红斑狼疮等。同时全身性血液循环障碍（休克、心力衰竭、高血压病），全身代谢障碍（如糖尿病）以及尿路疾患（尿路结石、肿瘤压迫）等肾外疾病也能够引起肾功能异常。注意鉴别诊断的内容询问，以获得慢性肾功能不全的诊断证据。

3. 尿液的特点　重点询问是否有蛋白尿、血尿，同时询问尿量、夜尿情况及尿色变化等尿液特点有助于判断肾脏疾病的定位诊断。

4. 既往就诊检查情况　患者病史长达4年，需询问是否曾到医院就诊，就诊的频率，是否行尿常规、肝肾功能、泌尿系超声、四肢X片等检查。

5. 既往有何种疾病　基础疾病可以帮助我们缩小可疑的病因范围。如乙肝感染会引起乙肝相关性肾小球肾炎，肿瘤患者也会引起尿蛋白。

6. 应用何种药物　不适当的药物可能诱发肾功能损伤，药物治疗效果对病因也有提示

作用。

7. 家族中是否有类似症状 家族史的询问有助于帮助我们鉴别是否为家族遗传性肾病。

（三）问诊结果及思维提示

1. 自幼双手桡侧（拇指、食指和中指）指甲发育不全，4 年前因"脑中风"在当地医院住院期间发现血肌酐偏高（具体不详），高血压（200/95mmHg）。无肉眼血尿、无尿急、尿频及尿痛，无畏寒、发热，无腰背酸痛，无皮疹及关节肿痛，偶有足背轻微水肿。予冬虫夏草护肾及美托洛尔和坎地沙坦降压等药物治疗，并间断服用"中草药"（具体不详），患者自诉血压控制尚可，多次复查血肌酐在 160~230μmol/L 左右，尿蛋白（+~++）。

2. 1 年来患者自觉夜间小便次数偏多，每晚 2~4 次，每次小便量正常，白天小便无特殊，无尿急、尿频及尿痛。

3. 1 周前我院查尿常规：蛋白质（+，0.3g/L），白细胞阴性 leu/μl；肾功能常规检查：肾小球滤过率（MDRD）38.87ml/min，肌酐 163μmol/L。

4. 自幼即双手指甲发育不良，双下肢力弱，行走易跌倒。一直未正规诊治。

5. 4 年前突发晕厥、恶心、呕吐，当地医院住院诊断为"脑中风"（具体情况不详），经治疗后好转，未留下明显后遗症。4 年前发现"高血压病"，服用维尔亚片 4mg/d、美托洛尔 12.5mg 2/日，自诉血压控制尚可。有眩晕病史 3 年，当地医院诊断为"脑供血不足"，间断服用敏使朗等药物。1 年前发现"心房颤动"，长期服用拜阿司匹林治疗。

6. 否认糖尿病史，10 余年前曾患"甲肝"，当时已经治愈。否认肺结核等传染病史，3 年前有右颈和左脸部脂肪瘤手术史，否认输血史。否认食物药物过敏史。生于浙江浦江，否认疫区旅居史，吸烟 30 年，每日 1.5 包，已戒 5 年，饮酒 20 多年，每日饮黄酒半斤，已戒 5 年。

7. 家族史：其父生前也有类似指甲改变及下肢力弱症状，于 38 岁去世；其母生前无类似症状，于 74 岁去世。育有 1 子 2 女，其中 1 个儿子及 1 个孙子和 1 个孙女均有不同程度的类似指甲及髌骨改变。

思维提示

患者隐匿起病，脑血管意外时检查发现肾功能不全及高血压。存在明显不同程度的双手指甲发育不全家族史。指甲病变的因素分为先天性或后天性。先天性指甲病变常合并其他先天性异常。后天性指甲病变见于微生物感染、全身性疾病或某些皮肤病反应指甲的异常改变。该患者有明确的家族性指甲及髌骨多系统改变，需首先考虑遗传性疾病可能。

三、体格检查

（一）重点检查内容及目的

根据问诊的结果，双手指甲发育不全，应重点据此进行查体。检查骨关节异常如髌骨发育不良，是否有向外或向上全脱位或半脱位；肘关节发育不良；骨盆外翻畸形等。排查眼睛是否存在小角膜、硬化性角膜、先天性白内障、虹膜内缘色素沉着和先天性青光眼。是否存在肠易激综合征,腹泻与便秘交替出现的胃肠道症状。同时应注意是否合并四肢麻木、烧灼感神经系统症状表现;末梢循环差,手脚发冷,雷诺氏现象等血管舒缩异常。

(二)体检结果及思维提示

T 36.3℃,R 20 次/min,P 92 次/min,BP 120/81mmHg。神清,精神稍软,皮肤巩膜无黄染,颜面部无水肿,咽部无充血,扁桃体无肿大,浅表淋巴结未及肿大,双肺呼吸音清,未及明显干湿啰音,心律不齐,第一心音强弱不等,未闻及明显杂音,腹平软,无压痛及反跳痛,肝脾肋下未及,移动性浊音阴性,双肾区叩击痛阴性。双手拇指及食指指甲小而扁,苍白、干裂,部分角化不全,从拇指至小指指甲发育不良逐渐减轻。趾甲外形正常。肘部外形及活动正常。双膝关节力弱,髌骨明显偏小,位于膝关节外上方。双膝关节伸屈运动正常。双下肢肌肉无萎缩,肌力 V 级。双下肢无水肿,病理反射未引出。

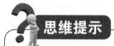

> **思维提示**
>
> 患者双手指甲发育不全,双侧髌骨发育不全,排除微生物感染、全身性疾病等后天性病变后,需重点进一步排查家族性肾病。

四、辅助检查

(一)初步检查内容及目的

1. 血常规、血气分析、肝肾脂糖电解质、尿常规、24 小时尿蛋白定量　了解患者基本情况,评估肾脏病变情况。

2. 肝炎甲乙丙丁戊前 S1 抗原抗体系列、肿瘤指标(CEA+CA199+AFP+CA125)、抗核抗体系列(ANA+dsDNA+RNP+Sm+SSa+SSa52+抗 SSB+抗 Scl-70+抗 Jo-1)、MPO+PR3、p-ANCA+c-ANCA、免疫球蛋白(IgG、IgM、IgA)+补体、ESR、CRP、血/尿蛋白电泳、血/尿轻链蛋白　排除乙肝、狼疮、血管炎、肿瘤等继发性因素。

3. X 线检查　骨盆正位,左右手正斜位,左右腕关节正侧位,左右膝关节正侧位 X 片。

4. 泌尿系彩超　评估双肾病变情况。

5. 肝胆脾胰彩超　了解肝脏、胆囊、胰腺形态,明确是否存在慢性肝病、胆囊炎及胰腺疾病。

6. 心脏超声　评估心脏生理病理结构改变。

(二)检查结果及思维提示

1. 血常规　WBC $6.1×10^9$/L,NE 53.6%,Hb 131g/L,PLT $126×10^{12}$/L。

2. 血气分析(静脉)　pH 7.31,PCO_2 48.7mmHg,PO_2:28.5mmHg,SaO_2 46.3% BE-2.0mmol/L。

3. 肝肾脂糖电解质　白蛋白 35.7g/L,球蛋白 31.5g/L,谷丙转氨酶 29U/L,谷草转氨酶

39U/L，碱性磷酸酶 65U/L，肾小球滤过率（MDRD）38.10ml/min，肌酐 165μmol/L，尿素 15.1mmol/L，尿酸 447μmol/L，甘油三酯 1.50mmol/L，总胆固醇 3.07mmol/L，电解质、肝功能及血糖均正常。

4. 尿常规 + 比重 + 有形成分（病房）　白细胞酯酶阴性 leu/μl，蛋白质（+，0.7g/L），pH 5.50，比重 1.009，红细胞 2.7/μl，白细胞 1.3/μl。24 小时尿蛋白定量 0.65g。

5. 肝炎甲乙丙丁戊前 S1 抗原抗体系列、抗核抗体系列（ANA + dsDNA + RNP + Sm + SSa + SSa52 + 抗 SSB + 抗 Scl-70 + 抗 Jo-1）、肿瘤指标（CEA + CA199 + AFP + CA125）、MPO + PR3、ANCA、IgE、免疫球蛋白（IgG、IgM、IgA）+ 补体、凝血功能、CRP、ESR、血/尿蛋白电泳、血/尿轻链蛋白、肿瘤指标（CEA + CA199 + AFP + CA125）　均正常。

6. 双膝关节 X 线片　双膝外翻，髌骨较小，向外上侧移位，股骨内侧髁膨大。骨盆 X 线片：两侧髂骨角形成，两侧髂峰增生隆起。双肘关节 X 线片：两侧肱骨内侧髁大而外侧髁较小。双腕关节 X 线片未见异常。可符合指甲髌骨综合征表现。

7. 泌尿系彩超　双侧慢性肾病图像。右肾大小 8.0cm×3.9cm，左肾大小 8.2 cm×3.7cm。

8. 肝胆脾胰彩超　肝胆脾胰未见明显异常。

9. 心脏彩色多普勒超声　主动脉硬化三尖瓣轻度反流心率不齐。

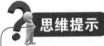
思维提示

　　患者排查各种继发性因素，多项检查有阳性发现，符合指甲髌骨综合征（nail-patella syndrome，NPS）表现。本病例为尊重患者意愿，同时也考虑 NPS 临床诊断成立，肾脏已缩小，肾功能为 CKD 3 期，故未行肾组织检查。NPS 患者光镜下的肾脏总体来说无特征性病变。电镜下肾小球基底膜可见特征性的局灶或弥散性不规则增厚，外形如虫蛀样改变；另一个特征性改变为致密板可见Ⅲ型胶原束（胶原的原纤维）的纹状沉积。

五、治疗方案及理由

（一）治疗

1. 非特异性治疗　积极控制血压，减少尿蛋白：通常选用血管紧张素转化酶抑制剂（ACEI）或血管紧张素Ⅱ受体拮抗剂（ARB）类药物，这两类降压药同时有非血压依赖性减少蛋白尿的作用。逐步增加药物剂量至最大耐受量能安全地增加其降低蛋白尿的作用，达到最大的肾保护效应。

2. 免疫抑制治疗　对于那些 ACEI 治疗无效或不良反应（低血压、血管性水肿）明显的患者可以尝试环孢素治疗。

（二）理由

　　作为一种遗传性疾病，无特异性治疗。不同家系及同一家系间患者肾脏疾病的发病率和严重程度差异很大，30%~40% 的患者可有肾脏病变，早期表现主要为蛋白尿，血尿少见为

10%~20%,5%~10%的患者早至儿童期或青年期即出现肾病水平蛋白尿,发生肾脏病变者多于 30 岁左右进入肾衰竭,但不同个体间疾病进展时间差异很大,也有报道患者可长期有蛋白尿,但肾功能保持正常者。对 NPS 肾脏损害目前无特效治疗方法,多采用护肾、降压等对症治疗。对于进展至终末期肾病的 NPS 患者可行肾脏替代治疗。肾移植效果较好,但供肾者应除外 NPS 的可能。

六、治疗效果及思维提示

入院后根据诊断思路完善检查,予血管紧张素Ⅱ受体拮抗剂(ARB)坎地沙坦 4mg/d 控制血压及降尿蛋白,百令胶囊护肾,美托洛尔减慢心率,阿司匹林抗凝等非特异性治疗。

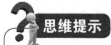
思维提示

NPS 作为一种遗传性疾病,无特异性治疗。对 NPS 肾脏损害目前无特效治疗方法,多采用护肾、降压等对症治疗。

最终诊断:指甲-髌骨综合征、慢性肾病-Ⅲ期、高血压病 3 级、极高危组、心房颤动。

七、对本病例的思考

NPS 为罕见的常染色体显性遗传性疾病,致病基因位于人类第 9 号染色体长臂末端(9q34),是由于 LMX1B 转录因子的基因编码突变引起。本例 NPS 家系符合常染色体显性遗传病的发病规律。指甲发育不良及髌骨发育异常是 NPS 最常见的临床表现,而髂骨角是 NPS 的特征性影像学表现。

30%~60%的 NPS 病例累及肾脏,表现为蛋白尿和(或)血尿、水肿、高血压,肾病综合征<20%,晚期出现肾衰竭占 NPS 的 10%。肾脏病理:光镜下为进行性肾小球硬化伴肾小管萎缩及肾皮质纤维化;电镜可见在不规则增厚的肾小球基膜内出现含胶原纤维的局灶性透亮区,呈"虫咬"样变化,为本病特征性病理改变,可见伴或不伴有肾脏损害的 NPS 患者。对 NPS 肾脏损害目前无特效治疗方法,多采用护肾、降压等对症治疗。发展至终末期肾病者可行肾脏替代治疗。

(陈文清　李　恒)

病例37 发现蛋白尿4年余,反复头痛头晕2年余

患者,女,39岁,2016年3月30日入院。

一、主诉

发现蛋白尿4年余,反复头痛头晕2年余。

二、病史询问

(一)初步诊断思路及问诊目的

青年女性,隐袭起病,病史较长,以反复头痛头晕为主要临床表现。从症状上看,患者主要症状集中在心脑血管及泌尿系统,病史的询问应围绕头痛头晕及蛋白尿的程度、随时间演变的过程、相应的治疗和治疗后病情的变化进行展开,同时应该询问伴随症状以及有鉴别意义的症状等。

(二)问诊主要内容及目的

1. 出现蛋白尿和头痛头晕的诱因 蛋白尿发生前如有明确诱因可以帮助病因寻找,特别询问是否存在感染、劳累、高热、体位变化、运动等情况。例如,生理性蛋白尿可表现为运动后出现蛋白尿,为一过性、轻度的蛋白尿。而体位性蛋白尿主要表现为蛋白尿出现于直立位,卧位时消失。同时头痛头晕发生前如有明确诱因可以帮助病因寻找,特别询问是否存在某种刺激、药物服用、感染、劳累、血压变化、运动等情况。例如精神刺激可诱发血压波动出现头痛头晕,药物性头痛头晕多与服药史有明显相关性等。

2. 蛋白尿的伴随症状 蛋白尿发生是否伴有水肿、高血压,有无腰痛腹痛,有无皮疹紫癜,有无关节疼痛,有无颜面红斑,有无口腔溃疡,有无口干眼干,有无发热畏寒,有无尿频、尿急、尿痛等膀胱刺激征,有无盗汗等症状。对伴随症状的问诊可以为病因寻找依据,如皮疹紫癜伴有蛋白尿需鉴别过敏性紫癜,颜面红斑伴蛋白尿需鉴别系统性红斑狼疮。

3. 尿液的特点 询问尿量、夜尿情况及尿色变化等尿液特点有助于判断肾脏疾病的定位诊断。

4. 头痛头晕发作频率、持续时间、程度、范围性状、部位,有无激发或缓解因素。询问其他伴随症状,有无剧烈呕吐、视力障碍、运动或感觉障碍、精神异常等相关症状。

5. 既往就诊检查情况 患者病史长达4年,需询问是否曾到医院就诊,就诊的频率,是否行尿常规、肝肾功能、泌尿系超声、头颅MRI等检查。

6. 既往有何种疾病 基础疾病可以帮助我们缩小可疑的病因范围。如乙肝感染会引起

乙肝相关性肾小球肾炎,肿瘤患者也会引起尿蛋白。

7. 应用何种药物 不适当的药物可能诱发蛋白尿及头痛头晕,药物治疗效果对病因也有提示作用。

8. 家族中是否有类似症状 家族史的询问有助于帮助我们鉴别是否为家族遗传性肾病。

(三)问诊结果及思维提示

1. 4 年前体检查尿常规 蛋白尿(++)(具体报告未见),无头痛头晕,无畏寒发热,无咳嗽咳痰,无恶心呕吐,无泡沫尿等不适,未予治疗,建议随诊,患者当时未予重视,期间未复查尿常规、肾功能。

2. 2 年前因头晕头痛当地医院诊断"高血压病",血压增高时伴有头痛头晕,当地医院予口服氯沙坦 1 片 2/日、卡托普利 1 片/d 降压,平时血压控制尚可,最高血压 170/95mmHg。

3. 1 个月前因头晕头痛当地医院就诊,无畏寒发热,无咳嗽咳痰,无胸闷气促,无心慌心悸等不适。查尿蛋白质++,肌酐 91.9μmol/L,总胆固醇 7.17mmol/L,建议到上级医院就诊。遂来我院就诊,门诊查尿常规示蛋白质(+++)。肝肾脂糖电解质测定:肾小球滤过率(EPI-cr)61.49ml/min,肌酐 98μmol/L,甘油三酯 2.39mmol/L。头颅 MR 未见明显异常。

4. 否认糖尿病史,有慢性胃炎 20 余年,现长期口服奥美拉唑。否认肺结核等传染病史,否认输血史。否认食物药物过敏史。父亲已故,死因:尿毒症。母亲患有高血压病,高血脂,慢性胃炎。

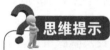
思维提示

> 患者病程较长,隐匿起病,体检发现蛋白尿,随后伴有高血压。考虑慢性肾病,首先要查找有无继发性因素。继发性肾病一般有特异性肾外表现,如狼疮性肾炎可有颊部红斑、盘状红斑、光过敏、口腔溃疡、关节痛等,多发性骨髓瘤肾损害的患者常表现为乏力、骨痛等,均可与原发性肾病征鉴别。同时患者父亲患尿毒症,需排查家族性肾病可能。

三、体格检查

(一)重点检查内容及目的

根据问诊的结果,患者的主要临床症状为头痛头晕,因此在对患者进行系统,全面检查的同时,应重点注意是否伴有神经系统疾病的特点。同时应注意是否有继发性肾病可能,观察是否有颊部红斑、盘状红斑、光过敏、口腔溃疡、关节痛等肾外表现。另外需考虑家族性肾病可能,排查周围神经痛(手足四肢关节和肌肉等)、皮肤改变、眼科和听觉等肾外表现等。

(二)体检结果及思维提示

T 37.5℃,R 20 次/min,P 74 次/min,BP 129/84mmHg。神志清,精神可,颈软,浅表淋巴结未及明显肿大,皮肤巩膜无黄染,两肺听诊呼吸音清晰,两下肺未及明显干湿啰音,心律齐,各瓣膜区未及明显杂音,腹软,无压痛反跳痛,肝脾肋下未及,肾区叩击痛(-),双下肢无水肿,四肢肌力 V 级,NS(-)。

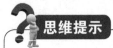

思维提示

　　患者无明显阳性体征,进一步的实验室和影像学检查的主要目的是排除乙肝、狼疮、血管炎、多发性骨髓瘤等常见引起肾病的继发因素,同时完善肾活检,明确病理类型,指导治疗及预后。

四、辅助检查

(一)初步检查内容及目的

1. 血常规、尿常规、肝肾脂糖电解质、24 小时尿蛋白定量　了解患者基本情况,评估肾脏病变情况.

2. 肝炎甲乙丙丁戊前 S1 抗原抗体系列、肿瘤指标(CEA+CA199+AFP+CA125)、抗核抗体系列(ANA+dsDNA+RNP+Sm+SSa+SSa52+抗 SSB+抗 Scl-70+抗 Jo-1)、MPO+PR3、p-ANCA+c-ANCA、免疫球蛋白(IgG、IgM、IgA)+补体、凝血功能、ESR、CRP、IgE、血/尿蛋白电泳、血/尿轻链蛋白　排除乙肝、狼疮、血管炎、肿瘤等继发性因素。

3. 腹部超声　了解肝脏、胆囊、胰腺形态,明确是否存在慢性肝病、胆囊炎及胰腺疾病。

4. 泌尿系超声　评估双肾病变情况。

5. 心电图、心脏超声　评估心脏电生理及结构改变。

6. 肺部 CT　明确是否存在胸水,是否存在肺部感染。

7. 头颅 MRI　了解颅脑病变情况。

8. 肾脏穿刺活检　明确肾脏疾病病理类型。

(二)检查结果及思维提示

1. 血常规　WBC $3.2×10^9$/L,NE 53.4%,Hb 126g/L,PLT $154×10^{12}$/L。

2. 肝肾脂糖电解质　总蛋白 65.2g/L,白蛋白 41.2g/L,球蛋白 24.0g/L,肾小球滤过率(EPI-cr)57.90ml/min,肌酐 103μmol/L,尿素 6.0mmol/L,尿酸 269μmol/L,甘油三酯 1.51mmol/L,总胆固醇 4.55mmol/L,低密度脂蛋白-C 2.50mmol/L,极低密度脂蛋白-C 0.3mmol/L,钾 4.24mmol/L,总钙 1.96mmol/L,无机磷 1.18mmol/L,肝功能及血糖均正常。

3. 尿常规+比重+有形成分(病房)　白细胞酯酶(-,leu/μl),蛋白质(++,1.0g/L),pH 6.50,比重 1.011,红细胞 7.6/μl,白细胞 2.6/μl。

4. 24 小时尿蛋白　1.3g。

5. 肝炎甲乙丙丁戊前 S1 抗原抗体系列、抗核抗体 ANA+dsDNA+RNP+Sm+SSa+SSa52+抗 SSB+抗 Scl-70+抗 Jo-1、肿瘤指标(CEA+CA199+AFP+CA125)、MPO+PR3、ANCA、IgE、免疫球蛋白(IgG、IgM、IgA)+补体、凝血功能、CRP、ESR、血/尿蛋白电泳、血/尿轻链蛋白　均正常。

6. 胸部 CT　两肺纤维增殖灶。

7. 腹部、泌尿系超声 肝胆脾胰未见明显异常。双肾实质回声增强,皮髓质境界不清。右肾大小 10.3cm×4.9cm,左肾大小 9.6cm×4.2cm。

8. 心电图 ①窦性心律。②T 波改变(符合高血钾改变)。心脏超声:左室舒张功能减退二尖瓣轻度反流。

9. 头颅 MR 平扫+弥散 颅脑 MRI 平扫+弥散成像未见明显异常征象。

10. 穿刺病理检查(图 37-1) 免疫荧光:IgG(−),IgM(++),IgA(−),C3(++),C4(−),C1q(+)。光镜:可见肾小球 28 个,肾血管 9 条。肾小球:体积正常大小,未见分叶;球性硬化 17 个(60.71%),节段硬化 1 个(3.57%)。无新月体,无细胞增多。包曼氏囊壁增厚,球囊粘连,无囊腔扩张,壁层上皮细胞肿胀,脏层上皮细胞肿胀。系膜区局灶节段性轻度增生,系膜细胞轻度增生,系膜基质轻度增多。内皮细胞肿胀。毛细血管襻腔开放良好,无塌陷。基底膜空泡变性。未见嗜伊红物沉积。肾小管:近曲小管上皮细胞局灶颗粒变性,肿胀,可见透明管型,近曲小管小灶萎缩(10%)。小管基底膜增厚,未见小管炎。肾血管:细小动脉内皮细胞无肿胀,未见透明变性。肾间质:小灶单个核细胞浸润(10%),小灶纤维组织增生(10%)。管周毛细血管腔内未见炎细胞。电镜:足突大部分融合,基底膜尚可,系膜基质增多,未见电子致密物沉积。足细胞内可见致密的嗜锇性髓样包涵小体或斑马小体。病理诊断:符合增生硬化性肾小球肾炎(Fabry 病改变)。

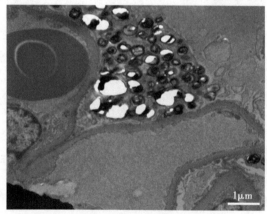

图 37-1 Fabry 病电镜

思维提示

患者排查各种继发性因素,肾脏病理提示 Fabry 病改变。Fabry 病组织内广泛的糖鞘磷脂沉积,导致多器官受累出现相关症状和体征。如患者外周动脉受累可引起高血压;中枢神经系统累及可出现早发卒中及非特异性症状包括注意力不集中、头痛、头晕等;胃肠道累及多表现为腹胀、痉挛性腹痛、胃肠道吸收不良等。

五、治疗方案及理由

(一)治疗

1. 非特异性治疗 积极控制血压,减少尿蛋白:通常选用血管紧张素转化酶抑制剂

（ACEI）或血管紧张素Ⅱ受体拮抗剂（ARB）类药物，这两类降压药同时有非血压依赖性减少蛋白尿的作用。逐步增加药物剂量至最大耐受量能安全地增加其降低蛋白尿的作用，达到最大的肾保护效应。

2. 特异性治疗

（1）α-Gal A 酶替代治疗。能有效阻断肾脏、心脏、神经系统损伤的进展，有效减轻患者的肢端疼痛、胃肠道症状，改善心肌肥厚，稳定肾功能，从而改善患者的生活质量和预后。酶替代治疗主要药物不良反应有输注反应（皮疹、头痛、腹痛、发热、甚至休克等），但输注反应通过对症治疗一般能得到有效缓解。部分患者在治疗过程中出现抗 α-Gal A 的特异性 IgG 抗体。

（2）探索性治疗：酶增强治疗是一种新的特异性治疗。部分基因突变可导致蛋白分子折叠异常从而影响酶活性，药物性分子伴侣可促进突变蛋白正确折叠、提高酶活性。此外，一些新的治疗方法如底物降解治疗、蛋白稳定性调节治疗、基因治疗等正在研发中。

六、治疗效果及思维提示

入院后根据诊断思路完善检查，主要针对各脏器受累情况给予相应的非特异性治疗。予血管紧张素Ⅱ受体拮抗剂（ARB）控制血压及降尿蛋白，PPI 类药物护胃。眼科会诊诊断高血压视网膜病变，建议控制血压。行肾脏穿刺活检术，手术过程顺利。该患者由于经济原因放弃酶替代治疗选择 ARB 控制血压及降尿蛋白、PPI 类药物护胃等非特异性治疗。

思维提示

根据 2012 中国法布里病（Fabry 病）诊治专家共识，该女性患者持续蛋白尿（尿蛋白>300mg/24h）、肾小球滤过率（GFR）<80 ml/min · 1.73m^2、慢性胃肠道功能失调可考虑酶替代治疗。

七、对本病例的思考

Fabry 病是一种罕见的 X 伴性遗传的溶酶体贮积病。其发病与 Xq22 的 α-半乳糖苷酶 A（α-Gal A）基因突变有关。常为多器官、多系统受累，出现皮肤、眼、耳、心脏、肾脏、神经系统及胃肠道等症状，男性患者临床表型多重于女性患者（杂合子）。Fabry 病患者肾组织形态学改变主要表现为光镜下肾小球有轻微或不同程度局灶节段性硬化，肾小球足细胞和肾小管上皮细胞可观察到数量不等的空泡变性。电镜改变显示细胞溶酶体内可见特征性嗜锇性同心圆样包涵体，形似斑马皮或洋葱皮，故称"斑马小体"、"洋葱皮小体"或"髓样小体"，是临床确诊该病的重要依据。基因检测是诊断的金指标，可提取外周血 DNA 或 RNA、或提取头发毛囊 DNA 进行 α-半乳糖苷酶 A（GLA）基因检测。根据《2012 中国法布里病（Fabry 病）诊治专家共识》提出，当前治疗主要包括非特异性治疗和特异性治疗。特异性治疗主要是酶替代治疗，即利用基因重组技术体外合成 α-Gal A 替代体内缺陷的酶治疗法布里病。多个随机对照及开放扩展临床试验结果均显示重组人类 α-Gal A 替代治疗法布里病可减少患者细胞内 GL3 的沉积，有效减轻患者的肢端疼痛、胃肠道症状，改善心肌肥厚，稳定肾功能，从而改善患者的生活质量和预后。妊娠及哺乳期女性患者和合并严重并发症的患者不建议给予酶替代治疗。至今尚无临床试验探讨何时开始酶替代治疗为佳，目前建议见下表：

法布里病人群	开始酶替代治疗的时机
成人男性（年龄>16 岁）	确诊法布里病
儿童及青少年男性	出现明显的临床症状； 若无临床症状，则考虑始于 10~13 岁
女性（所有年龄）	随访监测，若出现明显症状或器官损害进行性加重包括慢性肢端疼痛常规治疗效果不明显、持续蛋白尿（尿蛋白>300mg/24h）、肾小球滤过率（GFR）<80ml/min·1.73m^2、有明显心脏受累的临床表现、有脑血管意外、TIA 病史或头颅 MRI 示缺血性改变、慢性胃肠道功能失调、肺部受累等，可考虑替代治疗

非特异性治疗：主要针对各脏器受累情况给予相应的处理。针对该患者选择 ARB 控制血压及降尿蛋白，PPI 类药物护胃等非特异性治疗，以期达到缓解蛋白尿、减少并发症、延缓肾功能恶化的目的。

（陈文清　李　恒）

病例38　突发神志不清1天

男性,68岁,于2011-03-10入院。

一、主诉

突发神志不清1天。

二、病史询问

(一)初步诊断思路及病史询问

老年男性,急性起病,以意识障碍为首发表现。任何病损,只要累及脑干及双侧大脑皮层就有可能引起不同程度的意识障碍。常见的引起意识障碍和昏迷的全身性原因包括:①多灶性、弥散性、代谢性脑病:包括各种代谢物质异常、离子异常、渗透压异常、营养物质缺乏、体温过高或过低、毒物和药物过量或中毒、外伤等;②缺血缺氧性脑病:常见病因有心肌梗死、心脏失律、内外出血、休克、窒息、中毒、麻醉和呼吸肌肉麻痹等。局部原因包括:①弥散性中枢神经系统疾病:炎症、血管病、肿瘤、中毒、外伤、脱髓鞘等;②小脑幕以下病变:脑干或小脑梗死、出血、炎症、肿瘤等。临床接诊意识障碍的患者首先重点检查、判断意识障碍程度和发现阳性体征,同时询问病史、判断病因,作出紧急处理。通过望诊患者判断病情紧急程度与采取何种紧急措施,如吸氧、插管、呼吸机辅助呼吸、给予相应药物等。再进行基本生命体征的监测(体温、脉搏、血压、呼吸),结合有无呼吸气味异常,检查皮肤及黏膜、肺部、心脏、神经系统,包括心率、心律、神志、瞳孔大小与光反射、脑膜刺激征、病理反射、神经系统定位体征等。同时进行必要的辅助检查,如:血常规、肝肾脂糖电解质、血气分析、尿常规、粪便常规+潜血、脑脊液检查;心电图、胸片、腹部超声、脑电图;头颅CT、MRI等。结合病史、一般检查、神经系统检查及辅助检查确定意识障碍的具体原因。

(二)问诊的主要内容

1. 现病史询问

(1)出现意识障碍的诱因、周围环境:意识障碍发作前如果有明确诱因有助于病因寻找,特别注意询问是否存在某种刺激、高热、久站、体位变化、药物服用、腹泻及失血等情况。例如神经反射性晕厥多在闷热封闭的环境下发生,体位性晕厥多在在体位快速改变时发生等。

(2)意识障碍前的前驱症状:意识障碍前的前驱症状对病因有提示作用,重点询问是否存在特殊视听嗅觉体验,是否有腹痛、腹胀等腹部症状,是否出现苍白、大汗或者有心前区不适。

（3）意识障碍持续时间、伴随症状：意识障碍持续时间及伴随症状可以帮助晕厥及类晕厥进行鉴别，例如意识障碍持续时间较长可能提示颅脑疾病而非晕厥。如伴随双眼凝视、咬舌、抽搐、口吐白沫等更提示癫痫可能。

（4）意识恢复后的临床症状：意识障碍恢复如出现有大汗、恶心、呕吐、排便感等提示神经反射因素参与，如恢复后有失语、四肢运动障碍等则提示神经系统病变。

（5）意识障碍时及事后的化验检查：相关化验检查能为病因查找提供依据，如在发病当时或前后测量血压、心率、ECG 则会为病因寻找提供宝贵依据。

2. 既往史询问

（1）既往有何种疾病：基础疾病可以帮助我们缩小可疑的病因范围。

（2）应用何种药物：不适当的药物可能诱发意识障碍，药物治疗效果对病因也有提示作用。

（三）问诊结果及思维提示

1 天前被人发现神志不清，大小便失禁，呼之不应，嗜睡，并有口吐白沫，头面部外伤，无恶心、呕吐，无畏寒、发热，持续时间不详，送至当地医院急诊，查血常规示：WBC 7.1×10^9/L，Hb 94g/L，Plt 99×10^9/L；肝肾脂糖电解质示：肌酸激酶同工酶 50U/L，BUN 33.7mmol/L，Cr 621μmol/L，血糖 1.50mmol/L，血钾 6.00mmol/L，血钠 146.0mmol/L，血氯 122.0mmol/L，血钙 1.59mmol/L；凝血功能示：PT 13.7s，APTT 33.1s；头颅 CT 平扫未见明显异常；当地医院给予卡托普利降血压，营养神经、降血钾等治疗后转来我院急诊，急诊查肾功能电解质心肌酶谱示：Cr 640μmol/L，BUN 33.42mmol/L，血钾 6.21mmol/L，血氯 118mmol/L，乳酸脱氢酶 398U/L，磷酸肌酸激酶 1037U/L，肌酸激酶同工酶 77U/L，肌钙蛋白 I 定性阴性，酮体阴性，血气分析示：pH 7.20，二氧化碳分压 26.3mmHg，氧分压 104mmHg；血常规示：WBC 5.8×10^9/L，N% 88.9%，Hb 87g/L，Plt 91×10^9/L；泌尿系超声示：双肾多囊肾，右肾结石；头颅 CT 平扫：①两侧脑室旁缺血性改变；②老年性脑改变；患者有高血压病史十余年，口服复方降压片等降血压治疗，自诉血压控制满意。4 年前有胃溃疡出血病史，2 年前有腹股沟疝气病史。

？ 思维提示

患者意识障碍为急性起病，无明显诱因。老年患者，既往有高血压病史，有脑血管意外但外院头颅 CT 检查未提示明显异常。同时结合外院血常规、肝肾脂糖电解质、头颅 CT 等提示肾衰竭、高血钾、血色素减少、低血糖等考虑全身性因素可能大，进一步检查泌尿系超声提示双肾多囊肾，故考虑为尿毒症性脑病。

三、体格检查

（一）重点检查内容及目的

患者以意识障碍为主要表现，故体格检查内容应包括基本生命体征，有无呼吸气味异常，检查皮肤及黏膜、肺部、心脏、神经系统，包括心率、心律、神志、瞳孔大小与光反射、脑膜刺激征、病理反射、神经系统定位体征等。

（二）体格检查结果及思维提示

体温：36℃，脉搏：82 次/分，呼吸：20 次/分，血压：172/100mmHg。呼吸略急促，皮肤黏膜正常，双肺呼吸音略粗，心率 82 次/分，颈强直阴性，脑膜刺激征阴性，Kernig 征阴性，Babinski 征：阴性，四肢肌力 V 级。

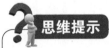

思维提示

患者体格检查未见明显神经系统定位体征，进一步支持其意识障碍由全身性因素导致。

四、辅助检查

（一）初步检查内容及目的

1. 血常规、肝肾脂糖电解质、血气分析、尿常规、粪便常规+潜血　证实尿毒症性脑病，排除其他代谢因素，鉴别急、慢性肾衰竭及评估肾衰竭并发症。

2. 糖化血红蛋白、糖耐量试验　评估有无糖尿病，寻找患者低血糖的病因。

3. 肺部 CT　排除肺源性脑病。

4. 头颅 MRI　进一步排除颅内疾病。

5. 心脏超声、颈部血管超声　评估患者心脏及血管功能，评估心脑血管意外风险。

（二）检查结果及思维提示

1. 血常规　白细胞计数 $6.4×10^9/L$，中性粒细胞（%）86.5%，血红蛋白 77g/L，红细胞计数 $2.62×10^{12}/L$，血小板计数 $95×10^9/L$。

2. 肝肾脂糖电解质　总蛋白 52.4g/L，白蛋白 30.3g/L，肾小球滤过率（MDRD）7.81ml/min，肌酐 655μmol/L，尿素氮 32.40mmol/L，尿酸 506μmol/L，钾 5.16mmol/L，氯 114mmol/L，总钙 1.86mmol/L，磷 1.78mmol/L。查血清铁 1.7μmol/L。

3. 血气分析　血液酸碱度 pH 7.34，二氧化碳分压 29.4mmHg，碳酸氢根浓度 15.4mmol/L，实际碱剩余−9.1mmol/L。

4. 尿常规　比重 1.012，蛋白（++），红细胞 35/ul，pH 6.5。

5. 粪便常规　隐血试验（++），复查后转阴。

6. 糖化血红蛋白、糖耐量试验　正常。

7. 肺部 CT　双下肺纹理增粗，双侧少量胸腔积液。

8. 颈部血管+心脏彩超示　①右颈内静脉置管术后：置管周围少许附壁血栓形成；②左室壁增厚；二、三尖瓣轻度反流，心律不齐。

9. 头颅 MRI 示　两侧侧脑室旁缺血性改变。

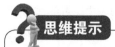 **思维提示**

老年男性，急性起病，以意识障碍为临床表现，未见明显神经系统定位体征，血常规提示贫血，肝肾脂糖电解质提示血肌酐升高，肾小球滤过率降低，低钙高磷，血清铁减少，提示慢性肾衰竭。泌尿系超声提示多囊肾、肾结石。诊断双肾多囊肾病，CKD-5期确立。

五、治疗方案及理由

（一）方案

行右颈内临时导管置入术，术后给予维持性血液透析治疗。碳酸钙补钙、力蜚能、叶酸、复B片、益比奥纠正贫血、奥美拉唑护胃、波依定降压等治疗，现患者病情平稳。

（二）理由

患者入院时肾衰竭、高血钾、代谢性酸中毒，并有神经系统表现，故予临时血液透析导管置入并行血液透析。患者有钙磷代谢异常、肾性贫血及高血压，故予碳酸钙补钙、多糖铁复合物胶囊、叶酸、复B片、重组人促红素注射液纠正贫血，入院后有粪便潜血(++)，故予奥美拉唑护胃治疗。

六、治疗效果及思维提示

患者神志转清，血压控制可，复查血钾正常，血气分析正常，粪便潜血转阴。出院后长期维持性血液透析。

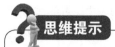 **思维提示**

到目前为止，多囊肾无特效治疗方法，主要治疗措施是控制并发症，延缓疾病进展，对症支持治疗包括控制高血压、止痛、控制囊内感染、预防结石形成，避免使用咖啡因和雌激素等。而基因治疗尚处于试验阶段。就本例患者而言，已经进入肾衰竭，治疗原则以维持性透析为主。

七、对本病例的思考

多囊肾病(polycystic kidney disease，PKD)是一种遗传性肾囊肿性疾病，包括常染色体显性多囊肾病(autosomal dominant polycystic kidney disease，ADPKD)和常染色体隐性多囊肾病(autosomal recessive polycystic kidney disease，ARPKD)。ADPKD多见于成人，ARPKD多见于婴幼儿。ADPKD是一种常见的遗传性肾病，患病率约1‰~2‰，其中60%患者有家族遗传史，

其余40%系患者自身基因突变所致。60岁以上患者50%将发展至终末期肾衰竭,占终末期肾衰竭病因的5%~10%。该病目前尚缺乏特异性的干预措施和治疗药物,治疗重点在于治疗并发症,缓解症状,保护肾功能。

（苏日古嘎　李　恒）

病例39 右侧腰部酸痛 5 天,发热 3 天

女性,26 岁,于 2012 年 11 月 15 日入院。

一、主诉

右侧腰部酸痛 5 天,发热 3 天。

二、病史询问

(一)初步诊断思路及病史询问

年轻女性,急性起病,病史较短,以右侧腰部酸痛及发热为主要临床表现。腰痛是一种常见症状,患者往往第一时间就想到肾内科就诊,实际上腰痛可由很多原因引起,腰部组织(包括皮肤、皮下组织、肌肉、脊柱、神经等)和腰部邻近器官(肾脏、肝胆、胰腺、胸膜、结肠、子宫附件及肺)的组织器官病变均可引起腰痛。其他组织引起的腰痛往往伴随着其他部位的症状,如脊柱、骨关节及周围的软组织的疾患引起,往往有挫伤、扭伤的病史,及由上述因素引起的局部损伤、出血、水肿等表现,由内脏疾患引起的腰痛往往有相应脏器的症状。如肾脏疾病引起的腰痛往往伴随有泌尿系疾病的症状。问诊的目的应围绕着疼痛的性质、发作的时间、表现、持续时间、有没有放射性疼痛,有无其他伴随症状,有无尿路刺激症状如尿频尿急尿痛,有没有发热、恶心呕吐等症状。

(二)问诊的主要内容

1. 患者腰痛发作前有无诱因及前驱症状:有些外伤、受凉会引起腰肌劳损及腰椎病变等也会引起腰痛,询问有无诱因可排除此类疾病。

2. 疼痛的性质及部位,累及范围及持续时间。如肾结石所导致的腰痛大都很剧烈,向大腿内侧放射。根据疼痛的症状可排除肾结石、输尿管结石引起的腰痛。

3. 腰痛的伴随症状,如血尿和尿路刺激症状,尿量、尿色有无改变,有没有发热及胃肠道症状如恶心呕吐等进一步来明确上述疾病。

4. 询问入院前的情况,是否曾到医院就诊,是否行尿检、肝肾功能和泌尿系超声检查,检查结果如何,同时询问药物治疗的情况和治疗的反应。

5. 既往史询问 询问既往有无肾脏、尿路检查及尿路感染等情况。

6. 询问是否有高血压、糖尿病及乙肝、丙肝病史?

7. 询问是否有心脏、甲状腺疾病? 有无长期用药史?

(三)问诊结果及思维提示

5天前无明显诱因下出现右侧腰部酸痛,未向大腿内侧及外阴放射痛,当时无畏寒、寒战、发热,无咳嗽咳痰,无明显肉眼血尿泡沫尿,无尿量改变,无腹痛腹胀,无胸闷气急,无全身皮疹及关节疼痛,无尿频尿急尿痛,未重视未予治疗,症状持续。3天前晨起开始出现发热,自测体温最高39.8摄氏度左右,于发热时出现轻微头痛,伴恶心呕吐,吐出胃内容物,非喷射性,无咖啡胆汁样液,伴有寒战,同时出现尿急尿痛,排尿次数增加,每次尿量不多,无胸闷气促,无心悸,无腹痛腹泻,无全身瘙痒,无周身骨痛,就诊于当地医院,查尿常规提示:镜检白细胞3+,尿白细胞680.1/ul,尿蛋白(−),亚硝酸盐阳性,诊为"急性肾盂肾炎",予以左氧氟沙星针治疗,其后症状持续无明显好转,到我院就诊,查镜下白细胞1~3/hp,红细胞(+),尿蛋白(−),亚硝酸盐阳性。为求进一步治疗,拟"急性肾盂肾炎"收住入院。自发病以来,胃纳、睡眠欠佳,尿量如常小便次数增多,体重无明显增减。无高血压史、糖尿病史、心脏病史;无肺结核史、病毒性肝炎史、无其他传染病史。

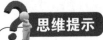

思维提示

　　详细询问病史,患者腰痛的特点为隐匿起病,无明显诱因,先出现右侧腰痛,其后出现全身感染症状如寒战、发热、头痛及恶心呕吐、胃纳欠佳等,伴尿路刺激症状如尿频尿急尿痛,结合外院的尿常规结果应考虑急性肾盂肾炎。

三、体格检查

(一)重点检查内容及目的

患者的主要临床症状为腰痛,因此在对患者进行系统,全面检查的同时,应重点注意腰痛的特点,有无肾区叩击痛。同时应注意是否合并双下肢及颜面部水肿,有无高血压情况。

(二)体格检查结果及思维提示

T 37.7℃,P 98次/分,R 19次/分,BP 108/64mmHg,精神可,皮肤无黄染、皮疹出血点,浅表淋巴结未及,头颈无特殊,颈静脉无怒张,两肺呼吸音清,未闻及干湿啰音,心律齐,未闻及明显杂音,腹平软,无压痛、反跳痛,肝脾肋下未及,右肾区叩击痛阳性,四肢肌力、肌张力正常,双下肢无明显水肿,病理征未引出。

思维提示

　　急性肾盂肾炎比较突出的并发症是肾乳头坏死、肾周围脓肿、败血症,患者尿量可,经抗生素治疗后体温较前下降、腰痛明显好转,基本排除肾乳头坏死、肾周围脓肿及败血症等并发症。进一步的实验室和影像学检查的主要目的是排除胆囊炎、胰腺、直肠及子宫附件疾病引起的腰痛等症状。同时完善泌尿系影像学检查,鉴别是否存在尿路梗阻等外科因素导致的复杂性尿路感染。

四、辅助检查

(一)初步检查内容及目的

1. 血常规、尿常规、肝肾脂糖电解质、24 小时尿蛋白　评估患者一般情况。
2. CRP、血沉、血及洁尿培养+药敏　来评估是否存在全身及尿路感染。
3. 肝炎甲乙丙丁戊前 S1 抗原抗体系列、抗核抗体系列(ANA+dsDNA+RNP+Sm+SSa+SSa52+抗 SSB+抗 Scl-70+抗 Jo-1)、肿瘤指标(CEA+CA199+AFP+CA125)、MPO+PR3、p-ANCA+c-ANCA、HLA-B27,免疫球蛋白(IgG、IgM、IgA)+补体、PPD 试验、尿找抗酸杆菌　排除肾结核、脊柱关节病、结缔组织病等其他会引起发热及腰痛的疾病。
4. 泌尿系超声　评估急性肾盂肾炎的病因,尤其是结石、梗阻、反流及畸形情况。
5. 腹部超声　了解肝脏、胆囊、胰腺形态,明确是否存在肝病、胆囊炎及胰腺疾病。
6. 肺部 CT　明确是否存在肺部感染尤其是结核方面的情况。
7. 尿路影像学检查　包括 KVP、IVP 等观察输尿管膀胱反流情况,必要时进一步检查。

(二)检查结果及思维提示

1. 血常规　白细胞计数 $10.4\times10^9/L$,血红蛋白 115g/L,血小板计数 $142\times10^9/L$。
2. 尿常规　蛋白(-),白细胞 620/ul,镜检白细胞(++),红细胞 93.8/ul,pH 6.00,比重 1.008。
3. 肝肾脂糖电解质　白蛋白 41.4g/L,球蛋白 21.4g/L,肾小球滤过率(MDRD)117.29ml/min,肌酐 57μmol/L,尿素 2.7mmol/L,尿酸 196μmol/L,钾 4.11mmol/L,总钙 2.19mmol/L,无机磷 1.37mmol/,总胆固醇 3.72mmol/L,甘油三酯 0.68mmol/L,肝功能及血糖均正常。
4. 24 小时尿蛋白　0.12g。
5. CRP 109.6mg/L,血沉 33mm/h。尿培养+药敏提示大肠埃希氏菌 2×10^5cfu/ml。血培养阴性。
6. 肝炎甲乙丙丁戊前 S1 抗原抗体系列、抗核抗体 ANA+dsDNA+RNP+Sm+SSa+SSa52+抗 SSB+抗 Scl-70+抗 Jo-1、肿瘤指标(CEA+CA199+AFP+CA125)、ANCA、HLA-B27、IgE、免疫球蛋白(IgG、IgM、IgA)+补体、PPD 试验、尿找结核杆菌　均阴性。
7. 腹部超声、泌尿系超声　未见明显异常。
8. 胸部 CT　无特殊。
9. 尿路影像学检查未做。

？思维提示

年轻女性,急性起病,以腰痛为首发症状,同时伴有高热及尿频尿急尿痛,且尿常规明确提示尿路感染症状,尿培养提示大肠埃希氏菌 2×10^5cfu/ml,急性肾盂肾炎诊断明确。

五、治疗方案及理由

(一)方案

1. 一般治疗　注意休息,建议休息 7~10 天,鼓励多饮水,有发热、全身症状明显者给以流质或半流质饮食,无上述症状时予以普通日常饮食,保证足够的尿量。

2. 泌尿系彩超排除了结石梗阻、尿路狭窄梗阻、尿道畸形等因素引起的易感因素。

3. 该患者经入院前在当地门诊左氧氟沙星针抗感染治疗 3 天,入院继续左氧氟沙星针治疗 5 天,出院后左氧氟沙星片剂口服治疗 6 天,总疗程达到 14 天。

(二)理由

急性肾盂肾炎急性起病,预后较好,但如反复发作也可能转变成慢性肾盂肾炎,因此选择合适及时的治疗非常重要。一般明确肾盂肾炎,要予以大量饮水及足够的补液量,多饮水多排尿,使尿路冲洗,促使细菌及炎性分泌物排出,并降低肾髓质及乳头部的高渗性,不利于细菌生长。因为在获得药敏报告之前,一般社区获得性急性肾盂肾炎的致病菌是大肠埃希菌或其他革兰氏阴性杆菌,因此常规经验性疗法选择抗革兰氏阴性杆菌,如疗效不明显则根据药物换用其他抗生素,但若临床有效但不符合药敏试验结果也可继续使用原抗生素。在严重肾盂肾炎患者,应尽早采用两种或两种以上抗生素。对一些易感因素,如不进行及时的外科处理,很可能是急性肾盂肾炎复发的重要因素,应尽早处理。

该患者青年女性,临床诊断急性肾盂肾炎,排除了尿路结石及畸形等易感因素,予以静脉补液及喹诺酮类抗生素治疗,体温症状改善,且尿常规情况改善,出院后继续予以口服左氧氟沙星治疗。

六、治疗效果及思维提示

经入院前在当地门诊左氧氟沙星针抗感染治疗 3 天,入院继续左氧氟沙星针治疗 5 天,体温正常,尿频尿急尿痛症状消失,尿常规复查显示无尿路感染症状,出院后左氧氟沙星片剂口服治疗 6 天,总疗程达到 14 天,临床症状缓解。其后建议患者需定期复查尿常规。

> **思维提示**
>
> 急性肾盂肾炎的治疗目标是排除可能引起的急性肾盂肾炎的易感因素,尽量明确病原菌,其后予以口服及静脉补液,同时予以敏感抗生素治疗,可快速控制病情,从而阻止本病并发症的发生,但如治疗效果不佳,也有一部分病人转变为慢性肾盂肾炎,老年病人出现严重并发症时预后较差,很可能出现严重的并发症。

七、对本病例的思考

急性肾盂肾炎是指肾盂黏膜及肾实质的急性感染性疾病,好发于女性,尤其有尿路梗阻及尿道反流的情况下更易好发。建议在诊断急性肾盂肾炎前排除肾周围脏器疾病及泌尿系结核疾病。通过询问病史,一般具有全身感染症状如发热腰痛,且同时有尿路感染情况,急性肾盂肾炎的诊断一般能够成立,治疗上排除易感因素,予以敏感的抗生素是治疗的关键,所以在应用抗生素之前进行血、尿培养对于接下来的治疗至关重要。如对于急性肾盂肾炎不予以积极有效的治疗,有部分患者可能会进展为慢性肾盂肾炎,从而产生一系列的慢性并发症甚至影响肾功能。

（谢文卿　田　炯）

病例40 反复尿频尿急尿痛 20 年,再发伴发热 1 天

女性,54 岁,于 2016 年 2 月 29 日入院。

一、主诉

反复尿频尿急尿痛 20 年,再发伴发热 1 天。

二、病史询问

(一) 初步诊断思路及病史询问

中年女性,反复发病,病史较长,以尿频尿急尿痛为主要临床表现。尿频指排尿次数增多,但每次尿量不多,正常人每日排尿白天 3~6 次,夜间 0~1 次。尿急指一旦出现尿意即要迫不及待的排尿,尿痛指排尿时膀胱区、尿道及耻骨弓周围出现疼痛的感觉。引起尿频尿急尿痛的病因以泌尿系统疾病为主,而泌尿系统疾病如肾盂肾炎、肾积脓及泌尿系结核均有严重的尿路刺激症状,慢性肾炎、肾结石及肾肿瘤也会出现血尿、尿痛及尿频的表现。问诊的目的应围绕着尿频尿急尿痛的同时有无腰痛及发热症状,以区别单纯的下尿路感染还是肾盂肾炎,有没有低热盗汗、咳嗽咳痰等肺部症状排除结核情况,同时有没有伴随着全身水肿、血尿等症状。其次需注意尿路刺激症状的持续时间及发作频率,及其后的进展情况。

(二) 问诊的主要内容

1. 患者尿频尿急尿痛发作前有无诱因及前驱症状 有些输尿管膀胱结石、使用环磷酰胺者出现出血性膀胱炎都会引起上述症状,通过询问有无诱因可排除此类疾病。

2. 尿频尿急尿痛发作的持续时间及频率 通过上述情况的询问来排除急性肾盂肾炎及常规的尿路感染情况。

3. 尿频尿急尿痛的伴随症状,如血尿,有无尿量、尿色改变,有没有发热及胃肠道症状如恶心呕吐等进一步来明确上述疾病。还要询问是否出现夜尿增多,来评估肾小管间质功能减退的症状。

4. 询问入院前的情况,以往是否曾到医院就诊,是否行尿检、肝肾功能和泌尿系超声检查,检查结果如何,同时询问药物治疗的情况和治疗的反应。还要询问是否经过手术治疗,同时注意治疗的反应。

5. 既往史询问 询问既往有无肾脏、尿路检查及尿路感染等情况。

6. 询问是否有高血压、糖尿病及乙肝、丙肝病史?

7. 询问是否有心脏、甲状腺疾病? 有无长期用药史?

8. 少数女性病人因生育次数过多，导致盆底肌肉松弛，也会出现尿频，尿急症状，但一般不伴有尿痛，需在问生育史时予以注意。

(三)问诊结果及思维提示

患者 20 余年前无明显诱因出现尿频尿急尿痛，同时出现右侧腰痛，性质为钝痛，伴有畏寒发热，最高体温 39℃，尿色变红，无咳嗽咳痰，无腹痛腹胀，无恶心呕吐，无关节肿痛，无皮疹红斑等不适。到当地医院就诊，诊为"急性肾盂肾炎"，予以补液抗炎等治疗(具体不详)，上述症状缓解。其后上述症状时有发作，伴有乏力、尿检异常，每次予以抗感染治疗，但均未予重视，抗生素常应用 3~5 天后停药，停药后也未复查尿常规。1 个月前出现夜尿增多，2~3 次/晚，量不多，伴腰酸不适，乏力，同时出现颜面部轻度水肿，到当地医院就诊，查尿蛋白(+)，血肌酐 130μmol/L。腹部 CT 示"双肾肾实质局部萎缩，请结合临床；右肾小结石"，尿路逆向造影示"右膀胱输尿管反流"，并予头孢克洛缓释片抗感染，宁泌泰等药物保守治疗，症状好转后，自行暂停服药。1 天前再次出现尿频尿急尿痛，伴有腰痛不适，发热，体温最高 38.8 度，今为进一步治疗，门诊拟"肾盂肾炎"收治入院。神清，精神可，胃纳睡眠可，小便如上述，大便便秘，半年来体重无明显变化。发现"高血压"病 2 年余，最高血压 240/120mmHg，自服"氨氯地平 1片 qd"治疗 1 年余，血压控制不佳。有左氧氟沙星针过敏史，表现为手瘙痒，有虾过敏史，表现为瘙痒，皮疹。无糖尿病史、心脏病史；无肺结核史、病毒性肝炎史、其他传染病史；无手术史；无外伤史；无输血史；无中毒史；无长期用药史；无可能成瘾药物。

思维提示

> 详细询问病史，患者有长期反复的尿路刺激症状，无明显诱因，20 年前发作尿频尿急尿痛，同时伴随出现全身感染症状如寒战、发热，考虑急性肾盂肾炎，予以治疗后好转，但每次疗程较短，其后反复发作，近期出现乏力，夜尿增多等肾小管损害症状，且 CT 提示"双肾肾实质局部萎缩，请结合临床；右肾小结石"，尿路逆向造影示"右膀胱输尿管反流"，结合外院的结果提示慢性肾盂肾炎。本次且再次出现尿频尿急尿痛伴发热，考虑慢性肾盂肾炎急性发作。

三、体格检查

(一)重点检查内容及目的

患者的主要临床症状为尿频尿急尿痛，因此在对患者进行系统，全面检查的同时，应重点注意有无腰痛，有无双肾叩击痛。同时应注意是否合并双下肢及颜面部水肿，有无高血压情况。

(二)体格检查结果及思维提示

体温：38.7℃，脉搏：78 次/分，呼吸：16 次/分，血压：145/76mmHg，神志清，精神可，颜面部轻度水肿，浅表淋巴结未及肿大，双肺听诊音清，未及干湿性啰音，心律齐，未及病理性杂音，腹平软,肝脾肋下未及,全腹无压痛,移动浊音阴性,右肾区叩击痛阳性,双下肢无水肿。神经系统查体阴性。

思维提示

有长期反复发作的肾盂肾炎病史,有肾小管功能损害,慢性肾盂肾炎初步诊断可以成立。进一步的实验室和影像学检查的主要目的是排除肺结核、尿道综合征及慢性肾小球肾炎。同时完善泌尿系影像学检查及细菌培养结果来指导治疗和判断肾功能长期预后。

四、辅助检查

(一)初步检查内容及目的

1. 血常规、尿常规、肝肾脂糖电解质、24 小时尿蛋白　评估患者一般情况。
2. 血沉、CRP、尿四样、血培养及洁尿培养+药敏　来证实尿路感染病原体。
3. 肝炎甲乙丙丁戊前 S1 抗原抗体系列、抗核抗体系列(ANA+dsDNA+RNP+Sm+SSa+SSa52+抗 SSB+抗 Scl-70+抗 Jo-1)、MPO+PR3、p-ANCA+c-ANCA、HLA-B27、免疫球蛋白(IgG、IgM、IgA)+补体、血/尿蛋白电泳、血/尿轻链蛋白、PPD 试验、尿找结核杆菌　排除肾小球肾炎、脊柱关节病、结核等引起尿路刺激症状及腰痛的疾病,同时排除慢性肝病、结缔组织病等。
4. 泌尿系超声　评估肾盂肾炎的病因,尤其是结石、梗阻、反流及畸形情况。
5. 肺部 CT　明确是否存在肺部感染尤其是结核方面的情况。
6. 腹部超声、腹部 CT　了解肝脏、胆囊、胰腺形态,明确是否存在慢性肝病、胆囊炎及胰腺疾病。
7. 尿路影像学检查 KUB　观察肾脏形态及输尿管膀胱反流情况。

(二)检查结果及思维提示

1. 血常规　白细胞计数 11.7×10^9/L,血红蛋白 112g/L,血小板计数 185×10^9/L。
2. 尿常规　蛋白+,白细胞 126.7/ul,红细胞 18.7/ul,pH 7.5,比重 1.014。
3. 肝肾脂糖电解质　白蛋白 38.1g/L,球蛋白 23.9g/L,肾小球滤过率(MDRD)35.41ml/min,肌酐 142μmol/L,尿素 12mmol/L,尿酸 480μmol/L,钾 4.78mmol/L,总钙 2.31mmol/L,无机磷 1.38mmol/,总胆固醇 5.95mmol/L,甘油三酯 1.9mmol/L,肝功能及血糖均正常。
4. 24 小时尿蛋白 0.39g。
5. CRP 71.9mg/L,血沉 16mm/h。
6. 尿四样　尿免疫球蛋白 4.3g/mol·Cr,尿微量白蛋白 36.64g/mol·Cr,视黄醇结合蛋白 0.856g/mol·Cr,β2 微球蛋白 0.176g/mol·Cr。
7. 血培养+药敏、洁尿培养+药敏　未见细菌生长
8. 肝炎甲乙丙丁戊前 S1 抗原抗体系列(-)、抗核抗体 ANA+dsDNA+RNP+Sm+SSa+SSa52+抗 SSB+抗 Scl-70+抗 Jo-1(-)、ANCA(-)、HLA-B27(-)、IgE、免疫球蛋白(IgG、IgM、IgA)+补体、

凝血常规、血/尿蛋白电泳、血/尿轻链蛋白　均正常。

9. PPD 试验　阴性。

10. 尿找结核杆菌　阴性。

11. 胸部 CT　无特殊。

12. 腹部超声　肝胆脾胰未见明显异常。

13. 泌尿系超声　双肾慢性肾病图像，双肾外形缩小，轮廓模糊，包膜不光滑，皮质回声增强，皮质厚度变薄，皮髓质分界欠清，肾实质和肾窦界限模糊，集合系统无分离。右肾小结石。

14. 腹部 CT 提示　双肾不规则缩小，右肾提示小结石。

15. KUB 提示　可见肾盂肾盏变形、肾外形凹凸不平、局灶粗糙的肾皮质瘢痕。

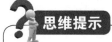

思维提示

　　中年女性，病程较长，尿频尿急尿痛症状伴腰痛发热为首发症状，既往诊断为急性肾盂肾炎，后来急性肾盂肾炎反复发作，且其后出现双肾不规则缩小，肾盂扩张，肾实质出现粗糙的疤痕，同时出现夜尿增多、尿视黄醇结合蛋白、尿 β2 微球蛋白等升高提示小管功能损害，同时伴有高血压及肾功能损害，慢性肾盂肾炎诊断基本明确，进一步检查发现本次感染的病因及洁尿培养情况，来指导治疗及预后。

五、治疗方案及理由

(一) 方案

1. 一般治疗　平时多饮水、勤排尿，增加营养，提高机体的抵抗能力。

2. 选择头孢曲松静脉滴注，每天 2 克，抗感染治疗 7 天后，体温在用药 2 天后下降到正常，复查尿常规阴性，出院后口服头孢克肟继续治疗 3 周，其后定期复查尿常规及洁尿培养。

3. 氨氯地平控制血压，平时检测血压情况。

4. 每 3 个月一次监测肾功能情况。

(二) 理由

　　慢性肾盂肾炎有很大一部分是急性肾盂肾炎未处理好，反复发作，迁延不愈从而进展而来。对于慢性肾盂肾炎，去除病因是治疗的关键，所以寻找易感因素显得尤其重要，是否存在结石梗阻、尿路梗阻狭窄、尿道畸形、尿道反流等因素，如是的话，尽可能的药物及手术方式来解除上述因素。其次寻找合适的抗生素也是治疗的关键，其治疗的原则与急性肾盂肾炎差不多，考虑到慢性肾盂肾炎的长期反复发作，且有易感因素，抗生素可能需要联合使用，且疗程方面建议延长到 4 周，治疗后仍常规定期检查尿常规及洁尿培养，如仍有细菌存在，可考虑长期低剂量抑菌药物口服预防。慢性肾盂肾炎影响到肾功能，导致进入到肾功能不全阶段，需同时考虑使用延缓肾衰的药物治疗，如进入到终末期，可考虑肾脏替代治疗。

　　该患者中年女性，以往有急性肾盂肾炎的诊断，且症状反复发作，目前考虑慢性肾盂肾炎，虽有尿路反流的提示，但没有输尿管扩张提示，目前暂不考虑手术解除反流情况，予以静脉补液及静脉抗生素治疗,体温控制症状改善,出院后继续予以口服抗生素治疗。

六、治疗效果及思维提示

选择头孢曲松静脉滴注,每天2克,抗感染治疗7天后,体温在用药2天后下降到正常,复查尿常规阴性,出院后口服头孢克肟继续治疗3周,其后定期复查尿常规及洁尿培养,如上述检查持续阴性,则建议患者平时多饮水、勤排尿,增加营养,提高抵抗力,如仍有细菌,可考虑一些抑菌药物的使用。同时建议该患者定期检测肾功能,使用一些延缓肾功能进展的药物。该患者有高血压,蛋白尿,应给与低盐优质蛋白饮食,积极控制血压,有助于延缓肾功能进展。

思维提示

慢性肾盂肾炎的治疗目标是排除引起肾盂肾炎的易感因素,慢性肾盂肾炎急性发作时按急性肾盂肾炎处理,予以口服及静脉补液,同时予以敏感抗生素治疗,其后注意治疗疗程和监测治疗效果。慢性肾盂肾炎影响肾功能进展到慢性肾功能不全阶段,则按照慢性肾功能不全处理。

七、对本病例的思考

慢性肾盂肾炎是指反复发作或持续存在的肾脏感染所引起的肾损害,往往患者有反复急性肾盂肾炎发作的病史,常常好发于有尿道畸形或有结石引起的尿路梗阻等情况的患者,并且很多患者在早期没有正规足疗程的治疗,导致反复感染,后期转变为以小管功能受损为特征的慢性疾病状态。对于这类患者的治疗,易感因素的去除显得极为重要,对于慢性肾盂肾炎急性发作时需使用敏感的抗生素,足疗程联合使用,并做好治疗后的长期肾功能监测,以便及时针对慢性肾脏病进行有效干预。

（谢文卿　田　炯）

病例41 反复尿频尿急尿痛伴尿色红4年，加重2天

男性,54岁,于2014-1-6入院

一、主诉

反复尿频尿急尿痛伴尿色红4年,加重2天。

二、病史询问

(一)初步诊断思路及病史询问

尿频尿急尿痛伴血尿是泌尿系统疾病最有诊断意义的临床症状。泌尿系统疾病如肾盂肾炎、肾积脓及泌尿系结核均有严重的尿路刺激症状,慢性肾炎、肾结石及肾肿瘤也会出现血尿、尿痛及尿频的表现。一般来说,临床接诊尿路感染病人首先需要区分非特异性感染与特异性感染。非特异性感染由一般微生物(细菌、病毒、霉菌等)直接侵袭引起的尿路黏膜、肾小管、肾间质的感染性炎症。患者通常急性起病,症状明显,短期内即可治愈,但也可反复发作,时轻时重。特异性感染由特殊病原体引起的感染,其中尿路结核最为常见,其病程较长,表现为持续进行,逐渐加重,一般抗生素治疗无效,短期内无法治愈。因此,问诊的目的应围绕着尿频尿急尿痛的同时,需注意血尿的特点,以区别尿路感染还是外科疾病,同时有没有伴随着全身水肿、低热盗汗、咳嗽咳痰等症状。

(二)问诊的主要内容

1. 现病史询问 重点询问尿频尿急尿痛的特点。尿路刺激症状发生的时间,有无诱因和前驱症状。尿路感染发生的时间有助于区分急性或慢性尿路感染,病情进展的情况有助于区分非特异性感染或特异性感染,如慢性非特异性尿路感染,有较长期的膀胱刺激征状,无进行性加重,可有发热、腰痛等急性肾盂肾炎发作史。同时询问血尿的特点,询问血尿的出现与尿频尿急尿痛的关系,是否为全程血尿,有无血块、血丝,有无腰痛,持续时间,近期是否服用导致红色尿的药物或食物。询问血尿特别注意询问是否存在某种刺激、药物服用等情况,如利福平服用可能导致尿色变红。同时询问伴随症状,有无泡沫尿、水肿、高血压、皮疹、发热、盗汗、咳嗽、腰痛、排尿困难等。患者病史较长,达4年,要询问期间是否曾到医院就诊,是否行尿检、肝肾功能和泌尿系超声检查,检查结果如何。还要询问药物治疗的情况和治疗的反应。

2. 既往史询问 患者中年男性,注意询问患者有无结核病病史及结核感染高危因素,如糖尿病等。

(三)问诊结果及思维提示

4 年前无明显诱因下出现尿频尿急尿痛,伴肉眼血尿,无排尿困难,无腰酸腰痛,无发热畏寒,2 年前曾于当地医院就诊,诊断为"泌尿系感染,右侧输尿管梗阻",予以患者右侧输尿管探查术,术中可见右侧输尿管积脓,抽吸后留置造瘘管予以引流,术后予以抗生素治疗,效果不明显,1 年后拔除造瘘管,患者仍有腰痛,予以右侧输尿管支架管,6 个月前拔除右侧输尿管支架管,患者仍有尿频尿急尿痛,遂来我院就诊,门诊尿抗酸杆菌(+),予以患者抗结核治疗,2 天来患者症状加重。自发病以来,体重无明显减轻。既往无肺结核病史。

> **思维提示**
>
> 详细询问病史,患者膀胱刺激征及血尿特点为隐匿起病,无明显诱因,慢性病程,逐渐加重,抗生素治疗效果欠佳,提示肾结核可能性大。结合本院检查结果,尿抗酸杆菌(+)。应考虑诊断肾结核。应进一步完善尿结核菌培养,TSPOT 检查等明确,并进一步了解结核的病变的破坏程度以及另一侧的肾脏的情况。

三、体格检查

(一)重点检查内容及目的

患者的主要临床症状为膀胱刺激征及血尿,因此在对患者进行系统,全面检查的同时,应重点注意泌尿生殖系统的检查,男性患者肾结核通常伴有生殖系统结核,生殖系统结核的发现对诊断肾结核有帮助。前列腺触诊大小,输精管有无增粗,附睾有无硬结等。

(二)体格检查结果及思维提示

体格检查结果:血压 159/96mmHg。神志清,全身无皮疹,心肺检查无异常,腹软,无压痛及反跳痛,双下肢无水肿,前列腺指诊缩小,变硬,表面欠光滑。

> **思维提示**
>
> 中年男性,慢性病程,急性加重,以膀胱刺激征为主要症状,尿路感染症状明确,同时伴有血尿,输尿管破坏,尿抗酸杆菌(+),肾结核诊断明确。

四、辅助检查

(一)初步检查内容及目的

1. 血常规、尿常规、尿结核杆菌培养、T-SPOT 证实肾结核。

2. 胸片及脊柱 X 线检查　排除陈旧性或活动性肺结核和脊柱结核。

3. 泌尿系超声　评估双肾病变情况。

4. 肾脏 CT　明确是否存在梗阻,肾脏病变范围。

5. KUB+IVU　KUB 显示肾区以及下尿路的钙化灶。IVU 评估肾脏病变范围、梗阻部位以及对侧肾功能。

(二) 检查结果及思维提示

1. 血常规　白细胞计数 4.6×10^9/L,血红蛋白 129g/L,血小板计数 216×10^9/L。

2. 尿常规及尿抗酸杆菌培养　隐血(+++),白细胞酯酶 500leu/ul,红细胞 3000/ul,白细胞 1719.6/ul,尿结核菌培养(+)。

3. TSPOT　阳性。

4. 胸片及脊柱 X 线检查　左上肺结核球,L4-S1 椎体破坏(结核首先考虑)。

5. 泌尿系超声　右肾多发囊性无回声区伴壁毛糙,结核考虑,右肾输尿管全程增厚伴狭窄。

6. 肾脏 CT　右肾及输尿管积水,梗阻水平相当于右侧附件区。

7. KUB+IVU　KUB 右肾及右侧输尿管全程未见显示,左肾功能存在。

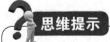

> **思维提示**
>
> 　　中年患者,慢性病程,膀胱刺激征逐渐加重,抗生素治疗无效,胸片及椎体平片找到结核依据,泌尿系超声提示病变范围较大,肾脏 CT 提示梗阻积水严重,IVP 提示右侧肾功能缺失,右肾结核诊断成立。

五、治疗方案及理由

(一) 方案

1. 药物治疗

(1) 治疗原则:早期、联用、适量、规律、全程使用敏感药物。

(2) 围手术期用药:手术前选用抗结核方案异烟肼+利福平+吡嗪酰胺+乙胺丁醇(HRZE) 治疗 2~4 周,手术后继续服用抗结核药物异烟肼+利福平+乙胺丁醇(HRE) 短程治疗 6~9 个月。

2. 手术　肾切除术切除患肾。切除肾病理报告:切面囊性,内充大量凝固性坏死物,镜检:坏死物周围见少量类上皮细胞积多核巨细胞聚集。抗酸染色(+),符合肾肉芽肿性炎伴坏死(结核)。

(二) 理由

　　尽管药物化疗是肾结核的主要治疗方法,手术治疗仍然不可避免,与药物治疗互相补充。手术治疗的主要适应证包括:无功能的结核肾,伴或不伴有钙化;结核病变累及整个肾脏导致实质广泛破坏,合并难以控制的高血压或伴有肾盂输尿管交界处梗阻;结核合并肾细胞癌。根据患者影像资料,患肾输尿管梗阻且无功能,应选择手术切除患肾。

六、治疗效果及思维提示

经上述治疗 1 个月后复查,患者膀胱刺激征明显改善,继续抗结核治疗,总疗程 6 个月。

思维提示

　　影响肾结核患者预后的关键在于早期诊断,如果诊断延误,致使膀胱病变加重,或双侧肾脏均被侵犯,则预后不良,合并其他部位活动性结核的患者也预后较差。多数患者经过现代短程治疗,预后良好。治疗过程中密切随访,通过详细询问病史,体检及定期复查,可以达到治愈。

七、对本病例的思考

　　肾结核是最常见的肺外结核病之一,糖尿病、血液透析、肾移植患者的肾结核患病率明显高于正常人群。肾结核患者早期多无明显症状且不典型,致使早期诊治困难,误诊、漏诊常有发生。肾结核的主要原发病灶为肺结核,少数来自于骨、关节、淋巴结、肠的结核病灶,主要感染方式为血行感染。肾结核是泌尿系统结核的主要类型,起病缓慢,早期往往无任何临床症状,因此极易漏诊。随着病程进展,多数患者呈现下尿路症状。血尿是泌尿系结核的另一重要症状,多在尿频、尿急、尿痛等膀胱刺激征发生后出现,部分患者血尿也可是最初症状。

　　目前对于肾结核的治疗主要以药物治疗为主,手术治疗与药物治疗互为补充,患者在治疗过程中需要多种抗结核药物联合使用,不间断用药半年以上,可能出现各种不良反应而影响结核的治疗。因此,治疗过程需要密切随访,全面了解并注意观察可能出现的不良反应,及时处理,使患者能够坚持完成治疗,避免严重不良反应及耐药的产生。诊疗的早晚,全身情况、泌尿系外的结核病活动状况、膀胱结核的严重程度、对侧肾有无结核和功能情况,是影响肾结核预后的重要因素。

(王旭亮　田　炯)

病例42　全身水肿伴尿量减少 3 周

男性,59 岁,于 2016 年 7 月 26 日入院。

一、主诉

全身水肿伴尿量减少 3 周。

二、病史询问

(一) 初步诊断思路及病史询问

中年男性,急性起病,病史短,以全身水肿伴尿量减少为主要临床表现。水肿是患者比较容易识别的临床表现,也是导致患者到肾内科就诊的首要因素,但导致水肿的病因很多,涉及多个系统和脏器,甚至某些非病理因素,如睡眠时间过晚,睡前饮水过多,也会引起轻度的晨起颜面部水肿。水肿的部位和发生时间,以及是否有水肿以外其他的临床表现,是判断水肿病因的重要依据。晨起颜面水肿明显者,是考虑肾性水肿的首要因素,结合尿中泡沫增多、尿量减少、尿常规、血浆白蛋白、肾功能、肾脏超声等结果异常可形成初步判断,但仍需除外其他脏器原因的水肿。心源性水肿多以下肢水肿为主,下午比上午更明显,同时伴有心悸、气短、劳累后明显加重的特点;肝源性水肿常以腹水为主,只有在病情严重时才发展到全身水肿,往往有较长时间的慢性肝病史,同时有乏力、食欲缺乏的主诉,结合肝脏形态学改变可诊断。甲状腺功能减退或甲状腺激素抵抗引起黏液性水肿,皮下由黏多糖沉积,主要表现为下肢胫前的非凹陷性肿胀,面部可出现蜡样水肿,多有甲状腺自身免疫性疾病、甲亢甲状腺切除过多或放疗破坏太多的病史。因此,问诊的重点应围绕水肿的首发和主要部位、一天中随时间变化的特点、水肿是否对称、与体位变化及活动的关系以及水肿的伴随症状等,注意过去史和水肿以外其他伴随症状的询问,以排除其病因引起的水肿、获得肾性水肿的诊断依据。

(二) 问诊的主要内容

1. 现病史询问　重点询问水肿的特点。

(1)水肿发生的前驱症状、时间特点和诱因?

水肿发生如果有明确诱因有助于病因寻找,特别注意询问是否存在发热感染、腰部疼痛等情况。例如发热感染后出现少尿水肿高血压,尤其发热后两周出现症状,可能考虑急性肾小球肾炎造成的肾性急性肾衰,腰部突发疼痛少尿多发生于泌尿系统结石突发梗阻等病情。

(2)水肿发生的首发部位和发展顺序,累及的范围,是否受体位的影响,水肿的发展速度。重点询问是否存在脸色苍白、大汗或者有心前区不适,有无心悸、气短、咳嗽、咳痰等心肺疾病表现,排除心源性水肿可能;是否存在胃肠道表现,皮肤黄染和出血倾向,有无食欲缺乏、恶心、呕吐、腹泻等液体丢失及肝功能损害,有无胸水、腹水,排除肝源性水肿可能;是否为凹陷性,排除甲状腺功能低下造成的黏液性水肿可能。肾炎性水肿一般首先发生于颜面部,晨起为重,肾病性水肿与心源性水肿类似,下午为重,好发于下垂部位,并逐渐向上蔓延,并经常受体位影响,长期卧床患者会以腰骶部水肿为著。水肿程度往往和血白蛋白水平成反比。

(3)同时询问伴随症状,水肿局部皮肤颜色、温度、压痛、皮疹,尿量、有无夜尿增多,尿色有无改变,有无颜面部红斑、口腔溃疡、关节痛等。患者水肿病史较短,只有 3 周,要询问期间是否曾到医院就诊,是否行尿检、肝肾功能和泌尿系超声检查,检查结果如何。还要询问药物治疗的情况和治疗的反应。

2. 既往史询问　患者年纪偏大,注意询问有无高血压、糖尿病及乙肝、丙肝病史? 是否有心脏、肝脏、甲状腺疾病? 有无长期用药史? 对鉴别水肿的原因非常有提示作用。

(三)问诊结果及思维提示

3 周前无明显诱因下逐步出现全身水肿,以双下肢明显,左右对称,压之凹陷,颜面部及双前臂也有轻度水肿,水肿局部皮肤无明显红肿热痛。伴尿量减少,约 800ml/天,无夜尿增多,无肉眼血尿,无畏寒发热,无腰酸腰痛,无恶心呕吐,无腹泻,进食及饮水基本正常,无腹胀腹痛,无皮疹,无关节疼痛等,至当地医院就诊,查生化提示钾 7.79mmol/L,肌酐 969μmol/L,考虑"急性肾损伤",住院予血液透析肾脏替代治疗,甲强龙 500mg 冲击治疗及其他对症治疗,患者尿量增加后又逐渐减少,全身水肿较前明显好转,偶感腹胀,胸闷气急。

患者 9 个月前因胃癌于当地医院行胃癌根治术,发病前曾服用"抗肿瘤"中药半年余。无高血压史、糖尿病史、心脏病史、肾病史;无肺结核史、病毒性肝炎史、其他传染病史;否认食物药物过敏史;无外伤史;无输血史;无中毒史;自发病以来,体重增加约 4kg。有饮酒习惯,已戒 1 年。有吸烟习惯,已戒 6 年。

? 思维提示

详细询问病史,患者水肿的特点为急性起病,无明显诱因,累及双下肢及眼睑及全身,无胸闷、气喘及咳嗽咳痰等心肺疾病表现,既往无慢性肝病,甲状腺疾病等病史,提示肾性水肿可能性大。结合院外的检查结果,钾 7.79mmol/L,肌酐 969μmol/L,肾衰竭、高钾血症诊断成立。诊断肾衰后,需要鉴别是慢性、急性还是慢性基础上有急性加重的情况,同时判断肾衰原因是肾前性、肾性还是肾后性梗阻引起,明确病因及病程的急、慢性才能有机会及时治疗,判断能否脱离透析以及肾功能恢复的程度。

三、体格检查

(一)重点检查内容及目的

患者的主要临床症状为双下肢水肿,因此在对患者进行系统,全面检查的同时,应重点注意水肿的特点,如双下肢水肿是否对称,皮温是否升高,是否存在皮疹。同时应注意是否合并有胸腹腔积液,如双肺呼吸音是否减低,是否有腹部移动性浊音等。

（二）体格检查结果及思维提示

体格检查结果:血压 145/92mmHg。神志清,精神稍软,颜面部及双前臂轻度水肿,皮肤巩膜无黄染,浅表淋巴结未及明显肿大,两肺呼吸音清,未及明显干湿啰音,心律齐,未及明显杂音,心界不大。腹部未见膨隆,正中可见一长约 15cm 纵行手术疤痕,腹软,无压痛及反跳痛,未及明显包块,肝脾肋下未及,Murphy 征阴性,移动性浊音可疑阳性,腹壁皮肤及双下肢中度水肿,张力较高,无明显凹陷,水肿左右对称,局部无皮疹及皮温增高。右颈内临时血透管固定妥。神经系统检查无异常。

思维提示

该患者体检主要结果是发现血压增高,以下肢对称性水肿为主的全身性水肿,未发现其他致水肿相关疾病的阳性体征。外院初步实验室检查锁定肾衰竭,需要进一步的实验室和影像学检查,明确引起肾衰竭的具体病因,如为肾性肾衰竭,还需排除乙肝、狼疮、血管炎、多发性骨髓瘤等引起的继发性肾病,如考虑急进性肾炎引起的急性肾衰则需要尽快肾活检,明确病理类型,指导治疗及预后。

四、辅助检查

（一）初步检查内容及目的

1. 血常规、尿常规、肝肾脂糖电解质、24 小时尿蛋白定量、尿四样、尿 NAG 酶。明确肾脏损伤具体情况。

2. ESR、CRP、感染四项(乙肝、丙肝、梅毒、HIV)、肝炎甲乙丙丁戊前 S1 抗原抗体系列、肿瘤指标(CEA+CA199+AFP+CA125)、抗核抗体系列(ANA+dsDNA+RNP+Sm+SSa+SSa52+抗SSB+抗 Scl-70+抗 Jo-1)、MPO+PR3、p-ANCA+c-ANCA、免疫球蛋白(IgG、IgM、IgA)+补体、血/尿蛋白电泳、血/尿轻链蛋白 排除乙肝、狼疮、血管炎、肿瘤等继发性因素。

3. 腹部超声 了解肝脏、胆囊、胰腺形态,明确是否存在慢性肝病、胆囊炎及胰腺疾病。

4. 泌尿系超声 评估双肾形态学改变,帮助判断肾衰的病程,观察有无肾后性梗阻情况。

5. 双肾血管超声 明确双肾动脉及血供、明确是否存在双肾静脉血栓。

6. 双下肢血管超声明确双下肢血管是否有血栓形成。

7. 肺部 CT 明确是否存在胸水,是否存在肺部感染。

（二）检查结果及思维提示

1. 血常规 白细胞计数 10.1×10^9/L,血红蛋白 104g/L,血小板计数 80×10^9/L。

2. 尿常规 蛋白(-),红细胞 7.7/ul,pH6.00,比重 1.006。尿红细胞位相:红细胞 0~1/HP。

3. 肝肾脂糖电解质 白蛋白 35.3g/L,肾小球滤过率(MDRD)5.3ml/min,肌酐675μmol/L,

尿素 32.5mmol/L,尿酸 304μmol/L,钾 4.80mmol/L,总钙 2.08mmol/L,无机磷 1.41mmol/,总胆固醇 5.17mmol/L,甘油三酯 0.74mmol/L,肝功能及血糖均正常。血气分析:血液酸碱度 pH 7.38,离子钙 1.12mmol/L。凝血功能常规检查:纤维蛋白原 1.21g/L,D-二聚体 2590ug/L FEU。

4. 24 小时尿蛋白 0.1g;尿四样:尿免疫球蛋白 IgG 1.000g/(mol·Cr),尿微量白蛋白 6.170g/(mol·Cr),视黄醇结合蛋白 RBP 0.022g/(mol·Cr),尿 β2 微球蛋白 0.195g/(mol·Cr)。尿 NAG 酶 32.5U/L。

5. CRP 5.4mg/L;ESR 2mm/h 均正常。

6. 感染四项(乙肝、丙肝、梅毒、HIV)、抗核抗体 ANA+dsDNA+RNP+Sm+SSa+SSa52+抗 SSB+抗 Scl-70+抗 Jo-1、肿瘤指标(CEA+CA199+AFP+CA125)MPO、PR3、ANCA 免疫球蛋白(IgG、IgM、IgA)+补体、血/尿蛋白电泳、血/尿轻链蛋白　均正常。

7. 腹部超声及泌尿系彩超　右肾大小 12.6cm×5.6cm,左肾大小 12.1cm×5.4cm,双肾形态、位置正常范围,包膜完整;肾实质回声增高增密,皮髓质境界清楚;集合系统可见分离,右侧肾盂宽约 1.8cm,左侧肾盂宽约 1.5cm,双肾内探及多发囊性暗区,右侧较大约 4.8cm,左侧较大约 6.0cm;右侧输尿管上段宽约 0.6cm,左侧输尿管上段宽约 0.7cm;双肾偏饱满伴实质回声增高增密,双肾多发囊肿,双肾积水,双侧输尿管上段稍扩张伴透声差。膀胱不充盈,壁增厚,前列腺增生。附见腹腔积液。胆囊附壁结石,胆囊多发息肉或息肉样病变。

8. 双肾血管、双下肢血管超声　正常。

9. 肺部 CT　正常。

思维提示

中年男性患者,急性起病,水肿逐渐加重,伴尿量减少,无心源性、肝性、及其他脏器疾病引起水肿的依据。9 个月前因胃癌当地医院行胃癌根治术,目前尿常规基本无异常,CEA 明显增高,超声提示双肾积水,双输尿管上段扩张。肾衰竭,初步排除肾前性及肾性因素,首先考虑肾后性因素导致的梗阻性肾病引起的急性肾损伤。

五、治疗方案及理由

(一)方案

1. 非特异性治疗　低盐低脂优质低蛋白饮食。继续血液透析治疗,3 次/周。

2. 免疫抑制治疗　考虑外院已经使用大剂量激素冲击,不宜突然撤除激素,而是继续予小剂量甲强龙 20mg 静滴,耐信等治疗。

3. 患者超声提示双肾积水,双输尿管上段扩张,考虑梗阻性肾病可能。直接联系膀胱镜室尝试留置双侧双 J 管,置管后观察尿量及肾功能变化。

(二)理由

首先判断是否属于急性肾损伤,根据患者短期内出现少尿或无尿,血尿素氮及血肌酐增高,有无慢性肾脏疾病或系统疾病史,有无明显贫血以及夜尿增多、有无明显血钙降低、血磷升高、甲状旁腺激素升高、有无双肾体积缩小或肾皮质变薄以及指甲肌酐水平等。该患者病程短,尿量短期内减少无明显夜尿增多,贫血不明显,双肾偏大,无明显血钙降低和血磷升高,甲状旁腺激素正常,应该考虑急性损伤。

急性肾损伤是由多种病因引起的临床综合征,表现为肾功能在数日或数月内急剧坏转,体内代谢产物潴留,水、电解质及酸碱平衡紊乱。急性肾损伤的病因分为肾前性、肾性和肾后性梗阻。肾前性急性肾损伤往往由于有效循环血量下降,导致肾血管收缩,肾血流灌注急剧下降,引起肾小球滤过率下降而导致尿量减少。该患者无明显呕吐、腹泻、失血和低血压等症状,故排除肾前性原因。

肾性急性肾损伤可分为小球性、小管间质性和血管性病变。肾小球病变患者一般有血尿、蛋白尿、高血压等表现,在急性诱因下或急进性肾炎时肾功能急剧下降,部分病人在去除诱因后肾功能有所恢复,部分病人可转化为慢性肾脏病、肾功能不全,该患者的尿常规和尿蛋白定量不支持肾小球病变。急性间质性肾炎或急性肾小管坏死:该患者既往有长期服用中药史,出现肾功能损害需考虑此病,但患者用药时间较长,近期才出现尿少,肾衰竭,尿常规未见明显蛋白尿、血尿,无发热、皮疹、关节痛等表现,血、尿嗜酸粒细胞和血 IgE 也没有明显升高,因此该患者目前急性过敏性间质性肾炎没有依据支持,不过临床上要当心一些不典型的急性间质性肾炎。而该患者也缺乏急性肾小管坏死的相应病史:如持续肾缺血,外源性肾中毒:肾毒性药物、生物毒素、有机溶媒、重金属,内源性肾中毒:溶血、横纹肌溶解等。另外需通过影像学检查排除肾血管病变引起的急性肾损伤,包括肾动脉栓塞或肾静脉血栓形成,常表现为突发肾区疼痛和肉眼血尿,肾脏超声显示肾动脉血流减少或缺如、肾静脉血栓形成、血流回流受阻。

梗阻性肾病指尿路尿液流通障碍,产生反向压力,影响肾实质的正常生理而导致的肾脏病变,如结石、血块、肿瘤、神经源性膀胱、手术或放疗后造成的腹膜纤维化、结核感染等均可造成急性肾衰竭。梗阻程度有完全性和部分性;输尿管梗阻有双侧性和单侧性;有急性起病和缓慢渐进性发生;部位有上尿路和下尿路;上尿路在输尿管-膀胱连接点以上;下尿路位于输尿管-膀胱连接点以下。造成尿路梗阻主要原因有输尿管及输尿管以外两大类。输尿管本身又分为腔内梗阻和输尿管壁障碍所致两大类。结石为腔内梗阻最常见原因,发生在输尿管三处自然狭窄处最多。也可发生肾内梗阻,如多发性骨髓瘤中部分病例中含有大量本-周蛋白可以沉着于肾小管造成阻塞。部分肾乳头坏死病例坏死的组织可以脱落造成梗阻。此外泌尿系统出血形成血块也可能阻塞尿路,后二者情况大多在肾外为主。膀胱功能障碍导致尿路梗阻的原因大多为神经源性,可因先天性肌肉发育不全或脊髓功能障碍等引起。后天性常见于糖尿病、脑血管病变、多发性硬化症或帕金森病等。由解剖性病变造成输尿管壁病变包括炎症、肿瘤等所造成的狭窄。尿路以外造成梗阻常因生殖系统、消化系统,以及血管或后腹膜其他病变引起。前列腺增生、克隆氏病、胃肠、肿瘤或子宫、卵巢肿瘤等病变压迫输尿管而导致梗阻。腹膜后病变可因炎症、肿瘤(原发或转移等)引起。该患者双侧集合系统分离,双侧输尿管上段积水,前列腺大小正常,超声排除结石可能,结合患者 9 个月前胃癌根治手术病史,首先考虑肿瘤转移压迫或侵犯输尿管或手术后腹膜粘连或纤维化造成输尿管狭窄梗阻造成的急性肾衰竭。

六、治疗效果及思维提示

患者取截石位,常规消毒铺巾,利多卡因尿道表面麻醉,直视下插入膀胱镜,过程顺利。尿道:前后尿道黏膜光滑,未见异常。前列腺:未见明显增大。膀胱:膀胱尿色清,膀胱容量

>200ml。膀胱黏膜光滑,血管纹理柔和,清晰未见新生物。右侧输尿管口:可见,导丝引导下置入双J管。左侧输尿管口:可见,导丝引导下置入双J管。该患者留置双侧双J管后,尿量迅速增加,由少尿状态转为尿量每日超过 3000ml。

3 天后复查血常规:白细胞计数 11.5×10^9/L,中性粒细胞(%)74.6%,淋巴细胞(%)17.7%,血红蛋白 113g/L,血小板计数 98×10^9/L。生化:白蛋白 38.5g/L,肾小球滤过率(EPI-cr)92.78ml/min,肌酐 79μmol/L,螺旋 CT 增强扫描提示:胃癌术后;术区见金属缝线影,吻合口周围间隙清晰,强化后未见明显异常强化灶。余肠道未见明显扩张,结肠内见较多积气,未见气液平面。肝脏外形光整,各肝叶比例正常,肝裂未见异常增宽;肝实质内见多个小片状低密度影,增强扫描未见明显强化,右肝内见斑点状钙化致密影。胆囊外形未见增大,胆囊腔内未见异常密度灶;肝总管和胆总管均未见扩张;脾脏外形及密度均未见异常改变。胰腺位置如常,密度无特殊,无明显异常强化灶,胰管未见扩张。两肾见囊状低密度影,增强扫描未见强化。腹膜后两侧脊柱旁延伸至盆腔可见多发团片状软组织密度影,与两侧腰大肌及髂腰肌分界不清,密度不均匀,增强可见不均匀强化,病灶包绕累积两侧输尿管,输尿管壁增厚,两侧肾盂及膀胱见双J管留置,双输尿管上段及两侧肾盂肾盏未见积水。膀胱充盈尚可,膀胱壁光滑,未见明显增厚,膀胱内未见异常密度影。前列腺位置、轮廓、大小在正常范围;其内密度均匀。后腹膜及盆腔内可见多发肿大淋巴结影。结论:胃癌术后改变,多发转移可能;肝脏多发囊肿;两肾多发囊肿;两侧泌尿区双J管留置。患者在置入双J管后双肾积水消失,急性肾衰竭完全逆转,予以泼尼松每日减量 5mg 至停用,予拔血透导管出院。

思维提示

梗阻性肾病在临床中非常常见,发现有肾积水甚至双侧集合系统分离并发急性少尿的病例一定要排除梗阻性肾病的可能。尤其对于合并肿瘤或肿瘤术后的患者,一定要通过超声、增强 CT 或者 MRU 等检查来明确梗阻的部位和性质,尽快找到病因。肾脏受到的影响与梗阻程度和时间有关,早期去除梗阻可使病变消失,晚期则使肾功能永久性丧失而不能逆转。

七、对本病例的思考

梗阻性肾病是常见的急性肾衰竭的病因之一,本病例的症状和初步的实验室检查使诊断思路基本锁定肾功能不全引起的肾源性水肿,结合实验室检查排除了肾前性和肾性因素引起的急性肾损伤,超声提示双肾积水和右侧输尿管梗阻,经双侧置入双J管后尿量明显增多,复查超声提示肾积水消失,肾功能快速恢复正常,脱离血透。结合患者 9 个月前胃癌根治手术病史,CEA 显著升高,结合腹部增强 CT 的影像结果,考虑肿瘤转移并累及双侧输尿管导致的梗阻性肾病。

(瞿立辉 田 炯)

病例43 反复右侧腰痛伴血尿3个月,再发3天

男性,55岁,于2014年2月11日入院。

一、主诉

反复右侧腰痛伴血尿3个月,再发3天。

二、病史询问

(一)初步诊断思路及病史询问

中年男性,亚急性起病,以腰痛伴血尿为主要临床表现。腰痛是肾内科常见临床症状之一,因此对腰痛的诊断思路显得尤为重要。一般来说,接诊到腰痛的患者,首先要区分腰痛是肾绞痛或普通腰痛。前者主要是由于结石(或血块、坏死的肾乳头)急性阻塞输尿管,导致输尿管痉挛、肾盂扩张引起急性疼痛,程度剧烈,单侧多见,常伴有恶心呕吐、大汗等症状,可伴有膀胱刺激征,绞痛缓解后多有血尿。普通腰痛是指除肾绞痛之外的腰痛,由多种疾病引起,如肌肉、腰椎病变多伴有运动受限,带状疱疹多有皮肤损害等,往往程度不剧。因此,问诊的目的应围绕腰痛的特点,如腰痛的性质,单侧或双侧,与活动及体位变化的关系以及腰痛的伴随症状,注意鉴别诊断的内容询问,以获得腰痛原因的诊断证据。

(二)问诊的主要内容

1. 现病史询问 重点询问腰痛的特点。腰痛发生的时间特点,有无诱因和前驱症状,程度如何,是否可以忍受,是否向其他部位放射,是否受体位的影响,腰痛的缓解因素。询问腰痛的发生特点有助于病因寻找,特别注意询问是否存在体位变化,久站等情况,例如腰椎间盘突出引起的疼痛通常在体位改变时发生。同时询问伴随症状,腰痛局部皮肤颜色、温度、压痛、皮疹,关节痛等,有无大汗,恶心呕吐等胃肠道表现,尿量、尿色有无改变,有无食欲缺乏等。询问腰痛局部的温度及颜色有助于排除积血积脓等情况,除此之外,要询问患者发病以后是否曾到医院就诊,是否行尿检、肝肾功能和泌尿系超声检查,检查结果如何。还要询问药物治疗的情况和治疗的反应。

2. 既往史询问 患者为中年男性,注意询问有无高血压、糖尿病及乙肝、丙肝病史。是否有心脏病,肿瘤,结石病史。有无长期用药史。对鉴别腰痛的原因有提示作用。

(三)问诊结果及思维提示

3个月前无明显诱因出现右侧腰部胀痛,持续性,活动后出现血尿并伴轻度尿急、尿频、尿

233

痛，偶有恶心呕吐，无胸闷，无大汗、无关节痛等，患者遂去社区医院就诊，反复化验尿中有较多红细胞、白细胞，给予抗感染治疗后好转。1 月前超声发现右肾积水，来我院就诊，腹平片未见异常。静脉尿路造影（IVP）右肾中度积水，各肾盏成囊状扩张，输尿管显影，左肾正常。发病以来，食欲及大便正常。近 2 年来有时双足趾红肿痛，疑有"痛风"，未作进一步检查。否认肝炎，结核等病史。吸烟 30 余年，1 包/日。3 天前上述症状再次发作，疼痛程度较剧，自服口服抗生素后疼痛稍缓解。

思维提示

　　详细询问病史，患者突发腰痛，无明显诱因，持续性，偶有恶心呕吐，无胸闷，无大汗，无关节痛等表现，提示肾结石可能性大。结合院外检查结果，尿中有红细胞，白细胞，超声提示右肾积水，尿路梗阻诊断成立。诊断尿路梗阻后，首先要查找引起尿路梗阻的原因，如结石，肿瘤等，需进一步完善体检和辅助检查。

三、体格检查

（一）重点检查内容及目的

　　患者的主要临床症状为腰痛，因此在对患者进行系统，全面检查的同时，应重点注意腰痛的特点，有无放射痛，操作肾区叩击痛时应注意用力程度，不要造成患者的严重反应。同时应注意检查胸、腹部是否有其他压痛点。

（二）体格检查结果及思维提示

　　体格检查结果：血压 140/88mmHg 神志清，心肺无异常。腹平软，肝脾、双肾未及，右肾区压痛（+），叩痛（+）。右输尿管走行区平脐水平，有深压痛。

思维提示

　　肾绞痛常出现在肾结石排出过程中阻塞输尿管，导致输尿管痉挛引起剧烈疼痛，患者有肾区叩击痛，输尿管走行区深压痛，提示输尿管结石的可能。

四、辅助检查

（一）初步检查内容及目的

　　1. 血常规、尿常规、肝肾脂糖电解质　评估患者一般情况，分析结石形成危险因素。
　　2. 肝炎甲乙丙丁戊前 S1 抗原抗体系列、肿瘤指标（CEA+CA199+AFP+CA125）、抗核抗体系列（ANA+dsDNA+RNP+Sm+SSa+SSa52+抗 SSB+抗 Scl-70+抗 Jo-1）、PTH、ESR、CRP　排除乙肝、结缔组织病、甲状旁腺功能亢进、肿瘤等继发性因素。

3. 泌尿系超声 发现结石,了解上尿路扩张情况,间接了解肾实质和集合系统情况。

4. 肾脏CT 彩超如不明确,必要时可行CT检查。明确是否存在结石,评估积水情况。

5. 双肾血管超声 排除肾脏栓塞。

6. 腹部超声 了解肝脏、胆囊、胰腺形态,明确是否存在慢性肝病、胆囊炎及胰腺疾病。

7. KUB+IVU 大体确定结石的位置、形态、大小和数量,初步提供结石的化学性质。

(二)检查结果及思维提示

1. 血常规 白细胞计数 $6.4×10^9/L$,血红蛋白 137g/L,血小板计数 $218×10^9/L$。

2. 尿常规 尿 pH 5.0,尿蛋白(+),RBC 30~50/高倍,WBC 2~4/高倍,比重 1.018。

3. 肝肾脂糖电解质 血肌酐 141μmol/L,尿素 8.76mmol/L,尿酸 696mmol/L。

4. 肝炎甲乙丙丁戊前 S1 抗原抗体系列、肿瘤指标(CEA+CA199+AFP+CA125)、抗核抗体系列(ANA+dsDNA+RNP+Sm+SSa+SSa52+抗 SSB+抗 Scl-70+抗 Jo-1)、PTH、ESR、CRP 均正常。

5. 泌尿系超声 右肾盂扩张,皮质厚度变薄,其内可见一强回声光团,内径约 2cm,右输尿管上段扩张,内径 1.2~1.5cm. 左肾未见明显异常。

6. 双肾血管彩超 双肾动静脉血流通畅。

7. 腹部超声 未见明显异常。

8. KUB+IVP KUB 未见明显异常,IVP 插管至第 5 腰椎水平受阻,注入造影剂在受阻水平有一 2.6cm×1.5cm 大小充盈缺损,上段输尿管显著扩张。

思维提示

中年患者,急性起病,腰痛伴血尿,超声提示肾结石,排除肿瘤甲状旁腺功能亢进、感染等因素,KUB 结石未显影,结合患者的痛风病史考虑尿酸结石可能性大,患者输尿管梗阻,导致右肾明显积水,行取石术,解除肾积水,同时做结石成分分析,指导手术后的预防复发治疗。

五、治疗方案及理由

(一)方案

患者入院后建议休息,予以消炎痛栓止痛,阿托品解痉,头孢抗感染,患者梗阻症状明显,排除明显禁忌后行输尿管镜取石术,术后予以非布司他降低尿酸,同时予以小苏打碱化尿液,预防复发。

1. 药物治疗

(1)镇痛:常选用双氯芬酸钠和吲哚美辛,它们可以抑制前列腺素的生物合成,降低痛觉神经末梢对致痛物质的敏感性,双氯芬酸钠还能减轻输尿管水肿,减轻疼痛复发率,但其会影响肾功能不全患者肾小球滤过率,对肾功能正常者影响较小。另外,可选用阿片类镇痛药,但是在治疗肾绞痛时不应单独使用,一般需要配合阿托品、6542 等解痉药物一起使用。

(2)解痉:常选用阿托品和6542,它们都属于 M 型胆碱受体阻断剂,可以松弛输尿管平滑肌,缓解痉挛。另外可以选用黄体酮或硝苯地平,对松弛平滑肌,缓解疼痛均有一定作用。

(3)排石治疗:结石直径<0.6cm,表面光滑,结石以下尿路无梗阻,结石未引起尿路完全梗阻时,可选择排石治疗,通过选用双氯芬酸钠和坦索罗辛。

(4)溶石治疗:对于尿酸结石可以选用溶石治疗,推荐口服别嘌呤醇或非布司他,根据血、尿的尿酸值调整药量,口服枸橼酸氢钾钠或碳酸氢钠片碱化尿液,维持尿液 pH 在 6.5~6.8。

2. 手术治疗　直径超过2cm的结石,或者药物治疗无效,有症状的肾盏或憩室内结石、体外冲击波难以粉碎或治疗失败的结石均有手术指征。

(二)理由

肾结石治疗不能仅限于解除病痛,保护肾脏功能,应该尽可能找到并解除病因,根据每个病人全身状况,结石大小,结石成分,有无梗阻、感染、积水,肾实质损害程度以及结石复发可能等,制订术后的防治方案。

该患者中年男性,肾脏超声提示右肾结石,右输尿管上段梗阻,IVP 显示有一 2.6cm×1.5cm 大小充盈缺损,上段输尿管显著扩张,结合患者检查,考虑尿酸结石,应给予手术治疗,术后控制尿酸水平,预防结石复发。

六、治疗效果及思维提示

术后 3 天复查,患者尿路梗阻解除,腰痛血尿症状缓解,术后予以患者低嘌呤饮食,别嘌醇控制尿酸水平,碳酸氢钠碱化尿液,随访 1 年,患者结石未复发。

? 思维提示

> 肾结石的主要治疗目标是缓解疼痛,排除结石,减少梗阻等并发症,保护肾功能。临床症状比较严重者选择手术治疗。排石及溶石方案的临床应用需要权衡其临床获益及潜在风险。较小结石可以选择排石疗法。对于梗阻症状明显的结石需要手术治疗。输尿管镜和 ESWL 都是可选择的肾结石处理方式,具有创伤小,恢复快的优点。结石的成因复杂,术后合理的生活方式以及定期体检复查,有利于预防结石的复发。

七、对本病例的思考

肾结石是临床常见病之一,我国泌尿系结石每年新发病率为 1%~5%,南方高达 5%~10%,近年来,我国泌尿系结石的发病率有增加趋势。影响结石形成的因素很多,年龄、性别、种族、遗传、环境因素、饮食习惯和职业对结石的形成影响很大。身体的代谢异常、尿路的梗阻、感染、异物和药物的使用是结石形成的常见病因。本病的病因属于尿酸代谢异常导致的尿路结石。代谢异常的原因非常复发,必须通过询问病史,体格检查以及实验室检查、仔细的检查排除,才能明确代谢异常的原因。本病患者起病前曾有 2 年双足趾关节痛风史,应高度考虑结石形成与高尿酸血症之间密切相关。肾结石的临床表现均可在本病中见到,但比较突出的是梗阻和积水。对于超声检查提示为梗阻,结石直径大于 2cm 的应首选手术治疗,以期达到尽快解除梗阻,保护肾功能目的。

(王旭亮　田　炯)

病例44 运动后下肢酸痛5天,浓茶色尿2天

男性,20岁,于2015年2月13日入院。

一、主诉

运动后下肢酸痛5天,浓茶色尿2天。

二、病史询问

(一)初步诊断思路及病史询问

年轻男性,急性起病,以下肢酸痛及尿色异常为主要临床表现。下肢酸痛可见于肌源性疾病如骨骼肌肿瘤、肌损伤;神经损伤如椎间盘突出、腰椎管狭窄、脊髓肿瘤等,可伴有感觉异常、排尿排便异常等;血管性疾病如下肢动脉栓塞等,常有间歇性跛行症状。而尿色异常是患者到肾内科就诊的重要因素,因此诊断思路主要针对尿色异常改变。一般来说,临床上红色尿可分为真性血尿和假性血尿。假性血尿主要见于进食特殊食物或药物如甜菜、人工色素、利福平、酚酞等,卟啉代谢障碍或损伤引起的肌红蛋白尿,阴道或直肠出血污染尿液。而真性血尿分为肾小球源性血尿和非肾小球源性血尿,肾小球源性血尿通常具有以下特点:全程血尿、无尿痛、无血丝或血块、可有红细胞管型、尿红细胞形态多为变形红细胞、常伴有尿蛋白。而非肾小球源性血尿可见于凝血功能障碍,泌尿系统疾病引起的尿路出血如结石、肿瘤、尿路感染、多囊肾、血管畸形。因此,问诊的重点应围绕尿色异常的特点,如出现的时间、颜色、与进食是否有关、是否有尿痛等伴随症状。

(二)问诊的主要内容

1. 现病史询问　对于下肢酸痛,需要询问诱因、程度、持续时间,是否伴有关节疼痛、感觉异常、排尿排便异常、间歇性跛行等伴随症状。对于鉴别是否骨关节疾病、神经病变、血管性疾病有重要意义。而患者来就诊的主要原因是尿色异常,因此,尿色异常的特点应该是我们问诊的重点。

(1)尿色异常的诱因:需询问起病前除了运动外是否有其他病因,如有无服用特殊药物、食物等,如服用甜菜根会出现红色尿,服用利福平会出现橘红色尿,而呋喃妥因会导致棕色尿等;

(2)尿色异常的持续时间、伴随症状:尿色异常的持续时间、伴随症状可以为病因查找提供依据。如肾小球源性血尿是全程无痛血尿,尿路感染引起的血尿常伴有尿频尿急尿痛,尿路结石引起的血尿可伴有剧烈腰痛,血液系统凝血功能障碍可伴有其他出血倾向等。

（3）起病前后的化验检查:相关化验检查能为病因的查找提供重要线索,尤其是尿常规、肾功能、泌尿系超声等检查,可确定患者是否肾脏相关疾病。

（4）药物治疗的情况和治疗的反应:药物治疗效果对病因也有重要的提示作用。

2. 既往史询问　患者年龄较轻,重点询问既往有无血液系统疾病。

（三）问诊结果及思维提示

患者 5 天前在健身房运动(骑单车)后出现双侧下肢持续性酸痛,较剧烈,不能蹲起,无发热,无间歇性跛行,无感觉麻木,无关节疼痛等不适,未予重视及就诊。2 天前,患者无明显诱因下出现浓茶色尿,全程尿色呈浓茶色,伴泡沫,仍有双下肢酸痛,无尿量改变,无血丝及血凝块,无尿频尿急尿痛,无皮疹,无胸闷胸痛,当地医院尿常规提示"尿蛋白(++),尿隐血(+++),尿红细胞(-)"。起病来,体重无改变。既往体健,无高血压、糖尿病及血液系统疾病史。

? 思维提示

　　详细询问病史,患者起病是在剧烈运动后,未服用特殊食物、药物,表现为双下肢酸痛后尿色异常,无发热、尿频尿急尿痛等感染表现,尿常规提示尿隐血+++,但尿红细胞阴性,说明是假性血尿,提示横纹肌溶解引起的肌红蛋白尿可能性大。

三、体格检查

（一）重点检查内容及目的

患者的主要临床症状为双下肢酸痛及尿色异常,因此在对患者进行系统、全面的检查同时,应重点关注以下情况,如:是否有关节畸形,是否有皮温升高,是否有肌肉压痛、肾区叩痛,是否有皮疹,是否有水肿等。

（二）体格检查结果及思维提示

体格检查结果:T 37℃,P 95 次/分,R 19 次/分,BP 120/80mmHg。神清,精神可,全身无皮疹、出血点,皮肤巩膜无黄染,浅表淋巴结未及肿大。心肺查体无特殊。腹平软,无压痛反跳痛,肝脾未及,移动性浊音阴性,双肾区无叩痛,双下肢无水肿。双下肢近、远端肌压痛明显,肌力、肌张力正常。

? 思维提示

　　根据目前检查,患者表现为假性血尿,双下肢疼痛,可能的疾病有横纹肌溶解、阵发性睡眠性血红蛋白尿、阵发性冷性血红蛋白尿、多发性肌炎等,进一步实验室和影像学检查主要目的是明确是假性血尿,排除血液系统疾病,并明确是否存在肌损伤。

四、辅助检查

(一) 初步检查内容及目的

1. 血常规、尿常规、肝肾脂糖电解质、24 小时尿蛋白定量　排除真性血尿,明确是否存在肾损伤,是否有蛋白尿。

2. 心肌酶谱、肌钙蛋白　明确是否存在肌损伤。

3. CRP、ESR、肿瘤指标(CEA+CA199+AFP+CA125)、肝炎甲乙丙丁戊前 S1 抗原抗体系列(-)、抗核抗体系列(ANA+dsDNA+RNP+Sm+SSa+SSa52+抗 SSB+抗 Scl-70+抗 Jo-1)、MPO+PR3、pANCA+cANCA、免疫球蛋白(IgG、IgM、IgA)+补体　排除其自身免疫性等疾病。

4. 心电图　明确有无心肌损伤。

5. 泌尿系超声　明确有无肾脏病变依据。

(二) 检查结果及思维提示

1. 血常规　白细胞计数 $10.3×10^9/L$,中性粒细胞 71.4%,血红蛋白 173g/L,血小板计数 $187×10^9/L$。

2. 尿常规　蛋白(++),隐血(+++),红细胞 0~2/ul,pH 6.00,比重 1.020。

3. 肝肾脂糖电解质　白蛋白 47.0g/L,谷丙转氨酶 460U/L,谷草转氨酶 1708U/L,总胆红素 18μmol/L,肾小球滤过率(EPI-cr)47ml/min,肌酐 127μmol/L,尿酸 385μmol/L,电解质正常。

4. 24 小时尿蛋白　0.22g。

5. 心肌酶谱　乳酸脱氢酶 2402U/L,磷酸肌酸激酶 128001U/L,肌酸激酶同工酶 142U/L,羟丁酸脱氢酶 1201U/L,肌钙蛋白阴性。

6. CRP　15.9mg/L,ESR 10mm/小时。

7. 肿瘤指标(CEA+CA199+AFP+CA125)、肝炎甲乙丙丁戊前 S1 抗原抗体系列、抗核抗体系列(ANA+dsDNA+RNP+Sm+SSa+SSa52+抗 SSB+抗 Scl-70+抗 Jo-1)、MPO+PR3、pANCA+cANCA、免疫球蛋白(IgG、IgM、IgA)+补体　均正常。

8. 心电图　未见明显异常。

9. 泌尿系超声　双肾大小形态正常,输尿管膀胱前列腺未见明显异常。

？ 思维提示

　　年轻男性,急性起病,剧烈运动后出现双下肢酸痛,尿色异常,假性血尿,体检肌压痛明显,检查提示肌酶显著升高,肌酐升高,转氨酶异常,无贫血排除了血液系统疾病,免疫检查排除了自身免疫性疾病,心电图检查未提示心肌梗死等疾病。所以,目前该患者诊断为运动后横纹肌溶解,急性肾损伤基本明确。

五、治疗方案及理由

(一)治疗方案

卧床休息,嘱患者大量饮水,大量补液扩充容量,保证尿量在 200~300ml/h,碳酸氢钠碱化尿液,还原性谷胱甘肽清除氧自由基。

(二)理由

横纹肌溶解发病的机制主要是横纹肌损伤和再灌注损伤,其造成急性肾损伤的主要机制是肾血管收缩、肾小管内管型形成和肌红蛋白的直接细胞毒副作用。治疗的关键是阻断引起急性肾损伤的环节,包括容量不足、肾小管管型、酸性尿和氧自由基。因此,对于该患者,主要治疗方案是补液扩充容量,而碳酸氢钠不仅可以防止肌红蛋白沉积形成管型,而且可缓解高钾血症。还原性谷胱甘肽可以清除氧自由基从而减轻肾损伤。对于没有尿量减少的患者,也可以使用甘露醇从而增加肾小球滤过率,提高尿流量。

六、治疗效果及思维提示

该患者经上述治疗 2 天后,尿色转清,复查肌酶进行性下降,肌酐下降,治疗 5 天后肌酐降至 70μmol/L,复查尿常规正常,1 个月后门诊随访肌酶完全正常。

思维提示

本例患者的急性肾损伤表现为非少尿型,血钾正常,预后明显好于少尿型。本例患者的肾损伤采取保守治疗获得痊愈,未行血液透析治疗。保守治疗采用补液、利尿、碱化尿液等方法,早期足量 0.9%氯化钠溶液、5%葡萄糖溶液及胶体补液扩容和利尿剂应用增加尿量,稀释肌红蛋白防治管型形成。给予碳酸氢钠对抗大量肌细胞溶解引起的酸中毒,防治肾小管损害。治疗效果理想,预后良好,随访病情无反复。

七、对本病例的思考

横纹肌溶解症是指横纹肌细胞完整性受到破坏,肌细胞内的成分释放进入细胞外液和血液循环的一组临床综合征。横纹肌溶解常引起肌红蛋白尿,其中13%~50%的患者可出现急性肾损伤(AKI),是引起 AKI 的重要原因之一。横纹肌溶解的病因包括物理因素如外伤、压迫、过度用力、电击伤、烧伤、高温等,非物理因素如线粒体缺陷、药物、感染、电解质紊乱、多发性肌炎、皮肌炎等。横纹肌溶解的治疗主要是阻断引起 AKI 的各个环节,如容量不足、管型形成、酸性尿和氧自由基,对于没有尿量减少的患者,可充分补液、使用甘露醇等。而对于已经形成少尿无尿和严重肾损伤的患者,应考虑血液净化治疗,维持电解质和内环境稳定,等待肾功能恢复,以间断血液透析为首选方式。本病如能早期发现,经过积极治疗,绝大多数患者预后良好。

(杨 毅 陈江华)

病例45　发热伴颜面、颈胸部潮红 10 天，尿量减少 5 天

男性,63 岁,于 2011 年 6 月 10 日入院。

一、主诉

发热伴颜面、颈胸部潮红 10 天,尿量减少 5 天。

二、病史询问

(一)初步诊断思路及病史询问

老年男性,急性起病,病史较短,以发热、颜面颈胸部潮红、尿量减少为主要临床表现。患者有发热,可能是全身性的感染,也可能是局部感染扩散后引起,需要重点排查呼吸道、消化道、泌尿系统等常见部位的感染;患者有颜面、颈胸部潮红,为出血表现,需要询问既往有无紫癜、淤血瘀斑、血尿、黑便、口腔出血等出血表现,询问有无肾综合征出血热、特发性血小板减少性紫癜、白血病、再生障碍性贫血等病史,并重点排查是否为以上疾病;患者尿量减少,需要从肾前性、肾性、肾后性来分析原因,询问既往肾脏有无疾病,并重点排查急进性肾小球肾炎、急性肾盂肾炎、药物性肾损伤、过敏性紫癜、系统性红斑狼疮、血管炎、结石或者肿瘤引起的泌尿系梗阻等。

(二)问诊的主要内容

1. 现病史的询问　患者发病有无诱因和前驱症状,有无服过药物,有无接触虫、鼠等动物,发热与尿量减少、颜面颈胸部潮红的时间关系。如服用过药物则提示可能与药物相关。如服用过鱼虾等易产生过敏的食物则提示可能与过敏相关。如有虫类叮咬史,则需考虑虫咬后的反应。然后根据主诉进行倾向性的重点询问。发热时最高体温多少,发热持续时间多久,阵发性还是持续性发热来判断热型,有无乏力。如果有畏寒寒战、肌肉酸痛等提示存在毒血症表现。如果有咳嗽咳痰、鼻塞流涕、胸闷气急等症状则提示有呼吸道感染。如有恶心呕吐、腹痛腹胀、腹泻等症状提示有消化系统疾病。如有尿量减少,尿色改变,泡沫尿,腰痛,尿频尿急尿痛等提示有泌尿系统累及表现。如有眼睑和双下肢水肿、呼吸困难、端坐呼吸、咳粉红色泡沫样痰等则提示存在左心衰、肺水肿表现。如有紫癜、淤血瘀斑、血尿、黑便、口腔出血等提示存在出血表现。除了主诉症状以外,还需询问有无头痛、眼眶痛等感染性疾病的表现,有无关节疼痛、颜面部皮疹或红斑等系统性红斑狼疮的表现,有无头晕黑蒙等低血压表现。患者起病后有无去医院就诊,诊治经过如何,具体检查结果怎样,应用药物治疗的情况和治疗后的效果如何。

2. 既往史的询问　重点询问既往有无慢性肾病、尿路结石、前列腺增生、泌尿系肿瘤、血管炎、系统性红斑狼疮、血友病、特发性血小板减少性紫癜、白血病、再生障碍性贫血等。患者年纪较大，需询问患者有无高血压、糖尿病、心脏病、乙肝、丙肝病史。有无长期用药史。

3. 个人史的询问　重点询问有无传染源接触史。需询问患者居住地是否有鼠类活动，患者有无鼠类等动物接触史，有无被虫类叮咬，有无不洁饮食史。

（三）问诊结果及思维提示

患者 10 天前无明显诱因下出现发热（具体体温不详），当时颜面部、颈部、前胸部潮红明显，伴乏力、食欲缺乏，无咽痛、咳嗽、咯血、头痛、腰痛、关节疼痛、尿频尿痛等。自以为"感冒"，卧床休息 1 天后上述症状无明显好转。患者第 2 天至当地村医处就诊（仍未知具体体温），给予林可霉素、头孢唑肟抗感染，利巴韦林抗病毒，地塞米松对症等治疗 2 天，输液第 1 天患者出现腹痛腹泻，水样便，5~6 次/天，腹痛部位不定，阵发性，呈隐痛，无恶心呕吐，无反酸嗳气，无血便，2 天后患者腹痛腹泻自行缓解，但发热、颜面部、颈部、前胸部潮红、乏力食欲缺乏症状无明显缓解。此后 3 天患者未治疗，发热等症状同前，但自觉尿量逐渐减少。3 天前患者至当地医院就诊，当时尿量约 50 毫升/天，查血肌酐 249.3μmol/L，白细胞 $8.9×10^9/L$，血小板 $32×10^9/L$，白蛋白 28.1g/L，24 小时尿蛋白 0.7g，尿蛋白（+++），尿隐血弱阳性，给予护肾、抗感染、补液等治疗 2 天后患者体温恢复正常，仍有颜面部、颈部、前胸部潮红和乏力食欲缺乏，无血压下降，但血肌酐上升达 700μmol/L，遂转至我院就诊。既往无肾病、结石、血液系统疾病、高血压、糖尿病、肝炎等病史，发病前无服药。患者发病前居住在农村，家里有鼠类出没。

思维提示

　　详细询问病史，患者无明显诱因下出现发热，同时伴有颜面部、颈部、前胸部潮红和乏力食欲缺乏，而后出现腹痛腹泻，但自行缓解。起病 5 天后出现尿量减少，至无尿，热退后血肌酐迅速升高。该患者先有一个发热阶段，有明显的中毒和出血表现，主要体现在发热、乏力食欲缺乏、腹痛腹泻、颜面部、颈部、前胸部潮红，而后出现少尿甚至无尿，血肌酐升高较快，2 天内血肌酐升高近 500μmol/L，提示患者出现了急性肾衰竭。患者进行抗感染、补液治疗后，发热缓解，但肾功能依然进行性下降，且患者未出现低血压表现，不考虑肾前性因素引起的急性肾损伤。患者无尿路结石、泌尿系占位病史，尿量逐渐减少，不考虑肾后性因素引起的急性肾损伤。因此，该患者考虑初步诊断：急性肾损伤，首先考虑肾性因素引起，但急性肾损伤可能由急进性肾小球肾炎、系统性红斑狼疮、血管炎、严重的感染等引起，结合发热、三红表现（颜面颈胸部潮红）、消化道症状、血小板减少以及可疑的鼠类接触史，首先考虑患者入院时为少尿期的肾综合征出血热。但是特别要跟另外一种传染病——钩端螺旋体病进行鉴别，肾衰竭型的钩端螺旋体病也可以出现上述临床表现，夏天也正好是钩端螺旋体病的高发期，需进一步检查以明确。

三、体格检查

(一)重点检查内容及目的

患者的主要临床表现为发热、颜面部、颈部、前胸部潮红和乏力食欲缺乏、尿量减少,因此在对患者进行系统全面的体格检查时,应重点注意患者出血、水肿的表现以及腹部和肾区的检查,如颜面部、颈部、前胸部潮红是否有皮温升高,压之是否褪色,是否有肿胀和压痛,有无球结膜水肿。全腹有无压痛、反跳痛,有无腹肌紧张,有无肝脾肿大,移动性浊音是否阴性,肾区有无叩击痛,各输尿管区有无叩痛,眼睑和双下肢有无水肿,腓肠肌无压痛。此外也需要关注患者腓肠肌有无压痛,全身浅表淋巴结有无肿大,皮肤巩膜有无黄染,来鉴别是否为钩端螺旋体病。

(二)体格检查结果及思维提示

体格检查结果:体温:36.0℃,脉搏:84 次/分,呼吸:20 次/分,血压:149/82mmHg。神志清,精神软,皮肤巩膜无黄染,无球结膜水肿,醉酒貌,颜面部、颈部、前胸部皮肤潮红,无皮温升高,压之不褪色,无肿胀和压痛,浅表淋巴结未及肿大,眼睑无水肿,双肺呼吸音清,未闻及干湿性啰音,心律齐,未闻及病理性杂音,腹软,无压痛反跳痛,肝脾肋下未及,移动性浊音阴性,双肾区和各输尿管区无叩击痛,双下肢轻度水肿,神经系统查体阴性,无肌压痛。

> **思维提示**
>
> 患者目前体温已经恢复正常,血压偏高,双下肢轻度水肿可能与大量蛋白丢失有关。总体来看,无明显呼吸道、消化道感染依据,也无肝脾肿大,无胸腹水,无低血压休克,无浅表淋巴结肿大,无皮肤巩膜黄染,腓肠肌无压痛,存在出血表现,因此体格检查不支持呼吸道感染、肺炎、肠炎、肝炎,也无钩端螺旋体病的特征性表现。根据目前的资料分析,该患者可能的疾病包括肾综合征出血热、系统性红斑狼疮、ANCA 相关性血管炎、紫癜性肾炎等。

四、辅助检查

(一)初步检查内容及目的

1. 急查血常规+网织红细胞、血气分析、凝血功能+D-二聚体、尿常规+比重+有形成分、肝肾脂糖电解质、流行性出血热抗体检测、尿四样、C-反应蛋白、大便常规+OB 试验等　复查血小板、血肌酐水平,有无酸中毒,以方便及时进行处理。明确是否为肾综合征出血热,并评估肾功能、肝功能受损情况,明确有无消化道出血。

2. 肝炎甲乙丙丁戊前 S1 抗原抗体系列、肿瘤指标(CEA+CA199+AFP+CA125)、抗核抗体系列(ANA+dsDNA+RNP+Sm+SSa+SSa52+抗 SSB+抗 Scl-70+抗 Jo-1)、MPO+PR3、p-ANCA+

c-ANCA、抗肾小球基底膜抗体、免疫球蛋白(IgG、IgM、IgA)+补体　排除抗 GBM 病、乙肝、系统性红斑狼疮、血管炎、肿瘤等疾病引起的肾损伤。

3. 泌尿系+肝胆胰脾超声　评估双肾病变情况和腹部情况。

4. 胸部平片　评估肺部情况。

(二)检查结果及思维提示

1. 血常规+网织红细胞　白细胞计数 $9.1×10^9/L$,中性粒细胞 80.9%,血红蛋白 132g/L,血小板计数 $90×10^9/L$,网织红细胞 0.9%,网织红细胞绝对值 $0.04×10^{12}/L$。

2. 血气分析　血液酸碱度(pH)7.36,二氧化碳分压 32.4mmHg,氧分压 39.2mmHg,碳酸氢根浓度 18.0mmol/L,标准碱剩余(SBE)-6.4mmol/L,标准碳酸氢盐(SB)19.0mmol/L,实际碱剩余-6.0mmol/L。

3. 凝血功能常规检查+D-二聚体　纤维蛋白原 4.7g/L,活化部分凝血活酶时间 35.0 秒,凝血酶原时间 10.6 秒,D-二聚体 876ug/L。

4. 尿常规+比重+有形成分　隐血(+,0.6mg/L),蛋白质±(0.2)g/L。

5. 肝肾脂糖电解质　总蛋白 56.5g/L,白蛋白 27.8g/L,谷丙转氨酶 44U/L,谷草转氨酶 29U/L,直接胆红素 $4μmol/L$,间接胆红素 $9μmol/L$,肾小球滤过率(MDRD)18.05ml/min,肌酐 $321μmol/L$,尿素 19.09mmol/L,尿酸 $646μmol/L$,甘油三酯 2.48mmol/L,钾 3.77mmol/L,钠 139mmol/L,氯 102mmol/L,总钙 2.19mmol/L,无机磷 1.42mmol/L。血糖正常。

6. 尿四样　尿免疫球蛋白 IgG 10.473g/(mol·Cr),尿微量白蛋白 16.758g/(mol·Cr),视黄醇结合蛋白 RBP 0.490g/(mol·Cr),尿 β2 微球蛋白 0.056g/(mol·Cr)。

7. C-反应蛋白　11.2mg/L

8. 流行性出血热抗体 IgM 阳性。

9. 大便常规+OB 正常。

10. 肿瘤指标(CEA+CA199+AFP+CA125)　糖抗原 125 110.4U/ml,铁蛋白 1419.1ng/ml,其余项正常。肝炎甲乙丙丁戊前 S1 抗原抗体系列、抗核抗体系列(ANA+dsDNA+RNP+Sm+SSa+SSa52+抗 SSB+抗 Scl-70+抗 Jo-1)、MPO+PR3、p-ANCA+c-ANCA、抗肾小球基底膜抗体、免疫球蛋白(IgG、IgM、IgA)+补体均无明显异常。

11. 泌尿系+肝胆胰脾超声　胆囊结石伴胆囊炎,余无明显异常。

12. 胸部平片　心影增大。

思维提示

老年患者,急性起病,先后经历发热期和少尿期,发热期有发热、出血表现、消化道症状,后经抗感染治疗后发热缓解,但肾功能进行性下降,进入少尿甚至无尿状态,中间无明显低血压休克表现。实验室结果提示有血小板减少、肝功能受损、蛋白尿、肾衰竭、代偿性代谢性和呼吸性酸中毒,均符合肾综合征出血热表现,而基本排除了系统性红斑狼疮、血管炎、肝炎、抗 GBM 病等,结合流行性出血热抗体 IgM 阳性,可以明确诊断。患者超声未提示肾脏缩小,血红蛋白在正常范围,考虑无慢性肾病基础。综合分析,患者肾出血热综合征诊断明确,入院时体温血压正常,考虑为少尿期,并有代偿性的酸中毒和低蛋白血症。

五、治疗方案及理由

（一）方案

1. 稳定机体内环境 该患者处于少尿期，需适当控制输液量，每日补液量为前一日尿量和呕吐量加 500~700ml，主要为高渗葡萄糖液，同时需限制电解质。如发生严重代谢性酸中毒，可予以碳酸氢钠溶液碱化。等患者尿量增多至多尿期，可改口服补液和补钾，但仍需补足液体和电解质。

2. 利尿 可以选用呋塞米、托拉塞米等袢利尿剂促进患者尿量排出，剂量可逐步增加至 100~300mg/天，静脉注射，每日 3~6 次。等患者尿量明显增多后，可逐渐停用利尿剂。

3. 导泻 可以选择甘露醇或者福松来导泻。

4. 血液透析 患者无尿状态，并存在酸中毒，需要血液透析进行肾脏替代治疗，避免水钠潴留，纠正电解质紊乱和酸碱失衡。等患者尿量明显增加，肾功能好转，可以停止血液透析。

5. 抑酸治疗 可选用奥美拉唑等质子泵抑制剂或雷尼替丁等 H2-受体拮抗剂抑酸护胃。消化道出血是肾综合征出血热的常见并发症，而且此患者血小板低，存在较高出血风险，予以抑酸护胃有助于减少消化道出血的风险，必要时需要输血小板治疗。

6. 抗感染 患者少尿期容易出现感染，因此予以经验性应用抗生素预防感染，可以选择头孢类、喹诺酮类等。

7. 护肝治疗 患者肝酶稍有升高，可选择还原型谷胱甘肽等药物护肝治疗。

（二）理由

肾综合征出血热可以出现五个期，发热期、低血压休克期、少尿期、多尿期、恢复期。感染、休克、ARDS、出血、心力衰竭是肾综合征出血热比较严重的并发症，需要积极防治。

该患者入院时无尿，体温、血压正常，处于少尿期。此期治疗的重点在于防治酸碱失衡和水电解质紊乱，"稳、促、导、透"为基本治疗措施。"稳"为通过补液稳定内环境。"促"为通过利尿，促进尿液排出。"导"为通过泻药导泻。同时通过护胃、抗生素预防消化道出血和感染。患者肝功能有受损，因此也需要护肝治疗。通过治疗后患者会进入多尿期，多尿期根据尿量可以分为：①移行期：尿量 500~2000ml/24h；②多尿早期：尿量>2000ml/日；③多尿后期：尿量>3000ml/24h，逐渐增加，可达 4000~8000ml/24h，少数可达 15000ml/24h 以上。但是本期水电解质紊乱的风险也达到高峰，容易并发感染，甚至出现休克，因此仍需要继续补液、抗感染等治疗。

六、治疗效果及思维提示

该患者经过托拉塞米利尿，血液透析替代治疗，辅以奥美拉唑护胃、头孢呋辛抗感染、还原型谷胱甘肽护肝治疗。入院 2 天后，患者尿量明显增多，每天 2000~3000 毫升/天。第 9 天，尿量 4500ml，复查肾功能：肾小球滤过率（MDRD）47.43ml/min，肌酐 139μmol/L，尿素氮 8.81mmol/L，尿酸 377μmol/L，提示明显好转，予以停止血液透析治疗。血小板计数恢复到正常范围 155×10^9/L。第 11 天出院，出院时尿量 4600 毫升/天，肾功能：肾小球滤过率（MDRD）62.13ml/min，肌酐 110μmol/L，尿素 6.50mmol/L，尿酸 360μmol/L。

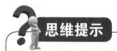

思维提示

　　肾综合征出血热以综合治疗为主,早期应用抗病毒治疗,中晚期以对症治疗为主。该患者无尿状态,有中毒、出血症状,属于重型肾综合征出血热。通过"稳、促、导、透"的基本治疗措施,可以明显改善患者酸碱失衡和水电解质紊乱,使其尿量增多,肾功能逐渐恢复。通过抑酸剂护胃、抗生素有效预防出血和严重感染。

七、对本病例的思考

　　肾综合征出血热又称流行性出血热,是一种传染病,由汉坦病毒属的病毒通过啮齿类动物(主要为黑线姬鼠、褐家鼠、大林姬鼠)传播,传播途径多样,包括呼吸道传播、消化道传播、接触传播、垂直传播、虫媒传播,潜伏期 7～46 天,一般为 2 周左右,人群普遍易感。发病后 3～5 天可以从外周血测到抗汉坦病毒 IgM 抗体来明确诊断。肾综合征出血热有三大主要特征:发热、出血、肾损害。肾综合征出血热可以出现五个期,发热期、低血压休克期、少尿期、多尿期、恢复期,五个期可以重叠出现,也可以不全部出现。发热期可有感染中毒症状(发热、消化道症状、头痛腰痛眼眶痛、肝肾功能受损)、出血表现(颜面部、颈部、胸部潮红)、渗出与水肿(球结膜水肿)表现。低血压休克期一般在发病后 4～5 天,会出现血压下降、脉率增快以及低血压表现,严重时可有精神神经症状。少尿期一般在发病后 5～8 天,患者出现少尿甚至无尿,并可伴有酸中毒、水钠潴留、电解质紊乱,严重时可发生肾性脑病、高血容量综合征、出血、严重感染。患者尿量增加至 2000ml 时进入多尿期,多在病程第 2 周时出现,此期如不补足液体,存在肌酐迅速升高的风险。患者尿量逐渐恢复至 2000ml 以下后则进入恢复期,持续时间约 1～3 个月,患者精神、食欲、体力会逐渐恢复,肾功能、贫血、高血压情况可继续好转,也可能无法恢复至正常水平。总体以对症支持治疗为主,治疗过程中需要注意防治感染、休克、ARDS、出血、心力衰竭等并发症。

　　本病例居住处有可疑鼠类接触史,急性起病,有发热、三红表现(颜面部、颈部、前胸部潮红)、消化道症状,而后出现少尿甚至无尿,进入少尿期,通过积极的"稳、促、导、透"等治疗后,患者肾功能逐渐恢复,尿量增多进入多尿期,并未发生并发症。该患者从起病到出院先后经历了发热期、少尿期、多尿期,其中无明显低血压休克期,是一例比较典型的肾综合征出血热病例。虽然病情进展快,但通过积极的治疗,患者还是很快得到了恢复。

（盛凯翔　杨　毅）

病例46　射频消融术后肌酐升高1天

男,56岁,于2015年2月3日入院。

一、主诉

射频消融术后肌酐升高1天。

二、病史询问

(一)初步诊断思路及病史询问

患者中年男性,急性起病,肾功能损伤时间短,起病前曾行射频消融术。对于急性肾损伤(AKI)患者,需鉴别病因为肾前性、肾性或肾后性。肾前性为各种病因所致有效血容量不足,肾后性AKI为各种病因所致尿路梗阻所致,通常累及双侧才会导致肌酐升高,肾性AKI包括肾小球性、小管间质性及肾血管性。问诊内容应包括:

1. 有无大量呕吐、腹泻、出汗、失血?

如存在上述容量丢失过程,需考虑容量不足所致AKI。

2. 有无急性心肌梗死、急性心肌炎、二尖瓣脱垂、心包填塞、恶性心律失常、心脏骤停病史?

上述基础心脏疾病可导致有效血容量不足、肾脏灌注不足所致AKI。

3. 有无主动脉夹层累及肾动脉病史?

若肾动脉受累,可引起肾脏灌注不足导致AKI。

4. 有无麻醉时间过长所致容量分布异常病史?

容量分布异常同样可导致肾脏灌注不足,引起AKI。

5. 患者有无少尿、意识不清、烦渴、头晕、乏力?

若存在上述容量不足表现,更进一步提示容量不足导致AKI可能。

6. 患者是否为突发无尿、阵发性无尿,泌尿系走形区域疼痛?

突发无尿、阵发性无尿及泌尿系走行区疼痛常提示泌尿系统梗阻可能。

7. 是否存在腹部肿瘤、腹部手术等腹部基础疾病?

外源性(肿瘤)压迫可导致肾后性AKI。

8. 起病前有无肾毒性药物(造影剂、NSAIDS、抗生素、抗病毒药物等)使用史?

如存在毒物药物接触史,需考虑毒物药物所致间质性肾炎可能。

9. 有无上呼吸道感染史?

前驱感染病史,可能提示某些类型肾小球肾炎。

10. 有无泡沫尿、血尿？

血尿、泡沫尿常提示小球疾病来源可能。

11. 有无颜面、下肢水肿？

肾性 AKI 常存在容量过多导致肢体、颜面水肿，不同部位的水肿对病因的鉴别亦有所帮助。

12. 有无腰背酸痛？

某些类型肾炎可伴有腰背部肾区疼痛。

13. 有无夜尿增多、牙齿酸痛、乏力，有无痰血、咯血，有无发热、皮疹、关节骨骼疼痛、光过敏等全身表现？

若存在全身伴随症状常提示系统性疾病。

14. 既往有无肾功能异常、尿检异常史？

若既往已有异常表现，提示存在基础肾脏疾病。

15. 有无痛风病史？

若存在痛风，需考虑有无尿酸性肾病。

16. 有无乙肝、丙肝、结核病史？

若存在乙肝、丙肝、结核，需考虑感染相关肾脏疾病。

17. 有无结石病史？慢性结石、肾积水可导致慢性梗阻性肾病。

有无心脏疾病病史？慢性心脏疾病或急性加重可导致心肾综合征。

（二）问诊结果及思维提示

患者 1 天前因"发现心房颤动 12 年"于心内科住院行 Carto3 引导下射频消融术，患者入院时有阵发性胸闷、心慌、头晕，每次发作持续 1 分钟后可自行好转，无夜间阵发性呼吸困难，无活动后胸闷、胸痛，无咳嗽咳痰、咳粉红色泡沫样痰，无大汗淋漓，无泡沫尿、血尿，无夜尿增多，尿量正常，平素规律服用美托洛尔平片 25mg/每日两次控制心室率，华法林 3mg/每日 1 次抗血栓形成。术前查心电图：①心房颤动；②不完全右束支传导阻滞；心脏超声：①主动脉硬化；②双心房偏大；③三尖瓣中-重度关闭不全；EF67%。生化：肌酐 88μmol/L，血钾 4.2mmol/L。肝胆脾胰-泌尿系超声、胸片无特殊。患者射频消融术过程顺利，术后监测生命体征平稳，继续服用华法林抗凝，无胸闷心慌发作，无头晕乏力，无腰背酸痛，无血尿少尿等不适。次日常规复查肾功能提示肌酐 250μmol/L，尿量不少。患者既往高血压 3 年，血压控制可，无尿检异常、肝炎、糖尿病、高血压、肾结石痛风等病史。

思维提示

患者急性起病，起病前 1 天行有造影剂接触史，无少尿、水肿、腰背酸痛等明显主诉，术前检查肌酐 88μmol/L，常规复查发现肌酐明显升高。患者既往房颤 12 余年，高血压 3 年余，近期无除造影剂外其他可疑肾毒性药物服用史，无慢性肾病病史，无容量丢失、肾后梗阻表现，尿检、泌尿系超声无特殊。无肾前性或肾后性 AKI 依据，首先考虑肾性 AKI。

三、体格检查

（一）重点检查内容及目的

体格检查应注意患者容量状态，有无脱水表现。如存在容量不足表现应考虑肾前性因素。有无肾区叩痛。如存在肾区叩痛，提示可能存在某些类型肾炎可能。有无皮疹、关节触痛压痛、口腔溃疡等继发性因素表现。如存在全身伴随症状，需考虑系统性疾病累及肾脏。

（二）体格检查结果

患者神清，精神可，血压 150/88mmHg，心率 78 次/分，无皮肤黏膜皱缩，无皮疹、关节压痛、溃疡。两肺呼吸音清，未闻及干湿性啰音及哮鸣音。心律齐，各瓣膜区未闻及病理性杂音及额外心音。腹平软，无压痛反跳痛。颜面、双下肢无明显水肿。双肾区无叩痛。

思维提示

患者查体无明显有效血容量不足体征，无泌尿系走行区域压痛、叩痛，不支持肾前性或肾后性 AKI。同时注意到患者无颜面或四肢水肿，无肾区叩痛等肾炎表现，亦无皮疹关节疼痛等继发性因素表现。根据患者现病史及体格检查结果，目前应首先考虑造影所致急性肾损伤。

四、辅助检查

（一）初步检查内容及目的

1. 尿常规、肾功能电解质、N-乙酰氨基葡萄糖苷酶　监测血肌酐、电解质变化，有无蛋白尿、血尿、肾小管受累等肾脏损伤情况。
2. 血常规、血气分析、凝血功能　了解内环境，明确有无酸/碱中毒。
3. 泌尿系及肾血管超声　了解有无肾脏病变、泌尿系梗阻及肾动脉病变。

（二）检查结果

1. 肾功能电解质　血肌酐 250μmol/L，尿素氮 11.6mmol/L，尿酸 536μmol/L，钾 5.71mmol/L。
2. 尿常规　pH 5.0，比重 1.016，蛋白（±），尿红细胞 35.9/μl，白细胞 19.5/μl，尿糖+。
3. N-乙酰氨基葡萄糖苷酶　33.2U/L。
4. 血常规　白细胞 14.9×10^9/L，中性粒细胞 91.5%，血红蛋白 130g/L，血小板计数 93×10^9/L。
5. 血气分析　pH 7.37，二氧化碳分压 29.8mmHg，氧分压 96mmHg，SBE-7.6mmol/L。
6. 凝血功能　PT 23.8s，INR 2.01，D-二聚体 2560ug/L。
7. 泌尿系及肾血管超声　未见明显异常。

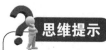

思维提示

　　患者肾血管、泌尿系超声未见明显异常,排除梗阻、肾动脉狭窄。患者 N-乙酰氨基葡萄糖苷酶升高,尿常规尿糖(+)(无糖尿病病史),为小管损伤表现,同时仅轻度血尿(不除外与服用华法林相关),无明显蛋白尿,辅检以小管间质损伤为主要表现,结合患者病史,首先考虑造影剂肾病。

五、治疗方案及理由

(一) 方案

　　1. 预防　生理盐水术前水化,术后辅助造影剂排泄。避免使用肾毒性药物,选择低渗非离子型造影剂。

　　2. 治疗　停用可疑肾毒性药物,予等渗盐水补液水化,对少尿高钾者予利尿降钾对症治疗。必要时血液透析。

(二) 理由

　　造影剂肾病重在预防,应当合理评估造影剂使用适应证,使用造影剂前尽可能纠正危险因素,避免使用肾毒性药物。对于高风险患者可以选择等渗非离子型造影剂降低造影剂肾病发生率,在允许范围内尽可能减少造影剂的使用。在无禁忌证患者中,术前术后水化可降低造影剂肾病的发生率。已有严重基础肾功能不全而又必须使用造影剂的患者,术后可考虑行透析帮助造影剂排泄。造影剂肾病缺少特异性治疗,对于非少尿型患者应予补液,对于液体种类的选择尚无明确证据证明此间优劣,常用生理盐水或林格氏液。乙酰半胱氨酸、还原性谷胱甘肽作用等对肾脏的保护尚不明确,不作为常规推荐。对于持续无尿患者需考虑行透析辅助治疗。

六、治疗效果及思维提示

　　治疗效果:患者经补液、碳酸氢钠液碱化尿液,呋塞米针降钾治疗后肌酐、血钾迅速下降,尿量维持可,3 日后肌酐降至正常范围。

思维提示

　　大部分单纯造影剂肾病患者经积极补液及对症治疗后病情可迅速好转,如本例患者。但对复杂、重症病例,如合并其他肾脏损害因素,少尿至无尿型造影剂肾病,需根据病情采用其他治疗,必要时行肾脏替代治疗。

七、对本病例的思考

　　造影剂肾病一般指使用碘造影剂后 72 小时内所引发的急性肾损伤,并排除其他病因。随着介入治疗、增强 CT 等检查开展越来越广泛,临床中并不少见。碘造影剂可造成肾脏血流分布改变、肾小管急性损伤,患者常表现为使用造影剂 1~2 天后检查发现血清肌酐升高,3~5 天达高峰,7~10 天左右恢复正常,多数患者尿量正常,大多数患者肾功能可恢复至造影前水平,不可逆者少见,偶有患者需要透析治疗。辅助检查可见小管间质性损伤,部分患者有尿蛋白,大多在 1g/d 以下,罕见肾病性蛋白尿。高危因素包括术前已存在肾功能不全,糖尿病,高龄(>75 岁),贫血,造影剂种类(高渗、离子型),造影剂用量过大,心力衰竭,RAAS 阻滞剂的使用,血流状态不稳定等。造影剂肾病重在预防、尽量减少可纠正的高危因素,治疗上除补液外,其他药物(碳酸氢钠、乙酰半胱氨酸、还原性谷胱甘肽等)尚未得到大样本研究的证实。

（雷　欣　张　萍）

病例47 乏力、食欲缺乏伴肤黄、尿黄半月，血肌酐升高1周

男性，62岁，于2015年8月11日入院。

一、主诉

乏力、食欲缺乏伴肤黄、尿黄半月，血肌酐升高1周。

二、病史询问

（一）初步诊断思路及病史询问

患者老年男性，乏力肤黄尿黄等肝病表现后出现肾功能损害。对于肌酐升高的患者，首先我们要判断是急性肾功能损伤还是慢性肾功能损伤。急性肾功能损伤的患者主要考虑以下几方面的原因来做系统的鉴别诊断，肾前性、肾性及肾后性因素。肾前性因素往往有少尿无尿的表现，原因可有较大量出血、严重呕吐腹泻等引起的有效循环血容量不足，急性心肌梗死等原因造成的心脏搏出量不足，高钙血症等引起的肾动脉收缩，ACEI或者ARB使用等原因引起的肾单位血液调节能力下降等原因，肾性因素相对较复杂，主要考虑以下几个方面，肾动静脉血栓等肾脏大血管病变因素，急进性肾小球肾炎、TTP等肾小球疾病或者微血管病变，药物性因素、肿瘤侵犯等引起的肾小管、肾间质疾病。肾后性因素主要病因为输尿管病变、膀胱病变及尿道病变。输尿管病变可按照管腔内病变，如结石、血块堵塞，管壁病变及管外压迫这三方面进行排查。对于慢性肾功能不全患者，往往有较长时间的肾脏损害病史，如患者有长期蛋白尿病史，既往肾功能不全病史，常伴随有高血压糖尿病等引起慢性肾损害的病史。因此，问诊时应围绕基础肝脏疾病、伴随症状，有无少尿、水肿、泡沫尿、血尿、夜尿增多，随时间演变的过程、相应的治疗和治疗后病情的变化进行展开。

（二）问诊的主要内容：

1. 患者基础肝脏疾病变化情况，有无缓解或加重？

明确肝脏基础疾病的变化及进展有助于鉴别肝肾综合征与肝病合并急性肾损伤/慢性肾病，同时也有助于制定后续的治疗方案及预测疾病的转归等。

2. 患者住院期间是否应用了抗生素，解热镇痛药等药物史？

严重肝病患者常预防性应用抗生素，多有非甾体类解热镇痛药服用史，此类药物可引起药物性肾功能损害，需注意与肝肾综合征相鉴别。

3. 患者近一两周来尿量变化情况，有无蛋白尿血尿等？

肝肾综合征引起非实质性肾功能损害，如患者出现蛋白尿，血尿，常提示肾小球肾炎的可

能,肝肾综合征的发病机制包括有效循环容量不足,故常表现为少尿或无尿,如患者尿量不变甚至上升,需进一步排查有无其他原因致肾功能升高。

4. 患者发病前剧烈呕吐,腹泻等相关病史?

剧烈呕吐,腹泻均可引起肾前性急性肾损伤,也加重了肝病患者有效血容量的不足,此时出现血清肌酐升高及少尿等,临床表现与肝肾综合征相似,鉴别困难,应予以补液治疗,治疗后疗效可帮助鉴别。

5. 询问有无全身皮疹,关节痛等?

合并皮疹及关节痛等多提示自身免疫性疾病,此时应予以完善抗核抗体系列(ANA+dsDNA+RNP+Sm+SSa+SSa52+抗 SSB+抗 Scl-70+抗 Jo-1)等鉴别自身免疫性疾病引起的肾损害。

6. 既往史询问:有无既往肾脏检查,尿液检查,超声等?

如患者既往有肾病史,如尿蛋白,超声提示肾脏萎缩等,常提示慢性肾脏病可能。

7. 询问有无高血压、糖尿病及乙肝、丙肝、艾滋病病史?

高血压、糖尿病及乙肝、丙肝、艾滋病等均可引起继发性肾损害,尤其在我国重型肝炎多数由乙肝引起,故需鉴别以上疾患引起的肾功能损害,由于临床表现差异较大,一般不难鉴别。

(三) 问诊结果及思维提示

患者既往有乙肝病史 20 余年,肝硬化病史 5 年,长期服用恩替卡韦,半月前有"中药"服用史,具体不详,本次因乏力伴肤黄、眼黄半月入院,否认既往肾脏相关疾病史及高血压、糖尿病病史。一周前当地医院查:尿蛋白尿红细胞阴性,尿比重 1.025,尿胆红素(++),尿隐血(+),血肌酐 85μmol/L,总胆红素 374μmol/L,泌尿系超声未提示异常。当地医院予以门冬氨酸鸟氨酸降血氨,泰能抗感染,呋塞米、螺内酯利尿等,但胆红素仍进一步升高,同时出现尿量偏少,尿色加深,下肢轻度轻度水肿,扑翼样震颤阳性。我院门诊复查血肌酐 320μmol/L,血钠 128mmol/L,总胆红素 605μmol/L,血浆氨 114μmol/L。

> **思维提示**
>
> 　　详细询问病史,患者既往无肾病病史,一周内血肌酐快速升高,尿蛋白、尿红细胞阴性,诊断"急性肾损伤"成立。诊断急性肾损伤后,首先要查找病因,肾前性、肾性、肾后性因素。目前超声暂不支持肾后性因素。患者半月前有服用"中药"史,急性过敏性间质性肾炎不能完全排除。患者尿常规表现为尿比重升高,无明显血尿及蛋白尿,肾前性因素首先考虑。

三、体格检查

(一) 重点检查内容及目的

患者的主要临床症状最主要是基础肝脏疾病引起,然后才是肾功能的损害,体格检查时应肝病相关查体为主,注意患者皮肤巩膜黄染、腹水、移动性浊音、肝掌、蜘蛛痣、有无意识障碍、计算及定向力障碍等,同时查看是否存在皮疹,关节病变,下垂部位水肿等。

(二)体格检查结果及思维提示

体格检查结果:血压 119/67mmHg,体温 37.1℃。神志尚清,皮肤巩膜重度黄染,全身无皮疹及散在出血点,心肺听诊无异常,腹膨隆,腹壁可见静脉曲张,移动性浊音阳性,双下肢中度凹陷性水肿。扑翼样震颤阳性。病理征未引出。

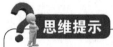
思维提示

通过以上问诊及查体获悉,患者严重肝病基础存在,目前无各类原发及继发性肾小球肾炎存在依据,临床诊断考虑肝肾综合征。肝肾综合征是慢性肝病患者出现进展性肝衰竭和门静脉高压时,以肾功能不全、内源性血管活性物质异常和动脉循环血流动力学改变为特征的一组临床综合征,无肾脏实质受累,具有可逆性。

四、辅助检查及思维提示

(一)初步检查及目的

1. 血常规、尿常规、肝肾脂糖电解质、凝血功能、血浆氨、肝炎甲乙丙丁戊前 S1 抗原抗体系列、血气分析评估患者一般情况。

2. 肿瘤指标(CEA+CA199+AFP+CA125)、抗核抗体系列(ANA+dsDNA+RNP+Sm+SSa+SSa52+抗 SSB+抗 Scl-70+抗 Jo-1)、MPO+PR3、p-ANCA+c-ANCA、免疫球蛋白(IgG、IgM、IgA)+补体   排除其他继发性肾脏疾病。

3. 肝脏超声、泌尿系超声   评估肝脏病变双肾病变情况。

4. 肺部 CT   明确是否存在肺部感染。

5. 双肾血管超声   明确是否存在双肾血管性病变。

6. 头颅 MRI   排除神经系统器质性病变。

(二)检查结果及思维提示

1. 血常规   白细胞 $10.8×10^9$/L,中性比 83%,血小板 $87×10^9$/L。

2. 尿常规   尿蛋白尿红细胞阴性,尿比重 1.025,尿胆红素++,尿隐血+。

3. 肝肾脂糖电解质   血肌酐 320μmol/L,血钠 128mmol/L。总胆红素 605μmol/L。电解质正常范围。

4. 血浆氨   70~114μmol/L。

5. 凝血功能   INR 1.3,PT 34.8s。

6. 肝炎甲乙丙丁戊前 S1 抗原抗体系列   乙肝表面抗原阳性,其余肝炎病毒阴性。

7. 血气分析   pH 7.39,二氧化碳分压 30.8mmHg,氧分压 99mmHg,SBE-3.6mmol/L

8. 肿瘤指标(CEA+CA199+AFP+CA125)、抗核抗体系列(ANA+dsDNA+RNP+Sm+SSa+SSa52+抗 SSB+抗 Scl-70+抗 Jo-1)、MPO+PR3、p-ANCA+c-ANCA、免疫球蛋白(IgG、IgM、IgA)+

补体等均阴性。

9. 肝脏及泌尿系超声　慢性肝病图像，双肾大小形态正常范围。

10. 肺部 CT　两肺少许增殖灶。

11. 双肾血管超声　正常。

12. 头颅 MRI　正常。

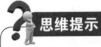 **思维提示**

老年患者，男性，"乙肝肝硬化；肝衰竭；肝性脑病"入院，血清肌酐升高 1 周，尿常规大致正常，目前排除各类原发及继发肾小球肾炎，排除肾后梗阻因素，结合患者自身严重肝脏疾病且进展的同时，肾功能持续恶化，临床诊断"肝肾综合征"成立。

五、治疗方案及理由

(一) 方案

1. 原发病治疗　予以甘草酸，腺苷蛋氨酸等护肝降酶，门冬氨酸、鸟氨酸降低血氨，恩替卡韦抗病毒等治疗，同时积极予以人工肝支持系统治疗。

2. 其他治疗　先后予以羟乙基淀粉，白蛋白，特利加压素，利尿剂等扩容利尿对症。

3. 肝移植。

(二) 理由

肝肾综合征是终末期肝病的严重并发症之一，即使内科综合治疗方法很多，但疗效大多不确切，其一旦发生病死率极高。肝肾综合征目前最有效的治疗是活体肝移植或肝肾联合移植，但因费用昂贵且供体来源有限而限制了其临床应用。积极治疗原发病，祛除诱发因素，改善肾功能，争取肝移植是目前治疗的重点。肝肾综合征的预防主要包括：①预防和控制细菌感染；②预防和控制各部位出血，③避免肾毒性药物的使用；④避免单纯大量放腹水；⑤扩充血容量，维持水电解质平衡。当患者血肌酐>300μmol/L，血气分析 pH<7.2 或出现严重容量负荷过重及高钾血症、肺水肿、难以纠正的酸中毒时，应考虑血液净化治疗。经颈静脉肝内门体分流术(TIPS)治疗及人工肝支持系统对部分患者有效，但目前尚无足够数据及资料支持。

六、治疗效果及思维提示

给予上述药物治疗及人工肝支持治疗后，患者疾病仍进展，胆红素持续升高，PT 延长，出现肝性脑病，肌酐下降不明显，每日尿量始终小于 500ml。最后行肝移植治疗，黄疸下降，肾功能恢复至 78μmol/L，尿常规阴性。

思维提示

在肝肾综合征的防治中，任何有损肝肾功能的因素应及时发现、纠正或避免。因呕吐、腹泻、出血或其他任何可以减少有效血容量的因素所引起的血容量不足也必须迅速纠正。对全身血流动力学及肾功能可能有害的药物，应尽可能避免应用或必须应用时慎重权衡利弊。大多数严重肝病患者多有循环充盈不足，反复补充白蛋白或新鲜血浆是纠正血容量不足的有效选择。

七、对本病例的思考

本例患者中原有慢性乙型肝炎及肝硬化病史，同时有中药服用史，患者乙肝慢加急性肝衰竭，无论合并药物性肝功能损害与否，严重肝病基础存在，于此同时出现急性肾衰竭，肝肾综合征是需重点考虑的，但其诊断依赖于排除其他肾脏疾病，诊断明确后，肾脏疾病的治疗并不是最主要的，而且在患者药物及人工肝系统治疗期间，伴随着肝病进展，出现多系统并发症，肾功能也有逐渐恶化趋势，而在肝移植后，肾功能也恢复正常。

肝肾综合征的发病机制目前尚未完全阐明，主要机制是内脏血管扩张，引起动脉有效循环血流量不足，引起肾小球滤过率降低。根据肾功能损害程度，临床上可分为Ⅰ型 HRS 及Ⅱ型 HRS。Ⅰ型：2 周内血清肌酐升高至原水平 2 倍或大于 $221\mu mol/L$；Ⅱ型：相对进展较慢，血清肌酐大于 $133\mu mol/L$。目前认为在肝肾综合征的早期阶段，肾衰竭是功能性病变，肾功能可随肝功能的好转而逆转。而肝肾综合征治疗成功的关键是基础肝病的恢复和逆转，但大多数肝衰竭或慢性终末期肝病是不可逆的。因此，肝移植是目前公认的最有效治疗手段。

（陈涧杨　张　萍）

病例48 发热4天,胸闷气促2天,无尿、意识不清1天

女,23岁,于2014年3月25日入院。

一、主诉

发热4天,胸闷气促2天,无尿、意识不清1天。

二、病史询问

(一)初步诊断思路及现病史询问

患者青年女性,起病急骤,快速进展。入院时无尿1天,从急性肾损伤(AKI)角度出发,需鉴诊AKI为肾前性、肾性或肾后性。肾前性为各种病因所致有效血容量不足,肾后性AKI常表现为突发的无尿,肾性AKI包括肾小球性、小管间质性及肾血管性。问诊时应当询问:

1. 发热后有无大量出汗、呕吐、腹泻? 有无四肢厥冷、血压降低、心率加快?

如患者曾有明显容量丢失过程,起病后有容量不足症状与体征,应当考虑AKI为肾前性。

2. 是否为突发无尿、阵发性无尿?

是否伴有明显的泌尿系走行区域疼痛? 如存在上述情况,应考虑患者存在梗阻因素。

3. 起病前有无肾毒性药物、毒物接触使用史?

如存在毒物药物接触史,需考虑毒物药物所致间质性肾炎可能。

4. 起病前有无上呼吸道感染史?

前驱感染病史,可能提示某些类型肾小球肾炎。

5. 有无泡沫尿、血尿?

血尿、泡沫尿可提示尿液中含有红细胞、蛋白质,需考虑小球来源疾病可能,但需进一步与其他疾病鉴别。

6. 有无尿量变化?

尿量为肾脏功能重要表现,在许多类型的AKI中可伴有尿量减少甚至无尿。

7. 有无颜面、下肢水肿?

肾性AKI常存在容量过多导致肢体、颜面水肿,不同部位的水肿对疾病的鉴诊(肾炎性或肾病性)可有所提示。

8. 有无腰背酸痛?

多种肾炎可伴有腰背部肾区疼痛、叩击痛,有助于疾病鉴诊。

9. 有无夜尿增多、牙齿酸痛、乏力,有无皮疹、关节骨骼疼痛、光过敏、口腔溃疡、黏膜干燥等其他全身表现?

若存在其他全身伴随症状,应考虑系统疾病累及肾脏所致 AKI。

10. 患者发热起病,应注意询问热峰、热型?

典型的热峰、热型对感染病原体可有所提示。

11. 有无感染定位表现(如咳嗽咳痰,黏液脓血便,头痛抽搐,尿频尿急尿痛等)?

定位症状可提示感染部位,特别需注意隐匿性感染的鉴别诊断(如感染性心内膜炎)。

12. 患者胸闷 2 天,需注意询问胸闷与活动是否相关?

胸闷若与活动相关,常提示心肺功能不全。

13. 病情有哪些加重或者缓解因素?

不同病因所致胸闷可有不同加重或缓解因素,如心绞痛伴随胸痛胸闷可在休息后、服用硝酸甘油后好转。

14. 夜间能否平卧?

夜间不能平卧提示心力衰竭。

15. 有无喘憋?

如存在喘憋应考虑哮喘。

16. 有无粉红色泡沫样痰?

咳粉红色泡沫样痰为急性左心衰表现。

(二)问诊结果及思维提示

患者 4 天前无明显诱因下持续高热,体温最高 39.2℃,伴畏寒寒战,伴腹泻,稀便,3~5次/日,起病时无胸闷气促、意识不清,无咳嗽咳痰,无黏液脓血便,无恶心呕吐,无腹痛腹胀,无头痛、视物模糊,无尿频尿急尿痛,无皮疹、关节疼痛、溃疡、光过敏等其他不适,至当地医院就诊,予静滴头孢噻肟、利巴韦林抗感染及地塞米松对症治疗。用药后腹泻、发热有所缓解,后予口服药物继续治疗。但患者于 2 天前开始出现胸闷、气促、心悸,胸闷呈持续性,休息后未缓解,无胸痛、放射痛,无明显喘憋,后至当地医院就诊,相关辅助检查提示:WBC $4.7×10^9$/L,Neu 70.9%,HB 128g/L,PLT $122×10^9$/L,CRP 20.8mg/L,Cr 61μmol/L,BNP 176ng/ml,AST 102U/L,LDH 764/L,CK 754U/L,CK-MB 73.5U/L,钠 130mmol/L,钾 2.96mmol/L,心电图示窦性心动过速。当地医院继续给予静脉头孢噻肟抗感染及补液、维持水电解质平衡等对症治疗。1 天前患者出现无尿、意识不清,四肢厥冷,脉搏细促,监测血压下降至 60/40mmHg 左右,考虑为心源性休克,予转入 ICU,气管插管,IABP 泵置入。复查 WBC $22.1×10^9$/L,Neu 85.9%,HB 113g/L,PLT $125×10^9$/L,CRP 20.8mg/L,Cr 189.9μmol/L,钠 144mmol/L,钾 3.28mmol/L,床边心脏超声示室间隔、左室壁运动整体减低,心肌回声减低(考虑心肌水肿),心包腔少量积液,EF23%。当地医院继续予舒普深抗感染,大剂量肾上腺素及去甲肾上腺素维持血压,并行 CRRT 血液净化治疗,无尿。现因病情无明显好转转入我院。患者既往体健,无心脏疾病、肺部疾病、肾脏疾病病史。

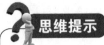

思维提示

　　患者青年女性,既往体健,患者发热起病伴轻度腹泻,而后出现胸闷、心悸、心源性休克,病程短,加重急骤,诊断需首先考虑重症心肌炎。起病后 3 天出现无尿时伴随明显心力衰竭、休克表现,心源性休克所致肾前性 AKI 应首先考虑。同时患者无明显梗阻因素、临床表现,无肾后性 AKI 依据;无血尿、泡沫尿,无腰背酸痛,无颜面四肢水肿,无皮疹关节疼痛等表现,虽有头孢类抗生素使用史,但头孢类药物所致 AKI 少见完全无尿,故而肾性 AKI 也依据不足。

三、体格检查

(一) 重点检查内容及目的

　　体格检查应注意患者意识状态及血压、呼吸、体温。上述体格检查评估患者基本生命体征、意识状态,初步判断患者一般情况、病情是否危重。此外需注意评估心音,有无水肿,有无皮疹、溃疡。心音、心脏杂音有助于初步了解心脏功能,是否存在水肿有助于评估患者容量状态及病因鉴别诊断,是否存在皮疹、溃疡同样有助于疾病鉴别。

(二) 体格检查结果

　　体温 37.4℃,脉搏 122 次/分,呼吸(机械通气)12 次/分,血压 96/68mmHg(肾上腺素及去甲肾上腺素维持下)。药物镇静,气管插管接呼吸机辅助呼吸,皮肤巩膜无黄染,瞳孔等大等圆,对光反射灵敏,双肺呼吸音粗,心音减弱,心律不齐,腹软。颈静脉充盈,腰骶部水肿,移动性浊音阴性,双下肢轻度水肿。

思维提示

　　患者仍处于休克状态,血压需大剂量血管活性药物维持,同时心音减弱、心律不齐,支持心源性休克。患者虽有双下肢轻度水肿,但伴有颈静脉充盈,需考虑为全心衰所致水肿,同时需注意有无过度消耗所致低蛋白血症引发水肿。根据患者现病史及体格检查结果,患者应首先考虑急性心力衰竭所致 AKI。

四、辅助检查

(一) 初步检查内容及目的

1. 肝肾脂糖电解质、尿常规　评估肾脏受累情况。
2. 血常规、CRP、血气分析　评估基本血象、内环境状态、炎症状态。
3. pro-BNP　反映心衰情况。

4. 血清超敏肌钙蛋白　评估心肌损伤情况。

5. 肝炎甲乙丙丁戊前S1抗原抗体系列、凝血功能-D二聚体　评估肝功能、有无肝炎病毒感染。

(二) 检查结果

1. 肝肾脂糖电解质　白蛋白27.4g/L,ALT 14940U/L,AST 9990U/L,肌酐172μmol/L,钾4.33mmol/L,钠149mmol/L,乳酸脱氢酶1759U/L,磷酸肌酸激酶9187U/L,CK-MB 404U/L。

2. 尿常规　pH 5.5,比重1.029,蛋白(++),红细胞279/μl,葡萄糖+,白细胞74.8/μl。

3. 血常规　白细胞28.8×10^9/L,中性粒细胞77.5%,血红蛋白126g/L,血小板139×10^9/L,CRP:33.9mg/L。

4. 血气分析　pH 7.40,氧分压100mmHg,二氧化碳分压29mmHg,SBE-5.8mmol/L,乳酸6.3mmol/L。

5. pro-BNP3248pg/ml。

6. 血清肌钙蛋白定量　66.5ng/ml。

7. 凝血功能　PT 42s,INR 4.5,D-dimer 3895μg/L。

8. 肝炎甲乙丙丁戊前S1抗原抗体系列阴性。

思维提示

患者复查肌酐仍高(患者正接受CRRT治疗)、肾功能无明显好转。尿常规可见尿液浓缩明显,尿糖阳性提示小管损伤,有轻度红细胞尿,但需注意患者存在凝血功能障碍同样可以解释尿检中的红细胞,尿中白蛋白(++),但因尿液高度浓缩、对结果有一定干扰,此外,尿检可见轻度白细胞尿,但无亚硝酸盐阳性等感染依据,需考虑无菌性白细胞尿,有条件可进一步完善尿四样、24小时尿蛋白定量、红细胞位相等检查(但患者持续无尿,无法完成上述辅助检查)。血清肌钙蛋白明显升高提示心肌受损严重。肝酶、凝血功能提示肝脏严重受损。血气分析提示碱剩余减低、乳酸升高提示代酸、循环缺血。白细胞明显升高,但CRP轻度升高,提示机体应激状态。综上,患者辅检符合急性心肌炎、心力衰竭、心源性休克所致多脏器功能损害,其中肾脏损害符合1型心肾综合征。

五、治疗方案及理由

(一) 方案

治疗方案:患者入院后予机械通气、心电监护,连续血液净化(CRRT)治疗,甲泼尼龙抗炎,去甲肾上腺素维持循环,哌拉西林他唑巴坦经验性抗感染。

(二) 理由

1型心肾综合征的治疗重在原发心脏疾病的诊治,根据不同病因需采取不同治疗措施,同时予积极支持治疗。

1. 支持治疗　对于代偿性心衰患者,应予吸氧,适当使用襻利尿剂利尿、硝酸酯类药物扩血管减轻心肌负荷,在无禁忌时尽快加用 β 受体阻滞剂、ACEI/ARB 类药物改善预后。对于失代偿性心衰患者,应当维持呼吸循环稳定,可予去甲肾上腺素、多巴胺等血管活性药物,重症患者可采用机械通气、主动脉球囊反搏、ECMO 等治疗措施。洋地黄类药物在心肌炎伴心衰患者中临床证据不足,在动物实验可增加死亡率,需谨慎使用。对于存在心律失常患者应维持钾、镁等电解质平衡,药物上可予胺碘酮、利多卡因等抗心律失常治疗,部分重症患者(频发室速、高度房室传导阻滞)应考虑行 ICD、起搏器植入治疗。

2. AKI 的治疗　1 型心肾综合征 AKI 的治疗根本在于原发病治疗,对于无尿、少尿、高钾无法纠正、内环境紊乱患者需考虑行血液净化治疗,重症患者需行 CRRT 治疗。

3. 激素　心肌炎患者伴有显著的心肌水肿、炎症,可考虑激素抗感染治疗,但到目前为止激素对预后的作用并未得到临床研究的充分证实。

4. 抗病毒药物　考虑病毒性心肌炎可给予干扰素等抗病毒治疗,但对预后的改善作用尚未得到证实。

六、治疗效果及思维提示

治疗效果:患者入院后虽经积极治疗,但病情进行性加重,持续无尿,肝功能进行性衰竭,反复出现短阵室速及房室传导阻滞(后置入临时起搏器),并发下肢坏疽(考虑为 IABP 置管后所致血管夹层)。2 日后自动出院。

思维提示

　　由于缺乏特效治疗,临床治疗以支持治疗为主,当合并 AKI 时,因患者常常存在多脏器功能不全、内环境及电解质紊乱、少尿甚至无尿等危重症情况,应考虑行 CRRT 治疗。但重症爆发型心肌炎病情凶险,并发症多,部分患者预后极差。

七、对本病例的思考

心脏或肾脏中某一脏器损伤/衰竭导致另一脏器损伤/衰竭,这一内在病理生理上的交互作用称为心肾综合征(Cardiorenal Syndrome,CRS)。它最初指慢性心衰所致慢性肾功能不全,现在包括 5 型:①1 型:心功能急剧恶化导致急性肾损伤;②2 型:慢性心功能不全引起 CKD 进展;③3 型:急性肾心综合征,指原发的急剧的肾功能恶化导致急性心功能不全;④4 型:慢性肾心综合征,CKD 导致慢性心功能不全;⑤5 型:继发性 CRS,由于急性或慢性系统性疾病导致心肾损伤出现这两个器官的功能异常。此组疾病涵盖内容广泛,发病机制、临床表现、治疗方案不一而同。无论何种类型,治疗上均以原发病治疗为主、辅以对症支持治疗。其中,慢性心衰的治疗与其他慢性心衰类似,无禁忌患者均应使用 β 受体阻滞剂、ACEI/ARB;醛固酮拮抗剂虽可改善预后,但由于可造成高钾,心肾综合征患者使用前应仔细评估;利尿剂、地高辛可用于症状改善,但对长期预后并无改善作用。慢性肾脏病治疗同其他类型慢性肾病治疗,积极控制血压、蛋白尿,控制蛋白摄入、控制血脂、纠正贫血。在 AKI 的治疗上,此组疾病由于肾脏、心脏同时受累可表现为难治性少尿甚至无尿,伴有水电解质、内环境紊乱,重症患者需及时采用 CRRT 等血液净化疗法对症治疗;其中,部分患者(如 SLE 所致 5 型心肾综合征,抗 GBM 综合征所致 3 型心肾综合征)可考虑行血浆置换、免疫吸附等治疗清除血液中致病物质。

(雷 欣　张 萍)

病例49　乏力伴血肌酐升高2年余，加重半月

男性,55岁,2016年4月28日入院。

一、主诉

乏力伴血肌酐升高2年余,加重半月。

二、病史询问

(一)初步诊断思路及病史询问

中年男性,病史长,以乏力为主要表现,同时检查发现血肌酐升高,可初步判断患者有较长的肾功能不全病史,肾功能有一个慢性进展的过程。病情加重半月,因此,问诊时首先针对是否有加重肾功能进展的因素,包括感染、药物、血压、血糖、外伤史的情况,注意鉴别诊断的内容询问。

(二)问诊的主要内容

现病史询问　患者蛋白尿病史较长,需详细询问尿常规的具体情况,尿蛋白的定性和定量,是否伴有红细胞尿等。血肌酐升高2年,需详细询问血肌酐初始结果及2年来的检验情况,同时是否有头晕、恶心、呕吐、双下肢是否水肿等伴随症状。还需要询问小便的量,是否有夜尿增多以及近来尿量的情况等。乏力2年加重半月,需询问近半月是否有感染包括呼吸道、泌尿道等感染、有无尿量的突然减少以及特殊的用药史,血压、血糖控制情况和外伤史等,判断有无加重的因素。

(1)肾脏疾病重点需要询问尿的情况:既往是否有查尿常规,尿蛋白的定性和定量,是否伴有红细胞尿等。是否有尿量的变化,夜尿的次数是否有增加,初步判断是肾小球还是肾小管疾病。

(2)血肌酐的升高的原因及伴随症状:原有肾脏病的患者,由于病情复发,导致血肌酐升高,出现少尿,甚至无尿的现象;原有肾病的患者,使用了损害肾脏的药物,可以出现血肌酐升高,甚至是不可逆转的;体内失水,如出现发热,多汗,饮水量减少,肾血流量减少,可以出现血肌酐升高;突发的感染包括感冒、肠道感染、呼吸道和泌尿道等感染都会导致原有的肾功能不全急性加重。

(3)原有基础疾病控制情况:注意询问有无高血压、糖尿病及乙肝、丙肝的病史? 血压、血糖控制不好可导致原有的肾脏疾病加重。乙肝、丙肝可导致肝炎相关性肾损害;还需要询问是否有心脏疾病、肝脏疾病? 这些疾病可导致心肾疾病;询问是否有长期用药史? 注意药物性肾

损害。

(三)问诊结果及思维提示

患者 2 年前无明显诱因下出现乏力,伴头晕恶心呕吐,尿量无明显减少,无腹痛腹泻腹胀,无尿频尿急尿痛,无咳嗽咳痰等不适,双下肢无水肿。遂去我院急诊查血压 170/110mmHg,血常规:白细胞计数 $10.4×10^9$/L,中性粒细胞(%)88.4%,血红蛋白 166g/L,血肌酐 169μmol/L,GFR 35.74ml/min。尿常规+比重:蛋白质+++(3.0)g/L。行肾穿刺检查病理示增生硬化性肾小球肾炎改变,予百令胶囊、肾衰宁治疗,其后未定期复查肾功能,2 年来患者仍感乏力,无尿量减少,夜尿 1 次,双下肢无水肿。半月前患者自感乏力症状加重,无发热、咳嗽、无恶心、呕吐,无腹痛、腹泻等不适,于 2016-04-27 到我院就诊,查 GFR 3.72ml/min,肌酐 1161μmol/L。现为求进一步诊治,门诊拟"慢性肾病-Ⅴ期"收住入院。患者过去体质良好。有高血压病史,痛风史 8 年余;腰椎间盘突出手术。无糖尿病史、心脏病史;无肺结核史、病毒性肝炎史、其他传染病史。

> **思维提示**
>
> 详细询问病史,蛋白尿病史 2 年,尿蛋白(+++),病理提示:增生硬化性肾小球肾炎改变。病理结果提示患者预后差,且患者未予重视和治疗,慢性肾病持续进展,患者近一月无感染,血压控制可,血糖稳定,无外伤、用药史,结合患者 2 年的病史,肾功能持续下降考虑为疾病进展。更改:患者既往病理结果为增生硬化性肾小球肾炎,为肾小球肾炎的终末阶段,预后差,随着肾炎的进展,无药物、外伤、感染等因素下进展为慢性肾功能不全尿毒症期。

三、体格检查

(一)重点检查内容及目的

患者主诉乏力,考虑慢性肾功能持续进展,早期肾衰竭的患者常无明显的临床症状,随着病情的发展,常可表现为乏力、面色晦暗、轻度水肿、营养不良等,可查看眼睑是否有贫血情况,心脏听诊是否有心律不齐、心衰的表现,肺部听诊排查是否有胸腔积液,查看双下肢是否水肿等,为评估患者病情提供依据。

(二)体格检查结果及思维提示

体格检查结果:体温:36.7℃,脉搏:76 次/分,呼吸:23 次/分,血压:156/80mmHg。神志清,精神可,贫血貌,皮肤巩膜无黄染,颈部、腋窝淋巴结未触及肿大,双肺听诊未及干湿性啰音,心脏听诊各瓣膜听诊区未及病理性杂音。腹部平软,肝脾肋下未及,全腹无触痛、压痛、叩击痛,Murphy's 征阴性,移动性浊音阴性,双下肢未见明显水肿。NS 检查未及特殊。

> **思维提示**
>
> 慢性肾衰竭常见的并发症是贫血、高血压、肾性骨病等,临床并无特异性的表现,通过全面的体格检查,结合后续的化验和检查可以为我们评估病情指导治疗。

四、辅助检查

(一)初步检查内容及目的

1. 血常规、尿常规、肝肾脂糖电解质、甲状旁腺激素　证实慢性肾小球肾炎。

2. 肝炎甲乙丙丁戊前 S1 抗原抗体系列、肿瘤指标(CEA+CA199+AFP+CA125)、ESR、CRP　排除乙肝、肿瘤等。

3. 凝血功能　评估是否有凝血功能障碍。

4. 铁指标　包括铁蛋白、血清总铁结合力、铁测定、血清转铁蛋白,评估铁是否缺乏及补充量。

5. 血气分析　评估酸碱程度。

6. 泌尿系超声　评估双肾病变情况,排除泌尿系梗阻情况。

7. 双肾血管超声　明确是否存在双肾静脉血栓、肾动脉狭窄等。

8. 腹部超声　了解肝脏、胆囊、胰腺形态,明确是否存在慢性肝病、胆囊炎及胰腺疾病。

9. 心脏超声　评估心脏功能

10. 胸片　明确心胸比、是否存在胸水,是否存在肺部感染。

(二)检查结果及思维提示

1. 血常规　白细胞计数 $6.8×10^9/L$,中性粒细胞(%)75.5%,血红蛋白80g/L,血小板计数 $117×10^9/L$。

2. 尿常规　蛋白质(++,2.0g/L),pH 6.00,比重 1.007,红细胞 $8.2/\mu l$。24 小时尿蛋白2.2g。

3. 肝肾脂糖电解质　总蛋白 71.0g/L,白蛋白 45.8g/L,谷丙转氨酶 11U/L,谷草转氨酶10U/L,肌酐 $1189\mu mol/L$,尿素 33.4mmol/L,尿酸 $570\mu mol/L$,甘油三酯 1.45mmol/L,总胆固醇3.37mmol/L,钾 5.98mmol/L,总钙 2.08mmol/L,无机磷 2.30mmol/L,空腹血糖 4.56mmol/L。

4. 甲状旁腺激素　435pg/ml。

5. 肝炎甲乙丙丁戊前 S1 抗原抗体系列、肿瘤指标(CEA+CA199+AFP+CA125)　均正常。

6. CRP 及 ESR　均正常。

7. 凝血功能　国际标准化比值 1.15,纤维蛋白原 4.81g/L,凝血酶原时间正常对照11.50 秒。

8. 铁指标　血清总铁结合力 $61.5\mu mol/L$。转铁蛋白197mg/dl。血清铁 $47.7\mu mol/L$。铁蛋白 914.6ng/ml。

9. 血气分析　血气分析:血液酸碱度 pH 7.27,碳酸氢根浓度 15.0mmol/L,实际碱剩余

−10.6mmol/L,氧合血红蛋白 70%。

10. 泌尿系彩超　双肾外形缩小,轮廓模糊,包膜不光滑,皮质回声增强,皮髓质分界不清,肾实质和肾窦界限模糊,集合系统无分离。双肾血管超声和腹部超声未见异常。

11. 心脏超声　各个房室大小正常。左室舒张功能减退二三尖瓣轻度反流 EF = 68%,FS = 39%。

12. 胸片　两侧胸廓对称,气管居中。两肺纹理清晰,两肺野未见明显异常密度。心影增大,心胸比约 0.52。两膈面光整,肋膈角锐利。

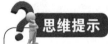

思维提示

　　老年患者,慢性起病,慢性肾病病史 2 年,结合病理结果增生硬化性肾小球肾炎,慢性肾功能不全诊断明确。通过查体、既往肾穿刺病理结果,结合化验及检查,可发现患者尿毒症面容、贫血、高磷血症、血肌酐、尿素氮升高、血 PTH 升高、双肾缩小,同时排除感染、药物、梗阻性肾病、糖尿病、难以控制的高血压等因素,可诊断为慢性肾脏病 5 期。

五、治疗方案及理由

(一) 方案

1. 纠正贫血　促红素、叶酸。
2. 稳定血压　非洛地平、美托洛尔缓释片。
3. 纠正继发性甲状旁腺功能亢进　患者表现为低钙、高磷高 PTH,治疗上首先予碳酸钙餐中口服降磷治疗,待磷降至正常范围,再后续予骨化三醇降 PTH 治疗。
4. 血液透析　通过诱导透析逐步纠正代谢性酸中毒、高钾血症。
5. 建立长期血透通路　择期建立动静脉内瘘。

(二) 理由

患者进入慢性肾衰竭尿毒症期,在透析的基础上进行并发症的治疗。包括贫血、钙磷代谢紊乱、酸中毒、高钾血症等。治疗时需注意刚进入透析时易出现透析失衡,需短时、多次透析逐步降低血肌酐、尿素氮,防止脑水肿出现导致头晕、恶心、呕吐严重时出现癫痫甚至危及生命。

六、治疗效果及思维提示

经纠正贫血、稳定血压及急诊血液透析治疗后,患者乏力感减轻,并于 1 周后建立左前臂动静脉内瘘成形术,准备长期血液透析治疗。

思维提示

　　开始血液透析治疗后，通过纠正贫血、纠正钙磷代谢紊乱、降压等治疗，尿毒症症状逐渐好转，虽然血肌酐、尿素氮不能降至正常，肾性骨病也会有所进展，但很多患者可以存活 20 年以上，加上肾替代治疗一体化（血液透析、腹膜透析、肾移植），患者整体生存率较以往大大提高。

七、对本病例的思考

　　硬化性肾小球肾炎是许多类型肾小球肾炎的终末阶段。病变特点是大量肾小球硬化，肾小管萎缩、消失，间质纤维化。起始病变的类型多不能辨认。临床表现慢性肾衰竭，最后发展为尿毒症。治疗应以防止或延缓肾功能进行性恶化、改善或缓解临床症状及防治严重并发症为主要目标，而不以消除尿中蛋白、红细胞为主要目标，临床上强调综合性防治措施。包括休息、饮食和控制高血压、高血糖，抗凝和降血脂等治疗，并尽量避免加重肾损害的因素，包括感染、肾毒性药物的使用等。定期监测肾功能，血常规、电解质等，进行对症治疗，当肾功能进展至尿毒症期，评估病情，提前准备好长期的透析通路，避免或减少临时透析导管的使用，防治透析的并发症。

（郭 琦　张 萍）

病例50　肌酐升高7年，甲状旁腺素升高5年

男性，48岁，于2016年6月16日入院。

一、主诉

肌酐升高7年，甲状旁腺素升高5年。

二、病史询问

（一）初步诊断思路及病史询问

慢性肾脏病矿物质骨异常的临床表现往往以实验室检查为主，等到相关症状体征出现，往往已进入比较严重的阶段。因此，对于规律随访的维持透析患者，问诊的目的应围绕患者的透析病史，化验检查病史和治疗历史，但是有无肾性骨病相关的症状体征，如骨痛、瘙痒等，也需要仔细询问，以判断病情的严重程度，为制订治疗方案提供依据。

（二）问诊的主要内容

1. 现病史询问　患者透析相关病史较长，经历过长期的药物治疗，重点询问患者的肾病和透析的历史，尽可能详细的化验检查病史。例如：什么时候开始发现肾功能不全的？何时接受透析的？包括血液透析、腹膜透析。有没有肾移植手术史？因为矿物质-骨代谢异常往往和肾病及透析的病史长短密切相关，病史长往往意味着病情严重。

同时询问有无肾性骨病相关的症状体征，如有无骨痛、骨折、骨骼变形、异位钙化、皮肤瘙痒、皮疹等疾病表现。矿物质-骨代谢异常的症状多样化，严重程度不一。但一般症状明显的以及发生时间较长的患者，病情较为严重。不同的症状也可以反映患者矿物质-骨代谢异常的疾病发展方向和预后。如表现以骨痛为主的，提示有较为严重的骨质疏松，骨折风险较大；表现以心血管和软组织钙化为主，提示异位钙化较为严重，心血管并发症发生概率较大。

还要询问药物及非药物的治疗历史和治疗的反应等情况。这类问题对于制订治疗方案，判断预后非常重要。如果患者已经经过正规的内科药物治疗，仍未控制病情，则很可能需要外科治疗；否则需要先进行内科治疗。如果已行手术治疗，但病情反复，则根据具体情况再次手术或介入或口服治疗。

2. 既往史询问　患者慢性肾病维持透析多年，注意询问有无明确诊断的原发病，以及高血压、糖尿病及乙肝、丙肝病史？是否有心脏、肝脏、甲状腺疾病？以及过敏史，手术史等等。对于全面评估者情况，制订合理的治疗方案非常重要。

(三)问诊结果及思维提示

患者 7 年前体检发现肾功能异常,肌酐水平自诉为 100μmol/L 左右。无头晕头痛,无恶心呕吐,无眼睑双下肢水肿,无胸闷气急,无咳嗽咳痰,无腹胀腹痛,无夜尿增多,无血尿泡沫尿,无尿量改变等不适主诉,未予在意。5 年前爬楼梯后出现胸闷气急伴恶心,症状逐渐加重,发展为稍微活动后即气急,夜间不能平卧,尿量较前减少。来院急诊,查肌酐 1703μmol/L,尿素氮 48.84mmol/L,标准碱剩余(SBE)-13.1mmol/L,血红蛋白 60g/L,钾 6.19mmol/L,钙 1.61mmol/L,磷 2.7mmol/L,iPTH 1003pg/ml。予以急诊血透等对症治疗后患者症状有所缓解,予促红素,铁剂,碳酸钙,降压药等口服治疗,纠正了低钙高磷血症。PTH 降至 218pg/ml。

以后患者长期规律维持性血液透析治疗,每周三次,每次 4 小时。在我院定期复查,由于 PTH 逐步上升至 409pg/ml,予骨化三醇 1#/d 维持剂量口服,PTH 逐步下降至 72.4pg/ml,但与此同时血钙逐步上升至 2.62mmol/L,停用骨化三醇。

血钙下降至正常范围,但 PTH 上升至 733pg/ml,同时由于此时出现内瘘流量不足,透析充分性不足,使血磷再次升高到 2.49mmol/L。通过内瘘重建手术,加强充分透析,同时加强碳酸钙的口服剂量,血磷逐步下降至正常范围。通过骨化三醇口服冲击治疗,PTH 再次下降至 243pg/ml 目标范围。

到透析 3 年左右的时候,出现 PTH 显著升高至 1265pg/ml,同时碱性磷酸酶升高,血磷升高。停用骨化三醇并加用碳酸镧 1# 3/日,后,血磷和 PTH 曾明显好转,但未达目标值。后 PTH 再次上升至 2113pg/ml,改用西那卡塞 1#/d,血磷血钙得到有效控制,但 PTH 仍处于非常高的水平。

期间无明显骨痛、骨折、骨骼变形、皮肤瘙痒等症状,考虑"继发性甲状旁腺功能亢进",药物治疗效果不佳,为求进一步治疗,门诊拟"慢性肾病 V 期继发性甲状旁腺功能亢进"收住入院。

既往患者体质良好。有肾病史见现病史,有右颈内静脉置管史,左前臂两次内瘘手术史;有长期透析相关用药史。无糖尿病史、无肺结核史、病毒性肝炎史、其他传染病史;否认食物药物过敏史;无外伤史;无输血史;无中毒史;无可能成瘾药物。疫苗接种史不详。

> **思维提示**
>
> 详细询问病史,患者病史的特点为长期维持性血液透析治疗,无明显矿物质和骨异常的症状体征表现,但长期规律随访,血钙、血磷、甲状旁腺素等指标定期复查,生化资料较为完整,慢性肾脏病矿物质骨异常的诊断明确,需要进一步评估病情的严重性,并决定下一步治疗方案。

三、体格检查

(一)重点检查内容及目的

慢性肾脏病矿物质骨异常早期往往缺乏的体征变化,查体主要关注慢性透析病人相关的体征，如有无贫血貌，皮疹，血管通路情况，同时注意寻找骨异常的表现，如异位钙化点，骨纤维囊性变的病灶，血管钙化等情况。为判断病情严重程度提供依据。

（二）体格检查结果及思维提示

体格检查结果：体温：37.7℃，脉搏：98 次/分，呼吸：20 次/分，血压：158/90mmHg。神志清，精神可，全身皮肤巩膜无黄染，浅表淋巴结未触及，心律齐，听诊未及病理性杂音，双肺呼吸音清，未及明显干湿性啰音。腹平软，无压痛、无反跳痛，脾肋下未及，肝肋下未及，移动性浊音阴性，右前臂可见陈旧性手术疤痕，内瘘听诊杂音可，双下肢无水肿，病理征阴性，未及骨异常变形，异位钙化等征象。

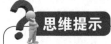

思维提示

慢性肾脏病矿物质骨异常早期往往缺乏的体征变化，该患者除了慢性肾病终末期的一般表现以外，也缺乏骨异常的体征。但可以通过进一步的实验室和影像学检查寻找，明确诊断的证据，评估病程，指导治疗及预后。

四、辅助检查

（一）初步检查内容及目的

1. 血常规、凝血功能、肝肾脂糖电解质　评估患者的一般状况。
2. iPTH、骨代谢标志物检查　评估体内矿物质和骨代谢的状况。
3. 甲状旁腺增强 CT、多普勒超声　评估甲状旁腺增生情况。
4. 甲状旁腺 ECT　明确是否异位甲状旁腺。
5. 双手正位片和全身骨显像　评估骨代谢和骨密度情况。
6. 腹部立位侧位平片和冠脉 CTA 及心脏超声　了解异位钙化的情况。

（二）检查结果及思维提示

1. 血常规　白细胞计数 $4.8×10^9/L$，血红蛋白 117g/L，血小板计数 $194×10^9/L$。术前四项全阴。
2. 凝血功能　凝血酶原时间 12.0 秒，国际化标准比值 1.05。
3. 肝肾脂糖电解质　白蛋白 37.8g/L，总钙 2.32mmol/L，无机磷 2.17mmol/，碱性磷酸酶 413U/L，肝功能及血糖均正常。
4. iPTH　1785.0pg/ml。骨钙素 N 端中分子片段、β 胶原降解产物、I 型胶原氨基端前肽均远远高于正常值。
5. 甲状旁腺增强 CT　两侧甲状腺下极后方结节，考虑甲状旁腺增生。
6. 甲状旁腺多普勒超声　右甲状腺中下极后方 2.4cm×1.5cm×0.6cm 低回声结节，左甲状腺下极旁可见 1.9cm×1.5cm×1.2cm 低回声结节。血流信号丰富。
7. 甲状旁腺 ECT　左叶甲状腺上极区、下极区，右叶甲状腺中下极区轻度浓聚灶。

8. 双手正位片和全身骨显像　双手骨密度稍减低,全身骨骼骨质代谢增强,呈超级骨显像表现。

9. 腹部立位侧位平片和冠脉 CTA 及心脏超声　腹主动脉壁未见明显钙化,冠脉 CTA 未见明显钙化,心瓣膜未见明显钙化。

> **思维提示**
>
> 　　患者血液透析 5 年余,甲状旁腺激素已经反复升高多次,虽经补钙降磷,以及罗盖全冲击治疗,有所缓解但均再次上升。碱性磷酸酶从透析三年起就持续上升。应用了西那卡塞后,随血钙有下降,但继发性甲状旁腺亢进无明显效果,此次为了评估严重程度,并指导治疗及评估预后。除了常规生化指标,还需要通过甲状旁腺的影像学检查,以评估增生情况;检查骨骼密度和代谢情况,以评估骨质破坏的情况;检查大血管和冠脉 CTA 情况,以评估心血管钙化程度。为下一步是否采取手术治疗提供依据。

五、各阶段的治疗方案及理由

(一)透析早期的补钙降磷治疗

1. 治疗方案　予以充分透析排出毒素,予促红素,铁剂,碳酸钙,降压药等治疗。

2. 理由　尿毒症患者接受透析后,高磷血症能得到很大的改善,早期的低钙血症由于高钙透析液,胃肠道功能的改善和饮食的开放,会很快纠正。再配合随餐口服碳酸钙,加强补钙降磷的效果,PTH 往往下降明显。如果补钙效果不佳,可加用活性维生素 D 维持治疗,可促进钙的吸收。根据 CKD-MBD 诊治指导的建议,血钙的目标治疗浓度在 2.1~2.5mmol/L,血磷在 1.13~1.78mmol/L。

(二)活性维生素 D 的维持治疗

1. 治疗方案　患者规律维持性血液透析治疗,每周三次,每次 4 小时。当 PTH 逐步上升时,予骨化三醇 1#/d 维持剂量口服,PTH 逐步下降,但与此同时血钙逐步上升至 2.62mmol/L,遂停用骨化三醇。

2. 理由　根据 CKD-MBD 诊治指导的建议,透析期的 CKD 病人 PTH 目标浓度在 100~600pg/ml,最佳范围在 150~300pg/ml。在钙磷水平不超过目标范围上限的前提下,可用活性维生素 D 降低 PTH。由于该患者 PTH 水平不高,采用了维持治疗方案。但该方案也容易导致血钙升高和甲状旁腺功能低下。过高的钙磷容易导致异位钙化和心血管钙化,所以最后不得不停用盖三醇。

(三)活性维生素 D 的强化治疗

1. 治疗方案　停用 VD 的维持治疗后,血钙下降至正常范围,PTH 再次上升到 600pg/ml以上,同时由于内瘘流量不足,透析充分性不足,使血磷再次升高到 2.49mmol/L。通过内瘘重建手术，加强充分透析，同时加强碳酸钙的口服剂量，血磷逐步下降至正常范围。然后通过骨化三醇口服冲击治疗，每周 2～3 次，每次 1.0μg，透析后晚上空腹口服。治疗后 PTH 再次下降至目标范围。

2. 理由　PTH 高于 600pg/ml 的情况下，一般建议采用活性维生素 D 的强化治疗，而且应当采用 1,25(OH)VD，药物峰值浓度高，不经肝脏代谢直接起效，对 PTH 分泌抑制效果好。但前提条件同样是钙磷水平不超过目标范围上限。通过改善通路状况和强化降磷治疗，给活性维生素 D 的强化治疗提供了条件，并取得较好的效果。

（四）非含钙磷结合剂的降磷治疗

1. 治疗方案　透析 3 年左右时，出现 PTH 显著升高至 1000pg/ml 以上，同时伴 AKP 升高，血磷再次升高。停用骨化三醇后，加用碳酸镧 1# 3/日，血磷和 PTH 曾明显好转，但未达目标值。

2. 理由　改用非含钙的磷结合剂，加强降磷治疗，同时不增加钙负荷，取得一定的效果。但由于该阶段甲状旁腺结节化已进展至自主腺瘤样增生的阶段，因此药物效果很难理想。

（五）拟钙剂的治疗

1. 治疗方案　PTH 上升至 2113pg/ml，改用西那卡塞 1#/d，血磷血钙得到有效控制，处于目标范围。

2. 理由　西那卡塞作为拟钙剂，可以抑制甲状旁腺素的分泌，甚至缩小甲状旁腺，降低血磷血钙，但需要防治低钙血症。由于该患者甲状旁腺增生明显，西那卡塞对于长径>1cm 甲状旁腺的抑制效果欠佳，PTH 仍处于非常高的水平。所以拟钙剂的治疗应当尽早。

（六）甲状旁腺切除加再植治疗

1. 治疗方案　各项检查明确继发性甲状旁腺功能亢进病情严重，很难用药物控制后，在全麻下给予甲状旁腺全切除，加前臂肌群再植治疗。手术后钙磷、PTH 下降明显，予活性 VD 和静脉补钙治疗后，指标逐步恢复。

2. 理由　手术或介入切除甲状旁腺，是有效治疗难治性继发性甲旁亢的手段。其中甲状旁腺全切除，加前臂再植手术是最为经典的治疗方法。治疗的难点在于需要完全切除四枚甲状旁腺，否则极易复发。还需要纠正术后的骨饥饿现象，给予强力的补钙治疗，术后密切随访观察。还需要长时间的治疗才能慢慢恢复骨骼的状况。

六、治疗效果及思维提示

在贯穿整个透析期的继发性甲旁亢治疗过程中，通过充分透析和磷结合剂调节钙磷水平的治疗，应用活性维生素 D 维持治疗和强化治疗抑制 PTH，以及应用拟钙剂的最后努力，虽然没有完全控制住继发性甲旁亢，但在整个透析过程中，较好维持了正常的血钙水平，没有发生明显的异位钙化，患者没有明显的骨骼破坏的临床症状和心血管并发症。最后通过手术初步解决了甲旁亢的问题，还需要继续随访治疗观察。

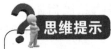

思维提示

　　继发性甲旁亢的治疗目标是维持各项生化指标在目标范围内，纠正骨代谢异常，阻止异位钙化。通过各种手段：药物、透析、饮食控制、手术等综合治疗，较好地解决了这个问题。但如果条件允许，指标监测和治疗更积极一些，可能可以避免手术治疗。

七、对本病例的思考

　　继发性甲状旁腺功能亢进是慢性肾病病人最常见的矿物质骨代谢异常，严重时往往表现为高钙高磷高 PTH，骨代谢活跃，骨密度低下，骨痛骨折，异位钙化，可导致心血管并发症而增加死亡率。

　　本病的临床表现早期往往只能通过生化指标发现，而没有明确的临床症状，因此规律的生化指标监测非常重要。治疗上，基本的应做到充分透析和饮食控制，在此基础上应用磷结合剂，活性维生素 D 和拟钙剂等药物，尽可能早期控制病情。如甲状旁腺增生已进入腺瘤样增生则很难通过药物控制，需要手术治疗。术后的恢复需要较长的时间。在整个治疗过程中，要注意控制血磷血钙水平，减少异位钙化的发生，避免最致命的心血管并发症。

（蒋　华　陈江华）

病例51 维持性血透 5 年余，血压控制不佳 4 个月

男性,65 岁,于 2014 年 7 月 17 日入院。

一、主诉

维持性血透 5 年余,血压控制不佳 4 个月。

二、病史询问

(一)初步诊断思路及病史询问

老年男性,因慢性肾病 V 期维持性血透治疗 5 年,近 4 个月来血压控制不佳,最高达 210/120mmHg 以上。高血压分为原发性高血压和继发性高血压,原发性高血压是指以血压升高为主要临床表现的而病因尚未明确的独立疾病;继发性高血压是指病因明确的高血压,常见病因有肾性高血压(肾实质性和肾血管性)、内分泌性高血压(原发性醛固酮增多症、嗜铬细胞瘤、库欣综合征、肢端肥大症)及主动脉缩窄等。而尿毒症病人发现血压增高往往因肾实质病变肾功能不全而致水钠潴留增高血容量及一系列神经体液失调使血管阻力增加导致。

(二)问诊的主要内容

1. 现病史询问　重点询问血压增高的诱因、规律、前驱症状和伴随症状。血压增高前有无明显诱因,如睡眠障碍、外因刺激、体位变化等等。询问血压与血液透析的变化规律,如血透前容量增加时血压增高明显,而血透后血压有所好转。询问血压增高前有无前驱症状,是否有视物模糊、大汗淋漓、黑蒙、心前区不适等。同时询问伴随症状,有无胸闷、气短,有无水肿,有无劳力性呼吸困难,有无夜间阵发性呼吸困难,有无头痛,有无夜尿,有无血压骤升骤降,有无四肢无力及麻痹,有无高代谢状态,有无多汗。患者慢性肾病 V 期,维持性血透 5 年,既往血压控制良好,近 4 个月来控制不佳,要询问患者血透前后血压的动态变化,患者近期饮食、睡眠情况及有无消瘦。还要询问药物治疗的情况和治疗的反应。

2. 既往史询问　2009 年 3 月发现右肾占位及左肾外形缩小左肾重度积水伴结石形成予右肾摘除术并开始行维持性血液透析至今,同时发现血压偏高,并长期口服氨氯地平降压。否认心脏病、糖尿病,否认肝炎、结核病史,否认药物食物过敏史。

(三)问诊结果及思维提示

患者 2009 年 3 月因"肉眼血尿"泌尿外科就诊发现右肾占位及左肾外形缩小左肾重度积水伴结石形成予右肾摘除术并因肾功能不全开始行维持性血液透析至今,同时发现血压偏高,

并长期口服氨氯地平降压,2014年3月开始血压控制欠佳,最高达210/120mmHg以上,先后调整降压药物,氨氯地平改为贝尼地平、加用安博维、美托洛尔缓释片、蒙诺及可多华等药物后血压仍然控制不理想,并伴有头痛不适,以额顶枕部胀痛为主,时有呕吐,非喷射性,无胸闷气急,无劳力性呼吸困难,无夜间阵发性呼吸困难,无血压骤升骤降,无四肢无力及麻痹,无多汗。我院头颅CT及MRI结果提示两侧侧脑室及半卵圆中心缺血性改变。

思维提示

　　详细询问病史,患者出现肾功能不全的同时发现血压增高,首先考虑肾性高血压,予血液透析治疗及氨氯地平降压治疗后血压一度好转,血透5年后再次出现血压明显增高,调整降压药物后仍不理想,最多见的以水钠潴留容量过多导致血压增高为主,亦不能排除因血液透析多年钙磷代谢异常动脉粥样硬化引起肾动脉狭窄,而肾动脉狭窄发展到一定程度导致肾素-血管紧张素系统活性增强发生肾血管性高血压,同时排查原发性醛固酮增多症、嗜铬细胞瘤、库欣综合征、肢端肥大症等内分泌性高血压可能。

三、体格检查

(一)重点检查内容及目的

　　患者本次就诊主要是因为血压控制不佳,而我们首先考虑的是肾性高血压,因此在对患者进行系统,全面检查的同时,应重点注意患者容量的评估,颜面部、腰骶部、双下肢有无水肿,肺部听诊心音是否低钝,有无啰音,心脏听诊有无心脏摩擦音,心音是否遥远。

(二)体格检查结果及思维提示

　　体格检查结果:血压185/103mmHg。神志清,全身无皮疹,心肺检查无异常,腹软,无压痛及反跳痛,双下肢稍有水肿。神经系统检查无异常。

思维提示

　　尿毒症血液透析病人肾性高血压首先考虑因水钠潴留增高血容量及一系列神经体液失调使血管阻力增加导致。进一步需胸片、心脏超声等检查心脏大小,有无肺淤血,有无胸腔积液及心包积液。另外需完善肾血管超声、血肾素血管紧张素、醛固酮等检查排除肾动脉狭窄及其他内分泌因素导致血压增高可能。

四、辅助检查

(一)初步检查内容及目的

　　1. 血常规、肝肾脂糖电解质、甲状旁腺激素、铁代谢　证实贫血程度,残余肾功能、钙磷甲状旁腺激素代谢、血糖血脂及铁代谢情况。

2. 肾素血管紧张素、醛固酮水平、CRP、ESR、肝炎甲乙丙丁戊前 S1 抗原抗体系列、肿瘤指标(CEA+CA199+AFP+CA125) 排除、乙肝、炎症、肿瘤等情况。

3. 泌尿系超声　评估肾脏病变情况。

4. 肺部 CT　明确心脏外形大小及是否存在胸水,是否存在肺部感染。

5. 肾血管超声　明确是否存在肾动脉狭窄。

6. 腹部超声　了解肝脏、胆囊、胰腺形态,明确是否存在慢性肝病、胆囊炎及胰腺疾病。

7. 心脏超声　了解心脏功能及有无心包积液。

(二)检查结果及思维提示

1. 血常规　白细胞计数 $4.5×10^9/L$,血红蛋白 98g/L,血小板计数 $110×10^9/L$。

2. 肝肾脂糖电解质　白蛋白 36.1g/L,肾小球滤过率(MDRD)5.65ml/min,肌酐 $874\mu mol/L$,尿素 14.63mmol/L,尿酸 $306\mu mol/L$,钾 5.41mmol/L,总钙 2.11mmol/L,无机磷 1.31mmol/,总胆固醇 2.93mmol/L,甘油三酯 0.58mmol/L,肝功能及血糖均正常。

3. 甲状旁腺激素　74.9pg/dl。

4. 铁代谢　铁蛋白 119.3ng/ml 转铁蛋白饱和度18.7%。

5. 血肾素血管紧张素活性、醛固酮水平　卧位及立位均无异常。

6. CRP 及 ESR　均正常。

7. 肝炎甲乙丙丁戊前 S1 抗原抗体系列(-)、肿瘤指标(CEA+CA199+AFP+CA125)(-)。

8. 泌尿系超声　右肾切除术后,左肾慢性肾病图像伴积水。肾上腺未见异常。

9. 胸部 CT　两肺支气管病变、肺气肿、两上肺肺大泡。心脏外形偏大,心胸比约 0.58,两侧胸腔及心包少量积液。

10. 肾血管超声　未见明显肾动脉狭窄征象。

11. 腹部超声　胆囊壁毛糙,肝脾胰未见异常。

12. 心脏超声　主动脉硬化,左室舒张功能减退,二尖瓣轻度反流,左室向心性肥厚,心包积液(少量)。

？ 思维提示

> 尿毒症血液透析病人血压增高,血压无骤升骤降,无多汗,无向心性肥厚,无低血钾表现,双下肢稍有水肿。胸部 CT 提示:心脏外形偏大,心胸比约 0.58,两侧胸腔及心包少量积液。心脏超声提示:主动脉硬化,左室舒张功能减退,二尖瓣轻度反流,左室向心性肥厚,心包积液(少量),肾素血管紧张素活性,肾血管超声等检查均无异常,基本排除肾血管性高血压及其他内分泌性高血压,首先考虑因水钠潴留增高血容量导致肾性高血压。

五、治疗方案及理由

(一)方案

1. 非特异性治疗

(1)一般治疗:首先应该对盐和液体的入量进行控制,盐的入量为 2~3g/d,液体的入量视患者的残余肾功能(尿量)而定,一般要求透析间期体重的增长不超过 1kg/d 为宜。要做到这一点必须加强对患者的教育及饮食指导,以提高患者的依从性。

(2)血钙的调整:有些透析单位对血钙正常的患者仍采用高钙(1.75mmol/L)透析液透析,加上应用含钙磷结合剂及维生素 D 等,造成部分患者出现高血钙,也会影响高血压的发生。该患者长期采用低钙透析液透析。

(3)EPO 的调整:多数血液透析患者应用促红细胞生成素治疗贫血,其中 15%~20% 的患者可能出现高血压或高血压加重,必要时需调整促红细胞生成素剂量,个别出现高血压脑病者需停用促红细胞生成素。该患者存在贫血,目前首先考虑水钠潴留致高血压,故继续原剂量1 周 3 次透析时使用 EPO。

2. 降压药物治疗　该患者入院后即给予安博维片 150mg 2 次/日,蒙诺片 10mg 1 次/日,美托洛尔缓释片 47.5mg 2 次/日,贝尼地平片 8mg 2 次/日,可多华片 4mg 1 次/晚降压治疗。

3. 调整干体重　行连续性血液净化(CRRT)治疗并逐步下调干体重,体重由原来的 60kg 降至 56kg。

(二)理由

血液透析患者的高血压是常见但又棘手的问题,应该认真分析每一位患者高血压的原因,根据患者的具体情况制定合理的治疗方案,对于已存在过多液体负荷的患者,调整药物治疗的同时,应该通过增加超滤或透析或延长透析时间以尽快达到干体重。

根据 K/DOQI 关于透析患者心血管疾病的临床实践指南建议,优先选择可抑制肾素-血管紧张素的药物,如血管紧张素转化酶抑制剂(ACEI)和血管紧张素受体阻滞剂(ARB),因为他们可以在更大程度上逆转左室肥厚、减少交感神经兴奋、降低脉波传导速率、提高内皮功能,并减轻氧化应激。对于血液透析患者难以控制的高血压,可以在应用 ACEI 或 ARB 类药物的基础上,选择 β 受体阻滞剂、钙离子拮抗剂以及肾上腺素能阻断剂、直接的血管扩张剂等。

六、治疗效果及思维提示

经降压药物调整及连续性血液净化(CRRT)治疗 3 次后,患者干体重下降了 4kg,血压逐渐趋向平稳,并且出院后降压药物已逐步减少。

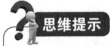

思维提示

　　一项关于血液透析患者高血压的前瞻性研究显示:血压达到 140/90mmHg 使左室肥厚和死亡率降到了最低。对于已存在过多液体负荷的患者,调整药物治疗的同时,普通透析模式下降体重困难时应该通过增加超滤以尽快达到干体重。

七、对本病例的思考

　　高血容量是长期接受血液透析患者高血压的主要因素,大约 50% 的患者在一定程度上为容量依赖性。美国 HEMO 研究观察到容量不仅影响透前的血压,也影响到透后的血压。有研究显示:当采用患者的透析方式充分清除体内过多的液体并达到干体重后,超过 90% 的透析患者血压转为正常,进一步证实了容量问题在透析患者高血压中重要作用。对于已存在过多液体负荷的患者,调整药物治疗的同时,应该通过增加超滤或透析或延长透析时间以尽快达到干体重。

（严慧娟　张　萍）

病例 52 维持性血透 3 年,胸闷气急 2 个月余

女性,63 岁,于 2015 年 4 月 15 日入院。

一、主诉

维持性血透 3 年,胸闷气急 2 个月余。

二、病史询问

(一)初步诊断思路及病史询问

老年女性,慢性肾衰竭,目前维持性血液透析。透析患者表现为胸闷、气急主要考虑心血管系统和呼吸系统疾病。呼吸系统疾病主要考虑为肺部感染、肺栓塞、气胸等疾病,临床可表现为胸痛、咳嗽、咳痰,咯血甚至氧饱和度下降等。心血管系统主要考虑为心力衰竭,包括心肌损害和心脏负荷过重等。

(二)问诊的主要内容

1. 现病史询问 重点询问胸闷、气急发生的诱因和时间,每次发作时持续的时间,伴随的症状,有无咳嗽、咳痰,有无发热,胸痛,有无皮疹,有无双下肢的水肿等,尤其是和透析时间的关系,透析中血压、脱水量以及用药史等,透析病人还需关注透析频率、时间以及血透通路情况。

2. 既往史询问 患者年龄较大,需重点询问有无高血压、糖尿病、肺部疾病史。同时询问既往用药史、手术史。肝炎、传染病史。药物过敏史等。

(1)出现胸闷、气急前有无诱因和持续时间?

胸闷、气急是否是活动后发作还是静息状态下也会发生,活动后发作,休息后好转可能有心、肺功能方面的问题;若无明显诱因发作,休息后无改善,需询问与血透间隔的时间,透析前加重,透析后好转可能是容量负荷过大。

(2)发作时伴随的症状?

发作时若伴有发热、咳嗽、咳痰,考虑是否有肺部疾病;若伴有胸痛,考虑是否有心脏疾病,如胸膜炎、心律不齐或心肌梗死甚至心力衰竭等;若伴有双下肢的水肿,考虑是否透析不充分,容量负荷过大。

(3)既往史询问

患者年龄较大,需重点询问有无高血压、糖尿病、肺部疾病史。常年高血压病史常伴随左心室增大,继而发生心功能下降;糖尿病会导致心、肾等靶器官功能损害;慢性支气管炎、支气

管哮喘等病史易出现感染后症状加重。

(三)问诊结果及思维提示

患者 3 年前因"慢性肾小球肾炎,慢性肾病 V 期"于我院行右侧颈内静脉透析导管开始血液透析治疗,1 周 3 次,每次 4 小时。血透过程顺利,1 周后行右上臂自体动静脉内瘘,1 个月后血管通路调整为右上臂自体动静脉内瘘,血流量维持在 300ml/min,血压控制在 150/85mmHg 左右,KT/V 约 1.4 左右,24 小时尿量约 500ml。患者平素无胸闷气急,无视物模糊,无发热,无头痛头晕,无恶心呕吐,无双下肢水肿等。5 个月前患者出现右上肢肿胀,右上肢动脉 CTA 检查提示右侧锁骨下静脉狭窄,于 4 个月前在我院血管外科行右侧锁骨下静脉球囊扩张术,手术过程顺利。术后右上肢肿胀消退,继续维持血液透析治疗。2 个月前,患者无明显诱因下逐渐出现胸闷气急,休息时无法平卧,伴双下肢轻度水肿,无发热,无咳嗽咳痰,无恶心呕吐,无胸痛,无腹痛腹泻等。给予血透加强超滤后症状无明显好转而入院进一步治疗。既往有高血压病史 15 余年,血压最高 160/105mmHg,目前服用氨氯地平缓释片(5mgqd),安博维(150mgqd)和美托洛尔缓释片(47.5mgqd)降压治疗,血压控制尚可。痛风病史 3 年,间断发作,否认长期服用止痛药物。无糖尿病病史。

思维提示

患者维持性血液透析治疗,逐渐出现胸闷、气急,无咳嗽、咳痰,无发热,无恶心、呕吐等,但无法平卧,伴双下肢水肿,考虑慢性心力衰竭的可能,非透析相关的因素包括:高血压、贫血、感染等,透析相关的因素包括超滤不足、透析膜的生物相容性、透析中低血压,透析不充分等。结合这个患者发现加强超滤后无好转,因此考虑心力衰竭不单是容量过多的问题,还需要进一步查看其他原因,包括是否贫血、血压控制情况、心功能情况等。

三、体格检查

(一)重点检查内容及目的

患者主要临床表现为胸闷、气急,需进行全身检查,包括体温、体位等,重点检查呼吸系统和心血管系统。呼吸系统检查包括检测氧饱和度,听诊是否有干、湿性啰音;心血管系统检查包括听诊心脏、查看全身水肿情况等。血透中出现症状需听诊,进一步查听双肺是否有哮鸣音、啰音,排除透析器的膜反应可能。

(二)体格检查结果及思维提示

体格检查结果:体温:36.1℃,脉搏:76 次/分,呼吸:23 次/分,血压:152/109mmHg,血氧饱和度 99%。慢性病容,轻度贫血貌,皮肤巩膜无黄染,浅表淋巴结未触及明显肿大,心界扩大,心肺听诊未及明显异常,腹软,无压痛及反跳痛,肝脾触诊不满意,移动性浊音阴性,双下肢可见轻度水肿,病理征阴性,右前臂内瘘穿刺处震颤明显、杂音响亮。

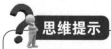

思维提示

患者无咳嗽、咳痰,肺部听诊无异常,可进一步查看肺部 CT 排查呼吸系统疾病。心界扩大,双下肢水肿考虑有容量的因素,但加强透析无改善,需进一步考虑是否有贫血、血压情况、内瘘情况等。

四、辅助检查

(一)初步检查内容及目的

1. 血常规　查看是否贫血及程度。

2. 肝肾脂糖电解质,透析前后肾功能　评价透析充分性。

3. 肝炎甲乙丙丁戊前 S1 抗原抗体系列、肿瘤指标(CEA+CA199+AFP+CA125)　排除肝炎、肿瘤等因素。

4. BNP、心肌酶谱+肌钙蛋白定性+定量　评估心脏功能。

5. 胸片　明确是否存在胸水,是否存在肺部感染。

6. 心脏超声、心电图　查看心脏功能、肺动脉压等。

7. 腹部超声　了解肝脏、胆囊、胰腺形态,明确是否存在慢性肝病、胆囊炎及胰腺疾病。

8. 动静脉内瘘超声　了解内瘘血流情况。

(二)检查结果及思维提示

1. 血常规　白细胞计数 $7.5×10^9/L$,血红蛋白 104g/L,血小板计数 $395×10^9/L$。

2. 肝肾脂糖电解质　总蛋白 58.3g/L,白蛋白 35.3g/L,肌酐 492μmol/L,钾 5.13mmol/L,总钙 2.07mmol/L,无机磷 1.28mmol/L,空腹血糖 5.62mmol/L。

3. 肝炎甲乙丙丁戊前 S1 抗原抗体系列、肿瘤指标(CEA+CA199+AFP+CA125)阴性。

4. BNP　>9000pg/ml。

5. 心肌酶谱　乳酸脱氢酶 221U/L(109~245),磷酸肌酸激酶 29U/L(26~140),肌酸激酶同工酶 21U/L(2~25),羟丁酸脱氢酶 179U/L(72~182)。

6. 血清肌钙蛋白定性　阴性。

7. 血清肌钙蛋白定量　0.008ng/ml。

8. 胸片　两侧胸廓对称,气管居中。两肺纹理显示粗乱,未见明显实质性病灶。两肺门显示清晰,未见异常增大增浓;心影增大,心胸比 0.62,呈主动脉型,左室弧延长,主动脉迂曲;两膈面光正,肋膈角锐利。

9. 心脏超声　全心扩大,左室收缩功能减弱(LVEF:25%)。肺动脉压增高(估测约 80mmHg)。左室舒张功能减退。心包积液(少量)。

10. 心电图　窦性心律,ST-T 改变。

11. 腹部超声　脂肪肝倾向右肝钙化斑胆囊壁水肿。

12. 右上臂内瘘超声检查　右上肢高位内瘘口宽约 0.4cm,内瘘静脉呈节段性瘤样扩张,较宽处约 2.0cm,流速 29~109cm/s,其中内瘘口流速最大 1000ml/min,内瘘静脉管腔未见明显狭窄。

？思维提示

中年女性,慢性肾病,维持性血液透析状态,病情稳定。血常规提示血红蛋白 103g/L,轻度贫血对心功能影响较小。肺部听证结合胸片可排除肺部感染。再次查看病史,发现患者血管通路为右上臂内瘘,4 个月前因"右前臂肿胀"行右侧锁骨下静脉扩张术。2 个月逐渐出现胸闷气急,双下肢轻度水肿,下调干体重后无明显缓解。入院后测 BNP 高度上升,血清肌钙蛋白定性及定量阴性,心胸比增大(0.62),少量胸腔积液,左室射血分数下降(25%),少量心包积液。内瘘超声提示回心血量过大。可排除心肌炎、心肌病、心梗等可能。综合考虑,心力衰竭原因为:1 容量负荷过大导致心脏前后负荷过大;2 内瘘回心血量过大导致心脏前负荷过大。

五、治疗方案及理由

(一) 方案

1. 纠正贫血　促红素 3000u 每周 2 次,透析结束时使用。
2. 控制血压达标　氨氯地平、安博维、美托洛尔口服,目标血压 140/90mmHg。
3. 强心治疗　予硝酸酯类和曲美他嗪加强心肌功能。
4. 营养心肌　予脂肪乳、复方氨基酸和左旋肉碱营养心肌。
5. 加强透析频率,下调干体重　透析次数由原来的每周 3 次增加为 4 次,同时逐渐下调干体重,减轻容量负荷。
6. 更换透析通路　(2015.7.13)右肘部上臂内瘘结扎术同时行右颈内静脉带涤纶透析导管置入术以减少回心血量,减轻心脏的容量负荷。

(二) 理由

尿毒症并发心力衰竭常见病因为:

(1)容量负荷过重:慢性透析患者如出现超滤不充分或透析间隙进水过多,使心脏前负荷增加,左室舒张末容量增加,心搏出量和心排出量增加,增加心脏作功和心肌耗氧,均可促发心肌肥厚,导致心力衰竭。

(2)高血压:高血压使心脏后负荷增加,左心室肥厚;血压控制不理想,易造成左心衰反复发作;

(3)贫血:尿毒症患者贫血主要是促红细胞生成素缺乏,并与长期透析中缺血、凝血、溶血、出血和抽血有关,加上毒素对造血功能的抑制、原料的缺乏等进一步加重贫血。贫血使心肌缺血、缺氧,并处于高搏出量状态,致使心肌肥厚、扩张,心功能受损,为诱发心衰的主要原因;

(4)心包积液:尿毒症血透患者由于体内代谢紊乱,血液中肌酐、尿素、甲状旁腺激素升高,中分子物质聚集,免疫功能异常,血透过程中长期使用肝素,未能充分透析等多种因素,易产生心包积液,导致心功能减退。另外代谢性酸中毒、电解质紊乱、营养不良、低白蛋白血症、并发感染也是影响心脏功能的因素。

(5)透析膜的生物不相容可引起心肌淀粉样变性,长期血透患者心肌纤维化;此外透析通路相关高输出量心力衰竭处理方法减少内瘘流量方法包括缩窄内瘘流出道和建立旁路减流。

患者老年女性,予纠正贫血、稳定血压、营养心肌治疗,透析中逐步下调干体重,减轻心脏前后负荷。并重建血管通路减轻回心血量减轻心脏负荷缓解心力衰竭。

六、治疗效果及思维提示

患者术后第2天胸闷气急明显好转。术后2个月复查胸片提示心胸比较前缩小,左室射血分数上升,肺动脉高压下降至正常。

思维提示

尿毒症并发心衰应针对病因和诱因综合治疗。必须严格控制摄入量及充分透析这一重要环节,积极控制高血压、改善贫血及防止其他诱发因素。该患者慢性心力衰竭反复发作,通过更换透析通路减少回心血流量,减少心脏前负荷可以明显改善心力衰竭症状。

七、对本病例的思考

心力衰竭是维持性血液透析患者常见的心血管并发症,常可导致病人的突然死亡,是尿毒症的首位死因。多种原因可导致尿毒症患者并发心力衰竭,常见的包括容量过多、高血压、尿毒症毒素、电解质紊乱、贫血、感染等因素。透析相关的因素包括动静脉内瘘、透析液、透析中低血压和透析充分性等。常规的治疗包括强心、营养心肌、增加透析频率和下调干体重。在采取上诉治疗措施后症状无明显改善的患者还需要进一步思考,血液透析患者心力衰竭特有的原因即动静脉内瘘血流量的问题。动静脉内瘘血流量过大导致心脏前负荷明显增加,进而出现心肌纤维代偿性增加出现心力衰竭。2014中国血液透析用血管通路专家共识中对患者动静脉内瘘术前的心脏系统评估提出:左室射血分数小于30%的情况下,暂不建议进行内瘘手术。透析通路相关高输出量心力衰竭处理方法为减少内瘘流量方法,包括缩窄内瘘流出道(环阻法、折叠缩窄法和插入较细移植物血管)和建立旁路减流、结扎内瘘等。对于反复心衰者必须闭合内瘘,改用长期留置导管或腹透的方式治疗。

(郭　琦　张　萍)

病例53　维持性血透20余天,发热咳嗽3天

男性,31岁,于2015年1月12日入院。

一、主诉

维持性血透20余天,发热咳嗽3天。

二、病史询问

(一)初步诊断思路及病史询问

患者,年轻男性,病程短、起病急,维持性血透20余天,以发热为主要临床表现。发热是患者本次就诊的主要原因,对于透析患者出现发热,首先要排除继发于内科系统的感染可能,其次应考虑继发于透析通路(包括透析导管)感染,以及透析膜的过敏反应。一般透析导管相关的感染具有导管留置时间相对较长,导管周围有分泌物,透析上机半小时开始出现畏寒,寒战后发热,下机后体温渐降至正常,透析间期可有无发热或发热等特点。

(二)问诊的主要内容

1. 现病史询问

(1)对于尿毒症患者出现发热咳嗽症状。首先应询问患者透析病史,特别是透析开始时间,开始透析时采用的血管通路,通路建立的部位及类型,如为导管,则询问是长期留置导管还是临时留置导管?期间有无更换通路,更换通路原因?现使用通路及留置时间?通路功能?通路局部皮肤上下机消毒情况?导管口有无红肿及脓性分泌物?有无抗生素封管?患者个人卫生状况等。

(2)询问有无诱因(如有无受凉、冒雨、涉水、创伤。特殊治疗等)。主要症状及特点:当时热度?性质(持续还是间断?),发热规律(稽留热还是弛张热?)。咳嗽类型(干咳?刺激性干咳?咳嗽多痰?脓痰?还是痰中带血?咯血?)。有无伴随症状?(有无寒战、抽搐、面色潮红、结膜充血?头痛、胸痛、胸闷、气急、呼吸困难、恶心、呕吐、意识障碍)等。全身状态:饮食、睡眠、大小便情况?体重变化?诊治情况:发病后是否进行相关检查,检查结果,用药情况,治疗效果。

(3)发热和透析的相关性,透析上机多久开始出现?透析模式、透析器类型、抗凝方式是否更换?是否伴有寒战?上机前还是上机后出现症状?每次透析都发作还是无规律性?

2. 既往史询问　患者为一年轻患者,注意询问是否有慢性肾炎、肝炎、肺结核、高血压、糖尿病及其他传染病史,近期有无受凉史,有无手术病史,有无长期服药病史、化学物质及传染病接触史,有无食物药物过敏史;输血史;中毒史;无可能成瘾药物。

（三）问诊结果及思维提示

患者 20 余天前因"水肿伴乏力半月"于当地医院就诊，查血肌酐 1523μmol/L，血红蛋白 77g/L，双肾超声萎缩，测血压升高，诊断"尿毒症"当地医院股静脉临时透析导管置管后开始普通血液透析（HD 模式）治疗 2 次，无畏寒、发热，头痛、恶心、呕吐，胸痛等不适，因透析导管功能不良，引流不畅无法继续透析，2 周前来我院拔除股静脉透析导管，换为右颈部临时透析导管，回当地医院继续行血液透析治疗，每周 3 次，并在我院预约内瘘手术时间。患者 3 天前无明显诱因下透析上机后半小时突然出现畏寒、寒战，后体温渐升，最高 38.9℃，无头痛、恶心呕吐、腹痛腹泻、皮疹等表现，透析间期体温正常，连续数次透析均有类似发作，透析模式及透析器类型、抗凝方式均未改变，导管功能良好，症状渐加重，出现阵发性咳嗽、咳痰，伴有痰中带血，胸闷、胸痛明显，影响睡眠，双下肢水肿，但无头痛、头晕，无恶心呕吐，无腹痛腹泻，无皮疹，小便量减少。当地医院检查提示肺部感染，予静脉抗感染治疗 3 天（具体不详），效果欠佳，间歇高热，胸闷、胸痛、气急、咯血今来我院就诊，查血常规提示白细胞计数 25.3×10⁹/L，中性粒细胞（%）86.5%。

患者病来神志清，精神软，胃纳欠佳，睡眠欠佳，有夜尿增多病史 2 年余，行血透治疗后尿量减少明显，大便偏干，近期体重稍有减少，具体不详。

> **思维提示**
>
> 通过详细询问病史，患者尿毒症诊断明确，血液透析病史 20 余天，两次透析导管置管史，3 天前出现透析中出现畏寒、寒战、发热，透析间期体温正常，发病无明显受凉、感染及创伤等诱因，可初步排除上呼吸道感染可能，患者透析过程中透析模式、透析器类型抗凝方式均未改变，透析导管留置 10 余天后出现透析中畏寒，寒战、高热，基本排除透析相关膜反应及透析液污染等可能，结合患者个人卫生状况较差等因素首先考虑导管相关的菌血症，后症状加重，伴咳嗽咳痰，痰中带血，胸闷，胸痛明显，结合入院前检查结果，白细胞计数 25.3×10⁹/L 中性粒细胞（%）86.5%。首先考虑透析导管相关感染导致的肺部感染可能，结合胸片、肺部 CT 及细菌学检查结果可进一步确诊。

三、体格检查

（一）重点检查内容及目的

患者主要临床症状为发热，咳嗽，伴有胸痛，因此对患者进行全面系统检查的同时，重点对体温，球结膜是否水肿，面色是否潮红，及肺部检查，如胸廓是否对称，两肺震颤是否相同，呼吸音是否减低，叩诊有无实音，肺部啰音，是否对称等进行检查。

（二）体格检查结果及思维提示

体格检查结果：神清，精神软，慢性病容，贫血貌，皮肤未见明显皮疹瘀斑瘀点，浅表淋巴结未见明显肿大，两肺呼吸音粗，可及肺部啰音，心率 128 次/分，律齐，无杂音，腹平软，无压痛反跳痛,肝脾肋下未及,无肾区叩击痛,双下肢中重度水肿,神经系统查体阴性。

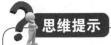 **思维提示**

上呼吸道感染患者常常有急性起病,多有鼻塞、流涕,咽痛咳嗽表现,畏寒、寒战较少,发热与透析无明显关联,较少出现胸痛。气急。咯血症状,X胸片多无改变。透析相关的膜反应,Ⅰ型膜反应可表现为速发型变态反应,表现为突然胸闷、气急,发热,血压下降、氧饱和度下降等过敏性休克的表现,Ⅱ型膜反应表现较为多样性,可表现为皮肤瘙痒、皮疹、腹痛、便意、胸闷等,多无寒战发热。透析相关导管感染,危险因素:有深静脉透析导管留置或多次留置病史,时间不定,导管留置时间超过72h感染危险性明显增加。常因皮肤引起管腔外细菌定植、导管间端引起血流种植、连通器或在中心静脉内定植等在透析过程中被激活诱发,常见细菌为葡萄球菌、厌氧菌、白色念珠菌等,临床以葡萄球菌较为常见,常在透析早期出现畏寒、寒战,继而高热,进一步进展可导致金葡菌性肺炎。早期X线检查可无表现,该患者导致肺部感染的体格检查可无特征性表现,发热时可有寒战、面色潮红等体征,咳痰可见脓性黄痰,伴血丝或粉红色乳状,肺部听诊可闻及干湿性啰音及痰鸣音,病情严重者可早期出现周围循环衰竭体征。确诊的金指标为病原学检查。

四、辅助检查

(一) 初步检查内容及目的

1. 血常规、肝肾脂糖电解质、凝血功能、甲状腺功能　评估患者一般情况。

2. CRP、血沉、导管血培养+外周血培养、痰培养　评估感染严重程度和明确是否存在导管感染。

3. 肝炎甲乙丙丁戊前S1抗原抗体系列、肿瘤指标(CEA+CA199+AFP+CA125)、免疫球蛋白(IgG、IgM、IgA)+补体、血尿轻链/蛋白电泳、抗核抗体系列(ANA+dsDNA+RNP+Sm+SSa+SSa52+抗SSB+抗Scl-70+抗Jo-1)、MPO+PR3、P-ANCA+C-ANCA　排除血管炎、免疫结缔组织疾病及肿瘤等继发性因素。

4. 颈部透析导管超声及泌尿系统超声+肝胆脾超声　评估导管周围有无血栓形成,颈内静脉是否通畅及肾脏大小结构,有无胆囊。胰腺肝脏疾病。

5. 肺部CT　明确肺部感染病灶形态、性质、病变范围情况,有无胸腔积液。

(二) 检查结果及思维提示

1. 血常规　白细胞计数$28.7×10^9/L$,中性粒细胞85.9%,淋巴细胞6.5%,血红蛋白6.7g/L,血小板计数$94×10^9/L$。

2. 肝肾脂糖电解质　总蛋白50g/L,白蛋白24.3g/L,同型半胱氨酸27.6μmmol/L,胆碱酯酶1790μ/L,总胆汁酸39μmmol/L,总胆红素15μmmol/L,甘油三酯2.25mmol/L,总胆固醇2.83mmol/L,高密度脂蛋白-C 0.33mmol/L,低密度脂蛋白,肾小球滤过率9.5ml/m,肌酐

891μmmol/L,BUN 36.3mmol/L,尿酸 586mmol/L,钾 4.95mmol/L,钠 135mmol/L,氯 95mmol/L,光抑素 C4.63mg./L,肌钙蛋白(-)25 羟基维生素 D3 9.3nmol/L。

3. 凝血功能　国际标准化比值 1.1,纤维蛋白原 6.07g/L,APTT 对照 31,D-二聚体 66452μg/L,活化部分凝血活酶时间 38.3s。

4. 甲状腺功能　总甲状腺素 55.50nmol/L,总三碘甲状腺原氨酸<0.15,第三代促甲状腺激素 0.172U/L,游离甲状腺素 9.93pmol/L,游离三碘甲状腺原氨酸 1.51pmol/L,甲状腺过氧化物酶抗体<28U/L。

5. 血沉 95mm/小时,超敏 C 反应蛋白 215.90mg./L。

6. 2 次导管血培养及痰菌培养均提示金黄色葡萄球菌生长。

7. 肿瘤指标(CEA+CA199+AFP+CA125)　甲胎蛋白 0.6ng/ml,癌胚抗原 6.1ng/dl,糖抗原 1995.8U/ml,糖抗原 125 124.2U/ml,铁蛋白 586.9ng/ml,总前列腺特异性抗原 2.742ng/ml。

8. 肝炎甲乙丙丁戊前 S1 抗原抗体系列(-)、抗核抗体系列(ANA+dsDNA+RNP+Sm+SSa+SSa52+抗 SSB+抗 Scl-70+抗 Jo-1)(-)。MPO+PR3、P-ANCA+C-ANCA 阴性。血尿轻链、蛋白电泳无特异性改变。

9. 免疫球蛋白 IgG 707mg/dl,免疫球蛋白 IgA 245mg/dl,免疫球蛋白 IgM 77mg/dl,C3 85mg/dl,C4 14mg/dl。

10. 颈部血管彩超提示　右颈内静脉导管显示段周边血栓形成(伴多发斑点状机化钙化)。

11. 泌尿系统超声+肝胆脾超声　肝门脉稍宽,脾大。双肾慢性肾病图像,双肾动脉血供稀疏,阻力指数增高

12. 肺部 CT 平扫　双肺感染,双侧胸腔少量积液。

13. 因凝血功能发现 D-二聚体异常增高,予查肺动脉 CTA 明确肺动脉情况　结果提示右下肺动脉局部分支栓塞。附见:两肺多发感染,两侧胸腔积液伴两下肺部分膨胀不全,两肺多发结节,纵隔及两肺门多发肿大淋巴结。

思维提示

　　患者为年轻男性,确诊慢性肾病 V 期,维持性血液透析 20 余天,两次透析导管置管史,颈内静脉置管术后半月,出现畏寒发热,发热呈间歇热,伴有咳嗽、咳痰、痰中带血伴胸痛,血象、血沉、超敏 C 反应蛋白提示感染,血痰菌培养提示金葡菌生长,结合肺部 CT 及肺动脉 CTA,考虑导管感染相关的金葡菌性肺炎合并肺栓塞。

五、治疗方案及理由

(一) 方案

1. 非特异性治疗

(1)维持性血液透析治疗。

(2)透析常规药物治疗,口服 B 族维生素,力蜚能、益比奥、叶酸改善贫血。

(3)对症治疗　沐舒坦针化痰,开同补充优质蛋白,调节钙磷代谢等治疗。

2. 针对性治疗

（1）立即拔除透析导管, 股静脉重新建立通路, 根据培养药敏试验结果予以特治星针联合稳可信抗菌, 患者仍有发热, 改为美平 500mg 2/日联合万古霉素 500mg/d 静滴。

（2）低分子肝素 4000u 皮下注射抗凝。

（二）理由

导管相关感染多为革兰氏阳性菌金葡菌, 该患者多次导管血培养痰菌培养阳性, 结合肺部 CT 提示: 两肺见多发结节、棉花团样、散在片状密度增高影, 部分边界清晰, 部分病灶边界模糊。考虑金葡菌肺炎, 给予美平 500mg 2/日联合万古霉素 500mg/d 静滴抗菌等综合治疗及对症治, 7 天后肺部螺旋 CT 平扫: 双肺感染, 对照前 CT 片（2015.1.13）病灶增多进展并内空洞形成。肺部 CT 提示病灶仍进展, 但血白细胞、CRP、PCT 较前明显下降, 无明显持续高热, 咳嗽减少, 咳痰不明显。故继续万古霉素针抗感染治疗, 监测血常规、CRP、PCT、血培养、痰培养、肝肾脂糖电解质。因患者胸痛, D-二聚体 66452μg/L FEU, 查肺动脉 CTA 考虑肺栓塞可能予以低分子肝素 4000u 皮下注射抗凝。上述综合治疗后 10 天, 患者病情明显好转, 但仍有咳嗽咳痰, 体温 37.7℃, 无胸闷气急, 无恶心呕吐, 要求转当地医院继续治疗, 建议继续使用万古霉素, 总疗程 8 周。

思维提示

导管感染中以革兰氏阳性菌常见, 革兰氏阳性菌中尤以金黄色葡萄球菌多见, 导管血培养多次阳性, 可确定导管感染。一旦确诊导管感染, 尽早拔管是首选措施, 透析患者在使用敏感抗生素的前提下可考虑新建血管通路。在细菌学检查结果出来前, 及早使用抗生素, 经验治疗应包括万古霉素及覆盖革兰氏阴性杆菌的抗生素（三代头孢, 碳青霉烯或 β 内酰胺-β 内酰胺酶复合制剂）, 后根据培养结果及时调整抗生素是控制感染的关键。

六、对病例的思考

我国维持性血液透析患者的首次透析采用临时导管的患者约占 60%, 欧美国家相对较低, 血管通路相关感染占透析病人所有菌血症的 48%~73%, 所有血管通路相关的感染中临时透析导管的感染率最高, 导管感染中以革兰氏阳性菌常见, 革兰氏阳性菌中尤以金黄色葡萄球菌多见, 导管血培养多次阳性, 可确定导管感染, 一旦确诊导管感染, 尽早拔管是首选措施, 严重导管感染可导致败血症, 感染性休克, 预防透析通路相关感染关键在置管术中的操作, 术后的维护和护理, 及感染后的处理。置管操作应按卫生部血液净化标准操作规程的要求进行操作, 置管术后局部保持干燥清洁, 透析上下机按标准操作规程进行, 预防导管感染, 可以采用抗生素封管等措施。一旦怀疑有导管感染可能, 及时导管血培养及血培养检查, 及时抗感染治疗, 抗感染治疗疗效不佳, 尽早拔管, 尽早给予敏感抗生素治疗是控制感染的关键。

（何永春　蒋　华）

病例54 维持性血透 1 年半,内瘘术后右上臂肿胀 1 年

男性,83 岁,于 2016 年 3 月 13 日入院。

一、主诉

维持性血透 1 年半,内瘘术后右上臂肿胀 1 年。

二、病史询问

(一)初步诊断思路及病史询问

患者,老年男性,病程长,维持性血透 1 年余,右前臂动静脉内瘘术后右上肢反复肿胀。右上肢肿胀是患者本次就诊的主要原因,对于透析患者出现内瘘侧手臂肿胀,首先要考虑内瘘近端(内瘘流出道)是否存在内径变细、狭窄、血栓形成的可能,可以同科侧浅表超声方法予以确定,如果排除了上述原因,考虑存在同侧锁骨下静脉/无名静脉/上腔静脉狭窄闭塞的可能。可以通过同侧上肢动脉 CTA 检查确立初步诊断。

(二)问诊的主要内容

1. 现病史询问

(1)询问患者原发病,维持性血液透析时间,通路建立的部位及类型,开始透析时的血管通路(动静脉内瘘? 长期透析导管? 临时透析导管?),如为透析导管,导管留置时间? 有无发热,感染,有无反复置管,期间有无更换通路,更换通路原因,现使用通路及留置时间,内瘘建立时间,当时有无同侧肢体肿胀? 内瘘使用时间,血流量?

(2)内瘘侧手臂肿胀开始时间,肿胀范围、肿胀部位从远心端开始还是近心端开始? 有无面部肿胀,肿胀是否呈凹陷性? 有无同侧肢体麻木、疼痛症状? 末端手指颜色,重点询问肿胀上肢同侧有无深静脉留置导管及留置时间,有无就诊及药物治疗,相关实验室检查及特殊检查等。

(3)肿胀程度和透析是否具有相关性,透析后肿胀有无加重? 透析间期及抬高患肢肿胀程度能否减轻?

2. 既往史询问 患者为高龄患者,注意询问是否有慢性肾炎、肝炎、肺结核、高血压、糖尿病及心脏病,其他传染病史,近期有无受凉史,有无手术病史,透析时间及透析次数等,有无长期服药病史、食物药物过敏史;输血史;中毒史;无可能成瘾药物。

(三)问诊结果及思维提示

患者 2 年前当地医院发现蛋白尿(++),后多次在我院就诊,诊断为肾病综合征,予泼尼松

联合他克莫司免疫抑制治疗，治疗后多次复查尿蛋白（+++），血白蛋白 22~26g/L，血肌酐 310μmol/L 左右，且尿量较少，故于 2014 年 9 月右颈内静脉临时导管置管开始维持性血透治疗。同时行左前臂内瘘成形术，2 个月后内瘘闭塞，改行右前臂动静脉内瘘成形术，术后出现右上肢进行性肿胀，拔除右颈内静脉临时管，右上肢 CTA 检查提示：右上肢内瘘术后，右侧头臂静脉狭窄，2015.2.11 日行经皮选择性右无名静脉造影加球囊扩张，造影提示右无名静脉入上腔静脉明显狭窄近闭塞。导管导丝配合通过狭窄，使用强生 8mm 和 12mm 球囊扩张无名静脉及锁骨下静脉狭窄处，提示上肢静脉血流通畅明显改善，术后患者右上臂肿胀好转，2015 年 4 月患者再次出现右上肢肿胀，经皮选择性静脉造影提示右侧桡动脉和吻合处瘤样扩张，头静脉近端闭塞，5 天前发现内瘘流量不佳，杂音减弱，为行"内瘘扩张术"再次收住入院。患者病来神志清，精神软，胃纳欠佳，睡眠欠佳，有夜尿增多病史 2 年余，行血透治疗后尿量减少明显，大便偏干，近期体重稍有减少，具体不详。

思维提示

通过详细询问病史，患者为高龄透析病人，维持性血液透析 1 年余，开始透析建立的通路为右颈内静脉透析导管，导管留置超过 3 个月，因左手内瘘闭塞，右前臂建立内瘘后出现进行性右上肢肿胀，肿胀范围为整个上臂，局部无红痛，无肢体麻木，肿胀呈凹陷性，结合患者为高龄病人，维持性透析 1 年余，右颈内静脉临时透析导管置管 3 个月，同侧建立内瘘后出现肢体进行性肿胀，拔除右颈内静脉透析临时导管后肢体肿胀无改善，无红肿疼痛，故右侧肢体肿胀可排除动脉性血栓可能，同时患者无面部水肿，胸壁静脉曲张等表现，可排除上腔静脉狭窄或闭塞。故肿胀考虑静脉回流障碍所致，结合有颈部置管史，左侧肢体无肿胀，右上肢为全臂水肿，狭窄或闭塞部位可定位在同侧锁骨下静脉或无名静脉，因此考虑同侧肢体无名静脉或锁骨下静脉狭窄闭塞，经右上肢动脉 CTA 发现有头静脉明显狭窄，行经皮球囊导管扩张术后，造影显示右头臂静脉血流明显改善，扩张后右上肢肿胀好转，2016.3，患者右上臂肿胀再次加重，出现内瘘闭塞，入院行超声定位下动静脉内瘘再通扩张术后，右上肢肿胀加重不能消退，无畏寒，发热，肿胀肢体局部无红、痛，无面部水肿，无胸壁静脉曲张，考虑有锁骨下静脉或同侧无名静脉狭窄，根据局部无红痛，无畏寒发热，可排除右侧肢体感染可能。

三、体格检查

（一）重点检查内容及目的

患者主要临床症状为右上肢肿胀，因此对患者进行全面系统检查的同时，重点对右上肢肿胀范围、局部有无发红，皮疹，水肿是否凹陷性、内瘘震颤、杂音是否响亮、面部有否水肿、胸腹壁静脉有无曲张，肺部进行望触叩听检查，如胸廓是否对称，两肺震颤是否相同，呼吸音是否减低，叩诊有无实音，肺部啰音等。

（二）体格检查结果及思维提示

体格检查结果：神清，精神软，慢性病容，贫血貌，右上肢内瘘侧手臂肿胀明显，肿胀移植延伸至肩关节处，无面部水肿，局部皮肤无红，痛，皮肤未见明显皮疹瘀斑瘀点，皮疹，浅表淋巴结未见明显肿大，胸壁未见静脉曲张，右前臂内瘘吻合口以上血栓形成，杂音消失，两肺呼吸音粗，未及肺部啰音，心律齐，无杂音，腹平软，无压痛反跳痛，肝脾肋下未及，无肾区叩击痛，双下肢中度水肿，神经系统查体阴性。

> **思维提示**
>
> 患者右内瘘术后，右上肢肿胀，CTA 证实右头臂静脉狭窄，经球囊导管扩张后肿胀好转，3 个月后再次出现肿胀加重，体检提示：右前臂内瘘吻合口以上血栓形成，内瘘震颤杂音较弱，提示内瘘狭窄，上肢肿胀但无面部肿胀，无胸壁静脉曲张，考虑狭窄部位在右锁骨下静脉及同侧无名静脉。而基本可以排除右上臂感染及上腔静脉阻塞的可能。

四、辅助检查

（一）初步检查内容及目的

1. 血常规、CRP、凝血功能、肝肾脂糖电解质、导管血培养+外周血培养、痰培养　排除感染。

2. 右上肢内瘘彩超及泌尿系统彩超+肝胆脾彩超　评估内瘘血栓大小范围，有无胆囊、胰腺肝脏疾病。

3. 右上肢 CTA　明确同侧头静脉、锁骨下静脉及无名静脉、上腔静脉狭窄情况。

（二）检查结果及思维提示

1. 血常规　白细胞计数 $9.2×10^9$，中性粒细胞 85.4%，淋巴细胞 8.2% 血红蛋白 78g，血小板计数 $248×10^9$。CRP 12.1mg/dl。

2. 凝血功能　国际标准化比值 1.05，纤维蛋白原 5.67g/L，APTT 对照 31，活化部分凝血活酶时间 27.9. 秒，凝血酶时间 16.9 秒，凝血酶原时间正常对照 11.5 秒。

3. 肝肾脂糖电解质　总蛋白 61g/L，白蛋白 35.7g/L，同型半胱氨酸 $27.6\mu mmol/L$，胆碱酯酶 $1790\mu/L$，总胆汁酸 $7\mu mmol/L$，总胆红素 $4\mu mmol/L$，甘油三酯 1.38mmol/L，总胆固醇 4.57mmol/L，高密度脂蛋白-C 0.33mmol/L，低密度脂蛋白，肾小球滤过率 12.95ml/min，肌酐 $505\mu mmol/L$，BUN 14.1mmol/L，尿酸 156mmol/L，钾 4.23mmol/L，钠 133mmol/L，氯 96mmol/L，光抑素 C3.32mg/L。

4. 导管血培养+外周血培养、痰培养阴性。

5. 右上肢 CTA 提示　右桡动脉头静脉吻合口处瘤样扩张，头静脉近端接近闭塞，伴较多侧支形成。

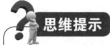
思维提示

　　患者为高龄男性，确诊慢性肾病 V 期，维持性血液透析 1 年余，透析导管置管史 3 个月，血常规 白细胞计数 $9.2×10^9$，中性粒细胞 85.4%。右上肢 CTA 提示：右桡动脉头静脉吻合口处瘤样扩张，头静脉近端接近闭塞，伴较多侧支形成。

五、治疗方案及理由

1. 常规治疗

（1）维持性血液透析治疗。

（2）透析常规药物治疗，口服 B 族维生素，力蜚能、益比奥、叶酸改善贫血。

（3）对症治疗　沐舒坦针化痰，复方 α 酮酸片补充优质蛋白，调节钙磷代谢等治疗。

（4）波立维抗凝。

2. 手术治疗

（1）超声定位下右侧动静脉内瘘球囊导管再通扩张术。

（2）右无名静脉造影+支架植入术，经右股静脉穿刺，置入 8F 鞘，造影提示左无名静脉通畅，右无名静脉未见显影。20mg 肝素全身肝素化后，导管导丝配合无法找到右无名静脉开口。遂穿刺右上肢静脉，植入 4F 鞘，导丝导管配合到达右无名静脉，造影提示右无名静脉开口处闭塞。导丝导管通过闭塞处，用雅培 6mm 球囊扩张后，导丝导管从股动脉入路通过右无名静脉，再使用雅培 12mm 球囊扩张无名静脉及锁骨下静脉狭窄处，然后置换 10F 鞘，再放置波科 wallstent 16mm×60mm 一枚，用 12mm 球囊后扩。造影提示右无名静脉血流通畅明显改善。

思维提示

　　对于通过相关检查确诊为内瘘狭窄的患者，可以根据内瘘狭窄的部位及程度选择不同的处理方法，一般对于吻合口或靠近吻合口的狭窄，且狭窄程度较重，距离较长的，球囊导管扩张的难度和效果相对较差，一般不主张行扩张术，可以考虑切除狭窄段后行内瘘重建，对于内瘘阻力较大，容易形成高压力的动脉瘤患者，应该首先排除流出道狭窄闭塞可能，需要解除流出道狭窄，内瘘术后前臂肿胀，而上臂肿胀不明显的患者，一般狭窄部位在头静脉或贵要静脉，对于全臂肿胀患者排除了感染或其他继发因素导致的原因后，应考虑同侧锁骨下静脉或无名静脉狭窄。无名静脉、上腔静脉扩张效果已被国内外所肯定，但狭窄部位经过扩张后数月至数年仍有再次狭窄可能，甚至出现闭塞。本例患者扩张术后半年，出现同侧无名静脉接近闭塞可能，对于同时出现面部水肿，胸壁浅静脉曲张，内瘘压力高，同侧上肢肿胀，首先考虑上腔静脉阻塞可能，尤其对于同侧颈内静脉留置过临时透析导管或长期留置带卡夫透析导管的患者。一旦确诊，球囊导管扩张术对锁骨下再次扩张意义不大，所以采用支架植入方式，确保内瘘保持通畅。

293

六、对病例的思考

我国维持性血液透析患者的首次透析采用临时导管的患者约占 60%,欧美国家相对较低,许多透析中心有大 15%~20%的带卡夫的透析导管,导管留置时间过长,反复感染等都可能导致同侧无名静脉狭窄甚至闭塞,从而影响内瘘使用寿命,故透析患者首选的血管通路是建立动静脉内瘘,可利用自体血管,尸体血管或人造血管建立动静脉内瘘,尽可能避免临时置管,特别是置管时间过长,以透析导管为通路的患者应首选带卡夫的透析导管,因其引起血栓、感染的发生率远低于临时导管,一旦出现内瘘反复闭塞、同侧上肢肿胀患者,应及时行血管超声检查,必要时同侧动脉 CTA 检查以明确诊断,及时采取合理的方式,可大大提高内瘘的使用寿命。

（何永春　蒋　华）

病例55 维持性腹透 4 年余,腹痛伴腹透液混浊 1 月余

男性,64 岁,于 2016 年 7 月 8 日入院。

一、主诉

维持性腹透 4 年余,腹痛伴腹透液混浊 1 月余。

二、病史询问

(一)初步诊断思路及病史询问

老年男性,基础疾病终末期肾病,维持性腹透 4 年余,近 1 个月腹痛伴腹透液混浊为主要临床表现。腹膜透析是非常重要的肾脏替代治疗,腹膜透析相关腹膜炎往往是维持性腹膜透析患者肾内科就诊和住院的首要原因。在我们接触腹痛的腹膜透析患者时,首先要考虑的就是腹膜透析相关腹膜炎。腹膜炎的临床表现取决于许多因素,例如致病菌的种类和致病力。腹痛多为急性发作,也可轻微隐痛或不适。除了腹痛外,结合患者腹透液混浊可形成初步判断。透出液变浊是最早出现和最常见的症状,甚至可于腹痛之前出现。另外,在诊断腹膜炎时,我们仍需排除一些干扰因素,如活动性结肠炎,阑尾炎,女性盆腔炎,肠梗阻,胃穿孔以及感染性腹泻等。因此,问诊的目的应围绕腹痛和腹透液混浊,如腹痛及伴随症状,腹水混浊出现的时间等,注意鉴别诊断的内容询问。

(二)问诊主要内容及目的

1. 发病前是否操作不当或不洁饮食史?

腹透腹膜炎常有诱发因素,患者操作不恰当常引起皮肤,最常见的细菌是金葡菌,其余表葡等侵入隧道深部,继而感染腹腔;患者饮食不当,引起肠道菌群紊乱,最常见的细菌是大肠埃希菌。

2. 腹痛症状及是否伴腹透液混浊?

腹痛是常见症状,多为急性发作,开始为轻度、局限性,若未及时治疗,逐渐加剧,也可以是隐痛不适,可以伴有恶心、呕吐、腹胀和胃肠功能障碍,然而,腹膜炎的腹痛症状和体征无一具有高度特异性,均需要透出液以协助诊断。腹痛伴腹透液混浊,可形成初步判断。

3. 是否有发热、寒战?

一些患者有发热、寒战,常提示腹膜炎较重,发生败血症。

4. 入院前是否留取病原学,是否应用了抗生素,那种药,效果如何通过?

了解院外抗感染治疗的情况来考虑感染性疾病的可能性,并进一步分析药物的选择是否合理等问题。

5. 既往是否有腹膜炎病史,多久之内发生,何种致病菌,药物治疗效果如何?

腹膜炎痊愈后4周内再次发生,致病菌不同为腹膜炎再发(recurrent),4周内再次发生,致病菌相同考虑复发(relapsing)。4周之后发生,致病菌相同为腹膜炎重现(repeating)。合适的抗生素治疗5天后,临床症状没有改善、透出液白细胞仍大于$100×10^6/L$,考虑难治性(refactory)。之所以患者既往腹膜炎的病史如此重要,是因为腹膜透析相关腹膜炎的治疗原则是挽救患者的生命、保护腹膜,而非保留腹膜透析导管,当抗感染治疗效果不佳时,为避免进一步损害腹膜功能、增加发生真菌性腹膜炎的风险以及患者死亡,应尽早拔管。难治性腹膜炎、复发性腹膜炎、真菌性腹膜炎或多种肠道细菌导致的腹膜透析相关腹膜炎等必须拔管,拔管后应进行腹膜透析导管残端培养和药敏试验以指导后续用药。

(三)问诊结果及思维提示

患者4年前因诊断为"慢性肾脏病Ⅴ期(CKD-V)",开始腹膜透析治疗(CAPD)。1个月前患者腹透时腹透外管破损,自行予"铁夹"夹闭,次日至当地医院更换外管后,凌晨出现腹痛,为上腹部、脐周胀痛,疼痛持续存在、阵发性加重,伴腹透液浑浊。伴恶心呕吐,呕吐物为胃内容物,每天解黄色稀水便1次。无发热、畏寒寒战,无胸闷气促,无咳嗽咳痰等不适。遂来我院就诊。

思维提示

通过问诊可明确,患者此次发病有明确诱因-腹透外管破损,随后出现腹痛伴腹透液浑浊,且伴有胃肠道症状。

三、体格检查

(一)重点检查内容及目的

患者的主要临床症状为腹痛,因此在对患者进行系统,全面检查的同时,主要重点查体在腹部查体,压痛、反跳痛、肠鸣音。同时为除外有无由于腹透相关腹膜炎导致腹透超滤不佳,病人容量负荷增加引起的急性左心衰,应该注意患者是否有双下肢水肿,是否闻及双肺底的细湿啰音等。

(二)体格检查结果及思维提示

T 36.7℃,R 16 次/分,P 78 次/分,BP 153/104mmHg。神志清楚,慢性病容,全身无皮疹,心肺检查无异常,腹略膨隆,全腹压痛,无反跳痛,双下肢中度水肿。神经等系统检查未见异常。

思维提示

体格检查结果与问诊后初步考虑腹透相关腹膜炎。全腹压痛提示腹腔感染,患者双下肢中度水肿提示可能存在容量负荷过多。进一步实验室和影像学检查的主要目的是明确病原学,并判断病情,以为治疗方案提供依据。

四、辅助检查

(一)初步检查内容及目的

1. 腹水常规、血常规、CRP、ESR　进一步证实感染性疾病。
2. 腹水培养　明确病原。
3. 肝肾脂糖电解质　评价病情。
4. 肺部 CT　明确是否存在心衰、胸水等。
5. 腹部 CT　了解肝脏、胆囊、胰腺形态,明确是否存在胆囊炎、胰腺疾病及其他急腹症或肠穿孔等严重并发症。

(二)检查结果及思维提示

1. 腹水常规　有核细胞 675×10^6/L,中性粒细胞 90%,淋巴细胞 10%。血常规:白细胞计数 7.2×10^9/L,中性粒细胞(%)81.1%,血红蛋白 62g/L,血小板计数 175×10^9/L。CRP 136.0mg/L。ESR 140.00mm/1 小时。
2. 腹水培养提示金黄色葡萄球菌,万古霉素敏感。
3. 肝肾脂糖电解质　白蛋白 26.2g/L,肌酐 602μmol/L,尿素 7.3mmol/L,尿酸 237μmol/L,钾 3.8mmol/L,总钙 1.89mmol/L,无机磷 1.23mmol/,总胆固醇 5.50mmol/L,甘油三酯 3.48mmol/L,肝功能及血糖均正常。
4. 肺部 CT　左肺下叶背段少许炎症。左肺少许纤维增殖灶。两侧胸腔少许积液。附见:腹水。
5. 腹部 CT 平扫　腹盆腔积液,大小网膜、肠系膜增厚模糊,考虑腹膜炎,请结合临床。部分小肠及结直肠积血积气考虑。肝脏可疑低密度灶。两肾萎缩;两肾结石;两肾囊肿考虑。附见,两侧胸腔积液。

思维提示

①腹水常规提示有核细胞增多,中性分类为主;②腹水培养提示金黄色葡萄球菌;③腹部 CT 提示大小网膜、肠系膜增厚模糊,考虑腹膜炎;④肺部 CT 提示两侧胸腔少许积液。结合患者的病史和体格检查结果,进一步支持腹透相关腹膜炎的诊断,且患者发病诱因明确。

五、治疗方案及理由

(一)方案

1. 更换腹透外管。
2. 加强营养支持治疗。

3. 予万古霉素腹腔内灌注。

（二）理由

临床实践中,腹透相关腹膜炎的初步诊治多是经验性的。入院后予丁胺卡钠 0.2,万古霉素 0.5 腹腔灌注用药,后患培养为金黄色葡萄球菌,病原学明确,万古霉素敏感,予万古霉素腹腔内灌注(0.5g q4d×4 次)。

六、治疗效果及思维提示

经上述治疗后患者腹痛症状改善明显,腹透液转清,后复查,腹透液常规有核细胞 $20 \times 10^6/L$。

？思维提示

患者发病诱因明确,病原学明确,药物敏感,治疗疗程 2 周,症状改善明显。腹透液复查正常。

七、对本病例的思考

腹膜透析是非常重要的肾脏替代治疗,而腹膜炎一直是腹膜透析的主要并发症之一,和患者的死亡相关,严重和迁延不愈的腹膜炎还会导致腹膜衰竭。因此对腹膜透析相关腹膜炎的诊断和治疗尤为重要。腹透相关腹膜炎的初步诊治多是经验性的。在留取腹透液细菌学标本后,常采用革兰氏阴性、阳性菌双覆盖的抗炎方案,待病原学结果回报后,改用敏感的抗生素,疗程一般为 2~3 周。

（陈芷珉　张晓辉）

病例56 维持性腹透 6 年余,腹痛 3 周,胸闷气促 2 周

女性,83 岁,于 2016 年 7 月 19 日入院。

一、主诉

维持性腹透 6 年余,腹痛 3 周,胸闷气促 2 周。

二、病史询问

(一)初步诊断思路及病史询问

老年女性,维持性腹透 6 年,此次入院急性起病,以胸闷气促为主要临床表现。胸闷气促往往是腹透患者透析不充分,容量负荷过多的表现,此外需要排除心血管系统和呼吸系统疾病。因此,问诊的目的应围绕胸闷气促发生的诱因,患者腹透的超滤、充分性等情况,同时结合详细全面的体格检查,注意鉴别诊断,如胸痛、咳嗽、咳痰等内容的询问。

(二)问诊主要内容及目的

1. 发病前有无诱因 腹膜透析是非常重要的肾脏替代治疗,而腹膜透析相关腹膜炎往往是维持性腹膜透析患者肾内科就诊和住院的首要原因,也和患者的死亡相关,严重和迁延不愈的腹膜炎还会导致腹膜衰竭。

2. 是否有尿毒症毒素蓄积症状 尿毒症蓄积症状常见有恶心、呕吐、失眠、不安腿综合征等。

3. 有无水钠潴留导致的临床症状 尿毒症患者透析不充分常伴有水钠潴留导致的症状,常见有血压增高、体重变化、水肿、心力衰竭(常表现为胸闷、气促)等。

4. 入院前腹透方案如何,腹透超滤和尿量如何:通过了解患者入院前的在家的腹透方案(透析处方)和腹透超滤及尿量,有助于我们判断患者的腹透充分性及患者的容量控制情况。患者溶质清除不充分常有两大方面的原因,一方面是自身残肾功能的减退,伴随尿量的减少;另一方面是腹膜交换面积的减少,腹膜溶质转运功能的减退,也就是我们常说的腹膜功能衰竭。

5. 既往是否有反复腹膜炎病史? 反复发作的腹膜炎增加腹膜硬化的发生率,严重和迁延不愈的腹膜炎还会导致腹膜功能衰竭。

(三)问诊结果及思维提示

患者于 2010 年 7 月诊断终末期肾病,在我院住院治疗并行腹膜透析置管术,同时开始行

腹膜透析治疗, 出院后开始规律腹膜透析治疗, 腹膜透析方案为 CAPD, 透析剂量每日 4 袋, 超滤量每日约 600ml, 尿量约 500~800ml, 自觉无明显乏力、无食欲缺乏、便秘、腹痛、发热、透析液进出不畅、血性腹透液、腹透液混浊。3 周前出现腹痛伴腹透液浑浊, 就诊当地医院, 考虑"腹膜透析相关性腹膜炎", 予抗感染治疗后腹痛症状改善, 但过程中出现超滤量明显减少, 每袋腹透液负超 100ml 左右, 少尿, 每日尿量约 200ml, 2 周前患者感胸闷、气促明显, 遂就诊我院。

思维提示

老年女性, 维持性腹透 6 年余, 基础疾病终末期肾病, 病史较长。近 3 周, 胸闷气促。腹透患者透析充分性的评估首先看患者的临床症状, 有无尿毒症毒素蓄积症状, 如恶心、呕吐、失眠、不安腿综合征等; 另外看患者有无水钠潴留导致的临床症状或生化异常, 如血压增高、体重变化、水肿、心力衰竭等, 酸碱、电解质平衡, 钙磷代谢平衡。此次胸闷气促, 腹透超滤量减少前有明确诱因, 腹痛伴腹透液浑浊——腹膜透析相关腹膜炎。

三、体格检查

(一) 重点检查内容及目的

患者维持性腹透 6 年余, 3 周前发生腹透相关腹膜炎, 此次就诊的主要临床症状为胸闷、气促。因此在对患者进行系统, 全面检查的同时, 主要重点查体在患者的心肺及全身水肿情况的查体。考虑患者可能存在由于腹透相关腹膜炎导致腹透超滤不佳, 加上患者尿量减少, 容易导致容量负荷增加引起的急性左心衰, 特别应该注意患者是否有双下肢水肿, 是否闻及双肺底的细湿啰音以及心界是否扩大等情况。

(二) 体格检查结果及思维提示

T 36.9℃, R 18 次/分, P 82 次/分, BP 156/89mmHg。神志清楚, 精神软, 慢性病容, 全身无皮疹, 半卧位, 两肺听诊呼吸音粗, 双下肺呼吸音低, 可闻及细湿啰音, 心律不齐, 强弱不等, 腹部可见腹膜透析置管术后瘢痕, 旁见腹透管引出, 肝脾肋下未及, 腹膨隆, 无压痛反跳痛, 肠鸣音正常。双下肢重度凹陷性水肿。神经系统检查未见异常。

思维提示

体格检查结果与问诊后初步考虑患者目前腹透超滤功能不佳, 尿量减少导致容量负荷过多引起心功能衰竭, 从而出现胸闷气促等症状。通过进一步实验室和影像学检查以及腹膜功能评估来明确诊断, 并判断病情, 以为治疗方案提供依据。

四、辅助检查

(一)初步检查内容及目的

1. 腹水常规、血常规、CRP、ESR   进一步排查感染性疾病。
2. 肝肾脂糖电解质   评价病情。
3. 肺部 CT   明确是否存在胸水、肺水增多等情况。
4. 心电图及心脏超声   了解患者心功能,明确是否存在心功能衰竭等情况。
5. 腹膜超滤功能的评估。

(二)检查结果及思维提示

1. 腹水常规   有核细胞 $20×10^6/L$。血常规:白细胞计数 $6.5×10^9/L$,中性粒细胞(%) 75.2%,血红蛋白 84g/L,血小板计数 $170×10^9/L$。CRP 90.70mg/L。ESR 92mm/1 小时。

2. 肝肾脂糖电解质   白蛋白 24.8g/L,谷丙转氨酶 13U/L,肾小球滤过率(EPI-cr) 11.74ml/min,肌酐 1422μmol/L,尿素 15.7mmol/L,尿酸 314μmol/L,钾 3.72mmol/L,钠 140mmol/L,氯 99mmol/L,总钙 1.90mmol/L,无机磷 0.94mmol/L。

3. 肺部 CT 平扫   支气管病变,两下肺少许感染。两侧胸腔积液伴两肺下叶膨胀不全。附见,心影增大,心包少量积液。

4. 心电图及心脏超声   心电图提示:①心房颤动;②肢导联低电压。心脏彩色多普勒超声:双房增大,动脉硬化二尖瓣反流轻度+三尖瓣反流中度+,肺动脉高压。

5. 腹膜超滤功能的评估   4.25% 腹透液,保留 4 小时,其净超滤量 100ml。

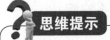
思维提示

> ①肺部 CT 提示两侧胸腔积液伴两肺下叶膨胀不全。附见,心影增大,心包少量积液。②心脏超声提示:双房增大,主动脉硬化二尖瓣返流轻度+三尖瓣返流中度+肺动脉高压。③患者腹透超滤功能评估,净超滤 100ml,提示患者腹膜超滤功能衰竭。结合患者的病史和体格检查及检验结果,进一步支持腹透超滤衰竭的诊断。

五、治疗方案及理由

(一)方案

1. 拔除腹透管,改血液透析治疗。
2. 加强透析脱水,减少容量负荷,改善心功能。

(二)理由

长期腹膜透析的超滤衰竭,常为渐进性,多不可逆,常需要血液透析治疗。通过血液透析治疗,加强超滤,减少容量,从而改善心功能。

六、治疗效果及思维提示

经上述治疗后患者胸闷气促症状改善明显,双下肢水肿明显减轻。

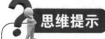

思维提示

　　患者此次腹透超滤衰竭之前,有明显发病诱因,即腹透相关腹膜炎,腹膜超滤功能评估提示患者腹透功能衰竭,结合患者临床症状及体征,提示患者超滤不充分,改血液透析,加强超滤脱水后,症状改善明显。

七、对本病例的思考

　　腹膜透析是非常重要的肾脏替代治疗,而腹膜炎一直是腹膜透析的主要并发症之一,和患者的死亡相关,严重和迁延不愈的腹膜炎还会导致腹膜衰竭。超滤衰竭被认为是长期腹膜透析的一个严重并发症。根据统计,腹膜超滤能力的丧失在腹透 1 年内为 2.6%,在第三年为 9.5%,在第 6 或 6 年以后>30%。腹膜超滤衰竭的诊断,当腹透患者对水盐的控制能力较好而出现持续性水肿、体液超负荷时,应考虑腹膜超滤衰竭的存在。目前国际上有以下两种标准:①4.25% dextrose 腹透液,4 小时交换,其净超滤量<400ml/4h;②每日应用 4.25% dextrose 腹透液≥2~3 次,而不能稳定维持干体重,存在水肿。长期的腹膜透析的超滤衰竭常不可逆,需要改血液透析治疗。

(陈芷珉　张晓辉)

病例57　血肌酐升高 11 年,腹膜透析 10 年,腹痛 3 天

女性,48 岁,于 2014 年 6 月 11 日入院。

一、主诉

血肌酐升高 11 年,腹膜透析 10 年,腹痛 3 天。

二、病史咨询

(一) 初步诊断思路及病史询问

中年女性,维持性腹透 11 年,此次入院急性起病,以腹痛为主要临床表现。腹痛往往是腹膜透析患者就诊的主要原因之一。一般来说,腹膜透析随访门诊或者急诊接诊腹透患者出现腹痛症状,首先要考虑腹膜炎的可能。患者表现为腹痛、发热、恶心、呕吐等症状,腹膜透析液出现混浊,结合腹透液常规及培养等可进一步明确诊断。腹膜透析病人发生腹痛的原因还需考虑到以下情况:嵌顿疝、腹腔脏器穿孔、肠梗阻、急性胃肠炎、便秘、腹腔内空气进入过多、透析管位置过深、放入腹透液对腹膜的刺激。除此之外仍需考虑其他急腹症如急性胆囊炎,急性胰腺炎,急性阑尾炎,消化道溃疡、穿孔、肾绞痛等的可能。同时内科、儿科疾患也可表现为急性腹痛,例如急性肺炎和胸膜炎、心绞痛、铅中毒、过敏性紫癜、急性肠系膜淋巴结炎等。因此,问诊的目的应围绕腹痛的特点,如腹痛的诱因、起病情况、发病经过(急慢、间歇还是持续等)、部位、性质、程度、时间以及所伴随的其他症状(发热、恶心、呕吐等),同时结合详细全面的体格检查,注意鉴别诊断的内容询问。

(二) 问诊的主要内容

1. 出现腹痛的诱因　腹痛发作前如果有明确诱因有助于病因寻找,特别注意询问有无不洁饮食和操作污染情况,对于腹透患者来说导致腹痛的一个主要原因就是因为操作污染及不洁饮食引发的腹膜炎。

2. 腹痛的表现及特点　仔细询问腹痛的起病情况,发生的缓急;腹痛的部位,为局部还是全腹痛,是否伴有放射痛;腹痛的性质与程度,呈阵发性还是持续性,为钝痛、绞痛、刀割样痛还是隐痛;腹痛加剧或缓解的因素。不同腹痛的特点可能提示不同的病因,例如腹膜炎患者腹痛通常表现为全腹持续性疼痛。

3. 腹痛的伴随症状　仔细询问是否伴有发热、恶心呕吐、腹泻、血尿、腹部包块等症状。腹透患者中很重要的一点是询问腹透液的颜色、性状以及腹透液超滤量的变化。若患者为腹膜炎,通常表现为透出液混浊、超滤量减少等改变;若透出液性状未发生明显改变,则需关注肠

梗阻等肠道因素引起的腹痛。

4. 治疗情况　要询问此次出现腹痛后是否曾到医院就诊，是否行腹部影像学检查、腹透液检测，检查结果如何。同时需询问药物治疗的情况和治疗的反应。

5. 既往史询问　患者中年女性，注意询问既往有无腹膜炎发生、时间、次数及治疗转归情况，腹透的方案及平时超滤量的情况。既往有无类似发作史，有无手术史，注意询问有无高血压、糖尿病及乙肝、丙肝病史，对鉴别腹痛的原因非常有提示作用。

（三）问诊结果及思维提示

患者 11 年前在我院行腹透置管后开始行腹膜透析治疗，目前方案为：4.25% 腹透液 2000ml 2 袋保留 3 小时；2.5% 低钙腹透液 2000ml 3 袋 保留 2 小时，最后 1 袋 2.5% 保留过夜，情况尚平稳，腹透液澄清。9 个月前无明显诱因下出现腹泻，黄色水样便，同时腹透液出现浑浊，腹透液超滤量减少，有发热，体温最高 38.3℃，无咳嗽咳痰，无头痛头晕等不适，于我院诊断"腹透相关性腹膜炎肠梗阻（不全性）"，予抗炎对症治疗后好转。继续上述腹透方案规律腹透。15 天前患者无明显诱因下出现全腹痛，伴发热，体温最高 39.2℃，伴恶心呕吐，呕吐物为胃内容物，伴气急、乏力，无胸闷胸痛，无腹泻等不适，至我院就诊，予腹透液中加阿米卡星注射液（丁胺卡那霉素）0.2g，万古霉素 0.5g 抗感染治疗，氯化钾加入腹透液补钾，白蛋白针升蛋白、兰索拉唑护胃等对症支持治疗。3 天前患者无明显诱因下再次出现腹痛，体温升高，伴腹泻 3~5 次/天，稀水样便。病来患者神志清，精神可，胃纳睡眠可，无尿，大便无特殊，体重无明显增减。患者高血压史 11 年，不规律服用尼莫地平 1 片 3/日，，美托洛尔片，可乐定，心痛定等控制血压，现因血压偏低，停用降压药 2 天。

思维提示

詳细询问病史，腹痛的特点为急性起病，无明显诱因，全腹痛，伴发热、恶心呕吐，伴气急乏力，无胸闷胸痛，无腹泻等不适，患者 15 天前出现腹痛症状，后经抗感染治疗后缓解，3 天前再发腹痛，伴发热、腹泻，提示腹膜炎可能性大，仍需进一步行腹透液常规及培养明确。患者 9 个月前诊断为"腹透相关性腹膜炎，肠梗阻（不全性）"，表现症状为腹痛伴发热，同时伴恶心呕吐、腹泻等肠道紊乱功能症状，结合患者长达 11 年持续腹透时间，需考虑到包裹性腹膜硬化（encapsulating peritoneal sclerosis，EPS）的可能性。

三、体格检查

（一）重点检查内容及目的

患者的主要临床症状为腹痛，因此在对患者进行系统，全面检查的同时，应重点注意腹痛的特点，如是否有腹部包块、局部隆起，压痛部位，有无反跳痛，移动性浊音是否阳性，肠鸣音亢进还是减弱等。腹透患者同时应重点关注腹透液的性状、颜色、超滤量等。

(二)体格检查结果及思维提示

体格检查结果:神清,精神可,两肺呼吸音清,未闻及明显干湿啰音,心律齐,各瓣膜区未及明显心脏杂音,左侧腹透管在位,腹透液性状较清,腹软,全腹压痛及反跳痛,腹肌略紧张,肠鸣音减弱,肝脾肋下未及,移动性浊音阴性,双肾区无叩击痛,颜面部及双下肢无水肿,病理征未引出。

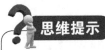

思维提示

腹膜透析患者发生腹膜炎时常表现为全腹弥漫性压痛伴反跳痛,腹透液常混浊,而该患者全腹透液较清,该点不是很符合腹膜炎的表现,另外患者腹部肠鸣音有减弱,需考虑是否存在肠梗阻等症状,需进一步完善腹透液常规、培养及腹部影像学检查明确诊断。

四、辅助检查

(一)初步检查内容及目的

1. 血常规、粪便常规、CRP、腹透液常规及培养　明确是否为腹膜炎。
2. 腹部 CT　排除其他急腹症可能。

(二)检查结果及思维提示

1. 血常规　白细胞计数 $16.5×10^9/L$,中性粒细胞(%)85.5%,血红蛋白 76g/L。
2. 粪便常规　无明显异常。
3. CRP　119.90mg/L。
4. 腹透液常规　有核细胞 900/μl,中性粒细胞 93%。
5. 一般细菌培养及鉴定(腹水)　培养 7 天无细菌生长。
6. 腹部 CT　维持性腹透术后改变。腹膜广泛增厚、钙化,腹腔大量积液,部分肠壁钙化,腹腔内少量游离气体。双肾萎缩及散在钙化灶、多发囊肿。

思维提示

中年女性,腹透 11 年,既往反复发生腹膜炎,急性起病,全腹压痛伴反跳痛,伴发热、恶心呕吐、腹泻等症状,腹透液较清,腹透液常规有核细胞 900/μl,嗜中性细胞 93%,腹透液培养阴性,腹部 CT 示:腹膜广泛增厚、钙化,腹腔大量积液,部分肠壁钙化,腹腔内少量游离气体。患者 1 年前曾行腹部 CT 示:多发肠道壁钙化伴不全性肠梗阻。根据患者症状及腹透液常规结果,可先予抗感染等针对腹膜炎的治疗,同时应反复复查腹透液常规及培养,根据培养结果调整方案。

虽然目前 EPS 缺乏明确的诊断标准,主要根据临床特点、影像学改变、病理学特点、腹膜转运特征等结合起来诊断。本病例根据患者长期腹透及曾发生腹膜炎的病史，肠梗阻症状，腹膜钙化、肠壁增厚、肠粘连和肠管扩张的 CT 特征，可临床确诊为 EPS。因此本病例可能为 EPS 合并腹膜炎，治疗腹膜炎的同时需兼顾 EPS 的治疗。

五、治疗方案及理由

1. 腹膜炎的治疗 治疗主要依据 ISPD 指南及《中国腹膜透析标准操作规程》。

（1）经验性治疗：选择抗生素应覆盖革兰氏阳性和革兰氏阴性菌；针对革兰氏阳性可选择第一代头孢菌素或万古霉素；针对革兰氏阴性菌氨基糖甙类或者三代头孢菌素；结合本地区、医院常见病原菌及药敏情况，结合该患者既往腹膜炎用药史，选择药物。

（2）后续治疗：获得微生物培养及药敏结果后，立即据此调整抗生素。由于腹透液培养阴性率较高，因此在反复多次送检的同时，需根据治疗效果及时调整方案。在合理的使用抗生素而治疗效果无效时，考虑拔出腹透管。

（3）拔管指征：腹膜炎治疗原则：挽救生命、保护腹膜，而非保留腹透导管。抗生素治疗效果不佳时，为避免进一步损害腹膜功能，增加真菌腹膜炎风险以及死亡率应尽早拔管。难治性腹膜炎、复发性腹膜炎、真菌性腹膜炎、药物治疗无效的分枝杆菌或多种肠道致病菌导致的腹膜炎均需拔管。抗生素治疗无效：合理使用抗生素治疗 5 天症状无改善，拔除导管。拔除腹透管时可留取少量腹膜组织及腹透管送检病理及培养，往往对后续抗感染方案有指导意义。

2. EPS 的治疗

（1）目前公认的是，一旦诊断 EPS，应该停止腹膜透析，转为血液透析。一般情况下，终止腹膜透析后，腹透管应该拔除。然而，应该考虑到，一些 EPS 患者的临床症状不太重，但在停止腹透之后可能出现症状加重。同时，还应考虑血液透析的其他危险（通路、通路相关感染、血流动力学承受能力、生活方式问题、患者本人的喜好），应与患者仔细讨论其将来最好的肾替代治疗的选择。对于已形成的硬化，激素治疗无效，尽快转为血液透析。

（2）肠内或全肠外营养支持，对于 EPS 患者来说，营养支持（经常需肠外营养）非常重要，许多患者应用保守治疗可以恢复，包括单用营养支持治疗。全肠外营养支持 3 月，肠梗阻症状仍无改善，可考虑手术治疗。

（3）腹腔内灌洗疗效不明确，对免疫力低下患者可增加其感染风险，慎用。目前还不清楚这样做是否有利于清除一些介导腹膜纤维化进程的某些介质，或者是否保留的腹透管和灌洗的透析液成为 EPS 继续进展的刺激物。

（4）已有报道药物治疗对于 EPS 患者有益，包括皮质类固醇、他莫昔芬和免疫抑制剂。但是，这些报道都局限于个别案例或相对小的样本人群，而且并非全部有效，还受到其他干预方式、患者选择和阳性结果发表的偏倚等的影响。因此，当前关于这些药物治疗 EPS 的价值尚无确定的结论。

（5）若患者生存期较短（如合并恶性肿瘤等），可行维持性腹膜透析。

(6)如各种预防措施未能阻止 EPS 的发生发展,则会进展至肠梗阻期。患者出现完全性肠梗阻、肠穿孔等严重并发症,需要外科手术治疗。越来越多的证据显示,外科手术在 EPS 治疗中具有重要和确定的地位,由经验丰富的医生进行外科手术治疗可以带来较高的症状缓解率和生存率。

本患者入院后予以万古霉素和丁胺卡那霉素经验性抗感染治疗,腹水常规有核细胞数少于 150 个,腹痛稍好转。但仍有恶心呕吐伴低热等症状,予以泰能加强抗感染后症状仍未缓解,腹腔积液引流量无减少。多次腹透液培养为阴性,尽管腹透液常规有核细胞数少于 100 个,但患者反复发热,给予大量抗生素治疗后效果不佳,予以拔除腹透管,改为血液透析治疗,后继续予以抗感染治疗,患者腹痛、恶心呕吐、发热等症状有所缓解,但患者仍持续存在肠梗阻症状,反复腹腔积液,合并严重的营养不良。患者最终在改血透半年后因重度营养不良导致全身多脏器功能衰竭,最终导致死亡。

六、思维提示

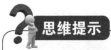

在腹透液培养结果未出来前,经验性治疗抗生素应覆盖革兰氏阳性和革兰氏阴性菌。在反复多次送检均为阴性,以及治疗效果不佳时,应考虑到特殊致病菌如真菌或结核杆菌的可能,应及时予以调整方案。在治疗 EPS 方面,目前没有明确有效的方法,即使在明确诊断停止腹膜透析后,部分患者 EPS 症状仍持续存在并逐渐进展,导致出现不良预后可能,本例患者考虑诊断为 EPS 所致的全身营养衰竭导致死亡。

七、对本病例的思考

腹膜炎是腹膜透析患者常见的并发症,同时也是引起腹痛最常见的原因。腹膜炎的诊断不难,根据临床表现、腹透液性状、常规及培养基本可以确诊,治疗上主要依据 ISPD 指南及《中国腹膜透析标准操作规程》,治疗原则应该始终以保护腹膜为首要目标,而不要一味地力挽腹膜透析导管,这是有利于病人的最佳治疗,对于难治性腹膜炎试图延长治疗,只能延长一些病人的住院时间,导致腹膜损害和病人的死亡。

包裹性腹膜硬化症(EPS)是长期 PD 中发生的一种严重的致命性的非感染性并发症。EPS 目前缺乏明确的诊断标准,特别是识别早期 EPS 的诊断标准。EPS 的临床表现往往不具特异性,其腹膜炎样症状与腹膜炎难以区分,因此诊断有一定困难。影像学检查尤其是 CT 的诊断价值最高,也是鉴别 EPS 与腹膜炎的重要手段,即便是严重的腹膜炎,普通 X 线摄片及造影检查也可正常。本病例患者根据其病史、临床症状、辅助检查等判断很可能是 EPS 合并腹膜炎。

治疗上目前缺乏能够持续改善 EPS 预后的干预手段,在确诊后应停止腹膜透析,拔除腹透导管,加强营养支持,必要时予以外科手术治疗,同时可以尝试性的使用皮质类固醇、他莫昔芬和免疫抑制剂等药物。

　　EPS 的发生率随腹透时间的延长而明显增加,尽管大多数长期腹透的患者并不发生 EPS,但对于腹透 5 年或 5 年以上的患者,尤其是有腹膜炎病史、PET 提示腹膜溶质高转运状态时、超滤量减少的患者,出现类似腹膜炎症状时应高度警惕 EPS 的可能性。

（谢锡绍　张晓辉）

病例58 肾移植术后8天,血肌酐增高1天

患者,女,38岁,于2016年3月17日入院。

一、主诉

肾移植术后8天,血肌酐增高1天。

二、病史询问

(一)初步诊断思路及病史询问

患者青年女性,起病较急,以肾移植术后一周左右血肌酐反跳为主要临床表现。肾移植术后血肌酐升高的原因繁多,首先需排除外科性因素如移植肾输尿管梗阻、移植肾血管栓塞等,其次需考虑急性肾小管坏死、急性排斥反应、原发肾小球疾病复发、尿路感染、钙调免疫抑制剂肾毒性、其他肾毒性药物使用、有效血容量不足等,此外,还需考虑术前相关因素如供肾状况、冷热缺血时间等。肾移植术后一周左右即出现血肌酐急性升高,急性排斥反应需首先考虑。因此,问诊时应围绕急性排斥反应的临床表现进行,如询问患者有无发热,血压波动情况,尿量及体重变化,血肌酐升高的时间和急缓,移植肾区有无肿胀、疼痛,近期有无严重腹泻口干等表现,有无明显肉眼血尿,有无食欲减退、全身乏力、心动过速、头痛、关节疼痛、烦躁不安等不同程度的全身症状。

(二)问诊的主要内容

现病史的询问

(1)患者移植后血肌酐升高有无明显诱因?

肾移植术后患者血肌酐急性升高有着诸多诱发因素,需要询问是否有导致血容量不足的因素,如是否存在持续的呕吐、腹泻或血压偏低等情况,例如持续的腹泻可引起血容量不足,导致移植肾灌注不足,从而减少肾小球滤过率,导致血肌酐急性升高。还应询问术后是否按时按量服免疫抑制剂以及是否服用过不明药物或食物,如不按时按量服用免疫抑制剂可导致抗排异效果不足从而诱发急性排异反应,最终使血肌酐急性升高;此外一些药物及食物具有肾毒性,可影响移植肾的功能。通过询问这些可了解此次血肌酐升高是否由上述因素导致,对后期治疗有指导意义。

(2)血肌酐升高有无伴随症状?

肾移植后血肌酐急性升高如伴随有畏寒发热、尿频尿急尿痛等症状提示可能有尿路感染导致血肌酐升高。如伴有低热且有移植肾区不适,则提示可能发生急性排异反应。若伴随着

血尿泡沫尿，提示有原发肾小球病复发的可能。

（3）血肌酐升高前后的化验及检查？

应重点询问当时的尿检、肝肾功能、泌尿系彩超、免疫抑制剂血药浓度等检查结果如何。如泌尿系彩超可提示是否存在移植肾输尿管结石或移植肾输尿管狭窄等物理梗阻因素，而免疫抑制剂血药浓度可以提供是否存在免疫抑制不足的证据。

（4）既往何种疾病？

需询问是否有高血压、糖尿病等病史，询问原肾原发疾病情况，原位肾是否有肾穿刺病理结果。因为有部分肾脏原发疾病可以在移植肾复发，从而导致血肌酐急性升高，询问原肾病史可以为了解是否存在肾病复发提供可靠证据。

（5）最后还需询问供肾来源、移植术后移植肾功能恢复情况。供肾来源可提示供肾的冷、热缺血时间等情况，为了解是否由供肾因素导致移植肾功能恢复不佳提供证据。而询问术后移植肾功能恢复情况可以为分析病情变化提供一个参考基线。

（三）问诊结果及思维提示

患者于 8 天前行同种异体肾移植术（活体供肾，HLA-MM2/6），热缺血时间 3 分钟，冷缺血时间 3.5 小时，术前 PRA-Ⅰ类阳性（非 DSA），PRA-Ⅱ类阴性，crossmatch 阴性，术中及术后第 1~4 天分别使用抗人 T 细胞兔免疫球蛋白 200mg 诱导抗排异治疗，他克莫司、麦考酚吗乙酯、糖皮质激素三联维持抗排异治疗，同时予地尔硫草提高血药浓度，质子泵抑制剂抑酸护胃，左氧氟沙星抗感染治疗，术后恢复顺利，尿量每日 1600~2200ml 左右，血肌酐逐渐下降，术后第 7 天查肾功能：血肌酐 107μmol/L。术后第 9 天，患者复查肾功能：血肌酐突然升至 138μmol/L，此时患者无畏寒发热，无尿量减少，无咳嗽咳痰，无胸闷气促，无尿频尿急尿痛等不适，1 天后复查血肌酐仍偏高为 135μmol/L，尿量 3000ml/24 小时，尿常规提示：尿蛋白（±），红细胞（±）；PRA 检测提示：Ⅰ类及Ⅱ类均阳性；定量结果此时未回，他克莫司谷浓度为 10.3ng/ml。自发病来，体重无明显增减。既往高血压病史 2 年，否认糖尿病、心脏病及传染病病史。

思维提示

详细询问病史，首先要明确患者术后肾功能恢复至稳定时的血肌酐范围，明确血肌酐开始上升的时间，及上升的幅度及速度，若血肌酐值比肾功能稳定时血肌酐值升高幅度超过 40μmol/L 或超过原有基础的 25% 则提示有发生急性排斥反应的可能，若连续 2 天血肌酐持续偏高更应高度警惕，此外注意患者尿量是否有明显减少，若有明显减少则需排除有无肾前性容量因素及肾后性梗阻因素，此外还需注意尿量减少的急缓程度，有无伴随移植肾区的明显疼痛和肉眼血尿等；若血肌酐升高明显，即便是尿量无明显减少，也不能排除急性排异的可能。另外，需明确患者术后免疫抑制剂的服用情况，相应的血药浓度是否稳定并且到达术后治疗的目标范围，若血药浓度偏低则更加需要考虑急性排异的可能性。

三、体格检查

(一)重点检查内容及目的

患者主要临床症状为肾移植术后早期血肌酐升高,首先考虑急性排异,典型的急性排异在临床上为局部表现加上全身反应。局部表现为移植肾的肿胀、疼痛,或伴发血尿,全身反应为无特殊原因的尿量减少和体重增加,突发的不可解释的血压升高,发热(低热为主)、乏力、关节疼痛等。查体可发现移植肾肿大、质地变硬,可有压痛。因此应重点注意患者有无移植肾区的肿胀及疼痛不适,有无压痛、皮温升高,有无体温升高,有无心率偏快,有无全身水钠潴留情况,如双下肢及颜面部水肿、体重增加等情况,注意有无合并胸腹腔积液:双肺呼吸音是否减低,腹部移动性浊音是否阳性。

(二)体格检查结果及思维提示

体格检查结果:体温 37.5℃,血压 119/70mmHg,神志清,眼睑无水肿,双肺呼吸音清,未闻及明显干湿啰音及呼吸音异常,心率 85 次/分,律齐,各瓣膜听诊区未闻及明显异常,右下腹可见一长约 12cm 手术伤口,未拆线,切口愈合良好,无明显渗血渗液,腹软,移植肾区无压痛,双下肢无水肿,神经系统检查阴性。

思维提示

根据病史和一些辅助检查基本可排除血容量不足、移植肾输尿管结石或移植肾输尿管狭窄以及移植肾血管栓塞等因素导致的血肌酐升高。需重点考虑肾性因素,包括急性肾小球坏死,急性排异,原发性肾小球疾病复发等。再结合患者情况,患者为活体供肾肾移植受者,供肾热缺血时间短,术后患者移植肾功能恢复理想,发病期间患者尿量未减少,且患者无明显导致肾小管坏死的因素,可排除急性肾小管坏死。患者发病期间无明显血尿及泡沫尿且尿检中尿蛋白呈弱阳性,原发性肾小球疾病复发的可能也较小。根据患者免疫抑制剂血药浓度可知,其血药浓度在治疗窗范围内且患者此次发病急,基本可排除免疫抑制剂肾毒性导致的血肌酐升高。患者本次发病亦无畏寒发热及尿路刺激症状,也可排除尿路感染。此时需考虑急性排异反应,患者辅助检查中发现 PRA-Ⅰ类及 PRA-Ⅱ类定性结果均为阳性,则需重点考虑急性抗体介导的排异反应。总而言之,肾移植术后早期血肌酐急性升高,须结合临床表现、实验室和影像学检查做出综合判断,而移植肾穿刺活检是明确诊断的金标准,对指导治疗具有不可替代的意义。

四、辅助检查

(一)初步检查内容及目的

1. 血常规、尿常规、肝肾脂糖电解质、CRP 评估移植肾功能,有无存在感染。
2. T细胞亚群 评估体内免疫抑制情况。
3. 群体反应抗体 是否存在针对供体的特异性抗体。
4. 机会性感染病毒荧光测定 是否有特殊病原感染。
5. 免疫抑制剂血药浓度 血药物浓度是否稳定,有无达到治疗目标范围。
6. 移植肾彩超 移植肾灌注情况、有无肾后性梗阻,有无移植肾动脉狭窄等。
7. 移植肾穿刺活检 明确移植肾病理类型。
8. 重复供受体交叉配型 明确匹配程度。

(二)检查结果及思维提示

1. 血常规 白细胞计数 $13.5×10^9/L$,中性粒细胞 84.8%,血红蛋白 72g/L,血小板计数 $194×10^9/L$。
2. 尿常规 蛋白-,红细胞 $9.2/\mu l$,pH 6.5,比重 1.008。
3. 肝肾脂糖电解质 白蛋白 35g/L,肌酐 $135\mu mol/L$,尿素 9.3mmol/L,尿酸 $183\mu mol/L$,钾 4.12mmol/L,总钙 2.12mmol/L,无机磷 1.02mmol/,总胆固醇 3.12mmol/L,肝功能及血糖均正常。
4. CRP 15.10mg/L。
5. T细胞亚群 T细胞(CD3+)38.3%,T辅助(CD3+,CD4+)16.8%,T抑制(CD3+,CD8+)20.6%,T辅助/T抑制 0.81,T细胞(CD3+)$515/\mu l$,T辅助(CD3+,CD4+)$226/\mu l$,T抑制(CD3+,CD8+)$288/\mu l$,B细胞(CD19+)$810/\mu l$。
6. 群体反应抗体 血肌酐反跳后复查 PRA-Ⅰ类:阳性,PRA-Ⅱ类:阳性(术后第10天),定量结果:Ⅰ类抗体阳性位点为 A11,A34,A35,A68,A66,A74,结合供体 HLA 结果,其中 A11 为针对供体的特异性抗体,免疫荧光强度为 11616,Ⅱ类抗体阳性位点为 DR4,结合供体 HLA 结果,不是针对供体的特异性抗体,免疫荧光强度为 1153。
7. 机会性感染病毒荧光测定 微小病毒 DNA 检测阴性、多瘤病毒血尿 DNA 检测均阴性。
8. 免疫抑制剂血药浓度 FK506 C0 10.3ng/ml。
9. 移植肾彩超 移植肾大小约 12.3cm×5.9cm×5.8cm,表面光滑,包膜完整,结构清晰,集合系统未见分离,输尿管内可见双 J 管回声,CDFI 及 CDE 可见其血流灌注佳。肾周及包膜下未见明显液性暗区。阻力系数:0.63~0.69。
10. 供受体交叉配型(crossmatch)HLA-T 细胞交叉配型 373,HLA-B 细胞交叉配型 120(术后第13天),均提示阳性;HLA-T 细胞交叉配型 154,HLA-B 细胞交叉配型 115(术后第23天),均提示阳性。
11. 移植肾穿刺活检 光学显微镜:病理穿刺取材皮髓部,肾组织标本 2 条,肾小球 21个,肾血管 13 条。肾小球:体积正常大小,未见分叶;无硬化。未见新月体,无细胞增多。包曼氏囊壁无增厚,壁层上皮细胞肿胀,脏层上皮细胞肿胀。系膜区局灶节段性轻度增生,系膜细胞轻度增生,系膜基质轻度增多。内皮细胞肿胀。毛细血管襻腔开放良好,无塌陷,襻内可见 1~2 中性粒细胞、淋巴细胞浸润。基底膜皱缩,空泡变性。未见嗜伊红物沉积。肾小管:近曲小管上皮细胞小灶颗粒变性,细小空泡变性,肿胀,可见透明管型,近曲小管偶见萎缩(5%)。小管基底膜增厚,未见小管炎。肾血管:细小动脉内皮细胞无肿胀,26%~50%透明变性。肾间质:偶见单个核细胞浸润(5%),偶见纤维组织增生(5%)。管周毛细血管腔内可见>7 个(Ⅲ级)单个核细胞浸润。

电子显微镜:足突部分融合,基底膜正常,系膜基质增多,未见电子致密物沉积。

特殊染色、免疫组化:IgG1(-),IgG2(-),IgG3(-),IgG4(-);SMA(+),CD3(+++),CD8(+),CD20(-),CD68(+),FoxP3(-),GB(+),SV40(-),C4d(+)>50%。

病理诊断:(移植肾)病理表现符合急性抗体介导的排斥反应改变。

思维提示

患者青年女性,肾移植后移植肾功能顺利恢复后在第 8 天出现急性升高。肾移植术后导致血肌酐升高的原因很多。患者术前 PRA 阳性,需重点考虑抗体介导的排斥反应,但患者手术前 HLA 配型结果提示该抗体特异性位点为非供体特异性位点。术后检查发现 PRA 阳性且交叉配型呈阳性,首先考虑急性抗体介导的排异反应,但入院早期未有病理学证据明确诊断,仍需要与相关疾病进行鉴别诊断,常见的如急性肾小管坏死(ATN),多出现在术后 2~3 天,表现为少尿或无尿,血肌酐和尿素氮升高较快,但移植肾无压痛、肿胀、体温不升,移植肾彩超显示移植肾血流灌注良好,病理学改变主要表现为肾小管上皮细胞肿胀,胞质脂肪变性和不规则粗大的空泡样变,空泡大小不等,晚期可见上皮细胞坏死,间质不出现典型的局灶性炎细胞浸润性病变,在损伤恢复期,小管可能仅显示非特异性肿胀,管型形成和再生变化。ATN 的临床表现常为自限性,数周后恢复;钙调免疫抑制剂肾毒性,一般表现为 CsA 或 TAC 血药浓度升高,血肌酐缓慢上升,可出现少尿,很少出现高热和移植肾区胀痛,减量后移植肾功能得到改善,活检可能仅显示轻度的病理变化。但如果长期大剂量使用 CsA 或 TAC,会引起肾小球硬化、肾小管萎缩以及条索状的小管间质纤维化;感染是肾移植术后不容忽视的问题,其中尿路感染是肾移植后最常见的细菌感染,发生率可高达 75%,多发生在术后 1 个月内,临床表现为患者出现血尿、蛋白尿及尿液中白细胞计数升高,并伴有尿路刺激症状,但不出现移植肾区胀痛。

此患者血肌酐急性升高,群体反应性抗体检测提示 Ⅰ 类及 Ⅱ 类均为阳性,其中 Ⅰ 类抗体为供体特异性抗体。因此,此患者血清学发现 DSA 抗体阳性;存在小球炎和肾小管周围毛细血管炎,见 C4d 沉积;明显的组织损伤形态学特征,符合急性抗体介导的排异反应诊断标准。

急性抗体介导排异反应(AMR)的诊断可基于供体特异性抗体(DSA)阳性与活检组织病理学检查结果,其重要标志是肾小管周围毛细血管补体成分 C4d 的广泛沉积;C4d 被覆在肾小管周围毛细血管内皮细胞和基底膜的胶原上,是体液性排斥反应有关的补体激活的标志之一。但是目前认为 C4d 阴性并不能排除急性抗体介导的排斥反应。

五、治疗方案及理由

(一) 方案

入院完善相关检查后行血浆置换二次分离 3 次后丙种球蛋白 20g 静滴 qd 5~7d,继续予他克莫司 2.5mg 2/日,他克莫司谷浓度控制在 8~10ng/ml,麦考酚吗乙酯 750mg 2/日,泼尼松 40mg 静滴 qd,地尔硫䓬 30mg 2/日提高他克莫司血药浓度,促红素纠正贫血,苯磺酸氨氯地平 5mg/d 降血压,铝碳酸镁片及质子泵抑制剂护胃等治疗。

(二) 理由

患者肾移植术后早期血肌酐反跳,行移植肾穿刺活检后提示急性抗介导的排异反应,诊断明确。对于急性抗体介导的排异反应药应有效预防和抑制供者特异性抗体的产生;关于治疗急性抗体介导的排异反应的方案,应根据不同患者临床病理特点,采取相应的个体化免疫治疗方案。

预防及治疗措施包括:①避免对不经处理的高致敏受者进行肾移植;②移植术前尽量避免或减少输血;③对高致敏受者进行肾移植时,应尽量避免 PRA 阳性的错配位点;④清除 DSA 抗体(血浆置换、免疫吸附);⑤直接或间接抑制 DSA 生成,如应用抗 B 细胞抗体(如利妥昔单抗)、抗浆细胞活性制剂(蛋白酶抑制剂,如硼替佐米);⑥静脉输注免疫球蛋白;⑦调整或优化免疫抑制剂治疗方案。本病例患者肾移植术后早期,血清内检测出 DSA 存在,病理学证实急性抗体介导的排异反应,根据患者个体情况予血浆置换清除抗体和丙种球治疗。

六、治疗效果及思维提示

经过 3 次血浆置换二次分离及免疫球蛋白输注后后,患者血肌酐逐渐下降至 110μmol/L,2016-04-01 患者血肌酐下降至 97μmol/L 出院,尿量每天 2000ml 左右,目前血肌酐波动在 105~115μmol/L 之间,复查 PRA,定量提示供体特异性抗体免疫荧光强度明显下降。

思维提示

已知 AMR 反应主要由针对供者抗原的特异性抗体所介导,因此有效预防和抑制供者特异性抗体的产生是减少 AMR 的关键。肾移植 AMR 受者对单纯激素冲击疗法或单纯抗胸腺细胞免疫球蛋白治疗疗效不佳,这与 AMR 临床表现的非特异性和受者的个体差异有关。虽然目前并无统一的治疗方案,但基于不同 AMR 受者的临床病理特点,采取相应的个体化免疫治疗方案,减轻或延缓其对移植肾功能的损害,对提高急性排异救治成功率有重要的现实意义。

七、对本病例的思考

急性抗体介导的排异反应(AMR)是影响移植肾预后的重要因素,其首发症状主要是血肌酐升高,可伴有发热、尿量减少、移植肾区不适等,这些症状均无特异性,因此必须通过仔细询问病史,体格检查,实验室检查以及肾脏病理学检查综合判断才能诊断,根据 2013 年修订的 Banff 移植肾病理分类方案:

急性/活动性抗体介导排斥反应(需具备以下 3 个条件):

1. 急性组织损伤的组织学证据(包括以下 1 个或多个)

(1)微血管炎症。

(2)内膜或者透壁性动脉炎。

(3)急性微血栓性血管病,无其他病因存在。

(4)急性肾小管损伤,无其他明显病因。

2. 当前/近期存在抗体与血管内皮细胞相互作用的证据(包括以下至少一种:C4d 沉积仅作为其中 1 个)

(1)管周毛细血管 C4d 呈线性沉积(冷冻切片免疫荧光染色 C4d2/C4d3 阳性,或石蜡切片免疫组化染色 C4d 阳性)。

(2)中等以上微血管炎症。

(3)内皮细胞相关转录因子表达增加。

3. 供体特异性抗体的血清学证据(HLA 或其他抗原)。

影响 AMR 患者预后的危险因素包括 C4d、DSA、与补体结合的 DSA 及亚临床 AMR。AMR 的治疗策略主要是清除预存抗体和抑制新抗体的产生。传统的清除预存抗体的方法包括血浆置换/免疫吸附(PE/IA)和静脉用人免疫球蛋白(IVIG),而随着对 B 细胞和补体系统的深入研究,近年来针对 AMR 的治疗出现了一些新的药物,包括利妥昔单抗、硼替佐米、依库丽单抗(eculizumab)等。上述药物单独或联合使用,对 AMR 的预防和治疗提供了新的思路。但其疗效仍有待大样本、多中心的临床试验证实。

（张　兴　吴建永）

病例59   肾移植术后 23 天,血肌酐增高 5 天

患者,男性,36 岁,于 2016 年 4 月 18 日入院。

一、主诉

肾移植术后 23 天,血肌酐增高 5 天。

二、病史询问

(一)初步诊断思路及病史询问

青年男性,起病急,病程短,以肾移植术血肌酐急性升高为主要临床表现。导致肾移植术后血肌酐降低后复升的原因繁多,常见的主要原因:①肾前性:有效血容量不足(腹泻、呕吐、使用利尿剂等)、低血压、移植肾动脉血栓、狭窄;②肾性:排斥反应、新发/复发肾脏病、药物性肾毒性、感染;③肾后性:尿路梗阻。在肾移植术后早期出现血肌酐的急性升高,急性排斥反应需首先考虑,但需排除其他因素。因此问诊的目的应围绕急性排斥反应的典型临床表现为主,如患者有无发热,血压情况,尿量、尿色及体重变化,血肌酐升高的时间和急缓,移植肾区有无肿胀及疼痛等表现;是否存在术后并发症,如感染、出血、肾动静脉血栓形成或栓塞,有无食欲减退、全身乏力、心动过速、头痛、关节疼痛、烦躁不安等不同程度的全身症状。

(二)问诊的主要内容

1. 现病史的询问

(1)患者肾移植的供肾情况:如供肾的来源,为亲属供肾或公民逝世后器官捐献;供肾者的年龄、性别、基础疾病、器官捐献者的死亡原因、器官获取时的具体情况,如获取前血肌酐水平、热缺血时间、冷缺血时间,有无使用 lifeport 进行供肾灌注,供肾与受体配型结果等,这些情况的了解可对供肾实现较全面的评估。

(2)受者术后肾功能恢复情况:如术后尿量、血肌酐下降情况,是否有移植肾延迟复功,是否发生过急性排斥反应等。

(3)体重有无增加、尿量及血压情况:反映患者体内水负荷状况,并结合患者有无恶心呕吐、摄入情况、血常规、移植肾彩超等辅助检查,明确患者体内容量负荷情况,鉴别肾脏灌注不足、肾后性梗阻及移植肾本身因素,尽早地去除病因。

(4)有无畏寒发热、恶心呕吐、尿频尿急尿痛等症状:这些症状在移植肾泌尿系感染、移植肾输尿管结石时都可以出现,血肌酐可同步上升,结合临床化验室数据结果:血常规、C 反应蛋白、细菌培养等,鉴别泌尿系感染还是急性排斥反应,尽早给予正确的对症治疗。

（5）移植肾区有无不适：疼痛的性质及程度可在一定程度上反映病情，如移植肾血管破裂，可能会出现移植肾区剧痛，伴肿胀、突起、皮下青紫，患者还可能出现失血性休克，而急性排斥反应一般为移植肾区隐痛不适，但当移植肾肿胀明显、发生破裂时，疼痛可突然加剧，但移植肾区疼痛是一种非特异性的临床症状，往往需进一步完善移植肾彩超等辅助检查进一步明确病情。

（6）术后是否定期随访、遵医嘱服药：肾移植术后需要受体终生服用免疫抑制剂，在长期的随访中，有部分患者，尤其是年轻患者会不遵医嘱按时随访，甚至失访，导致免疫抑制剂不能按患者的具体病情及时调整，甚至有患者自行停服免疫制剂，导致急性排斥反应。

（7）是否有不明药物、食物服用史：有些药物，如非甾体类消炎药，中成药：关木通、草乌、苍耳子，以及一些民间"补品"如：鱼胆、蜈蚣等，都可能损害移植肾，甚至造成不可逆的损伤。

（8）尿检、肝肾功能、泌尿系彩超、免疫抑制剂血药浓度等辅助检查可以提供评估移植肾功能的第一手资料，帮助尽快地掌握患者病情、明确诊断、制订治疗方案。

2. 既往史询问

（1）患者是否有高血压、糖尿病等病史：高血压、糖尿病、冠状动脉粥样硬化性心脏病、脑卒中等病史，都提示受体全身可能器官受累。

（2）原位肾是否有肾穿刺病理结果：在受体出现不明原因蛋白尿、血肌酐升高等情况时，原位肾的穿刺结果能为临床医师提供重要信息，如原位肾穿刺病理结果提示局灶节段性肾小球硬化，受者术后出现大量蛋白尿的风险会明显高于其他病理类型的受者，因此，了解受者原位肾的病理结果对于受者的病情判断具有重要价值。

（三）问诊结果及思维提示

患者于23天前因"慢性肾小球肾炎，慢性肾病 V 期，维持性血透5年"行同种异体肾移植术（DCD 供肾，HLA-MM3/6），热缺血时间18分钟，冷缺血时间4小时，术中及术后第4天分别巴利昔单抗 20mg 诱导抗排异治疗，他克莫司、霉酚酸酯、泼尼松三联维持抗排异治疗，同时予地尔硫䓬提高血药浓度，术中留置双 J 管，术后恢复顺利，尿量每日 2000ml 左右，血肌酐逐渐下降，术后12天查血肌酐 137μmol/L 出院。出院后1周（术后19天）患者无明显诱因出现头痛、恶心、腹胀，伴尿量明显减少，无畏寒发热，无咳嗽咳痰，无腹痛腹泻，无尿频尿急尿痛等不适，查血肌酐升至 206μmol/L，1天后复查血肌酐继续上升至 220μmol/L，每日尿量 500ml 左右，尿常规提示：尿蛋白（++），红细胞 8220/μl。出院后体重增加约 3kg。既往高血压病史10年，否认糖尿病、心脏病及传染病病史。

？ 思维提示

　　详细询问病史，首先要明确患者血肌酐开始上升的时间，及上升的幅度及速度，若血肌酐值比原测定值升高超过 25% 以上则提示有临床意义，若再次复查肾功能提示仍然升高则更应高度警惕，此外患者尿量明显减少，需排除有无移植肾肾前性及肾后性因素，注意尿量减少的急缓程度，有无伴随移植肾区的明显疼痛和肉眼血尿。另外，需明确患者术后免疫抑制剂的服用情况，相应的血药浓度有无达到靶目标治疗浓度。

三、体格检查

(一)重点检查内容及目的

患者主要临床表现为血肌酐升高,既往有明确的肾移植病史,因此应重点注意患者有无移植肾区的肿胀及疼痛不适,有无压痛、皮温升高,有无全身水钠潴留情况,如水肿、体重增加、尿量减少,注意有无合并胸腹腔积液:双肺呼吸音是否减低,腹部移动性浊音是否阳性。

(二)体格检查结果及思维提示

体格检查结果:体温 37.1℃,血压 171/105mmHg,神志清,眼睑无水肿,心律齐,各瓣膜听诊区未闻及病理性杂音,双肺呼吸音清,未闻及干湿性啰音,腹平软,无压痛反跳痛,右下腹可见一长约 13cm 手术瘢痕,移植肾区无压痛,双下肢无水肿,神经系统检查阴性。

> **思维提示**
>
> 肾移植术后血肌酐急性升高,必须结合临床表现、实验室和影像学检查做出综合判断,而移植肾穿刺活检是明确诊断的金标准,指导治疗。

四、辅助检查

(一)初步检查内容及目的

1. 血常规、尿常规、肝肾脂糖电解质、CRP　评估移植肾功能,有无存在感染。
2. T 细胞亚群　评估体内免疫抑制情况。
3. 群体反应抗体　是否存在自身抗体及供体特异性抗体。
4. 免疫抑制剂血药浓度　有无达到治疗目标范围。
5. 移植肾彩超　移植肾灌注情况、移植肾动脉流速和阻力指数、有无肾后性梗阻。
6. 移植肾穿刺活检　明确移植肾病理类型

(二)检查结果及思维提示

1. 血常规　白细胞计数 $4.9×10^9/L$,血红蛋白 87g/L,血小板计数 $92×10^9/L$。
2. 尿常规　蛋白(+),红细胞 3673.9/μl,pH 7.0,比重 1.022。
3. 肝肾脂糖电解质　白蛋白 32.7g/L,肌酐 220μmol/L,尿素 10.8mmol/L,尿酸 272μmol/L,钾 4.39mmol/L,总钙 2.21mmol/L,无机磷 0.63mmol/,总胆固醇 3.12mmol/L,甘油三酯 0.8mmol/L,肝功能及血糖均正常。
4. CRP　1.2mg/L。
5. T 细胞亚群　T 细胞(CD3+)87%,T 辅助(CD3+,CD4+)46.8%,T 抑制(CD3+,CD8+)39.2%,T 辅助/T 抑制:1.19,T 细胞(CD3+)714/μl,T 辅助(CD3+,CD4+)384/μl,T 抑制

(CD3+,CD8+)322/μl,B 细胞(CD19+)60/μl。

6. 群体反应抗体 PRA-Ⅰ类:阴性,PRA-Ⅱ类:阴性。

7. 免疫抑制剂血药浓度 FK506 C0 3.9ng/ml。

8. 移植肾彩超 移植肾大小 10cm×4.7cm×5.0cm³,集合系统未见分离,输尿管内见双 J 管回声,移植肾血流灌注佳,肾门处肾动脉流速正常,阻力指数:0.52~0.77。

9. 移植肾穿刺活检

光镜:2 条肾组织标本,共计 23 个肾小球,肾血管 7 条。

肾小球:包曼氏囊壁无增厚,壁层上皮细胞肿胀,脏层上皮细胞肿胀,系膜区局灶节段性轻度增生,系膜细胞轻度增生,系膜基质轻度增多,内皮细胞肿胀,毛细血管襻腔开放良好,无塌陷,基底膜无增厚。肾小管:近曲小管上皮细胞局灶颗粒变性,肿胀,近曲小管小灶萎缩(15%),小管基底膜增厚,可见小管炎,1~11 单个核细胞/小管切面,累及 10%小管。肾血管:细小动脉内皮细胞肿胀,可见血管内膜炎。肾间质:局灶单个核细胞浸润(15%),可见水肿,局灶纤维组织增生(15%),管周毛细血管腔内少量单个核细胞浸润。

免疫荧光:IgG(−),IgM(−),IgA(−),C3(−),C4(−),C1q(−),IgG1(−),IgG2(−),IgG3(−),IgG4(−),SMA(+),CD3(+++),CD8(++),CD20(++),CD68(+),FoxP3(−),GB(−),SV40(−),C4d(−)。

电镜:肾小球基底膜正常,系膜基质轻度增生,肾小管上皮空泡变性。

病理诊断:(移植肾)病理表现符合急性 T-细胞介导的排斥反应(IA+ⅡA 级)改变。

思维提示

患者青年男性,起病急,肾移植后血肌酐下降后出现急性升高,需要考虑急性排斥反应,但急性排斥反应临床表现及实验室指标无特异性,因此需要与其他疾病进行鉴别,常见的如:①急性肾小管坏死(acute tubular necrosis,ATN),多出现在术后 2~3 天内,多表现为少尿或无尿,血肌酐不下降或升高,移植肾彩超显示移植肾血流灌注良好,病理学改变主要表现为肾小管上皮细胞肿胀,胞质脂肪变性和不规则粗大的空泡样变,空泡大小不等,严重时可见上皮细胞坏死,间质不出现典型的局灶性炎细胞浸润性病变,在损伤恢复期,小管可能仅显示非特异性肿胀,管型形成和再生变化。ATN 的临床过程常为自限性,大多在 2 周后恢复;②钙调免疫抑制剂肾毒性,一般表现为环孢素(Cyclosporin,CsA)或他克莫司血药浓度升高,血肌酐缓慢上升,可出现少尿,很少出现高热和移植肾区胀痛,减量后移植肾功能得到改善,活检可能仅显示轻度的病理变化;③感染是肾移植术后不容忽视的问题,其中尿路感染是肾移植后最常见的感染,发生率可高达 75%,多发生在术后 1 个月内,临床表现为患者出现血尿及尿液中白细胞计数升高,并伴有尿路刺激症状,常不出现移植肾区胀痛。

此患者血肌酐急性升高,FK506 C0 浓度偏低,移植肾彩超未见血流灌注降低、阻力系数升高,移植肾病理可见炎性细胞浸润、小管炎及血管炎性改变,符合急性 T-细胞介导的排斥反应(ⅠA+ⅡA 级)改变。

急性细胞性排斥反应诊断标准:

2013 年,第 12 届 Banff 同种异体移植病理学会议对移植肾活检的病理诊断标准进行了更新，Banff 分类根据小管炎症（tubulitis，t）、动脉内膜炎（intimal arteritis，v）间质炎症（interstitial inflammation，i）、小球炎症（glomerulitis，g）、间质纤维化（interstitial fibrosis，ci）、小管坏死（tubular atrophy，ct）、系膜基质增生（mesangial matrix increase，mm）的有无及轻重程度分为 0~3 分，根据各病变得分诊断移植肾肾病的类型及程度。其中关于移植肾急性细胞性排斥反应的类型及诊断标准如下：

1. T 细胞介导的急性/活动性排斥反应（类型/级别）

IA：间质显著炎性浸润（>25%肾皮质区域，i2 或 i3），灶性中度肾小管炎（t2）。

IB：间质显著炎性浸润（>25%肾皮质区域，i2 或 i3），灶性重度肾小管炎（t3）。

ⅡA：轻~中度动脉内膜炎（v1）。

ⅡB：重度动脉内膜炎（v2）。

Ⅲ："透壁性"动脉炎和（或）动脉纤维素样变性及中膜平滑肌坏死伴淋巴细胞浸润（v3）。

2. 临界病变，指"可疑"T 细胞介导的急性排斥反应

无动脉内膜炎（v0），但有灶性肾小管炎（t1、t2 或 t3）伴轻度间质炎（i0 或 i1），或者间质炎（i2 或 i3）伴轻度肾小管炎（t1）。

Banff 分类认为，肾移植后急性细胞性排斥反应不一定是单独的，可以各种病理类型互相伴随，急性排斥反应也可以伴随慢性移植物肾病或慢性排斥反应。

急性细胞介导排斥反应（acute cell mediated rejection，ACMR）是移植肾组织中常见的病变之一，是在异抗原刺激下 T 细胞的激活、白细胞介素-2 的产生和致敏 T 细胞大量的克隆增殖，病理形态学改变以小管炎和（或）弥漫性的间质炎症为主，可见明显的炎性细胞浸润，浸润的细胞有淋巴细胞、单核细胞、浆细胞，中性粒细胞和嗜酸粒细胞也时常可见，但以单个核细胞浸润为主，在血管内皮细胞和内皮基膜之间也可见单核细胞浸润。

五、治疗方案及理由

（一）方案

甲泼尼龙 500mg×3d 冲击治疗，将他克莫司从 4.5mg 2/日改为 5mg 2/日，C0 控制在 8~10ng/ml，骁悉继续 750mg 2/日，泼尼松 10mg/d，地尔硫䓬片 30mg 2/日提高血药浓度，非洛地平缓释片 5mg/d 降血压等对症治疗。

（二）理由

大部分急性排斥反应经积极治疗可以逆转，关键是尽早发现，及时治疗。在根据中国肾移植排斥反应临床诊疗指南（2016 版）推荐使用糖皮质激素作为急性细胞性排斥反应的初始用药（1D）：

1. 糖皮质激素冲击疗法作为一线治疗方案。轻中度 ACMR（Banff 分级为临界性变化、IA 或 IB 级）如对激素冲击疗法有效，静脉滴注后，可口服激素维持（2B）。

2. 激素难治性 ACMR 应尽早给予抗胸腺细胞球蛋白（antithymocyte-globulin，ATG）治疗（2C）。

3. 重度 ACMR（Banff 分级≥ⅡA 级）常需要 ATG 治疗（2C）。

4. 根据血药浓度优化口服免疫抑制剂治疗方案（2B）。

六、治疗效果及思维提示

经甲泼尼龙 500mg 冲击治疗 3 天后,血肌酐下降至 171μmol/L,5 天后,患者血肌酐下降至 153μmol/L,9 天后降至 125μmol/L 出院,小便恢复至 2000ml/日左右,目前血肌酐在 100μmol/L 左右波动。

思维提示

在明确急性排斥反应诊断后,应尽早进行抗排异的治疗,治疗过程中需要密切观察患者的尿量、体重变化,若有移植肾区胀痛,需要注意局部症状有无加剧,警惕移植肾破裂发生,监测血肌酐的变化情况,若无明显下降可考虑升级抗排异治疗,需要考虑使用 T 细胞清除性抗体治疗,必要时可再次行移植肾穿刺活检。由于采取了强力的抗排异治疗,需要预防、控制感染。

七、对本病例的思考

接受肾移植的患者,在术后应定期监测免疫抑制剂的血药浓度,在医生指导下及时调整治疗方案。在术后早期,肾功能恢复后血肌酐急性升高,要首先警惕是否发生急性排斥反应,排除禁忌后,尽早进行移植肾穿刺活检以指导后续治疗。发生过急性排斥反应的肾移植患者,若治疗后完全逆转,其长期预后不受影响,但应该警惕再次发生急性排斥反应的可能,故患者应坚持门诊随访,尽量降低导致移植肾失败的因素,如控制血压、血糖,减少肾毒性药物的服用,并严格遵循肾移植专科医生医嘱治疗。

(姚　曦　吴建永)

病例60 肾移植术后12年,血肌酐增高4年

男性,36岁,于2016-03-26入院。

一、主诉

肾移植术后12年,血肌酐增高4年。

二、病史询问

(一)初步诊断思路及病史询问

患者中年男性,肾移植术后12年,病史较长,以肾移植术后晚期血肌酐增高为主要临床表现。肾移植患者血肌酐增高的病因较多,由于患者病程长,肌酐缓慢增长,所以慢性病变首先考虑,但仍需排除一些急性因素。肾前性因素包括各种原因造成的肾血流灌注不足如消化道大出血、腹泻、心衰等。肾后性因素主要是由于输尿管梗阻,结合泌尿系超声可初步诊断。慢性病变包括CNI药物中毒,慢性抗体介导的排斥反应以及移植肾慢性肾病等。询问病史应围绕血肌酐开始升高的时间,是否有蛋白尿、血尿,尿量有无减少,CNI药物浓度是否达标,是否规律服药,有无食欲减退、全身乏力、心动过速、烦躁不安等不同程度的全身症状,注意鉴别诊断的内容询问,以获得慢性抗体介导排斥反应的证据。

(二)问诊的主要内容

1. 现病史询问　重点询问血肌酐变化和抗排异药物的使用情况。血肌酐开始升高的时间,有无诱因,当时抗排异药物剂量及浓度,是否有擅自停药,有无服用其他影响肾功能的药物等。同时详细询问伴随症状,是否有发热、咳嗽咳痰等肺部感染症状,是否有尿频尿急尿痛等尿路感染症状,是否有恶心呕吐腹泻等消化道症状,是否有血尿、蛋白尿,尿量有无突然减少,有无移植肾区疼痛,血压是否突然升高等。患者血肌酐升高病史较长,达4年,要询问期间是否曾到医院就诊,是否行PRA定性及定量检测,T淋巴细胞分类检测,移植肾超声检查,是否行移植肾穿刺活检等,检查结果如何。还要询问药物治疗的情况和治疗的反应。

（1）血肌酐增高时的诱因:血肌酐增高时如有明确的诱因可帮助寻找病因,特别注意询问发病前是否有大量出汗、恶心呕吐、腹泻及失血等情况。

（2）血肌酐增高时药物服用情况:抗排异药物服用不规律或服用一些对肾功能有影响的药物都可能引起血肌酐增高,因此需详细询问患者当时抗排异药物剂量及浓度,是否有擅自停药,有无服用其他影响肾功能的药物等。

（3）血肌酐增高的持续时间,伴随症状:注意询问血肌酐是一过性的增高还是持续的增高,是否有发热、咳嗽咳痰等肺部感染症状,是否有尿频尿急尿痛等尿路感染症状,是否有恶心呕吐腹泻等消化道症状,是否有血尿、蛋白尿,尿量有无突然减少,有无移植肾区疼痛,血压是否突然升高等这些都有助于帮助诊断,例如发热可能提示感染存在,血压升高、少尿提示移植肾动脉狭窄可能。

（4）血肌酐增高后的化验检查:相关化验检查能为病因查找提供依据,例如 PRA 定性及定量检测可以提示是否有 DSA 存在,T 淋巴细胞分类检测评估患者免疫功能,移植肾超声可以帮助排除梗阻性因素等。

2. 既往史询问　患者肾移植已 12 年,注意询问患者尿毒症的原发病及供肾类型,既往是否有高血压,糖尿病、乙肝、心脏病等病史,既往是否发生排异及当时的处理,抗排异药物的使用情况等。这些对于鉴别肾移植患者血肌酐增高非常有提示作用。

（三）问诊结果及思维提示

患者 12 年前因"慢性肾小球肾炎,CKD-V 期"于我院行同种异体肾移植手术,术后予"泼尼松片+麦考酚吗乙酯+环孢素"三联免疫抑制抗排异治疗,术后予更昔洛韦、磺胺甲噁唑预防感染治疗,早期无感染、发热等情况,出院后遵医嘱定期我院门诊随访,血肌酐基本稳定,维持于 110~120μmol/L 之间。患者 5 年余前出现双下肢轻度水肿,无肉眼血尿,无夜尿增多,无发热畏寒等,尿常提示:尿蛋白阳性,加用缬沙坦后,尿蛋白转阴,水肿消退;患者 4 年前开始复查发现血肌酐升高,波动在 150~163μmol/L,环孢素谷浓度 80.7~100ng/ml,血常规及尿常规未见明显异常,遂至我院行移植肾穿刺活检提示:①临界改变伴 IgA 沉积;②CNI 毒性表现。予停环孢素,改雷帕鸣片,血肌酐维持在 120~140μmol/L,尿蛋白波动在 ±~+。8 个月前,患者复查血肌酐 183μmol/L,加用他克莫司 1mg 2/日,后患者多次复查血肌酐维持在 160~170μmol/L,尿蛋白维持在 ±~+。患者于 20 余天前至我院查 PRA Ⅰ,Ⅱ均为阳性,血尿 BK 病毒 DNA 均为阴性,患者为明确病因再次入院。既往高血压病史,否认糖尿病、心脏病、肝炎等病史。

思维提示

　　详细询问病史,患者血肌酐为缓慢升高,无明显诱因,既往肾穿提示慢性 CNI 药物中毒,停用环孢素改用雷帕鸣片,同时排除感染,梗阻性肾病及乙肝、肿瘤等疾病,结合患者病程长,PRA Ⅰ类Ⅱ类定性阳性,首先考虑慢性抗体介导的排斥反应。慢性抗体介导的排斥反应需要关注其危险因素如:既往是否有急性排斥反应,HLA 错配情况;既往致敏史;免疫抑制剂剂量不足。非免疫性危险因素:肾移植术后早期是否有移植肾功能延迟恢复、老年和扩大标准的尸体供者、供者和受者肾脏大小不匹配、CNI 肾毒性、高血压、高脂血症、吸烟及 CMV 感染等。移植肾穿刺病理学检查结合抗体检测是诊断慢性抗体介导的排斥反应的金标准。

三、体格检查

（一）重点检查内容及目的

患者主要临床症状为血肌酐升高，既往有明确的肾移植病史，因此应重点注意患者有无移植肾区的肿胀及疼痛不适，有无压痛、皮温升高，有无全身水钠潴留情况，如水肿、体重增加、尿量减少，注意有无合并胸腹腔积液：双肺呼吸音是否减低，腹部移动性浊音是否阳性，移植肾彩超提示有无移植肾血流灌注问题或肾后性梗阻。

（二）体格检查结果及思维提示

体格检查结果：T 36.7℃，脉搏：92次/分，呼吸20次/分，血压135/89mmHg，神清，精神可，眼睑无水肿，皮肤巩膜无黄染，全身浅表淋巴结未及肿大，双肺呼吸音清，未闻及明显干湿啰音，心律齐，未及明显病理性杂音，腹平软，无压痛反跳痛，移动性浊音阴性，肝脾肋下未及，右下腹部一长约15cm陈旧性疤痕，移植肾区无压痛，双下肢无水肿，神经系统检查阴性。

思维提示

移植肾慢性抗体介导的排异临床体征并无特异性，体格检查以排除其他疾病为主。患者心肺无特殊，不支持心源性疾病。进一步实验室和影像学检查主要目的是排除肾前性及肾后性因素造成的血肌酐增高，同时排除感染因素造成的血肌酐增高，同时完善移植肾穿刺活检，明确病理类型，指导治疗及预后。

四、辅助检查

（一）初步检查内容及目的

1. 血常规、尿常规、肝肾脂糖电解质、CRP　评估移植肾功能，有无存在感染。
2. T细胞亚群　评估体内免疫抑制情况。
3. 群体反应抗体　是否存在自身抗体及供体特异性抗体。
4. 机会性感染病毒荧光测定　是否有特殊病原感染。
5. 免疫抑制剂血药浓度　有无达到治疗目标范围。
6. 移植肾彩超　移植肾灌注情况、有无肾后性梗阻。
7. 胸片、心电图　是否有肺部感染、心功能情况。
8. 移植肾穿刺活检　明确移植肾病理类型。

（二）检查结果及思维提示

1. 血常规　白细胞计数$9.2×10^9/L$，血红蛋白130g/L，血小板计数$252×10^9/L$。
2. 尿常规　蛋白阴性，尿红细胞阴性，pH 5.0，比重1.006。

3. 肝肾脂糖电解质　白蛋白 44.6g/L，肾小球滤过率（EPI-cr）44.69ml/min，肌酐 188μmol/L，尿素 10.9mmol/L，尿酸 388μmol/L，钾 4.26mmol/L，总钙 2.12mmol/L，无机磷 1.09mmol/，血脂、肝功能及血糖均正常。

4. CRP　1.1mg/L。

5. T 细胞亚群　T（CD3+）89.7%，T 辅助（CD3+，CD4+）52%，T 抑制（CD3+，CD8+）36.5%，T 辅助/T 抑制 1.42，T 细胞（CD3+）3466/μl，T 辅助（CD3+，CD4+）2010/μl，T 抑制（CD3+，CD8+）1411/μl，B 细胞（CD19+）55/μl。

6. 群体反应抗体　HLA 错配：2/6，PRA-Ⅰ类定性：阳性 PRA-Ⅱ类定性：阳性。PRA-Ⅰ类定量 B76 2758 PRA-Ⅱ类定量 DR4 11170 DR2 10344 DR7 3540，根据供体 HLA 结果提示Ⅱ类阳性位点（DR4 和 DR7）为供体特异性抗体。

7. 机会性感染病毒荧光测定　微小病毒 DNA 检测阴性、多瘤病毒血尿 DNA 检测均阴性。

8. 免疫抑制剂血药浓度　FK506 C_0 4.2ng/ml，西罗莫司浓度 2.78ng/ml。

9. 移植肾彩超　于左髂窝探及移植肾大小为 12.6cm×6.1cm×5.8cm，表面光滑，包膜完整，结构清晰，集合系统未见分离，CDFI 及 CDE 可见其血流灌注佳。阻力系数 0.62~0.69。

10. 胸片、心电图　未见明显异常。

11. 移植肾穿刺活检　光学显微镜：病理穿刺取材皮髓部，肾组织标本 2 条，肾小球 23 个，肾血管 16 条。肾小球：体积正常大小，可见分叶；球性硬化 8 个（34.78%），节段硬化 0 个。未见新月体，无细胞增多。包曼氏囊壁增厚，无囊腔扩张，壁层上皮细胞肿胀，脏层上皮细胞肿胀。系膜区局灶节段性轻度增生，系膜细胞轻度增生，系膜基质轻度增多。内皮细胞肿胀。毛细血管襻腔局灶堵塞，无塌陷，襻内可见 3~5 淋巴细胞浸润。基底膜分层，空泡变性。未见嗜伊红物沉积。肾小管：近曲小管上皮细胞局灶颗粒变性，肿胀，可见透明管型，近曲小管小灶萎缩（10%）。小管基底膜增厚，可见小管炎，1~2 单个核细胞/小管切面，偶见累及小管。肾血管：细小动脉内皮细胞无肿胀，>50% 透明变性。肾间质：小灶单个核细胞浸润（10%），小灶纤维组织增生（10%）。管周毛细血管腔内可见>7 个（Ⅲ级）单个核细胞浸润。

特殊染色、免疫组化：PTAH（-），刚果红染色（-），高锰酸钾消化染色（-），IgG1（-），IgG2（-），IgG3（-），IgG4（-）SMA（+++），CD3（++），CD8（+），CD20（+），CD68（+），FoxP3（-），GB（+），SV40（-），C4d（+）>50%。

电子显微镜：肾小管上皮细胞空泡变性。

诊断：(移植肾)病理表现符合 1. 慢性抗体介导的排斥反应改变 2. CNI 毒性表现改变伴球性硬化。

？ 思维提示

患者青年男性，起病缓慢，表现为肾移植术后血肌酐缓慢上升，无明显血尿及蛋白尿，既往肾穿提示慢性 CNI 药物中毒，移植肾超声未见明显异常，感染指标无异常，结合患者 DSA 阳性及移植肾穿刺病理光镜下系膜区局灶节段性轻度增生，系膜细胞轻度增生，系膜基质轻度增多，毛细血管襻腔局灶堵塞，无塌陷，襻内可见 3~5 淋巴细胞浸润。近曲小管小灶萎缩（10%），小管基底膜增厚，C4d（+）>50%，移植肾慢性抗体介导的排斥反应诊断明确。术后定期程序性活检及 DSA 监测能帮助早期发现慢性体介导的排斥反应。

五、治疗方案及理由

(一)方案

1. 非免疫抑制治疗　积极控制血压,血脂,改善微循环。入院后予贝前列素钠改善微循环,缬沙坦、琥珀酸美托洛尔缓释片、氨氯地平阿托伐他汀降压降脂治疗。

2. 免疫抑制剂治疗　泼尼松+霉酚酸+他克莫司+西罗莫司四联抗排异治疗,同时监测他克莫司与西罗莫司浓度,保持其正常高值。

3. 清除和中和抗体治疗　血浆置换及静脉输注免疫球蛋白。

(二)理由

移植肾慢性抗体介导的排斥反应目前预后不佳,治疗目标尽可能防止肾功能进行性恶化。在移植肾穿刺活检病理组织学结果的基础上,结合临床表现,积极寻找引起慢性排异的原因,制定有效治疗方案,部分病例的病情可能会得到缓解和稳定,甚至好转。2016 年中国肾移植排斥反应临床诊疗指南建议:①血压、血糖、血脂的管理;②调整或优化免疫抑制剂治疗方案;③抗凝抗栓治疗;④清除 DSA 抗体(血浆置换、免疫吸附);⑤直接或间接抑制 DSA 生成,如应用抗 B 细胞抗体(如利妥昔单抗)、抗浆细胞活性制剂(蛋白酶抑制剂,如硼替佐米);⑥静脉输注免疫球蛋白。

六、治疗效果及思维提示

经 2 次血浆分离+丙球冲击治疗,患者肌酐由 188μmol/L 下降至 164μmol/L,之后半年肌酐稳定在 170μmol/L,复查 PRA 仍阳性但峰值较前下降。

思维提示

　　移植肾慢性抗体介导的排斥反应目前治疗效果总体欠佳,个体差异性大,预防及早期诊治移植肾慢性抗体介导的排斥反应是关键。血浆置换及大剂量静脉输注免疫球蛋白可以有效地清除或封闭体内抗体,从而降低 DSA,达到治疗移植肾慢性抗体介导的排斥反应的目的。但临床上经上述治疗仍有部分患者效果不佳,此时可考虑加用抗 CD20 单抗或蛋白酶抑制剂来抑制或清除体内产生抗体的细胞。

七、对本病例的思考

随着新型免疫抑制剂的不断问世,移植肾近期存活率得到稳步提高,但其远期存活率却不尽如人意。尽管原因是多方面的,但影响移植肾长期存活的主要障碍为慢性抗体介导的排斥反应。本病例以患者血肌酐缓慢增高为特点,PRA 阳性,移植肾病理表现为系膜区局灶节段性轻度增生伴有小管萎缩,C4d(+)>50%。但诊断慢性抗体介导的排斥反应仍需排除一些其他因素如慢性 CNI 药物中毒,移植肾肾病复发等,必须通过询问病史,体格检查以及实验室检查、仔细的肾脏病理检查排除继发因素。目前由于病因复杂、机制不明确以及临床上治疗较为棘手,建立肾移植受者免疫状态的实时监测、识别与评价指标体系(术后定期程序性活检及 DSA 监测),将有助于慢性抗体介导的排斥反应的发现,而清除或灭活 DSA、抑制移植后 DSA 生成可有效预防慢性抗体介导的排斥反应发生。

（何哲池　黄洪锋）

病例61　肾移植术后2年9个月,血肌酐升高3个月余

女性,47岁,于2016年6月6日入院。

一、主诉

肾移植术后2年9个月,血肌酐升高3个月余。

二、病史询问

(一)初步诊断思路及病史询问

患者中年女性,肾移植术后2年余,定期随访,3个月前开始检查发现血肌酐缓慢升高。随访时发现血肌酐升高往往是肾移植患者进一步就诊的首要因素,因此对肾移植术后血肌酐升高的诊断思路尤为重要。一般来说,对肾移植术后血肌酐升高的患者,需要考虑以下几方面的因素:①肾前性因素:如有效血容量不足、移植肾动脉狭窄等;②肾性因素:急性或慢性排斥反应、新发或复发慢性肾小球肾炎、药物肾毒性(如CNI药物)、多瘤病毒感染等;③肾后性因素:尿路梗阻等。

有效血容量不足多有大量出汗、腹泻等因素导致全身脱水情况,导致移植肾供血不足。移植肾动脉狭窄往往会出现血压的升高,药物控制不佳以及血肌酐的升高,若移植肾动脉狭窄的同时服用ACEI/ARB药物,这肌酐上升会更加明显。

移植肾输尿管结石或移植肾输尿管狭窄导致的尿路慢性不全性梗阻也会表现为血肌酐缓慢升高,但多合并有移植肾积水、尿量减少等临床表现。

肾性因素导致血肌酐升高,需考虑以下可能:①移植肾肾小管间质病变,如细胞性排斥反应,表现为肾间质炎性细胞浸润和小管炎,往往合并长期血药浓度不达标的情况;如多瘤病毒肾病也可累及移植肾小管间质,表现为血肌酐缓慢升高,但需结合血、尿多瘤病毒DNA载量等检查结果;如CNI药物肾毒性会导致移植肾肾小管上皮空泡变性。②移植肾微血管病变,如抗体介导的排斥反应导致管周毛细血管炎或动脉内膜炎等,在血肌酐升高的同时,检查会发现PRA阳性;如程度较重的细胞介导的排斥反应会出现动脉内膜炎;如CNI药物肾毒性会导致移植肾微动脉玻璃样变性。③移植肾肾小球病变,如移植肾肾小球肾炎新发或复发,多表现为蛋白尿、血尿、血肌酐升高、高血压、水肿等临床表现。因此,问诊的目的应围绕血肌酐升高的合并情况,如有无全身脱水情况、尿量的变化、尿色的变化、体重是否增加、是否有水肿、高血压等临床表现,同时也要关注随访时血药浓度、蛋白尿、多瘤病毒载量、群体反应性抗体、移植肾超声等检查情况,以获得肾移植术后血肌酐升高的诊断依据。

（二）问诊的主要内容

1. 现病史询问

（1）需询问肾移植围术期相关信息，如供肾来源、术后是否有移植肾延迟复功、诱导抗排异治疗方案及术后维持抗排异治疗方案，术后是否定期随访，随访期间肾功能情况等。患者围术期的相关信息对移植肾的预后有重要的决定意义，如发生移植肾延迟复功会影响移植肾的长期预后，会增加急性或慢性移植肾排斥反应发生的风险。患者的依从性对维持移植肾功能的稳定也具有重要意义，若患者依从性差，不按时服用抗排异药物或不按要求定期随访，容易出现血肌酐的波动。

（2）需询问血肌酐升高的诱因：是否有脱水情况，如反复恶心呕吐、反复腹泻等？是否有停用抗排异药物？既往是否有移植肾输尿管结石情况，是否有合并少尿或无尿的情况？如果患者存在容量丢失的因素，如恶心呕吐、腹泻等会导致身体水分丢失，导致肾前性急性肾功能损害，会导致血肌酐升高。停用抗排异药物或不规律服用抗排异药物会导致移植肾排斥反应的风险增加，也会出现血肌酐升高的表现。移植肾输尿管结石导致的移植肾输尿管梗阻，会导致肾后性急性肾功能损害，也会出现血肌酐升高。

（3）需询问患者血肌酐升高的合并情况。如随访期间的 CNI 药物血药浓度、是否定期检测多瘤病毒载量、群体反应性抗体、移植肾超声等情况。是否有合并食欲缺乏、怕冷，有无颜面部红斑、口腔溃疡、关节痛等。患者血肌酐升高已有 3 个月余，还需要询问期间的治疗经过和治疗的反应。若患者长期抗排异药物血药浓度过低，会增加急性或慢性排斥反应发生的风险，导致血肌酐升高。若患者长期抗排斥药物浓度过高，会导致免疫抑制过度，导致多瘤病毒肾病等机会性病毒感染的风险增加，也会出现血肌酐升高。若出现新发或复发的移植肾肾小球疾病，会出现慢性肾小球肾炎的临床表现，如水肿、颜面部红斑、口腔溃疡、关节痛等，也会导致血肌酐升高。

2. 既往史询问 询问有无高血压、糖尿病及乙肝、丙肝病史？是否有心脏、肝脏、甲状腺疾病？有无长期用药史？还需要询问既往终末期肾病的原发病诊断。对鉴别血肌酐升高的原因也具有提示作用。

（三）问诊结果及思维提示

2 年 9 个月前因"IgA 肾病，终末期肾病，肾腹膜透析状态"行同种异体肾移植术，术前 PRA Ⅰ类及Ⅱ类均为阴性，抗胸腺细胞免疫球蛋白诱导抗排异治疗，术后肾功能恢复良好，维持性免疫抑制方案为他克莫司+麦考酚钠肠溶片+激素，合并使用五酯胶囊提高他克莫司药物浓度，术后血肌酐逐渐下降，定期门诊复诊随访，血肌酐波动在 100~110μmol/L，并保持稳定，尿蛋白阴性，术后第 1 年内他克莫司血药谷浓度维持在 8~10ng/ml，术后第 2 年后他克莫司血药谷浓度维持在 5~8ng/ml。患者 3 个月前复查时发现血肌酐较基础水平有轻度升高至 125μmol/L，尿蛋白阴性，血清他克莫司谷浓度 7.8ng/ml，移植肾彩超提示移植肾血流灌注佳，无尿量减少，无颜面及水肿，无移植肾区胀痛，无血尿，无发热皮疹关节肿痛，无尿频尿急尿痛，测血压 125/80mmHg。当时门诊建议先观察随访。后多次复查提示血肌酐仍有缓慢升高，入院前血肌酐上升至 160μmol/L，遂住院进一步治疗。自发病来，体重无明显改变。既往无高血压、糖尿病及心脏疾病病史。

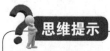

思维提示

　　详细询问病史，患者血肌酐升高为缓慢进展，无肾前性、肾后性及肾血管性因素所致血肌酐升高，提示肾性因素可能性大。患者病程中无蛋白尿、血尿、水肿、高血压等表现，入院后需进一步完善供体特异性抗体、多瘤病毒、尿蛋白定量等检查，需重点鉴别移植肾急/慢性排斥反应和多瘤病毒相关移植肾肾病。

三、体格检查

（一）重点检查内容及目的

　　患者主要临床症状为血肌酐升高，既往有明确的肾移植病史，因此应重点注意患者有无移植肾区的肿胀及疼痛不适，有无压痛、皮温升高，有无低热，有无全身水钠潴留情况，如水肿、体重增加、血压升高等，注意有无合并胸腹腔积液：双肺呼吸音是否减低，腹部移动性浊音是否阳性等。

（二）重点检查内容及目的

　　体格检查结果：血压 130/85mmHg，体温 37.2℃，神志清，全身无皮疹，心肺检查无异常，腹软，无压痛及反跳痛，右下腹可见一长约 13cm 手术瘢痕，移植肾区无压痛，双下肢无水肿。神经系统检查无异常。

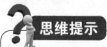

思维提示

　　肾移植术后血肌酐升高，必须结合临床表现、实验室和影像学检查做出综合判断，而移植肾穿刺活检是明确诊断的金标准，指导治疗。根据目前的临床信息，需考虑移植肾急性细胞性排斥反应、急性或慢性抗体介导的排斥反应、多瘤病毒相关移植肾肾病。

四、辅助检查

（一）初步检查内容及目的

1. 血常规、尿常规、肝肾脂糖电解质、尿四样、24 小时尿蛋白定量　评估移植肾功能。
2. 淋巴细胞亚群　评估全身免疫状态。
3. 群体反应抗体　是否存在自身抗体转阳。
4. 机会性感染病毒荧光测定　血尿 BK 病毒 DNA 检测。
5. 免疫抑制剂血药浓度　有无达到治疗目标范围。
6. 移植肾彩超　移植肾灌注情况、有无肾血管栓塞或狭窄和肾后性梗阻。
7. 移植肾穿刺活检　明确移植肾病理类型。

(二) 检查结果及思维提示

1. 血常规　白细胞计数 4.6×10^9/L, 血红蛋白 107g/L, 血小板计数 127×10^9/L。

2. 尿常规　蛋白(-), 红细胞 3.3/μl, pH 6.5, 比重 1.006。

3. 肝肾脂糖电解质　白蛋白 38.8g/L, 肾小球滤过率(EPI-cr) 29.45ml/min, 肌酐 174μmol/L, 尿素 9.1mmol/L, 尿酸 411μmol/L, 钾 3.27mmol/L, 总钙 2.24mmol/L, 无机磷 1.12mmol/, 总胆固醇 6.46mmol/L, 甘油三酯 2.21mmol/L, 肝功能及血糖均正常。

4. 尿四样　尿免疫球蛋白 IgG 0.012g/mol.cr, 尿微量白蛋白 0.09g/mol.cr, 视黄醇结合蛋白 RBP 0.010, 尿 β2 微球蛋白 0.010g/mol.cr。

5. 24 小时尿蛋白定量 0.27g/d。

6. CRP　2.7mg/L。

7. 淋巴细胞亚群　T 细胞(CD3+) 63%, T 辅助(CD3+, CD4+) 25.7%, T 抑制(CD3+, CD8+) 34.7%, T 辅助/T 抑制:0.74, B 细胞(CD19+) 15%, T 细胞(CD3+) 561/μl, T 辅助(CD3+, CD4+) 228/μl, T 抑制(CD3+, CD8+) 309/μl, B 细胞(CD19+) 134/μl。

8. 群体反应抗体　PRA-Ⅰ类(-), PRA-Ⅱ类(-)。

9. 机会性感染病毒荧光测定　血 BKV 3.3×10^8 拷贝/ml, 尿 BKV 1.8×10^9 拷贝/ml。

10. 免疫抑制剂血药浓度 FK506 C0　5.9ng/ml。

11. 移植肾彩超　移植肾血流灌注佳, 肾动脉 RI 0.67。未见集合系统分离见输尿管扩张。

12. 移植肾穿刺活检:

光镜:2 条肾组织标本, 共计 16 个肾小球, 肾血管 11 条。

肾小球:球形硬化 2 个(12.50%), 节段硬化 0 个。未见新月体, 无细胞增多。包曼氏囊壁增厚, 无囊腔扩张, 壁层上皮细胞肿胀, 脏层上皮细胞肿胀。系膜区局灶节段性轻度增生, 系膜细胞轻度增生, 系膜基质轻度增多, 内皮细胞肿胀。毛细血管襻腔开放良好, 无塌陷。基底膜空泡变性, 未见嗜伊红物沉积。

肾小管:近曲小管上皮细胞局灶颗粒变性, 细小空泡变性, 肿胀, 可见透明管型, 近曲小管多灶萎缩(35%), 小管基底膜增厚, 可见小管炎, 1~3 单个核细胞/小管切面, 累及 1/4 个小管。

肾血管:细小动脉内皮细胞无肿胀, 未见透明变性。肾间质:多灶单个核细胞浸润(35%), 多灶纤维组织增生(35%), 管周毛细血管腔内未见炎细胞。免疫荧光:IgG(-), IgM(-), IgA(-), C3(-), C4(-), C1q(-)。

特殊染色、免疫组化:IgG1(-), IgG2(-), IgG3(-), IgG4(-), PLA2R(-), PTAH(-), 刚果红染色(-), 高锰酸钾消化染色(-), SMA(++), CD3(+++), CD8(++), CD20(+++), CD68(+), FoxP3(-), GB(+), SV40(+), C4d(-)。

电镜:足突大部分融合, 基底膜有皱褶, 系膜基质增多, 未见电子致密物沉积。

病理诊断:(移植肾)病理表现符合多瘤病毒相关性肾病改变伴球性硬化。

？ 思维提示

患者中年女性, 肾移植术后 2 年 9 个月, 血肌酐进行性缓慢爬行升高, 慢性病程, 无蛋白尿, 血尿 BKV 载量均有明显增高, 淋巴细胞亚群分析提示 T 辅助(CD3+、CD4+)

细胞偏低，提示机体已达到足够的免疫抑制强度，虽然移植肾病理提示有小管炎等表现，但结合移植肾肾间质单核细胞浸润、间质纤维组织增生，免疫组化提示 SV40 阳性，考虑急性排斥反应依据不足，因此该患者多瘤病毒肾病诊断明确。

五、治疗方案及理由

（一）方案

由于没有特效的抗 BK 病毒药物，移植肾多瘤病毒肾病的治疗通常根据患者的具体情况，减少免疫抑制剂的剂量，或更换为免疫抑制效能相对低的药物。

停用他克莫司，切换为环孢素，停用麦考酚钠肠溶片，切换为来氟米特，继续联合激素抗排异治疗。环孢素谷浓度控制在 100ng/ml 以下。每月检测血尿 BKV 载量。

（二）理由

BK 病毒感染是肾移植术后常见且可能会造成严重后果的并发症。由于缺少特效的抗病毒药物，极易发展为 BK 病毒相关性肾病。随着临床新型免疫抑制剂的广泛应用，肾移植术后 BK 病毒相关性肾病的发生率越来越高，该病可以直接影响移植肾功能，占所有移植肾失功原因的 7%，已引起临床医师的高度重视。

美国移植协会在 2013 年第 3 版《实体器官移植感染疾病诊疗指南》里针对器官移植术后 BK 病毒感染提出了调整免疫抑制剂的方案，建议一般控制他克莫司血药浓度<6ng/ml，环孢素血药浓度<150ng/ml，西罗莫司血药浓度<6ng/ml，麦考酚吗乙酯用量≤1000mg/d。对于更复杂的疾病或者某些个体，他克莫司的血药浓度可以降低为 3ng/ml，环孢素血药浓度降低为 100ng/ml；或者以小剂量的环孢素替换他克莫司，以低剂量的西罗莫司替换钙神经蛋白抑制剂，以来氟米特或低剂量的西罗莫司替换麦考酚吗乙酯。病情严重者，需要考虑辅助使用抗病毒药物，如静脉注射西多福韦、免疫球蛋白等。如果调整免疫抑制剂后受者出现急性排斥反应症状，则应使用标准的抗排斥治疗。

对 BK 病毒肾病患者的管理，很重要的一点就是要定期监测肾移植患者血尿 BK 病毒载量。在 2009 年出版的《KDIGO 临床实践指南：肾移植受者的诊治》中，提出的建议是在肾移植术后 3~6 个月每月检测 1 次血浆 BK 病毒负荷量，术后 6~12 个月每 3 个月检测 1 次血浆 BK 病毒负荷量。当出现不明原因的血清肌酐升高，或急性排斥反应治疗后血浆 BK 病毒负荷量持续超过 10^4 拷贝/ml 时，建议减少免疫抑制剂的使用量。但目前也有学者提出，除了 2009 年 KDIGO 指南的建议之外，还应该在肾移植术后前 3 个月每 2 周进行 1 次尿液 Decoy 细胞学检查，此后每月 1 次直到第 6 个月，再之后每 3 个月实施 1 次 PCR 检测血浆 BK 病毒负荷量直到移植术后 2 年，如果连续两次检测到血浆 BK 病毒负荷>10^4 拷贝/ml 时，则需持续监测病毒血症。

该患者肾移植术后 2 年 9 个月，血肌酐缓慢爬行升高，血 BKV $3.3×10^8$ 拷贝/ml，尿 BKV $1.8×10^9$ 拷贝/ml，病理提示肾小管萎缩、肾间质炎症、间质纤维组织增生，SV40 阳性，BK 病毒肾病诊断明确，应该减低免疫抑制强度。

六、治疗效果及思维提示

该患者予来氟米特+环孢素+激素三联抗排异治疗后,定期门诊随访复查。血肌酐维持在 130~140μmol/L,环孢素谷浓度维持在 50~100ng/ml,治疗 2 个月后复查血 BKV 阴性,尿 BKV 2.48×10^9 拷贝/ml。继续监测肾功能变化及血尿 BKV 载量变化。

思维提示

BK 病毒感染是肾移植术后常见且可能会造成严重后果的并发症,目前缺少特效的抗病毒药物,极易发展为 BK 病毒相关性肾病。当确诊为 BK 病毒肾病时,需及时减低免疫抑制强度,切换为免疫抑制强度相对较弱的抗排异药物,以防止 BK 病毒对移植肾功能的进一步损害。

七、对本病例的思考

肾移植术后免疫抑制剂的应用是一把双刃剑。新型免疫抑制剂的使用极大地降低了术后早期急性排斥反应的发生,但是却也增加了术后感染的风险。选择合适的免疫抑制方案,不但要达到理想的抗排斥效果,而且能诱导免疫耐受,达到免疫抑制剂最小化,在预防排斥反应和防止过度免疫之间维持平衡,才能提高肾移植术后的长期生存率。BK 病毒感染是机体免疫抑制强度过度的表现,会导致移植肾失功。因此,我们需要重视术后 BK 病毒的定期检测,在发现血尿 BK 病毒载量升高时,就应该提早进行减低免疫抑制强度的干预措施。当出现不明原因血肌酐升高的时候,应该尽早进行移植肾穿刺病理检查,当出现诊断不明确时,甚至需要重复移植肾活检。

由于 BK 病毒肾病早期肾组织学特征常为类似于间质性肾炎的表现,因此有时候很难与急性排斥相鉴别,尤其是 Banff Ⅰ型的排斥。因此需在光镜基础上结合免疫组化技术共同诊断。急性排斥不具有典型的病毒包涵体,人类白细胞 DR 相关抗原(HLA-DR)和管周毛细血管 C4d 的表达上调都提示可能存在急性排斥,而动脉内膜炎和血管纤维素样的坏死则更支持 Banff Ⅱ、Ⅲ级急性排斥的诊断。在 BK 病毒肾病合并急性排斥时,肾小管上皮细胞内 HLA-DR 和 C4d 的表达未见发生明显变化。另外,合并 BK 病毒肾病的急性排斥也需要与 BK 病毒继发的间质非特异性改变相鉴别,因为高负荷状态下严重的病毒感染常导致肾小管上皮细胞的坏死、多形核白细胞和浆细胞的浸润。定量 PCR 检测肾活检组织中的 BKV DNA 载量可能是诊断 BK 病毒肾病较为准确的一种方法。

(余献平 黄洪锋)

病例62 肾移植术后7个月,泡沫尿1周

患者男性,49岁,于2014年07月03日入院。

一、主诉

肾移植术后7个月,泡沫尿1周。

二、病史询问

(一)初步诊断思路及病史询问

中年男性,肾移植术后血肌酐下降迅速,随访血肌酐维持在 90μmol/L 左右,尿红细胞±,尿蛋白阴性,此次以泡沫尿为主要临床表现。泡沫尿是肾内科常见的就诊原因,接诊时应首先询问患者泡沫尿的具体表现。如果尿中泡沫较大或大小不一,静置后较快消失,大部分是由于尿液张力较强,属于正常现象。细小的泡沫浮于表面,经久不散,则很可能是蛋白尿。可行尿常规鉴别,简单快捷。如为蛋白尿,要关注有无肢体水肿。对于肾移植患者,应评估移植肾功能,重点关注患者既往肾病病史、病毒性肝炎病史,以及移植后免疫抑制药物、预防感染药物等的使用情况。

(二)问诊的主要内容

1. 重点询问泡沫尿的特点　泡沫尿存在时间长短提示患者病程,诱因如剧烈运动、体位改变等可帮助鉴别其可能性质,前驱症状如流感样症状能够让我们对某些特殊病理类型做出初步推测。

2. 询问伴随症状　伴随症状对鉴别诊断具有参考意义,如有无水肿,若有,水肿发生的时间、范围等,尿量、尿色有无改变,有无夜尿增多等。

3. 仔细询问移植前后病情　如移植前原发病的起病过程(症状、诊治经过),尤其注意诊治过程中有无肾穿刺活检记录、肾移植的零点穿刺活检记录,还有术后用药情况和历次复诊的检查、化验结果。这些对于判断患者疾病类型及进展状态具有重要意义。

4. 既往史询问　患者既往高血压、糖尿病及肝炎病史,除免疫抑制药物外有无长期用药史,都能够帮助我们缩小病因范围。

(三)问诊结果及思维提示

7个月前患者因"泡沫尿4年,维持性血透3年余"于我院行同种异体肾移植术,供肾组织病理未见明显异常,手术过程顺利,术后泼尼松、他克莫司、麦考酚钠肠溶片三联免疫抑制治疗,肌酐维持在 90μmol/L,尿红细胞(±),尿蛋白(-)。1周前患者无明显诱因下出现泡沫尿,

无尿色改变,无双下肢水肿,无发热,无腰酸腰痛,无尿频尿急尿痛等不适,遂至我院就诊,查尿蛋白(+++),尿红细胞(+++),肌酐107μmol/L,复查尿蛋白(+++),尿红细胞(+++),肌酐140μmol/L。目前服用他克莫司3mg 2/日、泼尼松10mg/d、麦考酚钠肠溶片360mg 2/日抗排异治疗,他克莫司浓度13.8ng/ml。

患者病来体重无明显变化。

患者4年余前于外院行肾穿刺活检病理示"膜增生性肾小球肾炎",3年余前开始规律血透治疗。有高血压病史6年余,长期口服非洛地平缓释片、美托洛尔、哌唑嗪,血压控制可。

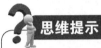

思维提示

　　详细询问病史,患者泡沫尿的出现无明显诱因,结合检验结果,尿蛋白3+,尿红细胞3+,血肌酐进行性升高,移植肾功能不全诊断成立。患者肾移植术后血尿、大量蛋白尿,定位肾小球病变,首先考虑移植肾肾炎,需鉴别移植肾肾炎复发、新发肾炎,并排除供肾来源疾病,宜行移植肾肾穿刺明确病理。

三、体格检查

(一)重点检查内容及目的

患者的主要临床症状为泡沫尿,因此在对患者进行系统,全面检查的同时,应重点注意有无水肿。

(二)体格检查结果及思维提示

体格检查结果:血压131/83mmHg。神志清,慢性病容,全身无皮疹,心肺检查无异常,腹软,无压痛及反跳痛,右下腹可见长约10cm疤痕,右髂窝移植肾区可及移植肾膨隆,皮温正常,无红肿压痛。右侧肋部、左肩部、左前臂可见手术疤痕。双下肢无水肿,神经系统检查阴性。左前臂动静脉内瘘处可触及震颤,杂音响亮。

思维提示

　　患者体检未见明显异常。进一步的实验室和影像学检查的主要目的是排除乙肝、丙肝、狼疮、IgA肾病,FSGS等常见引起大量蛋白尿的原因,同时完善肾活检,明确病理类型,指导治疗及预后。

四、辅助检查

(一)初步检查内容及目的

1. 血常规、肝肾脂糖电解质、尿常规、24小时尿蛋白定量。

2. CRP、ESR、肝炎甲乙丙丁戊前 S1 抗原抗体系列、肿瘤指标（CEA＋CA199＋AFP＋CA125）、抗核抗体系列（ANA＋dsDNA＋RNP＋Sm＋SSa＋SSa52＋抗 SSB＋抗 Scl-70＋抗 Jo-1）、MPO＋PR3、免疫球蛋白＋补体排除常见继发性因素。

3. 移植肾超声　评估移植肾病变情况。

4. 心脏超声　评估患者心功能，排除心脏疾病引起的肾功能不全。

5. 胸片　明确是否存在肺部感染。

6. 肾脏穿刺活检　明确病理改变。

（二）检查结果及思维提示

1. 血常规　白细胞计数 $6.3×10^9$/L，血红蛋白 149g/L，血小板计数 $207×10^9$/L。

2. 肝肾脂糖电解质　白蛋白 48.8g/L，肾小球滤过率（MDRD）49.45ml/min，肌酐 140μmol/L，尿素 7.6mmol/L，尿酸 435μmol/L，钾 5.11mmol/L，总钙 2.54mmol/L，无机磷 0.90mmol/，总胆固醇 6.06mmol/L，甘油三酯 2.44mmol/L，空腹血糖 6.20mmol/L，肝功能正常。

3. 尿常规　蛋白（＋＋＋），红细胞 1216/μl，pH 6.50，比重 1.013。

4. 24 小时尿蛋白　1.74g。

5. CRP 及 ESR 均正常。

6. 肝炎甲乙丙丁戊前 S1 抗原抗体系列、肿瘤指标（CEA＋CA199＋AFP＋CA125）、抗核抗体系列（ANA＋dsDNA＋RNP＋Sm＋SSa＋SSa52＋抗 SSB＋抗 Scl-70＋抗 Jo-1）、MPO＋PR3、免疫球蛋白＋补体　均正常。

7. 超声　移植肾血流灌注佳，阻力指数偏高。腹部超声、心脏超声未见明显异常。

8. 胸片　未见明显异常。

9. 肾穿刺病理检查　免疫荧光：IgG（＋＋＋），IgM（＋），IgA（－），C3（＋＋），C4（－），C1q（＋），FRAIgG1（＋＋＋），IgG2（－），IgG3（－），IgG4（＋＋），肾小球系膜区和毛细血管壁颗粒状沉积。光镜：可见 2 条皮髓交界，共计 46 个肾小球。肾小球：体积肿大，可见分叶，球性硬化 13 个（39.9%），节段硬化 0 个。包曼氏囊壁增厚，壁层上皮细胞肿胀，脏层上皮细胞肿胀、增生。系膜区局灶球性中度增生，系膜基质中度增多。内皮细胞肿胀增生。毛细血管襻腔局灶堵塞，无塌陷，襻内可见 1~2 中性粒细胞浸润。基底膜不规则增厚，可见双轨征，内皮下，基底膜可见嗜伊红物沉积。肾小管：近曲小管上皮细胞局灶颗粒变性，细小空泡变性，近曲小管多灶萎缩（35%）。小管基底膜增厚，未见小管炎。肾间质：多灶单个核细胞浸润（35%），多灶纤维组织增生（35%），管周毛细血管腔内未见炎细胞。电镜：足突部分融合，基底膜少量增厚，系膜基质增多，上皮下，基膜内，系膜区可见电子致密物。特殊染色、免疫组化：PTAH（－），刚果红染色（－），SMA（＋＋），CD3（＋），CD8 少量（＋），CD20（＋），CD68（＋），FoxP3（－），GB（＋），SV40（－），C4d（＋）<5%。符合：移植肾膜增生性肾小球肾炎Ⅰ型。

思维提示

中年患者，肾移植后出现大量蛋白尿、移植肾功能不全，排除了乙肝、丙肝等继发性因素，病理结合临床表现可首先考虑膜增生性肾小球肾炎改变（复发性肾炎）。

五、治疗方案及理由

(一) 方案

予利妥昔单抗治疗。口服泼尼松、麦考酚钠肠溶片、他克莫司抗排异。

(二) 理由

患者肾移植术后常规免疫抑制治疗,对膜增生性肾小球肾炎的经典糖皮质激素+抗血小板治疗反应较差,根据文献报道和研究进展,尝试利妥昔单抗治疗。

六、治疗效果及思维提示

患者目前我科随访 2 年余,血肌酐 326μmol/L,尿蛋白(+++)。

思维提示

肾移植术后膜增生性肾小球肾炎复发,存在治疗不敏感的可能。患者长期接受免疫抑制治疗的情况下膜增生性肾小球肾炎复发,可选择的治疗方案较为局限。

七、对本病例的思考

肾移植术后原发性肾小球疾病的复发导致移植肾功能丧失目前已经成为除慢性排异反应和带功死亡之外,10 年以上移植肾功能丧失的第三大原因。文献报道中膜增生性肾小球肾炎术后复发率高达 27%~65%。原位肾膜增生性肾小球肾炎的预后较差,10 年内 50% 以上患者进展至终末期肾病甚至死亡。高危因素可能包括:肾病综合征、高血压、内生肌酐清除率下降、新月体形成、肾小球硬化和小管间质病变。复发性膜增生性肾小球肾炎因缺乏有效治疗方案,预后不佳。有病例报道建议环磷酰胺和大剂量霉酚酸酯进行免疫抑制治疗。有明确证据表明补体系统紊乱的病例可进行血浆输注、血浆置换等。但都缺乏可靠循证医学依据。本例患者移植后短期内出现蛋白尿、血尿,同时伴有肾功能下降,虽然进行了积极治疗后,肾功能仍然恶化中。因此对于此类术前活检显示膜增生性肾小球肾炎的患者,术后应密切关注,是否需预防性治疗,尚无定论。

(周静怡　王仁定)

病例63 肾移植术后3天,大量蛋白尿3天

患者男性,33岁,于2015年2月5日入院。

一、主诉

肾移植术后3天,大量蛋白尿3天。

二、病史询问

(一)初步诊断思路及病史询问

青年男性,2015年2月9日因"局灶节段硬化性肾小球肾炎慢性肾病Ⅴ期"于我院配型成功后行同种异体肾移植术。术后3天复查尿常规即出现尿蛋白(++++),24小时蛋白定量10.53g。对于肾移植术后的患者,数天内即出现大量蛋白尿,首先考虑到原有疾病复发以及移植肾来源疾病,要同时注意血肌酐下降情况、尿蛋白的变化、免疫抑制药物浓度等。

(二)问诊的主要内容

1. 患者术后血肌酐下降情况及尿蛋白变化 术后血肌酐下降速度(以及尿肌酐水平)可部分提示移植肾早期功能,3天内尿蛋白的变化也可部分提示病因诊断(原发病复发或移植肾来源)。

2. 注意询问患者免疫抑制剂服药情况 患者移植术后早期出现大量蛋白尿,需注意免疫抑制药物使用情况。

3. 既往史询问 需回顾患者既往肾病病史及详细的活检结果,治疗经过,病情变化情况,有无高血压、糖尿病及病毒性肝炎病史,有无心脏、肝脏、甲状腺疾病。这些都对病因诊断具有参考价值。

(三)问诊结果及思维提示

患者7年前因"全身水肿伴少尿1周"就诊于我院,查24小时尿蛋白24g,血白蛋白12g/L,血肌酐尚正常范围,肾穿刺活检示"局灶节段性肾小球硬化性肾小球肾炎",先后予全剂量激素、激素联合CTX及他克莫司、雷公藤等治疗后效果不佳,6年余前进展至终末期肾病,开始血透。

思维提示

追问病史后得知,患者既往FSGS经积极治疗后仍在1年内迅速进展至终末期肾病,待排除移植肾来源疾病后,需考虑FSGS复发,行移植肾穿刺活检证实后尽早积极干预。

三、体格检查

（一）重点检查内容及目的

关注患者移植肾区有无肿胀、压痛。观察患者双下肢水肿程度, 若有水肿是否为凹陷性。注意是否存在心包、胸腹腔积液, 可听诊心音是否低钝、双肺呼吸音有无降低、腹部移动性浊音有无阳性等。

（二）体格检查结果及思维提示

血压 152/86mmHg。神清, 精神可, 皮肤巩膜无黄染, 浅表淋巴结无明显肿大。心肺听诊无特殊。腹软, 无明显压痛及反跳痛, 右髂窝移植肾区可及移植肾, 皮温正常, 无压痛。双下肢轻度凹陷性水肿, 两侧对称。神经系统检查无异常。

> **思维提示**
>
> 患者体检结果并无特殊提示。下一步行实验室化验和影像学检查, 排除禁忌后尽早进行移植肾穿刺活检, 明确病理, 以指导治疗。

四、辅助检查

（一）初步检查内容及目的

1. 血常规、肝肾脂糖电解质、尿常规、24 小时尿蛋白定量。
2. ESR、CRP、肝炎甲乙丙丁戊前 S1 抗原抗体系列、肿瘤指标（CEA + CA199 + AFP + CA125）、抗核抗体系列（ANA+dsDNA+RNP+Sm+SSa+SSa52+抗 SSB+抗 Scl-70+抗 Jo-1）、MPO +PR3、免疫球蛋白（IgG、IgM、IgA）+补体　排除免疫性肾病复发因素。
3. 移植肾超声　评估移植肾病变情况。
4. 腹部超声　常规筛查。
5. 肾脏穿刺活检　明确病理类型; 如有供肾 0 点穿刺结果, 排除供肾病变。

（二）检查结果及思维提示

1. 血常规　白细胞计数 $6.2×10^9$/L, 血红蛋白 101g/L, 血小板计数 $200×10^9$/L。
2. 肝肾脂糖电解质　白蛋白 24.1g/L, 肾小球滤过率（EPI-cr）27.33ml/min, 肌酐 245μmol/L, 尿素 12.9mmol/L, 尿酸 368μmol/L, 钾 4.86mmol/L, 总钙 2.25mmol/L, 无机磷 0.65mmol/L, 总胆固醇 4.02mmol/L, 甘油三酯 1.32mmol/L, 肝功能及血糖均正常。
3. 尿常规　蛋白（++++）, 红细胞 12.2/μl, pH 5.50, 比重 1.007。
4. 24 小时尿蛋白　11.2g。
5. CRP 及 ESR 均正常。

6. 肝炎甲乙丙丁戊前 S1 抗原抗体系列(-)、肿瘤指标(CEA+CA199+AFP+CA125)(-)、抗核抗体系列(ANA+dsDNA+RNP+Sm+SSa+SSa52+抗 SSB+抗 Scl-70+抗 Jo-1)(-)、MPO+PR3(-)、免疫球蛋白(IgG、IgM、IgA)+补体　均正常。

7. 超声　移植肾血流灌注佳，阻力指数增高。腹部超声未见明显异常。

8. 肾穿刺病理检查　病理穿刺取材皮质，肾组织标本 2 条，肾小球 20 个，肾血管 4 条。

肾小球：体积正常大小，未见分叶；球性硬化 1 个(5.00%)，节段硬化 0 个。未见新月体，无细胞增多。包曼氏囊壁无增厚，壁层上皮细胞肿胀，脏层上皮细胞肿胀。系膜区局灶节段性轻度增生，系膜细胞轻度增生，系膜基质轻度增多。内皮细胞肿胀。毛细血管襻腔开放良好，无塌陷。基底膜空泡变性。未见嗜伊红物沉积。

肾小管：近曲小管上皮细胞局灶颗粒变性，细小空泡变性，肿胀，可见刷状缘脱落，可见透明管型，近曲小管偶见萎缩(5%)。小管基底膜增厚，未见小管炎。

肾血管：细小动脉内皮细胞无肿胀，未见透明变性。肾间质：偶见单个核细胞、嗜酸细胞浸润(5%)，偶见纤维组织增生(5%)。管周毛细血管腔内未见炎细胞。特殊染色、免疫组化：PTAH(-)，刚果红染色(-)，高锰酸钾消化染色(-)，IgG1(-)，IgG2(-)，IgG3(-)，IgG4(-)，SMA(+)，CD3(+)，CD8 偶见(+)，CD20 偶见(+)，CD68(+)，FoxP3(-)，GB 偶见(+)，SV40(-)，C4d(-)。

电子显微镜：足突大部分融合，基底膜正常，系膜基质增多，未见电子致密物沉积。免疫荧光：C3+，IgM+，团块状沉积于系膜区，IgG、IgA、C4、C1q 阴性。

思维提示

青年患者，既往 FSGS 进展迅速，肾移植后短期内出现肾病综合征，排除继发性因素及供肾疾病，病理表现足突大部分融合，结合临床表现可首先考虑局灶节段肾小球硬化症复发。

五、治疗方案及理由

(一) 方案

考虑患者 FSGS 复发，予静脉环孢素，浓度维持在 350ng/ml 左右，并行 5 次血浆置换。患者血肌酐及尿蛋白逐渐下降，末次复查血肌酐 163μmol/L，24 小时尿蛋白为 2.17g，出院后免疫抑制剂方案为骁悉 750mg 2/日、环孢素 200mg 2/日、泼尼松 15mg/d。

(二) 理由

目前认为，局灶节段肾小球硬化的复发与体内存在的一种血浆循环因子有关。研究认为循环因子可能增加肾小球滤过膜的通透性，在肾移植术后介导肾脏的损伤，从而导致了局灶节段肾小球硬化的复发。血浆置换或免疫吸附，同时加用免疫抑制剂，在部分患者当中可以减少蛋白尿，维持肾功能的稳定。但血浆置换、免疫吸附、大剂量环孢素 A 都只是获得部分或暂时的缓解，复发性局灶节段肾小球硬化的治疗仍是难题。

六、治疗效果及思维提示

出院 1 个月后复查,血肌酐 156μmol/L,血白蛋白较前明显升高,24 小时尿蛋白明显减少。目前我科随访半年,患者肾病综合征完全缓解,血白蛋白 48.5g/L,尿蛋白(−)。考虑血肌酐偏高,已切换回他克莫司+骁悉+泼尼松的免疫抑制方案。

思维提示

对于移植后早期复发的局灶节段肾小球硬化,应尽早积极干预,血浆置换可明显缓解病情,有利于移植肾功能的恢复。

七、对本病例的思考

肾移植术后原发性肾小球疾病的复发导致移植肾功能丧失目前已经成为除慢性排异反应和带功死亡之外,10 年以上移植肾功能丧失的第三大原因。局灶节段肾小球硬化是最常见的移植后复发疾病之一。复发性局灶节段肾小球硬化的预后较移植肾局灶节段肾小球硬化未复发的患者差(移植肾 5 年存活率 57% vs. 82%)。目前认为复发性局灶节段肾小球硬化有两种临床表型,一种为早期复发型,术后数天甚至立即出现肾病性蛋白尿,一种为晚期复发型,较少见。国外的研究认为复发性局灶节段肾小球硬化的高危因素包括:原发病快速发展至肾衰竭、肾移植术后早期出现蛋白尿、移植肾功能迅速丧失、小于 15 岁的患者。本例患者移植后早期即出现肾病性蛋白尿,同时伴有肾功能下降,进行了积极的血浆置换治疗后,尿蛋白下降,肾功能得到缓解,临床随访半年,肾功能尚保持稳定。因此对于此类患者,应积极早期进行移植肾穿刺活检,明确病理类型,尽早干预。

(周静怡　王仁定)

附： 病例诊断结果

病例 1　毛细血管内增生性肾小球肾炎

病例 2　新月体性肾小球肾炎

病例 3　系膜增生性肾小球肾炎

病例 4　系膜毛细血管性肾小球肾炎

病例 5　局灶节段性肾小球硬化症

病例 6　微小病变肾病

病例 7　膜性肾病

病例 8　IgA 肾病

病例 9　急性过敏性间质性肾炎

病例 10　慢性间质性肾炎

病例 11　肾小管酸中毒

病例 12　Gitelman 综合征

病例 13　肾动脉狭窄

病例 14　高血压肾病

病例 15　恶性高血压肾损害

病例 16　左肾静脉胡桃夹综合征

病例 17　糖尿病肾病

病例 18　系统性红斑狼疮肾炎

病例 19　显微镜下多血管炎

病例 20　肉芽肿性多血管炎

病例 21　干燥综合征肾损伤

病例 22　过敏性紫癜性肾炎

病例 23　硬皮病

病例 24　冷球蛋白血症

病例 25　肾脏淀粉样变性

病例 26　多发性骨髓瘤肾病

病例 27　淋巴瘤肾损害

病例 28　乙型肝炎病毒相关性肾炎

病例 29　尿酸性肾病

病例 30　IgG4 相关肾病

病例 31　妊娠高血压肾病

病例 32　妊娠溶血尿毒综合征

病例 33　妊娠合并狼疮性肾炎

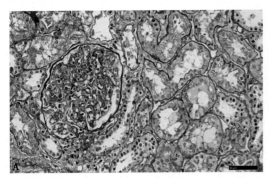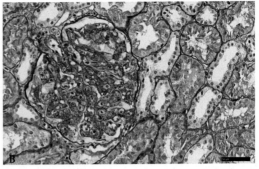

图 1-1 毛细血管内增生性肾小球肾炎

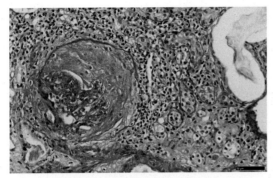

图 2-1 新月体性肾小球肾炎

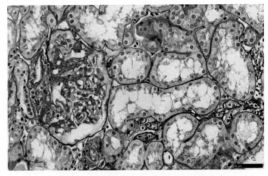

图 3-1 系膜增生性肾小球肾炎

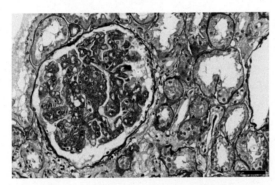

图 4-1 系膜毛细血管性肾小球肾炎

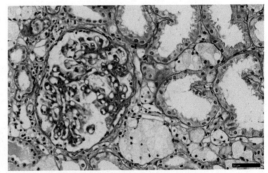

图 5-1 局灶节段性肾小球硬化症

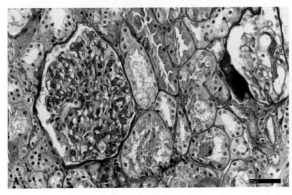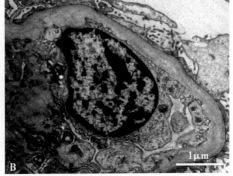

图 6-1 光镜下微小病变肾病

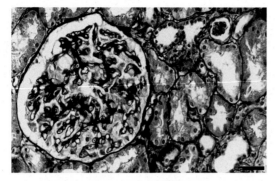

图 7-1 膜性肾病

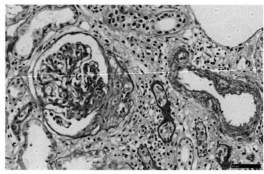

图 8-1 IgA 肾病

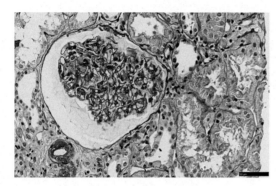

图 14-1 高血压肾病

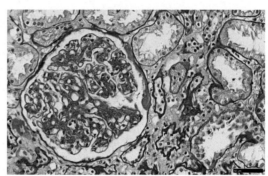

图 17-1 糖尿病肾病

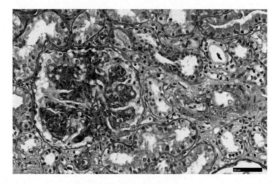

图 18-1 狼疮性肾炎

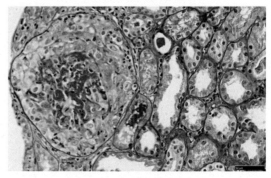

图 20-1 肉芽肿性多血管炎

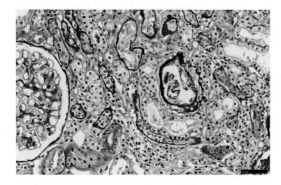

图 21-1 干燥综合征肾损伤

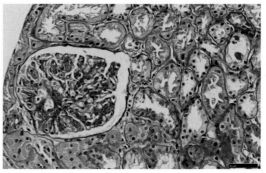

图 22-1 过敏性紫癜性肾炎

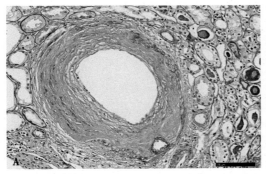
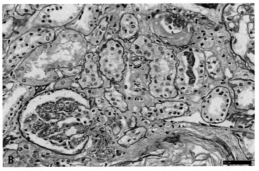

图 23-1　硬皮病肾损害

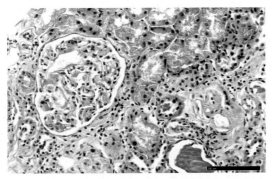

图 25-1　淀粉样变性刚果红染色

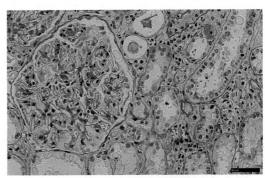

图 27-1　淋巴瘤肾损害

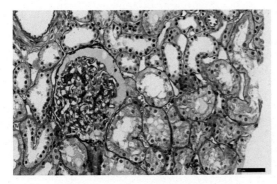

图 28-1　乙型肝炎病毒相关性肾炎

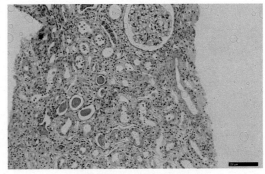

图 34-1　马兜铃酸肾病

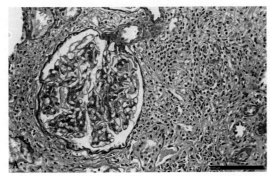

图 30-1　IgG4 相关肾病